KB253519

여자의 스타일을 위한
우유빛깔 보디 만들기 프로젝트!

그녀에게 비키니를 입혀라

여자의 스타일을 위한
우유빛깔 보디 만들기 프로젝트!

그녀에게 비키니를 입혀라

2009년 6월 30일 1판 1쇄 인쇄
2009년 7월 7일 1판 1쇄 발행

지은이 | 박계환
펴낸이 | 이종춘
펴낸곳 | BM 성안당
주 소 | 경기도 파주시 교하읍 문발리 출판문화정보산업단지 536-3
전 화 | 031-955-0511
팩 스 | 031-955-0510
등 록 | 1973. 2. 1. 제13-12호
홈페이지 | www.cyber.co.kr
수신자부담 전화 | 080-544-0511

ISBN 978-89-315-7396-1
정가 14,000원

이 책을 만든 사람들
기획 · 진행 | 김중락
교정 | 신정진
표지 · 본문 디자인 | 나미진 · 봉선화
홍보 | 박재언
제작 | 구본철

Copyright ⓒ 2009 by Sungandang Company All rights reserved.
First edition Printed 2009. Printed in Korea.

이 책의 어느 부분도 저작권자나 BM 성안당 발행인의 승인 문서 없이 일부 또는 전부를
사진 복사나 디스크 복사 및 기타 정보 재생 시스템을 비롯하여 현재 알려지거나 향후 발명될
어떤 전기적, 기계적 또는 다른 수단을 통해 복사, 재생하거나 이용할 수 없음.

여자의 스타일을 위한
우유빛깔 보디 만들기 프로젝트!

그녀에게 비키니를 입혀라

박계환 Teddy 지음

BM 성안당

머리말

　여성이라면 누구나 예쁜 비키니를 입고 해변가를 거닐며 멋진 몸매를 뽐내고픈 마음이 있을 것입니다. 하지만 현실적으로는 수영복을 입는 것 자체가 스트레스라 한여름에도 수영장 한 번 가지 못하는 분들이 많습니다. 완벽한 S라인 몸매의 섹시한 여성들을 보며 "겉만 번지르르하면 뭐해? 내실이 있어야지…….", "저런 몸매는 오래가지 않아!", "몸매 뜯어 먹고 살래?"라는 말로 애써 자신을 위로해 보지만 구차한 변명일 뿐입니다. 이 책은 폭 넓은 층의 많은 회원들과 상담을 하며 어떻게 하면 모든 여성을 건강하고 아름답게 만들 수 있을지에 대한 질문에서 출발했습니다.

　요즘의 여성들은 치열한 현실을 살아가면서도 먹고 싶은 음식 대신 몸에 이로운 음식을 찾고, 하루의 일과를 마치면 운동을 통해 더 나은 내일의 자신을 만들어 갑니다. 이 책은 이렇게 정신없이 바쁜 현대의 여성들을 위해서 짧은 운동 시간을 효율적으로 활용하여 신체의 밸런스를 갖추고 몸의 곳곳에 탄력을 붙일 수 있도록 구성했습니다. 또한 무리한 다이어트로 인해 몸이 약해져 있거나 살이 찌지 않아 고민하는 여성들은 이 책의 다양한 운동 방법을 통해 해답을 얻을 수 있을 것입니다. 굳건한 의지를 갖고 이 책을 끝까지 마스터한 여성에게는 매력적인 비키니 라인이라는 선물이 주어질 것이라는 걸 약속드릴게요.

　건강해지고, 날씬해지고, 또 그것을 유지하기 위해서는 굳은 의지가 필요합니다.

　그동안 자신의 몸을 너무 과신하지 않았는지, 수많은 늑대들의 눈을 유혹하는 몸매를 만들기 위해 진심

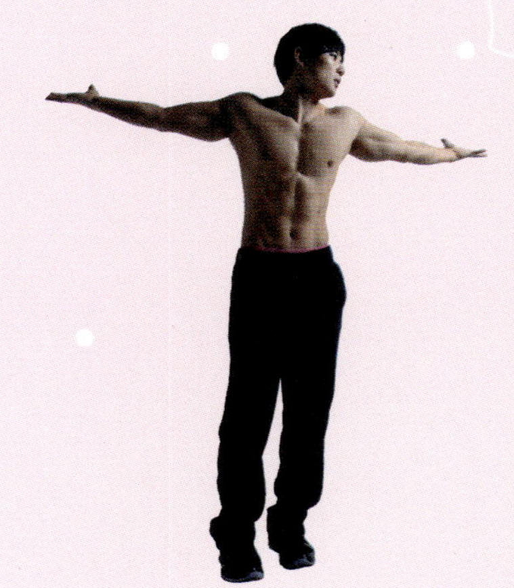

으로 노력을 했는지, 현재 자신의 몸 상태는 어느 수준인지 냉정히 돌아보세요. 그리고 먹기만 하면 몇 킬로그램씩 쭉쭉 빠진다는 허황된 다이어트 약, 영양가 없고 자극만 심한 음식 등은 이제 과감히 쓰레기통에 버리세요.

시작이 반이라는 말처럼 이 책을 펼친 당신은 벌써 절반쯤 비키니 몸매가 된 것이나 다름없습니다. 오늘 밤 미니스커트의 유행과 수영장 방문이 즐거워지는 완소 몸매가 된 자신을 꿈꾸세요. 그리고 당신이 완벽한 비키니 몸매로 변신하기를 바라는 건 당신보다 주위의 남자들이 더 간절하다는 것도 기억하세요.

저자 박계환

Special Thanks to…

이 책이 나오기까지 저를 믿어 주신 성안당의 최옥현 본부장님과 중락 형님께 감사드립니다. 그리고 새로운 '테디 크레이지 핏' 가족들, 척척박사 JO성만, 밸런스 하면 딱 떠오르는 혜선, 얼굴마담 홍래, 민혁, '테디 패밀리'의 쫌, 갱, 병국에게도 고개 숙여 인사드려요!

'센트럴 피트니스'의 대박 재원이형, 리복 관계자 여러분, DHC 관계자 여러분, '쉐라톤 피트니스' 관계자 및 대장 춘원, 나의 심복 승필, 끝으로 완전 프로페셔널 모델 유진씨에게도 감사의 인사를 전합니다.

끝으로 멀리서도 항상 힘을 주시는 정신적 지주 쥬드로&피오나님 모두모두 쌩유~.

독자 추천의 글

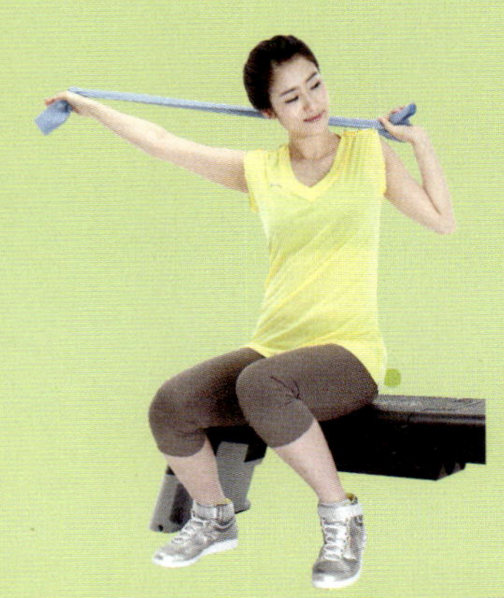

● **김선미**(28세/교직원)

멋진 비키니가 입고 싶었던 나를 확 끌리게 했던 책이다. 매일매일 컴퓨터와 씨름하는 게 생활이다 보니 어느새 내게는 질펀한 엉덩이와 축 처진 옆구리 살만 남아 있었다. 하지만 테디 트레이너가 만든 이 책을 보면서 제2의 전성기를 위해, 그리고 여름 시즌의 비키니를 위해 이 한 몸 바쳐볼 생각이다.

● **김세희**(30세/웹디자이너)

운동은 그 누구에게도 뒤지지 않을 만큼 열심히 하건만……, 언제나 저울의 눈금은 우직하게 '6x'를 향한다. 동생과 함께 책에 있는 동작들을 열심히 따라 해보니, 좀처럼 땀이 나지 않는 내 몸에도 굵은 땀방울이 맺혔다. 이 느낌이 비키니로 가는 기분일까? 따라 하기는 쉬워도 눈에 익은 동작들이 아니어서 더욱 매력 있다. So~good!

● **한가휘**(24세/대학원생)

20대 중반의 나. 경제 활동, 멋진 미래를 만들 자기 계발에 열정을 쏟았지만 한 가지 브레이크를 거는 것이 있었으니…… 그건 바로 통통한 외모. 그러나 테디 트레이너가 추천하는 동작들을 눈으로만 보는데도 운동이 되는 느낌이 들었어요. 나처럼 허리와 관절이 약한 사람들을 위해 알토란 같은 팁도 풍성하게 넣어준 센스! 꼼꼼한 몸 가꾸기 책임에 틀림없네요.

● 최은하(37세/주부)

아줌마라고 예뻐지는 꿈을 꾸지 않는 건 아니다. 남편에게 『남자의 옷을 벗겨라』를 선물하며 몸짱이 되어보라고 했었는데, 이제는 내가 선물받을 차례인 것 같다. 매번 헬스클럽을 끊어놓고도 이런저런 이유로 못 가서 아쉬움이 컸는데, 이 책을 통해 집에서 변신을 해볼 생각이다. 내년엔 꼭 비키니를 입고 말거야!

● 박희경(31세/웨딩플래너)

여러 가지 운동 방법을 놓고 고민하다가 테디 트레이너의 여성을 위한 운동 책 준비 소식을 듣고 4주간 체험에 도전해 보았습니다. 결과는 정말 놀라웠습니다. 20분 순환 운동을 통해 7kg을 감량했을 뿐만 아니라 높았던 지방간 수치도 정상으로 돌아왔답니다. 알럽테디!^^

● 박수진(40세/에디터)

뚱뚱한 체형의 사람, 볼륨 없이 마른 사람, 부분 비만으로 고민하는 사람들을 위한 포괄적 건강 지침서이다. 첫 장을 넘기는 순간부터 S라인 몸매에 대한 열망과 깨달음이 함께할 것이다.

● 장윤진(28세/간호사)

몸매에도 트렌드가 있습니다. 이 책을 통해 요즘 여성들의 몸매 트렌드는 어떻게 바뀌고 있는지 알 수 있고, 자신도 미처 알지 못했던 자기만의 스타일을 만들어낼 수 있을 것입니다.

● 한유리(26세/학원 강사)

미녀는 만들어진다. 그러나 준비되어 있지 않다면 목표에 도달하기까지 힘겨운 시간을 보낼 수밖에 없다. 이 책은 당신이 미녀가 되기 위한 준비물이자 결과물이 될 것이다.

● 정수진(25세/은행원)

단조로운 운동들을 새롭게 변화시켜 불특정 다수에게 적용시키려는 저자의 열정이 참 대단합니다. 이런 저자의 노력이 대한민국 모든 여성에게 전달되어 누구나 비키니를 완벽하게 소화하는 몸매로 변신할 수 있기를 바랍니다.

전문가 추천의 글

● 박은미(26세/에어로빅 선수)

일단 사진이 많아서 좋다. 글만 무성한 건강 관련 책은 사람들에게 어필하지 못한다. 동작이 쉽고 따라하기 좋게 설명되어 있으며, 실용적이고 알찬 내용으로 구성되어 있는 이 책은 몸매를 다듬으려는 여성들을 아름답게 만들어 줄 것이다.

● 전아영(29세/피부과 의사)

병원에서 비만 환자들을 진료하며 지방의 무서움을 누구보다도 잘 알고 있었지만 저에게는 남모를 비밀이 있었습니다. 다른 부위에 비해 유난히 배가 나왔다는 사실이죠. 숨기고 싶어도 여름만 되면 티가 날 수밖에 없었습니다. 비키니? 그건 꿈도 못 꾸었고, 자존심 때문에 수영장과도 담을 쌓아야 했습니다. 그런데 이제 원할 때 언제든 수영장을 가겠다는 목표가 생겼습니다! 이 책에 적힌 대로 도전해 보세요. 그리고 저처럼 자신감을 얻기를 바랍니다.

● 이유진(23세/모델)

스타일이 묻어나는 보디라인은 절대 선천적으로 타고나는 것이 아닙니다. 각고의 노력과 좌절을 겪다 보면 누구나 완벽한 몸매를 만들 수 있어요. 이 책은 즐겁게 운동할 수 있는 방법이 나와 있는 책으로 섹시한 S라인을 원하는 여성분들에게 강력히 추천합니다.

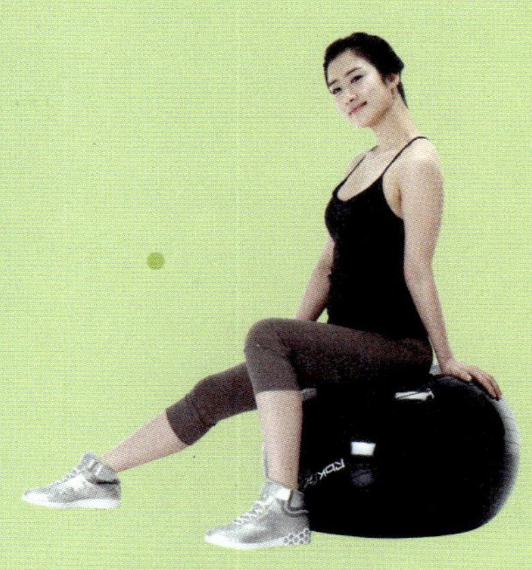

● MK(27세/트레이너)

긴 말이 필요 없는 완벽한 비키니 라인 만들기 책! 남자인 나도 필이 꽂히는 이 책을 당장 사랑스러운 그녀에게 선물해 주려고 합니다. 머지않아 몸짱 커플이 될 우리 연인이 눈에 선하네요.

● 김상석(28세/트레이너)

살 때문에 고민이 많은 여성들은 몸무게에 집착을 한다. 그러나 몸무게는 중요하지 않다는 사실을 기억하고, 이 책을 통해 올바른 운동법과 식이 요법으로 자신이 어디까지 변화할 수 있는지 직접 확인해 보기 바란다.

● 조승길(35세/성형외과 의사)

이 책은 원하는 부위를 개선하기 위해 고군분투하는 당신에게 신선한 충격이 될 것입니다. 나아가 단순히 운동, 다이어트 책을 넘어 아름다움을 추구하는 이들에게 지침서가 될 것입니다.

● 장현경(31세/패션 디자이너)

좋다는 다이어트란 다이어트를 다 해보면서 얻은 교훈은 운동으로 만들지 않은 몸매는 반드시 요요 현상을 겪게 된다는 것입니다. 『그녀에게 비키니를 입혀라』는 누구나 집에서 할 수 있는 홈 트레이닝부터 하루 20분으로 최고의 효과를 얻는 서킷 트레이닝까지 자세히 설명하고 있습니다. 특히 여성의 생리 특성까지 고려한 테디 트레이너의 섬세한 지도가 돋보이는 책으로, 모든 여성에게 비키니 라인을 선물할 것으로 믿습니다.

Staff

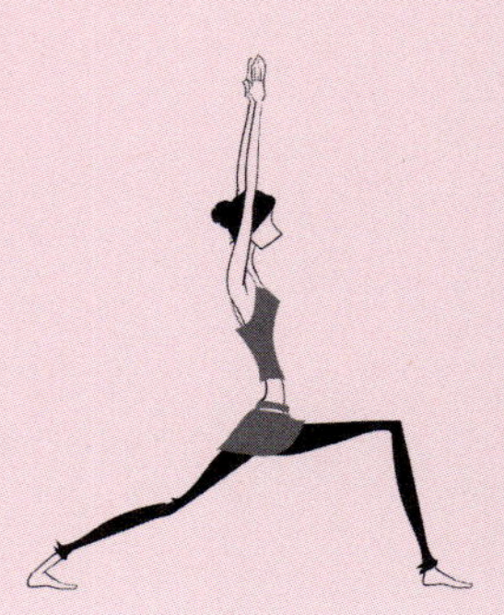

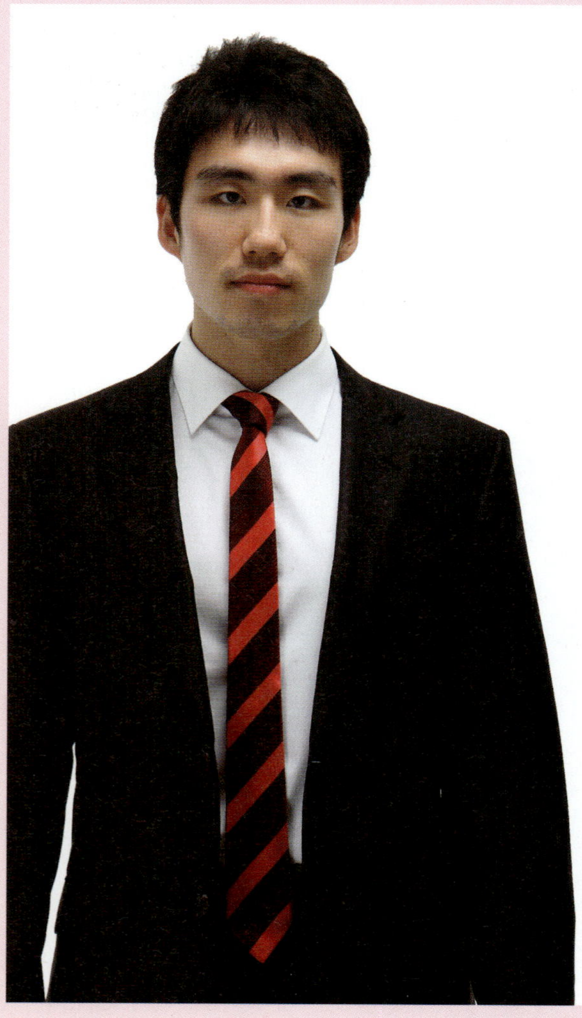

● **조성만**

한국체육대학교 특수체육교육과

Teddy crazy fit 총괄 매니저(teddypt.com)
프렌즈 퍼스널 트레이닝 Team
옵티멈 스포츠클럽 퍼스널 Team
런 피트니스 트레이너
Dr. diet Team

생활체육지도자
스포츠마사지/체형관리사 1급
재키 스피닝 강사
국제 퍼스널 트레이너
유도 3단

다이어트 카페 '48일간의 도전' 운영
2009년 『남자의 옷을 벗겨라』 집필 참여 / 프로모션 진행

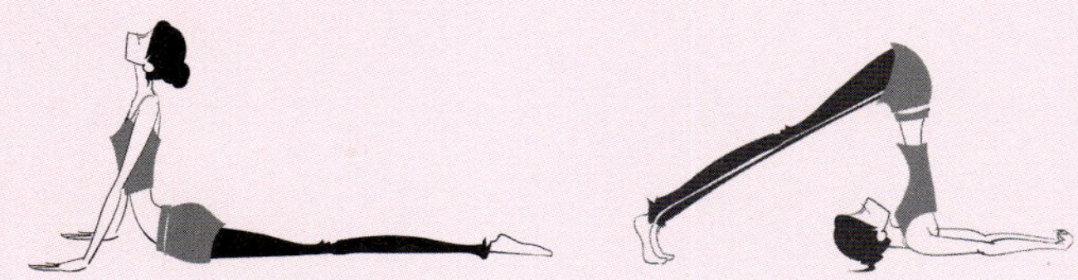

● 김혜선

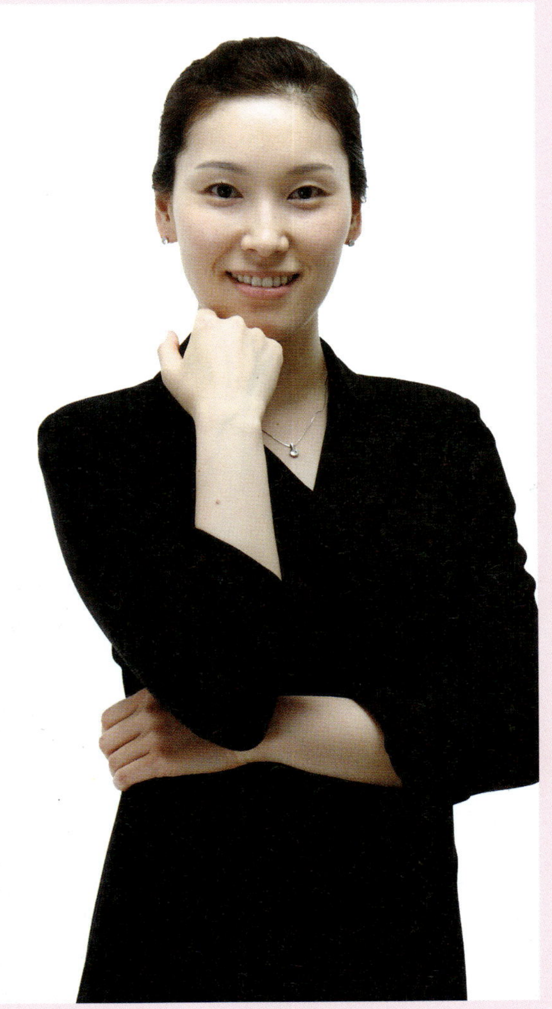

단국대학교

유아무용지도자 1급
유아체육지도자 2급,
대한생활요가협회 요가지도자 3급
Teddy crazy fit 밸런스 트레이너

서울 다예국악원 강사
놀이학교 아이잼
롯데마트 문화센터 요가, 발레
홈플러스 문화센터 요가, 발레
JS 피트니스 GX 요가
우림 라이온스 휘트니스 GX 요가
(주)옵티멈스포츠클럽 GX 요가
ING생명 사내 요가교실

유아 예능 아카데미 '아이엔젤스' 대표

이 책을 보는 방법

이 책을 보는 동안 'S Line Project', 'Teddy Point', 'Bikini Point', 'Bonus Training' 등 내용의 이해를 돕는 다양한 구성 요소들이 나타납니다. 각 구성 요소들을 잘 활용하면 훨씬 더 효과적으로 운동할 수 있으므로 각 요소들에는 어떤 의미가 담겨 있는지 자세히 살펴본 후 운동을 시작하세요.

S Line Project
이 책은 전체 6개의 'STORY'로 분류되어 있으며, 6개의 STORY는 총 31개의 'S Line Project'로 구성되어 있습니다. S Line Project에서는 책의 내용을 주제별로 묶어 설명했습니다.

Bonus Training
기본 운동법에서 활용할 수 있는 응용 동작을 배웁니다.

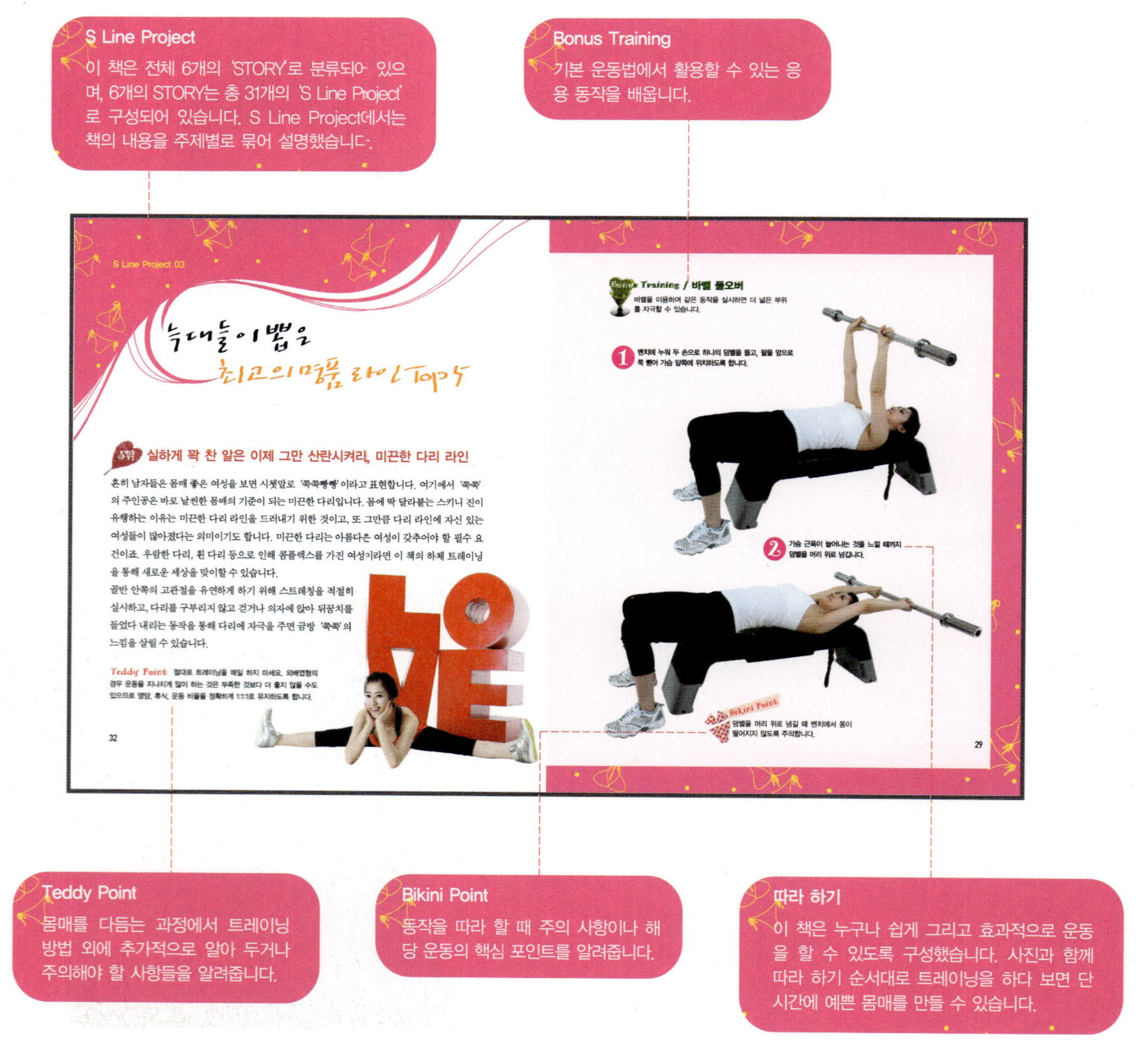

Teddy Point
몸매를 다듬는 과정에서 트레이닝 방법 외에 추가적으로 알아 두거나 주의해야 할 사항들을 알려줍니다.

Bikini Point
동작을 따라 할 때 주의 사항이나 해당 운동의 핵심 포인트를 알려줍니다.

따라 하기
이 책은 누구나 쉽게 그리고 효과적으로 운동을 할 수 있도록 구성했습니다. 사진과 함께 따라 하기 순서대로 트레이닝을 하다 보면 단시간에 예쁜 몸매를 만들 수 있습니다.

● 집에서 속성으로 몸매를 만들고 싶은 사람은
STORY 02로 이동하세요(64쪽).

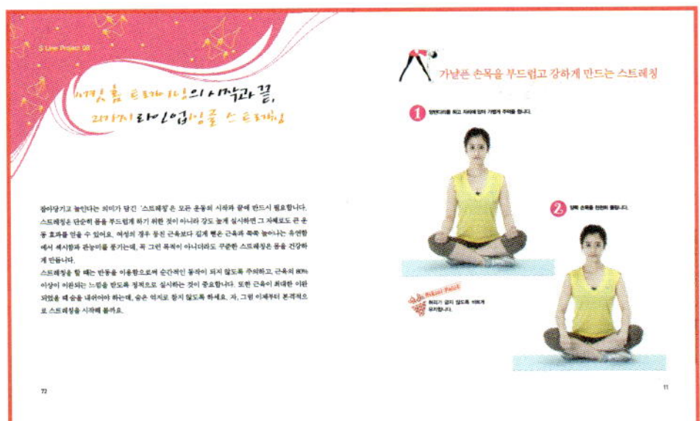

● 변비, 생리통, 부종의 고통에서 벗어나고 싶은 사람은
STORY 05로 이동하세요(236쪽).

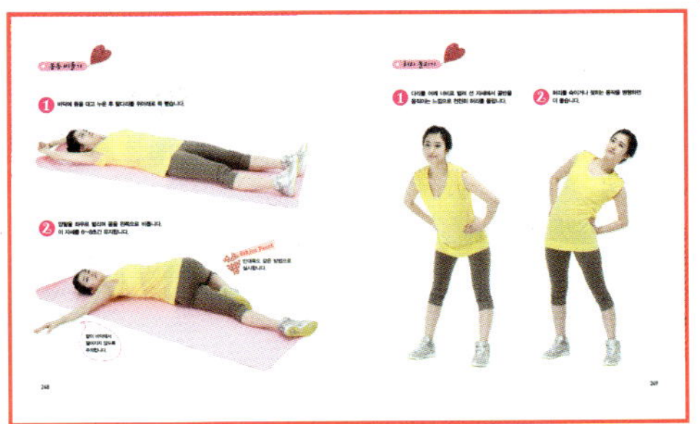

● 클럽 트레이닝을 배우고 싶은 사람은 STORY 03으로
이동하세요(138쪽).

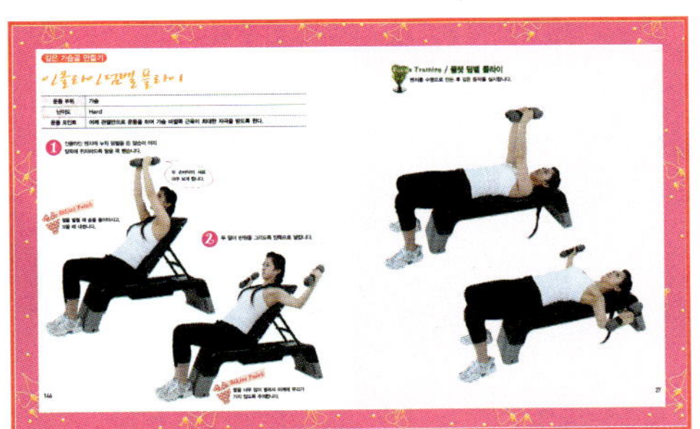

● 식이 요법에 좋은 음식과 다이어트 보조제에 대해 궁
금한 사람은 STORY 06으로 이동하세요(262쪽).

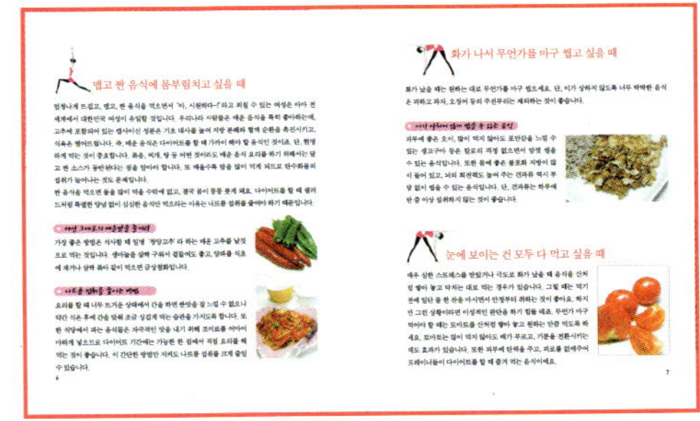

● 짐볼과 바 스트레칭에 대해 자세히 배우고 싶은 사람
은 STORY 04로 이동하세요(210쪽).

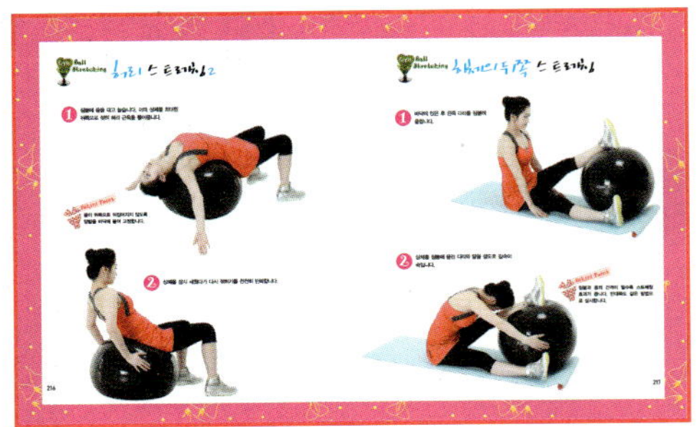

● 두 가지 운동을 하나로 결합하여 빠르게 효과를 얻고
싶은 사람은 2 in 1 Special로 이동하세요(브로마이드).

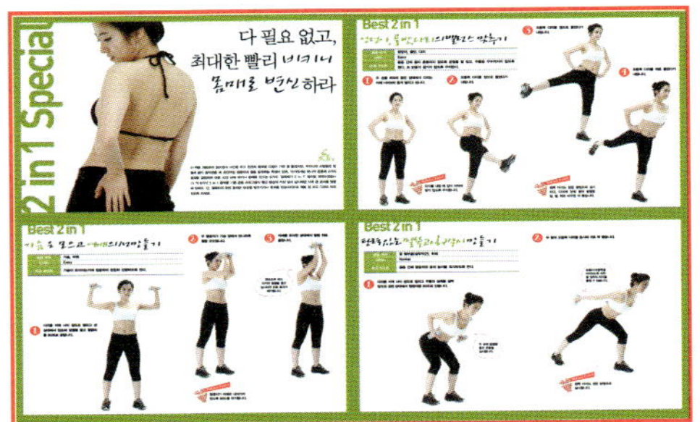

Contents

이 죽일 놈의 S라인

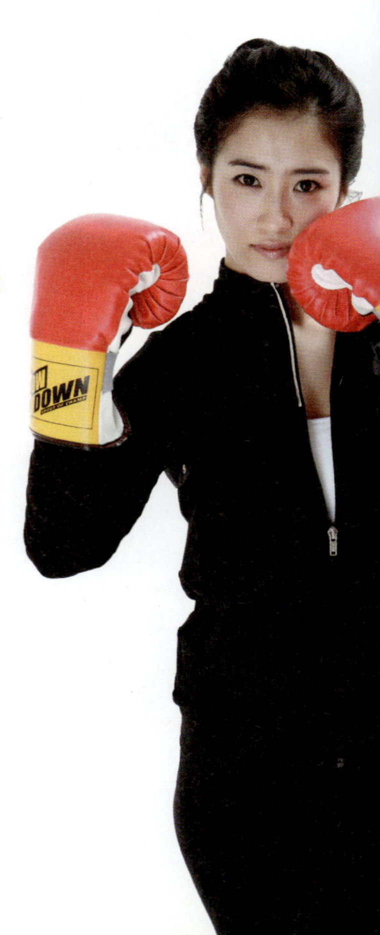

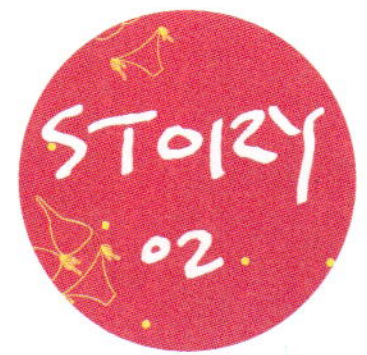

STORY 02 '엄친딸'들의 운동 노하우, 20분 서킷 홈 트레이닝

S Line Project 09 서킷 홈 트레이닝 1단계~4주차 **94**

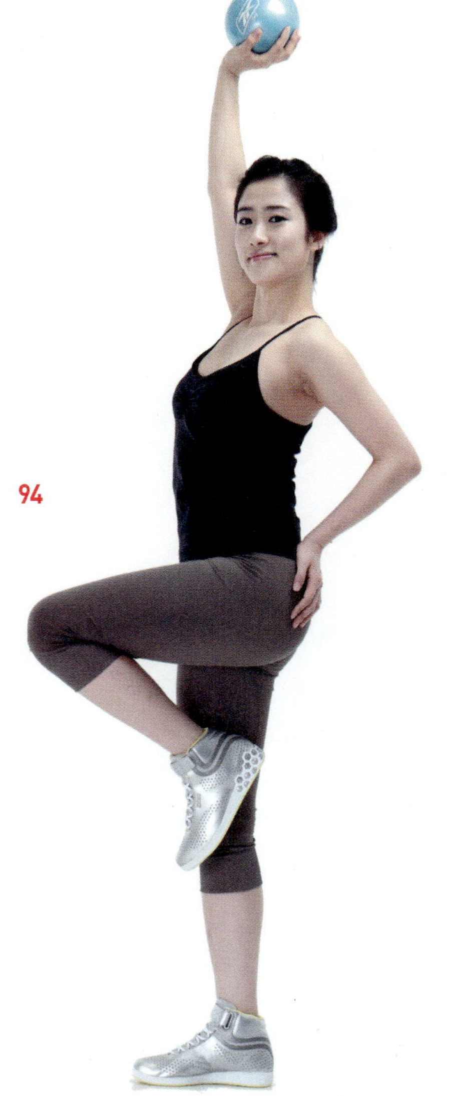

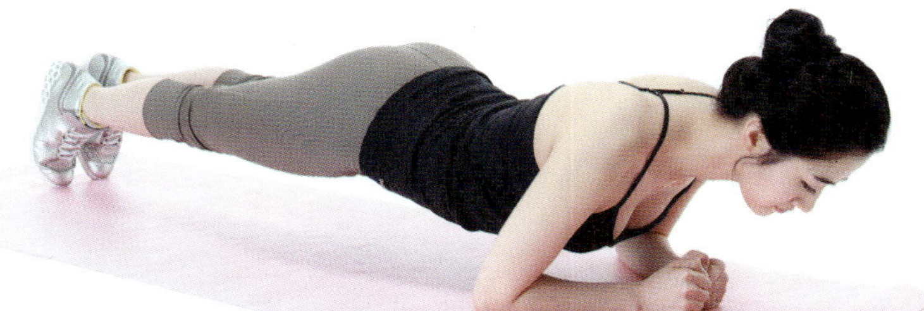

STORY 03 트레이너들이 당신에게 알려주지 않는 피트니스 센터에서 퀸카 되는 방법

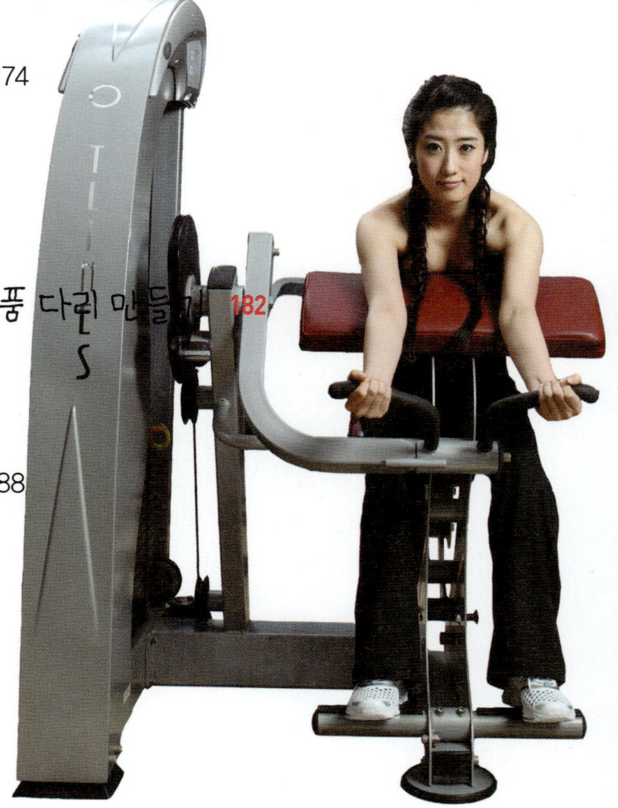

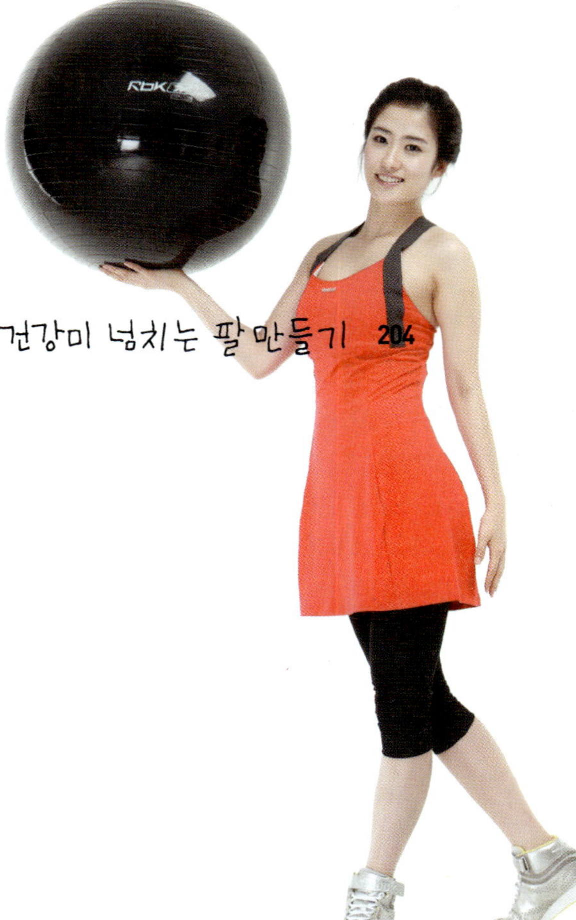

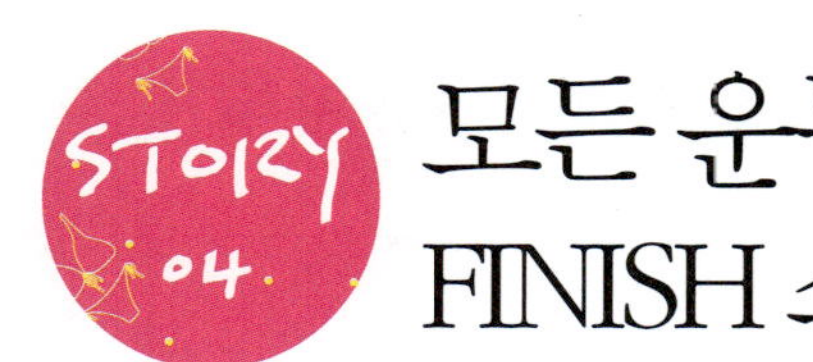

모든 운동을 정리하는 FINISH 스트레칭 (짐볼과 바)

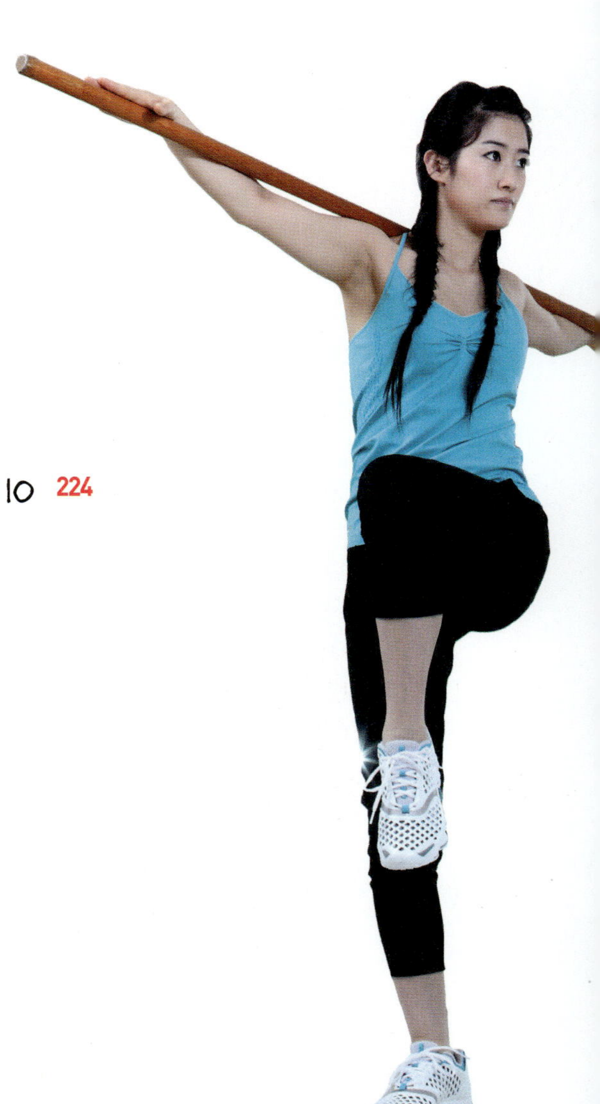

STORY 05 여성들의 3대 악몽인 변비, 생리통, 부종의 고통에서 벗어나는 좋은 습관

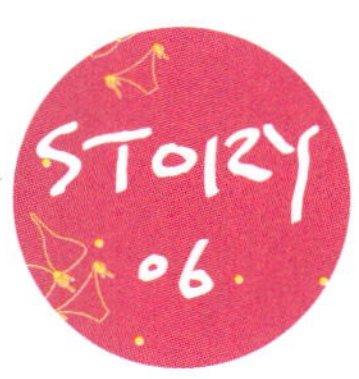

STORY 06 착한 몸매로 다시 태어나는 섹시 레시피

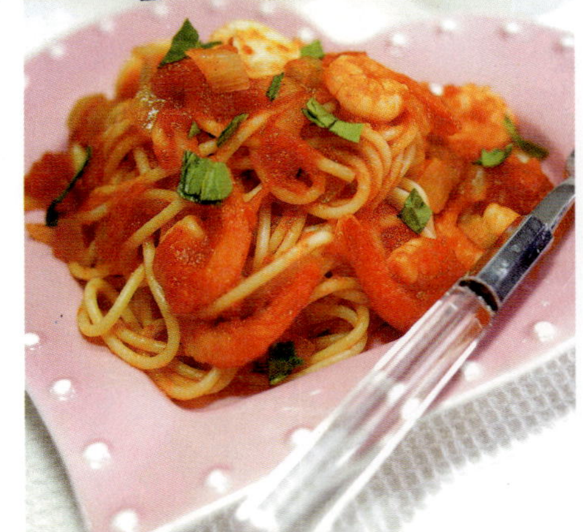

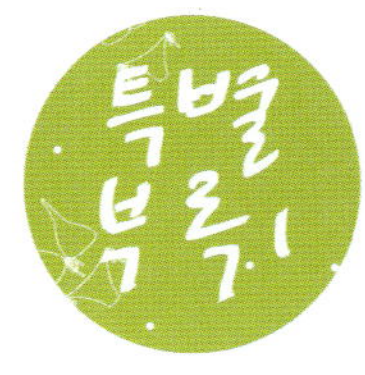

브로마이드

다 필요 없고, 최대한 빨리 비키니 몸매로 변신하라

Best 2 in 1 엉덩이, 골반, 다리의 밸런스 맞추기
Best 2 in 1 가슴은 모으고 어깨의 선 만들기
Best 2 in 1 탄력 있는 팔뚝과 허벅지 만들기
Best 2 in 1 늘어진 팔뚝과 옆구리 살 조이기
Best 2 in 1 어깨 라인은 살리고 복부에 살포시 근육 만들기
Best 2 in 1 등과 하체를 예쁘게 강화하기

나에게 최적화한 서킷 홈 트레이닝 프로그램 따라 하기

상체 비만에 특효 프로그램
상체 근력에 특효 프로그램
하체 비만에 특효 프로그램
하체 근력에 특효 프로그램
전신 비만 여성을 위한 Fat Zero 8주 특효 프로그램
S라인을 위한 리프팅 프로그램

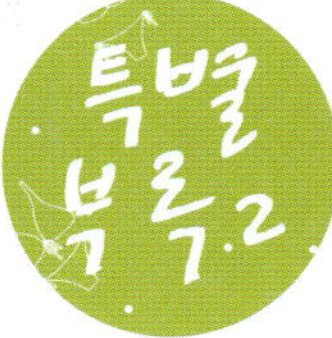

동영상 트레이닝 강좌

저자가 직접 설명하는 서킷 홈 트레이닝 동영상 강좌 CD

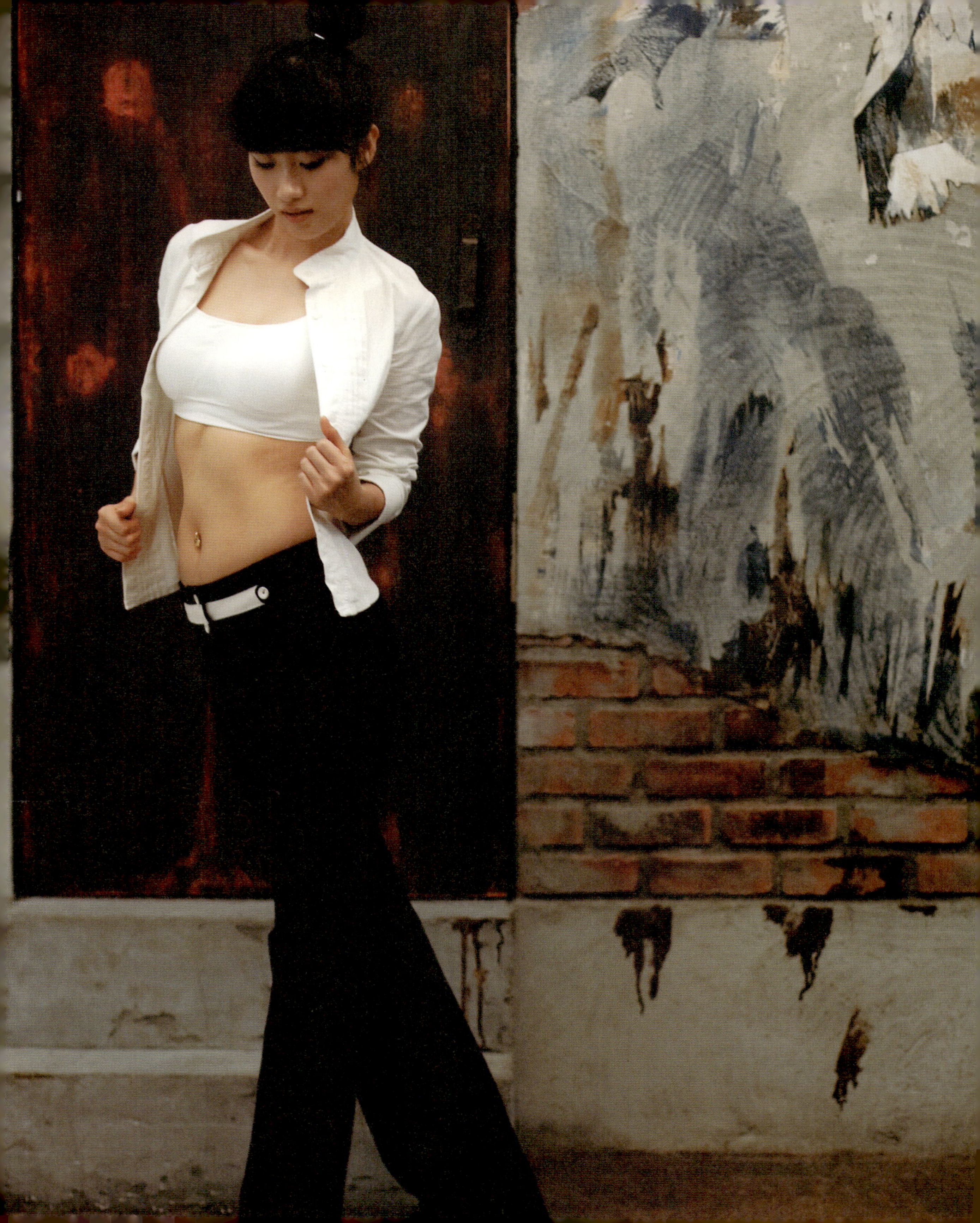

이 죽일 놈의

S라인

대한민국에서 여자로 살아가는 데 있어 얼굴이 예쁘지 않다고 해서, 몸매가 좋지 않다고 해서 반드시 불이익을 받는 것은 아닙니다. 그러나 같은 능력을 가지고 있을 때 호감 가는 외모의 사람에게 더 많은 기회가 주어지는 것은 공공연한 사실이죠. 하지만 이런 현실을 무작정 비난하거나 억울해 하고 있지만 마세요. 어쩌면 이는 자신의 게으름을 숨기기 위한 합리화일지도 모릅니다. 그렇게 매력적인 몸매를 가진 사람들은 예쁜 몸매를 만들기 위해 나보다 몇 배는 더 많이 노력한 사람들이기 때문입니다.

타고난 얼굴이야 어쩔 수 없다지만 몸매만큼은 자신의 노력 여하에 따라 100% 새롭게 만들 수 있습니다. 운동할 시간이 없다거나 원래 '몸꽝'으로 타고났기에 어쩔 수 없다는 등의 변명을 대고 싶겠지만 당신을 동정해 줄 사람은 아무도 없어요. 그동안 주위의 S라인 몸매를 가진 여자들을 볼 때마다 부러워하면서 술 한 잔으로 씁쓸한 마음을 달래 왔다면 오늘부터 독하게 마음먹고 변신을 시작하세요. 이 책의 마지막 장을 덮는 순간, 당신은 남자친구에게 비키니를 선물해 달라고 당당히 말할 수 있는 완벽한 S라인 몸매의 소유자로 거듭나 있을 것입니다.

늑대들의 생각을 읽어라!

늑대의 달콤한 말에 무너지지 말 것

얼마 전 아는 후배에게 완소남과의 소개팅을 주선한 적이 있습니다. 사람을 처음 만나 첫인상을 판단하는 데 걸리는 시간은 0.3초, 사랑에 빠지는 시간은 3초 이내라는 말처럼 후배는 완소남의 준수한 외모에 급(?)호감을 가졌고, 그의 마음을 파악하기 위해 "어떤 스타일의 여성을 좋아하세요?"라는 질문을 조심스레 던졌습니다. 그러자 완소남은 조금의 머뭇거림도 없이 그의 정돈된 머리만큼이나 완벽한 100점짜리 대답을 내놓았죠. "얼굴이나 몸매는 그다지 안 봐요. 중요한 건 마음이 예뻐야 하고, 저만 좋아해 줄 수 있으면 되거든요." 후배는 이미 그 남자에게 콩깍지가 씌었기에 그 말을 곧이곧대로 믿었을 것입니다.

하지만 저는 알았습니다. 그 완소남은 후배와 처음 대면한 순간 신체 사이즈 분석을 끝마쳤고, 말은 그렇게 하면서도 시선은 후배의 예쁜 손을 향하고 있었다는 것을 말입니다.

세상의 모든 남자가 결코 벗어날 수 없는, 변하지 않는 진리가 있습니다. 남자들은 백이면 백 매력적인 외모를 가진 여성을 마다하지 않는다는 것입니다. 길을 가다가 매력적인 여자를 보면 말한 번 나눠 본 적 없지만 "참, 착하다……."라고 할 정도로 남자들은 여성의 얼굴을 통해 성격을 파악하고, 몸매를 통해 생활수준을 예측하는 탁월한 능력을 가지고 있죠. 하지만 사실 이는 비단 남자뿐만이 아니라 여성들도 마찬가지일 것입니다. TV에 나오는 남자들을 보며 "부티 난다", "빈티 난다" 하고 점수를 매기는 것과 같은 맥락이기 때문입니다. 심리학 용어 중에 '초두효과'(初頭效果)라는 말이 있는데, 남자건 여자건 서로에게 좋은 첫인상을 심어 주면 나중에 상대가 부정적인 행동을 해도 좋게 이해할 정도로 긍정적인 평가를 내리는 현상입니다. 즉, 첫인상에 의해 그 사람의 전체 이미지가 결정되고 그것이 바뀌기까지는 무려 40시간 이상이 필요하다는 이론입니다. 그런데 좋은 첫인상을 결정하는 데 있어 그 사람의 내면보다는 외모가 먼저 작용하기 마련입니다. 따라서 상대방에게 호감 가는 첫인상을 심어 주기 위해서는 남녀를 불문하고 외모를 가꾸는 데 신경 써야 하는 것이죠.

혹시 당신의 남자가 당신에게 건강이 최우선이라며 살쪄도 상관없으니 마음껏 먹으라고 하나요? 혹시 당신 외에는 아무리 S라인 몸매의 여자라도 관심이 없다고 말하나요? 그리고 당신은 그 말을 단단히 믿고 있나요? 가증스러운 늑대들의 달콤한 말에 현혹되지 말고, 당장 그들의 생각을 읽으세요!

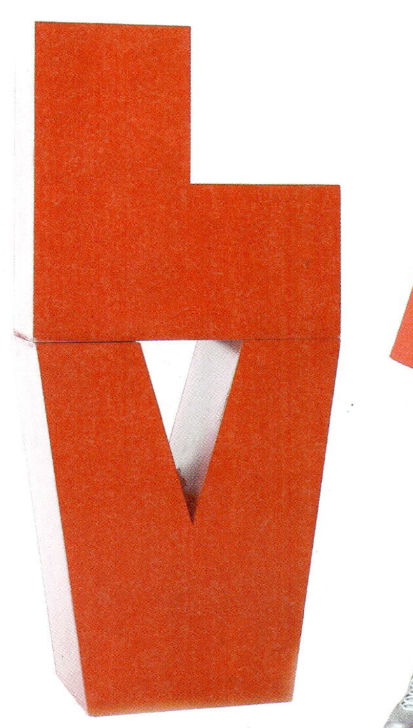
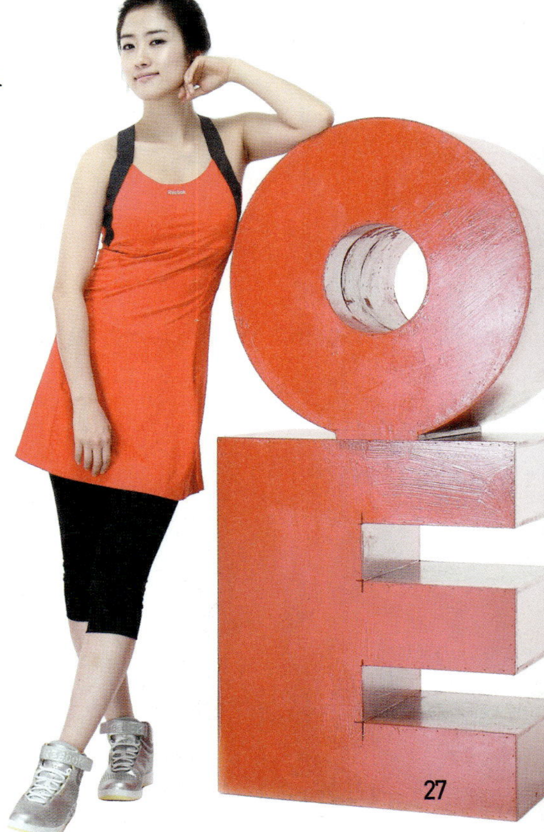

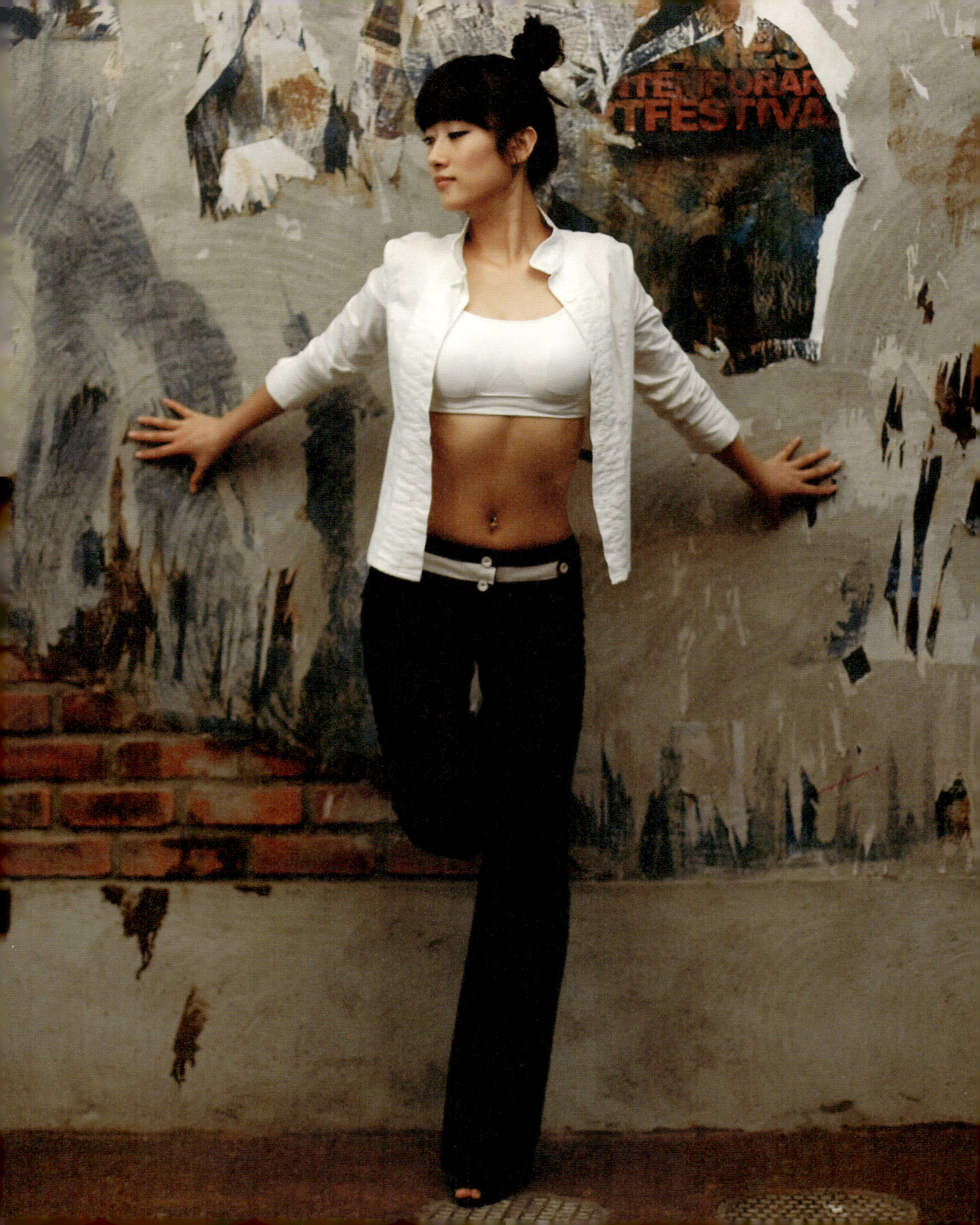

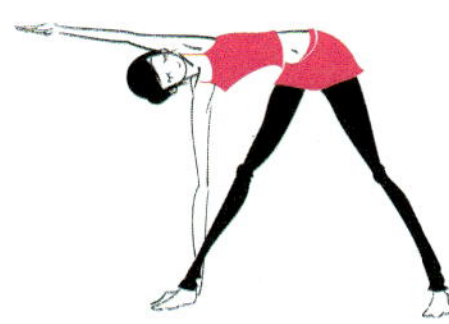

늑대들이 원하는 몸매 만들기

여성들이 부러워하는 축복받은 몸매의 기준은 대략 이렇습니다. 똥배는 당연히 없어야 하고, 가냘픈 목과 팔뚝, 학처럼 쭉 뻗은 늘씬한 다리를 가지고 있다면 우선 합격입니다. 그러나 여성들이 겨우 여기에 만족할 리 없겠죠? 그녀들은 더욱더 가냘픈 몸을 만들기 위해 다이어트의 노예가 되어 갑니다.

하지만 남성들이 좋아하는 여성의 몸은 조금 다릅니다. 남성들은 밋밋하고 가늘기만 한 몸보다 여성으로서의 볼륨감과 라인이 살아 있는 몸매를 훨씬 더 좋아합니다. 즉, 바람 불면 날아갈 것 같은 연약한 몸매의 여자보다는 탄력 있는 팔과 다리, 복부에 희미한 라인이 살아 있는 몸매를 가진 여성을 선호하는 것이죠. 또한 여성이 남성의 몸을 볼 때는 목부터 발목까지의 전체적인 윤곽을 보는 경향이 많지만, 남성들은 여성의 굴곡에 집중하기에 나올 데는 나오고 들어갈 데는 들어간 몸매로 가꾸어야 합니다. 이렇듯 입체감 있는 몸매를 만들기 위해서는 적당한 근육이 필요하기 때문에 단순한 다이어트가 아니라 체계적인 운동을 하는 것이 좋습니다.

'여자에게 근육이 필요한가?'라고 생각하는 사람이 있다면 NG!

사랑하는 남자에게 잘 보이고 싶어 한껏 꾸미고 나갔는데, 그런 여자의 마음을 알아주지는 않고 치마가 너무 짧다며, 가슴이 많이 파인 옷을 입었다며 구박하는 남자들. 자신의 여자는 수녀님처럼 정숙한 차림을 하고 다니기를 원하면서 다른 여자의 노출에는 무척 관대한 남자들의 속마음을 파악하세요.

깡마른 공주, 가슴 하나만 믿고 있는 통통 공주의 시대는 벌써 한~참 전에 지났습니다.

여자 연예인들처럼 탱크톱을 입지 않아도, 굳이 노출이 많은 옷을 입지 않아도, 오히려 들키지 않으려 꽁꽁 싸매도 등 뒤에서 빛이 나는 완벽한 몸매의 여자로 다시 태어나세요.

혹시 남자 친구가 당신과 함께 길을 걸으면서도 늘씬한 다른 여자에게 눈을 돌리나요? 그의 뒤통수를 후려치고 싶겠지만 심호흡을 하며 조금만 참고 이 책을 끝까지 읽으세요. 머지않아 숱한 늑대들의 눈동자가 당신에게 꽂히는 순간이 올 것입니다.

뽕 브라와 몸매 교정 거들을 벗어라

여자들은 유행에 무척 민감하죠. 그런데 패션뿐만 아니라 몸매에도 유행이 있으므로 최신 스타일 관련 잡지를 보며 의상으로 포장하는 것은 나중으로 미루고, 요즘의 몸매 트렌드는 무엇인지부터 알아보는 것이 좋습니다. 우선 서울 강남이나 홍대 거리로 나가 보세요. 요즘 유행하는 핫 아이템들을 한눈에 알 수가 있을 거예요. 살랑거리는 원피스와 블라우스는 몸의 라인을 섬세히 그려 내고, 그녀들의 과감한 노출 패션은 뭇 남성들의 심장 박동을 높입니다. 그러나 이렇게 직접적인 노출을 하는 여성들보다는 티셔츠에 청바지, 심지어 트레이닝복만 입어도 남자들의 시선을 끌 정도로 S라인의 포스를 뿜어내는 여성들이 한 단계 더 높은 '완소녀'라고 할 수 있습니다.

피트니스 센터를 찾는 여성들을 트레이닝하다 보면 사실 여자의 적은 여자라는 것을 느끼게 됩니다. 남자들이 사우나에서 은근히 자신의 몸매를 뽐내며 기 싸움을 하듯이 여자들끼리도 몸매에 대해 미묘한 경쟁 심리가 아주 치열하기 때문입니다. 그래서 일명 '뽕 브라'라고 하는 브래지어나 몸매 보정 속옷을 입어 자신 없는 몸매를 보완하기도 하죠. 하지만 남자들의 눈을 속일 수는 있어도 같은 여자의 날카로운 눈은 피해 갈 수가 없습니다. 그런 방법으로 S라인 몸매인 척해

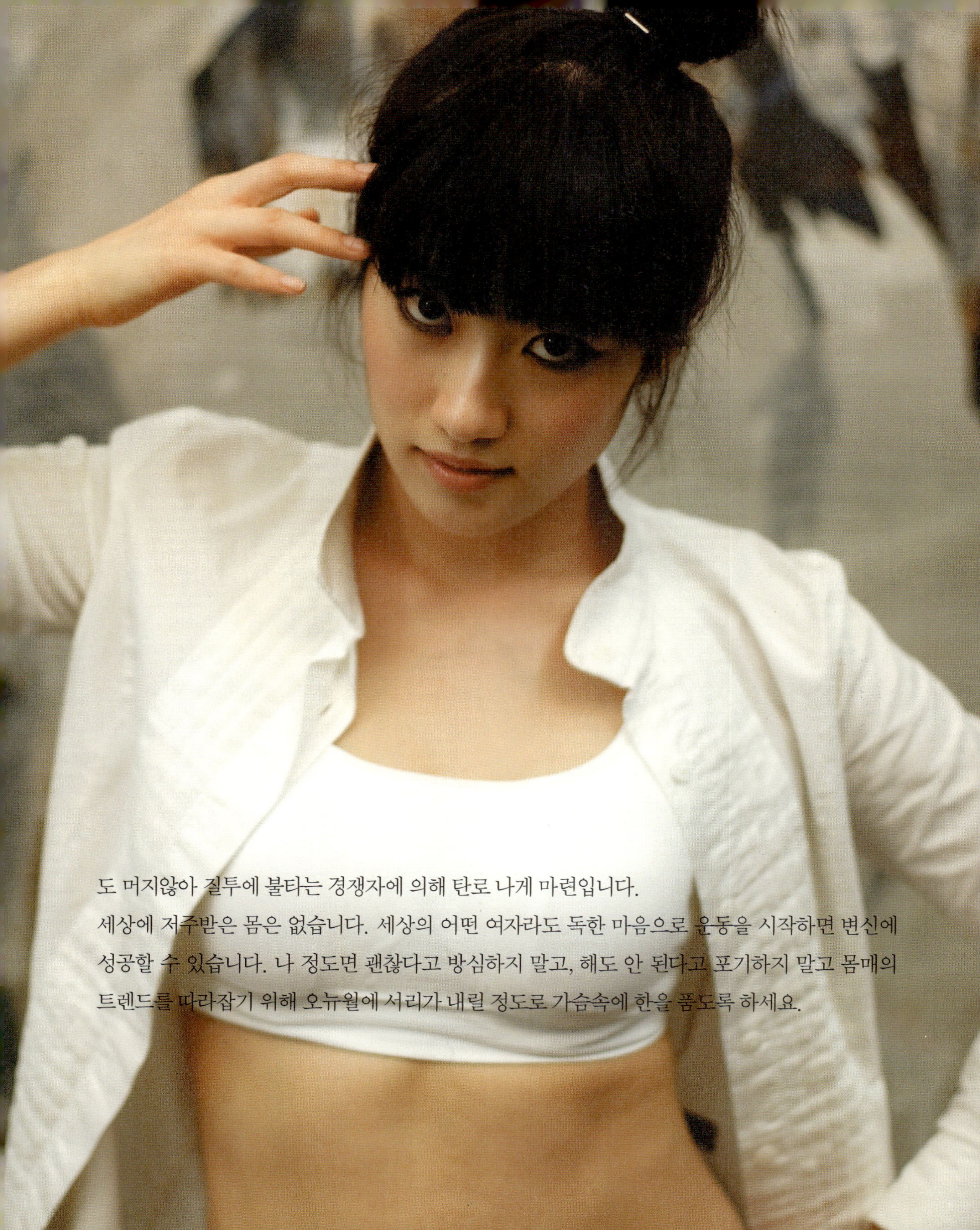

도 머지않아 질투에 불타는 경쟁자에 의해 탄로 나게 마련입니다.
세상에 저주받은 몸은 없습니다. 세상의 어떤 여자라도 독한 마음으로 운동을 시작하면 변신에
성공할 수 있습니다. 나 정도면 괜찮다고 방심하지 말고, 해도 안 된다고 포기하지 말고 몸매의
트렌드를 따라잡기 위해 오뉴월에 서리가 내릴 정도로 가슴속에 한을 품도록 하세요.

늑대들이 뽑은
최고의 명품 라인 Top 5

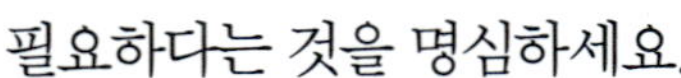 5위 실하게 꽉 찬 알은 이제 그만 산란시켜라, 미끈한 다리 라인

흔히 남자들은 몸매 좋은 여성을 보면 시쳇말로 '쭉쭉빵빵'이라고 표현합니다. 여기에서 '쭉쭉'의 주인공은 바로 날씬한 몸매의 기준이 되는 미끈한 다리입니다. 몸에 딱 달라붙는 스키니 진이 유행하는 이유는 미끈한 다리 라인을 드러내기 위한 것이고, 또 그만큼 다리 라인에 자신 있는 여성들이 많아졌다는 의미이기도 합니다. 미끈한 다리는 아름다운 여성이 갖추어야 할 필수 요건이죠. 우람한 다리, 휜 다리 등으로 인해 콤플렉스를 가진 여성이라면 이 책의 하체 트레이닝을 통해 새로운 세상을 맞이할 수 있습니다.

골반 안쪽의 고관절을 유연하게 하기 위해 스트레칭을 적절히 실시하고, 다리를 구부리지 않고 걷거나 의자에 앉아 뒤꿈치를 들었다 내리는 동작을 통해 다리에 자극을 주면 금방 '쭉쭉'의 느낌을 살릴 수 있습니다. 하체는 평소에도 걷기로 인해 워낙 많은 자극을 받는 부위이므로 웬만한 자극에는 단련이 되어 있기 때문에 잘못된 골격을 바로잡기 위해서는 갑절의 노력이 필요하다는 것을 명심하세요.

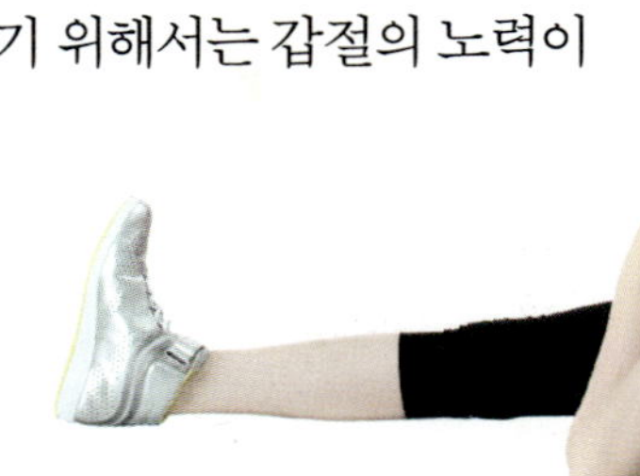

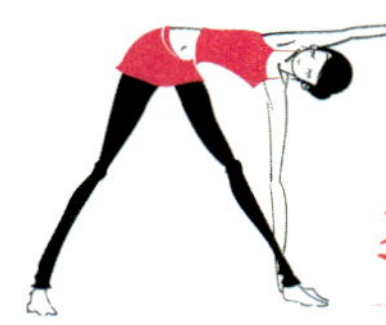

최소한 남친보다는 예쁜 다리 라인 만들기

다리를 늘여주는 스트레칭을 하루 3회 이상 실시하면 빠른 효과를 얻을 수 있으며, 허벅지에 초점을 두되 종아리의 '알'을 없애기 위해서는 종아리와 발목의 트레이닝도 병행해야 합니다. 허리는 꼿꼿이 세운 상태에서 다리를 뻗고 앉아 발목을 뒤로 제쳤다가 앞으로 펴는 동작만으로도 종아리와 발목에 큰 운동 효과를 얻을 수 있습니다.

쭉 빠진 허벅지와 종아리는 다리를 무척 길어 보이게 하는 효과가 있으며, 하이힐의 섹시함은 발목에서부터 시작된다는 것을 기억하세요. 이 책의 하체 운동을 마스터한다면 하체 라인의 진수를 보여줄 수 있을 것입니다. 이제 당신도 거침없이 스키니 진을 입으세요.

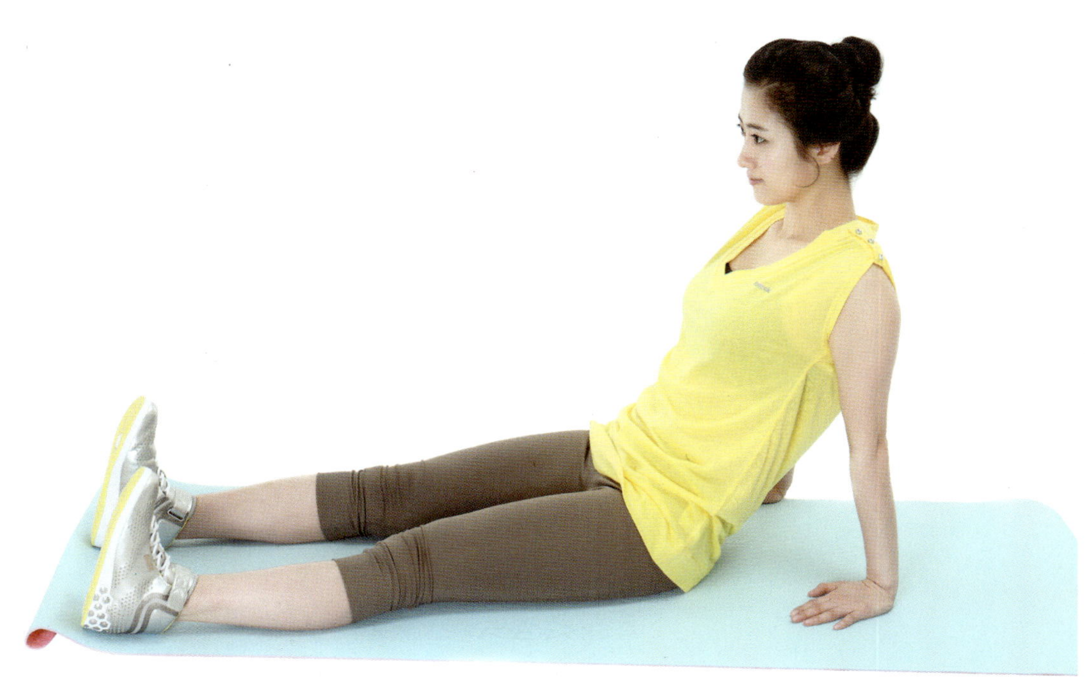

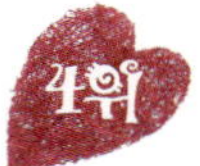

바늘로 콕 찌르면 터질 것 같은 W라인, 탱탱한 엉덩이 라인

힙합 뮤지션이 등장하는 음악 방송이나 뮤직 비디오를 보면 핫 팬츠를 입은 섹시한 흑인 여성들이 나오는 것을 쉽게 볼 수 있 습니다. 여성이라면 누구나 한 번쯤 입고 싶어 하는 것이 핫팬 츠인데, 핫팬츠를 입기 전에 탱탱한 엉덩이 라인부터 만드는 것이 기본적인 예의라고 말하고 싶네요. 가슴에서 근육이라고는 찾아볼 수 없는 남자가 '쫄티'를 입기 전 최소한의 굴곡을 만드는 것처럼 말이죠. 여성에게 있어 엉덩이는 섹시함의 대명사일 뿐만 아니라 당당함의 극치라고도 표현할 수 있습니다. 탄력이 중요한 엉덩이는 전체적인 몸매에 큰 비중을 차지하며 볼륨감을 극대화 시키기 때문입니다. 물론 여성들은 출산을 하게 되면 엉덩이가 심 하게 처지는 경우가 많은데, 이것은 누구나 이해할 수 있는 이유 입니다. 그러나 결혼도 하지 않은 여성이 몸매 관리를 소홀히 해 서 축 처진 엉덩이를 소유하고 있다면 같은 여성들끼리의 경쟁 에서 뒤처질 수밖에 없겠죠.

아줌마들이 입는 것과 별반 다르지 않은 치마 혹은 바지만 입거 나, 펑퍼짐한 엉덩이의 주인공이라면 탱탱한 엉덩이 라인 만들기 를 바로 지금부터 시작하세요. 바른 자세로 앉아 괄약근에 힘주는 연습을 하고, 다리를 뒤로 뻗어 차는 동작을 반복합니다. 거기에 무 릎을 높게 들며 제자리걸음을 병행하면 훨씬 더 효과적입니다. 여성 에게 있어 업(UP)된 엉덩이는 흘러가는 젊음을 잡을 수 있는 키포인 트라는 것을 절대로 잊지 마세요.

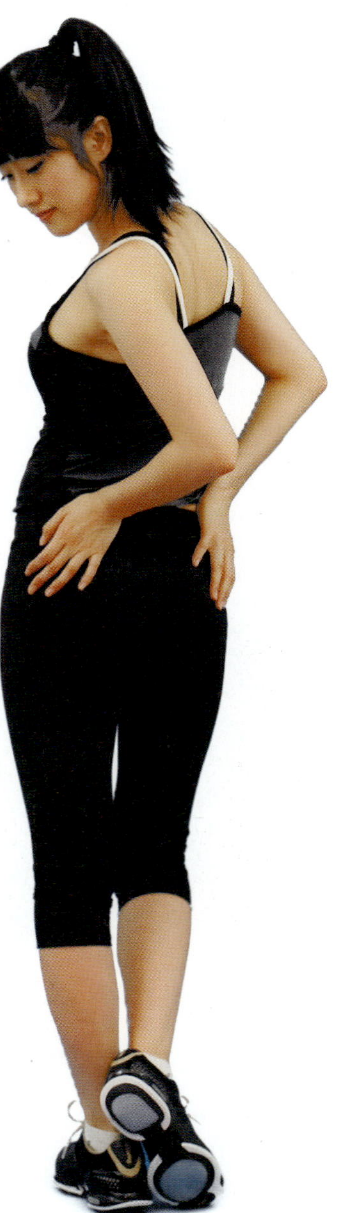

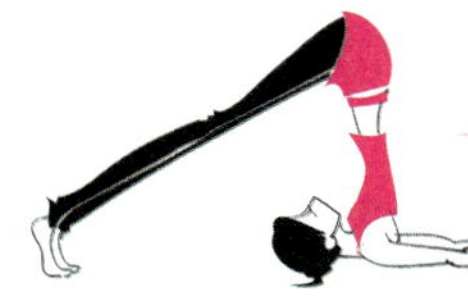

빠른 시일 내에 엉덩이를 업시켜야 하는 긴급 상황이 발생했다면 하루를 마치고 잠자리에 들기 전 3분씩만 투자하세요. 바닥에 누운 상태에서 침대 혹은 의자에 두 다리를 모아 올리고, 양손은 바닥에 고정한 후 엉덩이를 들었다 내리는 동작을 반복하면 빠르게 효과를 볼 수 있습니다. 이때 모든 힘을 엉덩이에 집중시키면 엉덩이가 더욱 탱탱해져 전체적으로 볼륨감 있는 뒤태와 길어진 다리를 얻게 될 거예요.

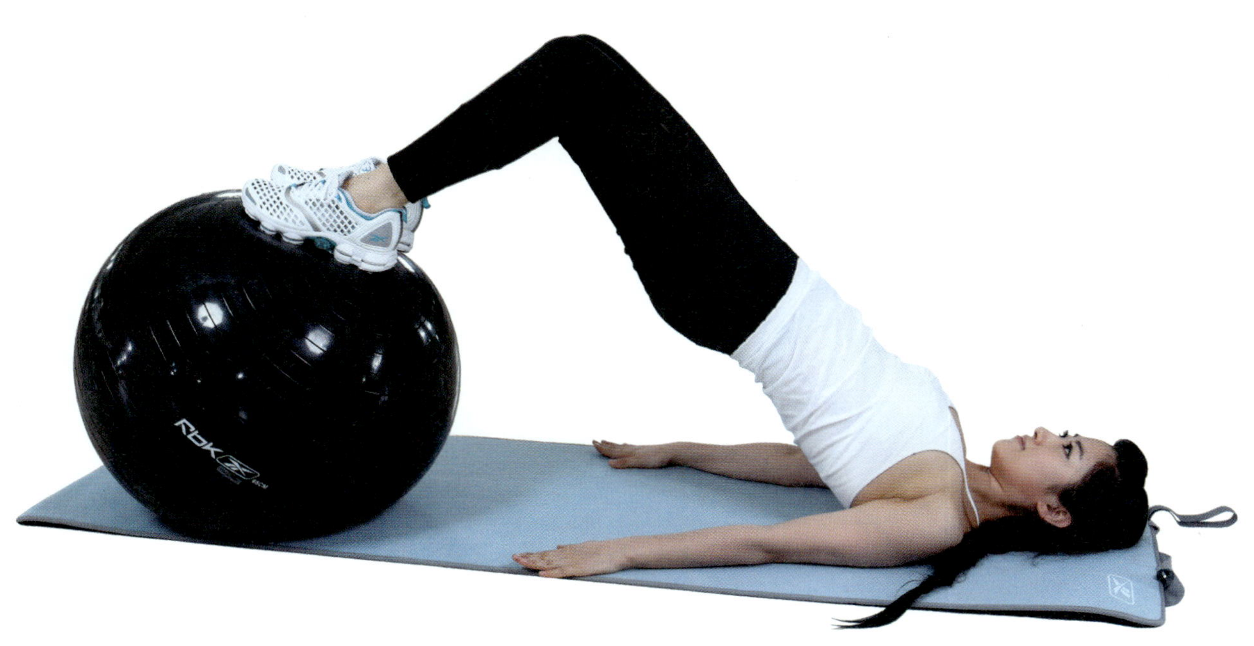

3위 뒤태까지 완벽하라, 매혹 지수를 높이는 U라인

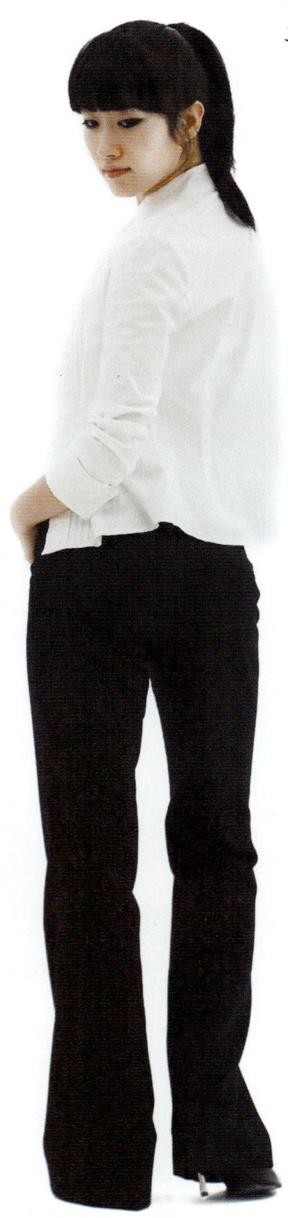

여자 연예인들은 영화제나 시상식 등 중요한 행사에 참석할 때면 등이 시원하게 파인 드레스를 입고 한껏 섹시함을 뽐내곤 합니다. 등에서부터 엉덩이 골까지 이어지는 아름다운 U라인은 보는 사람으로 하여금 감탄을 자아내죠. 특히 여성의 양 어깨뼈(견갑골) 사이 척추 라인은 많은 남자들이 가장 눈여겨보는 부위입니다. 눈물 나는 트레이닝을 통해 환상적인 뒤태를 만든다면 어느 날 길거리에서 누군가가 당신을 와락 안아버릴지도 모릅니다. 단, 이때는 흐뭇해하며 뒤돌아보지 말고, 곧바로 신고를 하도록 하세요.

등은 내가 직접 눈으로 볼 수 없는 부위이기 때문에 관리에 소홀해지기 쉽습니다. 따라서 평소에도 의식적으로 어깨를 뒤로 젖혔다가 앞으로 오므리는 동작을 반복하여 등 근육을 긴장시키는 것이 좋습니다.

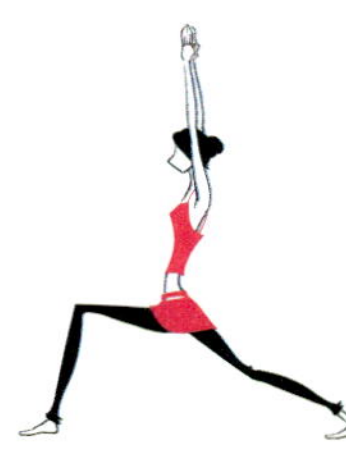

최소한 남친보다는 화끈한 뒤태 만들기

대부분의 직장인과 학생들은 바르지 못한 자세 때문에 보기 좋은 뒷모습을 만들기 어렵습니다. 바른 자세와 바른 걸음걸이는 예쁜 뒤태 만들기의 기본이니 특별히 트레이닝을 시작하기 전에 이것부터 지키도록 노력하세요.

덤벨과 헬스 기구들을 이용하여 효과적인 트레이닝을 하면 더없이 좋겠지만, 양팔을 어깨 너비보다 넓게 벌린 후 무릎을 바닥에 대고 팔굽혀펴기를 하는 것만으로도 간단하게 등 부위 운동을 할 수 있습니다.

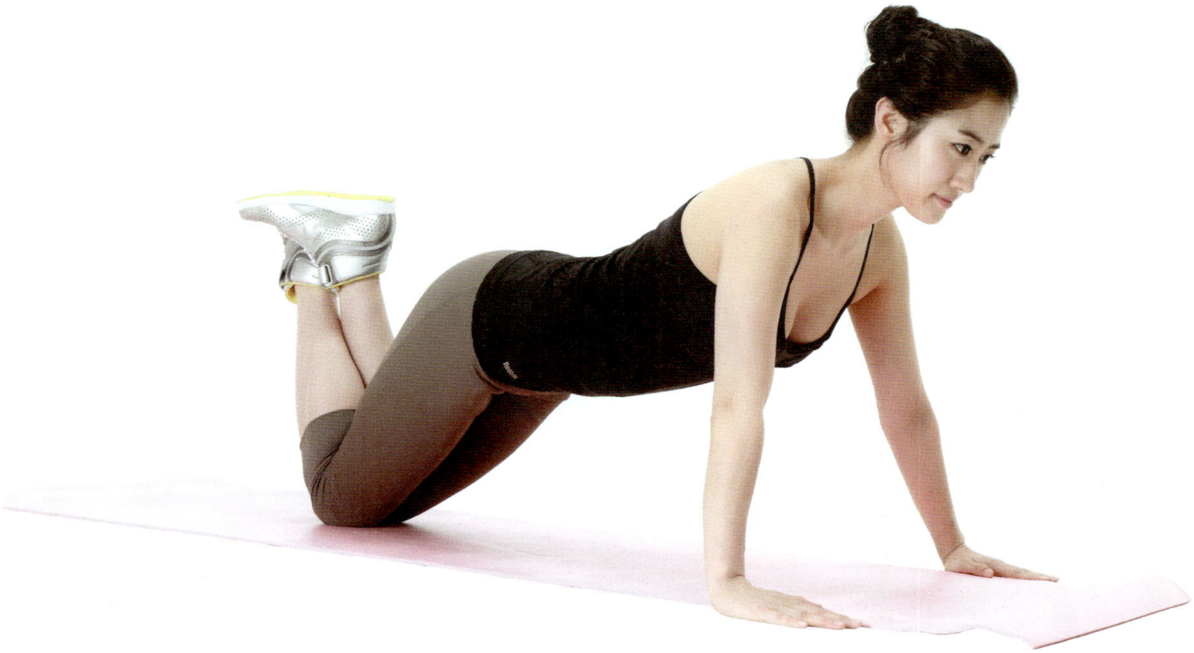

개미보다 잘록한 허리를 만들어라, 옆구리의 완벽한 X라인

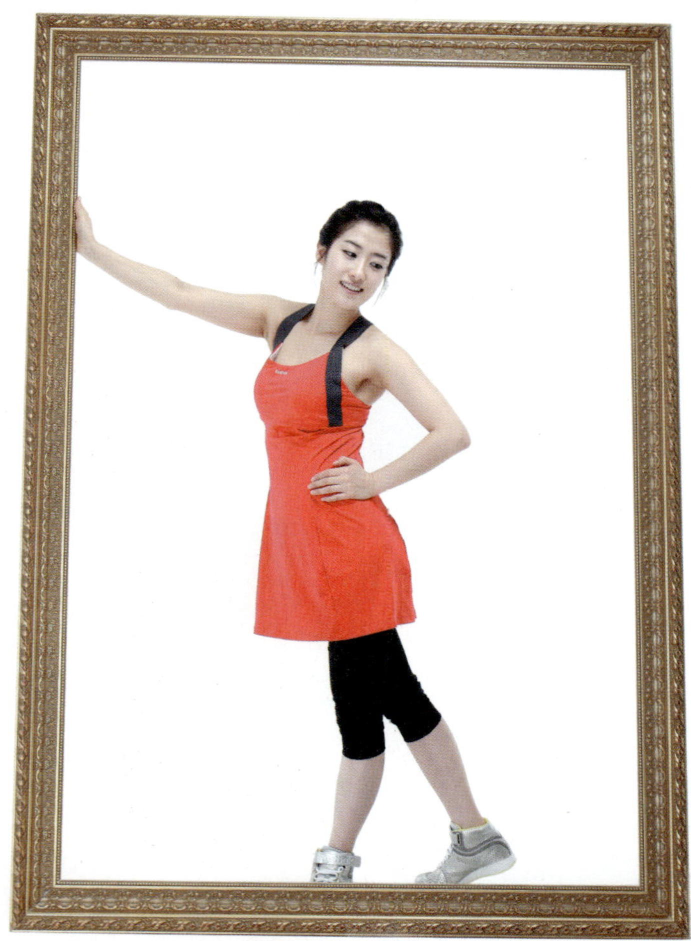

여성의 신체 중 탄력 있는 가슴과 함께 몸매의 라인을 가장 확실히 표현해 주는 부위가 잘록한 허리입니다. 대부분의 남성들은 안았을 때 허리가 한 팔에 쏙~ 들어오는 날씬한 여자를 좋아하는데, 가냘픈 허리는 골반과 엉덩이 라인의 부족한 1%를 채워줄 뿐만 아니라 가슴을 더욱 돋보이게 합니다. 섹시한 가슴, 탄탄한 엉덩이, 쭉 빠진 다리를 갖추었다고 해도 허리 라인이 부실하다면 통나무 몸매의 느낌을 주게 되므로 허리 라인을 살리기 위해 각별한 노력을 기울이는 것이 좋습니다.

아름다운 허리 라인을 만들 때 가장 주의해야 할 점은 폭식과 야식입니다. 이것들은 똥배를 만들어 허리를 굵게 하는 데 지대한 영향을 끼치므로 규칙적인 식사와 소식하는 습관을 가지도록 하세요. 옆구리를 최대한 늘이는 스트레칭과 허리를 10초 이상 틀어주는 트위스트 동작은 허리의 지방을 없애는 효과가 있으니 부실한 유전자를 원망만 하지 말고 오늘부터 허리 라인을 가꾸기 위해 노력하세요.

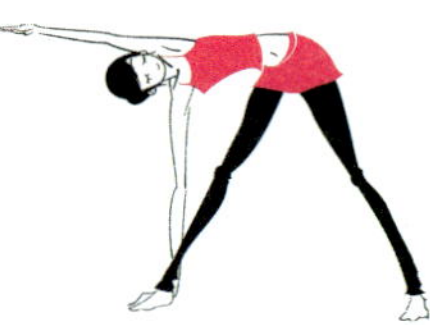

최소한 남친보다는 잘록한 허리 라인 만들기

신체의 여러 라인 중에서 허리 라인은 가장 만들기 어렵다고 해도 과언이 아닙니다. 허리 라인이라고 표현을 하지만 사실 배 둘레의 사이즈와 탄력을 의미하는 것인데, 이 라인을 만들기 위해서는 딱 세 가지만 기억하세요.

* 오후 8시 이후에는 금식(취침 4시간 전)하여 위와 장에 부담을 주지 말 것.
* 폭식하거나 끼니를 거르는 습관을 고쳐 균형 잡힌 식습관을 가질 것.
* 복부 운동을 할 때 줄넘기를 병행해 장과 장 사이에 있는 지방에 자극을 가할 것.

최근에는 허리 라인을 만들기 위해 마지막 갈비뼈를 잘라내는 성형 수술을 하는 사람들이 있습니다. 하지만 이는 당장 또는 훗날에 엄청난 부작용을 초래할 수 있는 위험한 일이니 실제로 '뼈를 깎는' 행동은 하지 않는 것이 좋겠습니다. 그 정도 고통을 참아낼 수 있다면 운동과 식이 조절을 통해 충분히 X라인을 만들 수 있다는 점을 기억하세요.

A컵 가슴을 C컵으로 만들어라, 풍만한 가슴 라인

여성에게 아름다운 가슴 라인보다 더한 섹시함은 없을 것입니다. '쭉쭉빵빵'에서 '빵빵'의 핵심이 바로 가슴이기도 한데, 남성들은 여성의 가슴에서 모성애를 느끼기 때문에 아름다운 가슴 라인에 특별한 관심을 가지게 마련입니다. 남성들은 가슴이 풍만한 여성을 보면 어머니 품에 안기듯 살포시 안기고 싶은 충동을 느끼곤 합니다. 한국 여성은 서양 여성들에 비해 가슴의 크기가 작은 편이지만, 적당한 크기에 탄력 있는 가슴이 예쁜 골을 만들고 있다면 무조건 크기만 한 가슴이 결코 부럽지 않겠죠.

이렇게 탄력 있고 볼륨감 있는 V라인 가슴을 만들기 위해서는 운동이 필수인데, 간단한 팔굽혀펴기와 가슴 마사지를 통해 섹시한 가슴으로 거듭나 보세요.

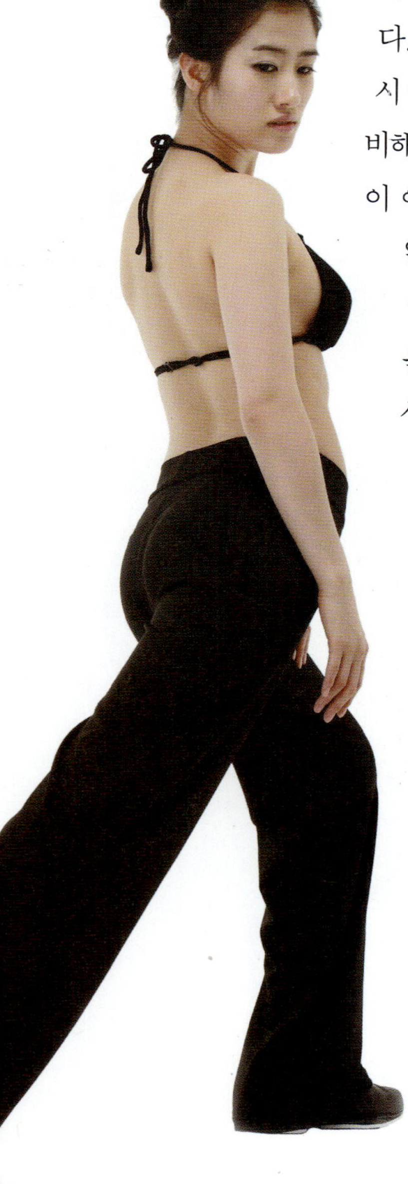

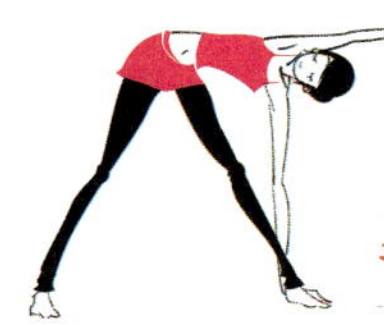

최소한 남친보다는 풍만한 가슴 라인 만들기

과연 운동을 통해 가슴을 커지게 할 수 있을까요? 물론 가능합니다. 하지만 운동으로 가슴을 키우려고 하기 전에 과도한 다이어트로 인해 가슴이 작아지지 않도록 주의하는 것이 먼저라는 것을 기억하세요. 가슴은 지방으로 구성되어 있는데, 지나치게 반복 운동을 하게 되면 부분적인 혈액 순환의 속도를 높여 지방의 연소를 가속화시킬 수도 있으므로 트레이닝의 반복 횟수는 10회 정도로 하는 것이 좋습니다. 가슴 운동은 너무 과도하거나 너무 소극적이어도 안 된다는 것을 명심하세요.

덤벨 플라이, 플라이 리어 트레이닝은 벌어진 가슴을 모아주는 효과가 있으니 가슴 운동을 할 때 절대 빼놓지 않도록 합니다.

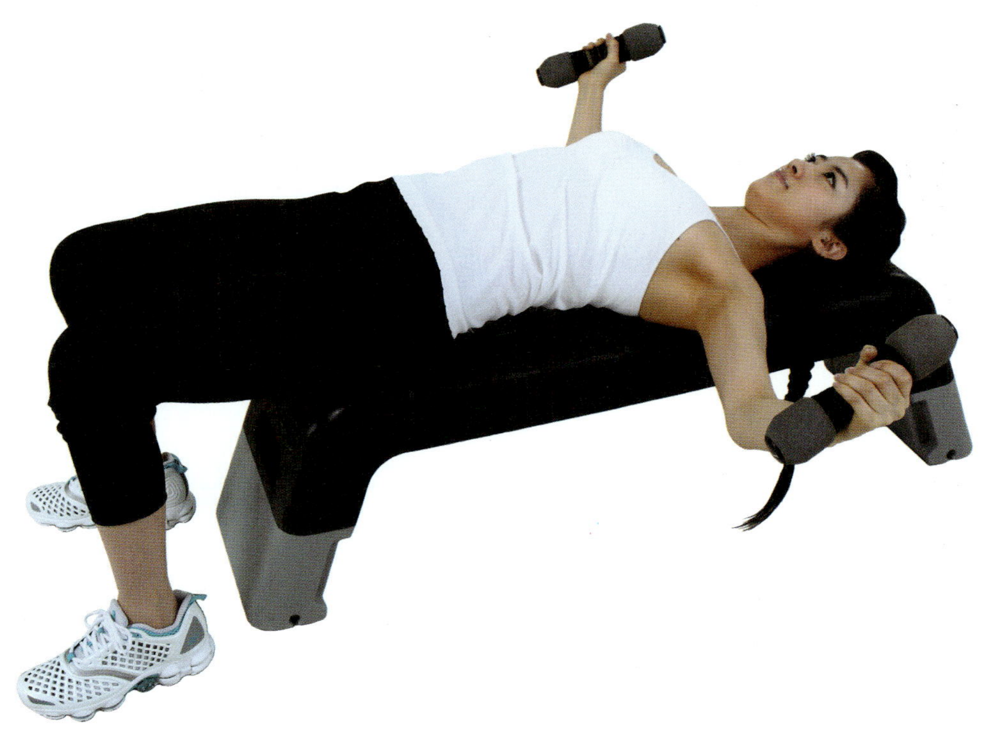

체형에 맞춰
그림 같은 라인을 만들자

아시아에서도 한국은 '다이어트와 성형 천국'이라 불릴 만큼 요즘 우리 사회의 초점은 살을 빼는 데 맞춰져 있는 듯합니다. 실제로 여성들은 마치 마르기 경쟁이라도 하듯이 다이어트에 열을 올리지만 자신의 체형을 파악하여 적합한 운동법으로 몸에 탄력을 붙이는 것, 그리고 균형이 잘 맞는 라인을 갖추는 것이 무엇보다 중요합니다. 체형에 맞는 운동법과 식이 요법은 멋진 몸매를 만드는 지름길인데, 상체와 하체의 조화가 균형 있게 이루어져야 글래머러스(glamorous) 느낌과 시크(chic)한 느낌이 공존하는 매력적인 분위기를 만들어낼 수 있습니다.

여성들의 체형은 크게 '살찐 체형', '마른 체형', '보통 체형'으로 나눌 수 있습니다. 최근에는 기본 체형에서 새로운 체형들이 파생되고 있는데, 하체 비만, 상체 비만, 복부 비만 등 부분 비만에 의한 경우가 무척 많습니다. 가장 먼저 자신의 체형이 어떤 유형에 속하는지 정확히 판단하여 맞춤형 식이 요법+운동을 실시하도록 하세요.

❀ 마른 체형 →lean training
❀ 보통 체형 →lifting trainitng

✿ 뚱뚱한 체형 →fat training

✿ 상체 튼튼, 하체 부실 체형 →balance traning

✿ 상체 부실, 하체 튼튼 체형 →balance traning

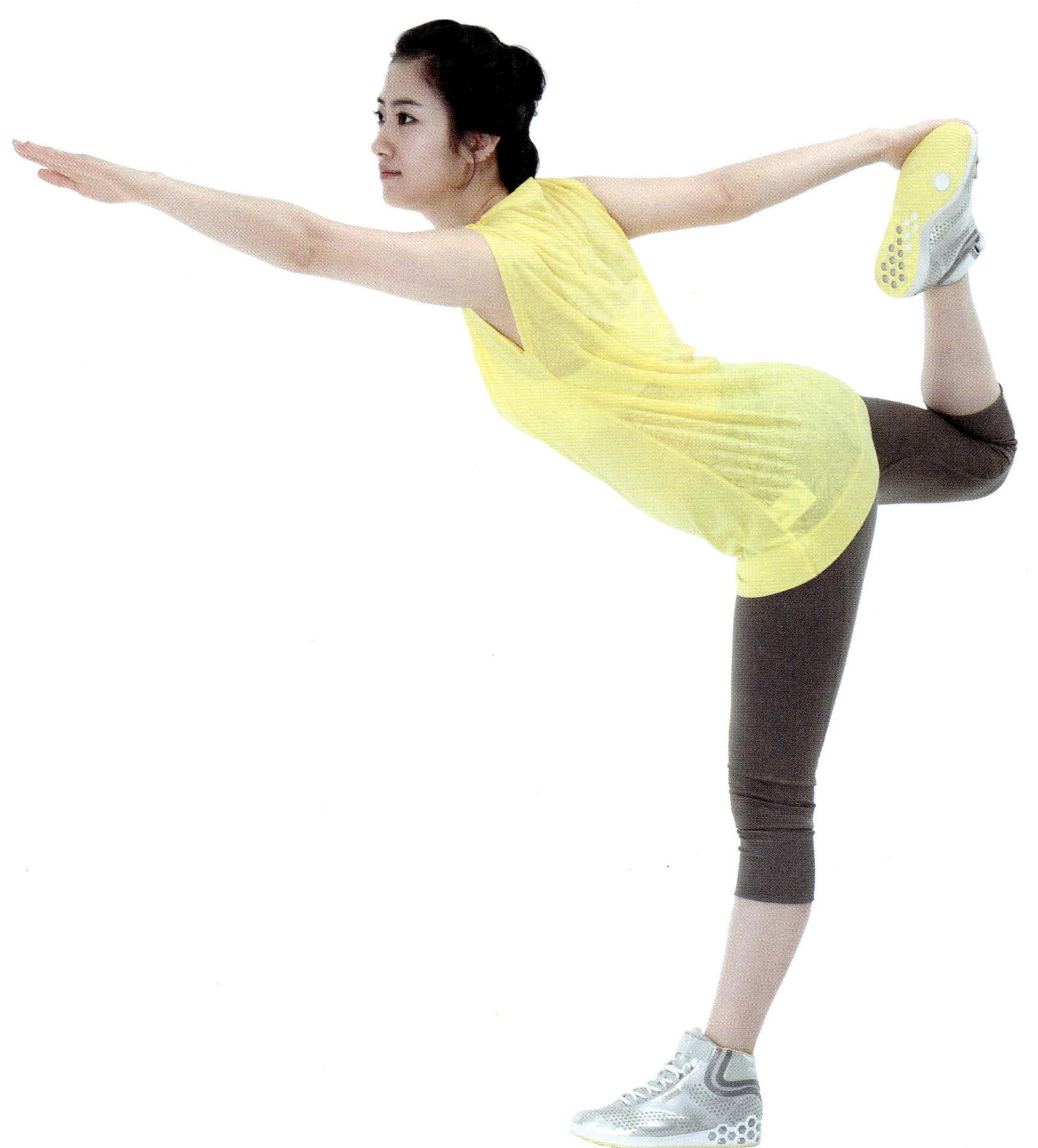

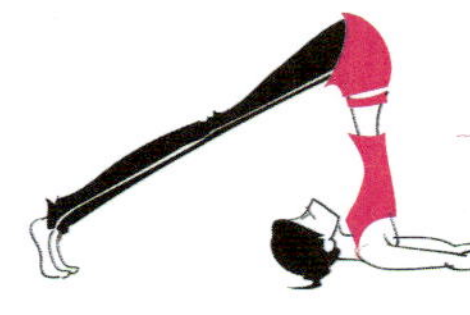

빼빼 마른 몸에 볼륨을 주어라, 마른 체형 외배엽

마른 체형은 다른 말로 외배엽형이라고도 불립니다. 외배엽형은 라인을 찾아보기가 어려울 정도로 마른 몸에 관리를 소홀히 했을 경우 살짝 늙어 보이기도 하고, 체력이 약해 항상 바이러스에 노출되어 있는 경우가 많습니다. 외배엽형의 여성들은 운동과 식이 요법을 통해 몸에 지방을 적당히 입히는 것이 주목적이지만, 근육과 지방을 잘 융합해야 볼륨감 있는 몸매로 변신할 수 있습니다.

이들은 다소 예민한 기질이 있으므로 실현 가능한 목표를 설정하는 것이 중요합니다. 즉, 외배엽형은 이루기 쉽지 않은 완전 글래머의 몸매를 꿈꾸기보다 '탱탱한 날씬녀'가 되기 위해 노력하는 것이 좋습니다. 또한 체형의 장점을 살려 예쁜 목선을 부각시킬 수 있도록 쇄골과 어깨 라인의 트레이닝을 소홀히 하지 않도록 하세요.

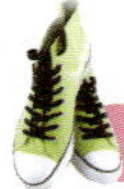

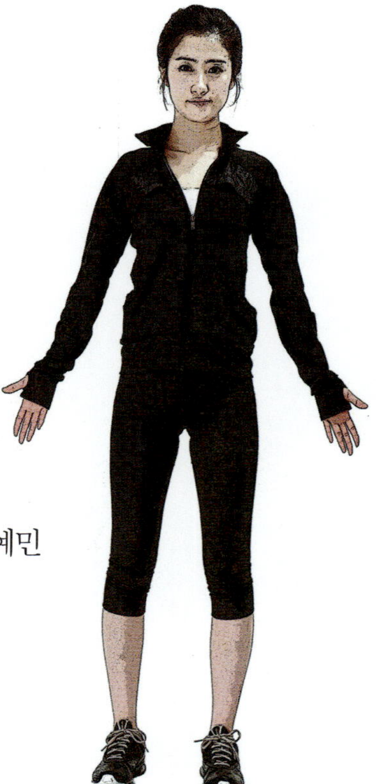

- 먹는 것에 비해 살이 많이 찌지 않으며, 먹었을 때와 안 먹었을 때의 부기 차가 심합니다.
- 좁은 어깨, 빈약한 가슴, 조그만 엉덩이 등 섹시 제로의 몸매를 소유하고 있습니다.
- 지방의 양과 근육의 양이 모두 부족합니다.
- 신진대사가 무척 왕성하고, 그 때문에 얼굴 살이 빠지는 것에 예민합니다.
- 살짝 까칠한 성격이지만 무서운 집중력을 갖고 있습니다.

✿ 각 부위별(가슴, 등, 허벅지와 같이 큰 근육) 웨이트 트레이닝을 일주일에 최소 2회 실시합니다. 볼륨이 필요한 엉덩이 운동을 필수로 포함시키고, 유산소 운동은 일주일에 2회, 20분 정도만 실시합니다.

✿ 근력 운동을 할 때 많은 부위를 운동하겠다는 욕심을 버리고, 한두 부위에 집중하는 트레이닝을 하도록 합니다.

✿ 운동 횟수는 12회부터 시작하여 10~8회로 점차 줄이는데, 운동 횟수를 줄일 때는 무게를 올리도록 합니다. 서킷 트레이닝(홈 트레이닝)을 할 경우에는 운동 시간을 20분 이하로 합니다.

✿ 외배엽형은 힘이 많이 부족하기 때문에 처음 8주 정도는 근력과 기초 체력을 키우는 데 집중해야 합니다. 또한 운동 효과가 더디게 나타나므로 운동 프로그램을 주기적으로 변화시키는 것이 좋습니다.

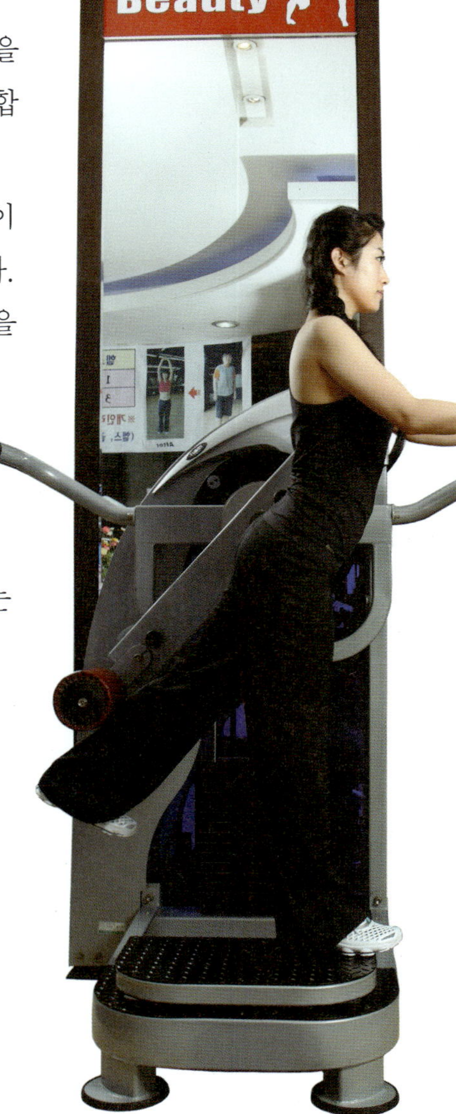

외배엽형은 살이 잘 찌지 않지만, 그렇다고 방심해서 마구 먹으면 외형적으로 나타나지 않을 뿐 안에서는 몸이 망가지게 됩니다. 이 체형은 운동을 거르거나 피곤하면 체중이 급격히 줄어드는데, 이것을 방지하기 위해 부지런히 운동하고 영양분을 지속적으로 공급해 줘야 합니다. 이때 무턱대고 많이 먹기보다는 어떤 것을 어떻게 먹는가가 중요합니다.

✿ 밥 세 끼를 꼭 챙겨 먹어야 합니다. 단, 뱃살이 나오는 것을 막기 위해 오후 7시 이전 식사 룰을 지키세요.

✿ 하루 음식의 섭취 비율을 지방 25%, 단백질 25%, 탄수화물 50%로 유지하세요. 단백질은 근육 형성, 탄수화물과 지방은 운동 및 생활에 필요한 에너지를 공급합니다. 이때 단백질은 체중 1kg당 1.5g을 섭취하는데 닭 가슴살, 달걀, 생선, 쇠고기 등에 풍부하게 함유되어 있습니다 (단백질 함량은 달걀 1개 6g, 생선이나 육류 100g당 약20g).

✿ 무기질의 수치에 신경이 쓰인다면 비타민 정제와 우유를 먹도록 하세요.

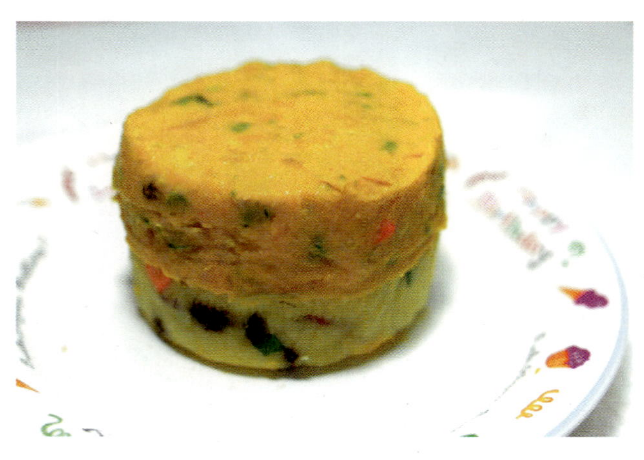

✿ 공복 상태로 오랫동안 있지 말고 하루에 4~5번 정도 음식을 섭취해야 합니다. 고구마와 채소를 듬뿍 가지고 다니며 틈틈이 먹는 것도 좋은 방법입니다.

✿ 추천 간식으로는 바나나, 고구마, 단호박, 검은콩 우유 등이 있습니다.

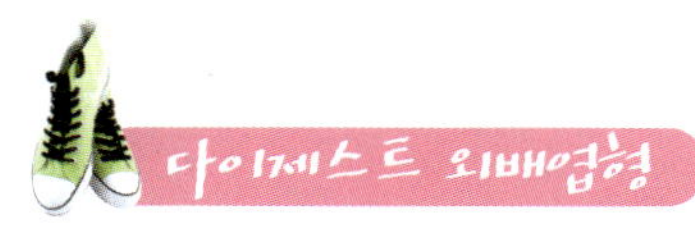

Step 1	• 라인을 살리자! 그러나 욕심은 금물, 인내심을 테스트하라. • 관절이 약한 편이므로 준비 운동(스트레칭＋몸에 열 내기－걷기 10분)과 정리 운동(스트레칭)을 확실히 한다.
Step 2	• 라인을 만드는 근력 운동은 한 부위에 1~2가지만 실시하라(10~12회). • 세트 사이에는 반드시 휴식을 취하라.
Step 3	유산소 운동은 일주일에 2회(20분 정도) 실시하는데, 지방을 날려버리기보다 심폐 지구력을 향상시키는 것에 초점을 맞춰라.
Step 4	운동, 영양, 휴식의 정확한 밸런스를 유지하라(영양이 가득한 도시락과 하루 8시간 이상의 수면을 꼭 챙겨라).

Teddy Point 절대로 트레이닝을 매일 하지 마세요. 외배엽형의 경우 운동을 지나치게 많이 하는 것은 부족한 것보다 더 좋지 않을 수도 있으므로 영양, 휴식, 운동 비율을 정확하게 1:1:1로 유지하도록 합니다.

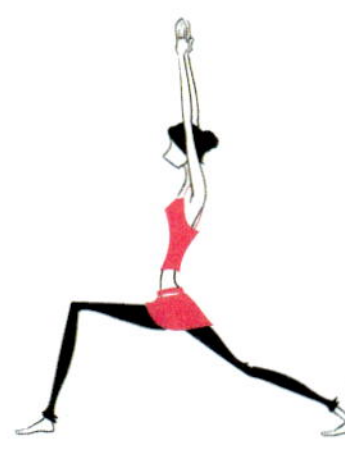

평범한 라인을 뛰어넘기, 최고의 체형 중배엽

보통 체형을 다른 말로 중배엽형이라고 합니다. 중배엽형은 상하체의 균형이 잘 맞고, 어깨선이 예쁠 뿐만 아니라 가슴이 넓게 벌어져 다른 체형들보다 완벽한 몸매에 가장 가깝습니다. 탄력 유지만 잘한다면 글래머러스한 몸을 만드는 것도 어렵지 않은데, 좋은 조건을 가진 만큼 운동 목표를 달성하는 것도 수월한 편입니다. 게다가 오랜 시간 동안 집중할 수 있는 지구력이 좋고, 노력하는 만큼의 효과를 얻을 수 있습니다. 그러나 언제든 마음만 먹으면 목표를 이룬다는 방심이 큰 화를 불러올 수도 있으니 주의하세요. 살이 쪘다가 빠지기를 반복하는 리바운드 현상이 생길 수 있는데, 이로 인해 피부는 점점 탄력을 잃게 됩니다. 또한 여성들에게 필요한 작은 근육을 벗어나 큰 근육이 무리 지어 생기면 남자로 오해받을 만큼 우람한 체형으로 변신하게 될지도 모르니 특히 주의하도록 합니다.

기본적인 체형의 밸런스가 좋으니 포인트를 잘 맞춰 운동 목표를 설정하고, 저탄수화물의 식단을 꾸리도록 합니다.

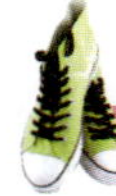

중배엽형의 특징

* 척추 라인이 곧게 뻗어 있고, 팔과 다리가 골고루 발달되어 있습니다.
* 신체의 균형 감각이 좋습니다.
* 넓은 가슴과 골반 라인의 비례가 잘 맞으며 엉덩이에 탄력이 있습니다.
* 운동 동작을 몸에 익히는 것이 비교적 정확하고, 지속하는 시간이 깁니다.
* 유연성이 발달되어 있습니다.

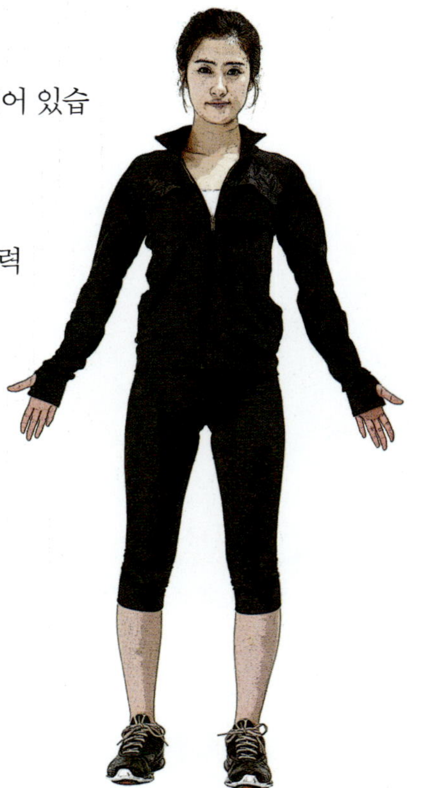

❀ 일주일에 4~5회 정도 상체와 하체를 나누어 트레이닝하는 것이 효과적입니다.

❀ 상체 운동을 할 때는 가슴→등→어깨→팔→복부 순서로 트레이닝을 실시합니다.

❀ 하체 운동을 할 때는 허리→허벅지 뒤쪽→허벅지 앞쪽→허벅지 안쪽→종아리 순서로 트레이닝을 실시합니다.

❀ 트레이닝을 할 때마다 유산소 운동을 꾸준히 병행하는 것이 효과적입니다.

❀ 운동 시간은 너무 길지 않게 30~40분 정도, 횟수는 15회 정도로 실시합니다.

❀ 서킷 트레이닝의 경우 1일 2회, 주 4일 이상 실시합니다. 이때 주 2회는 스트레칭을 통해 라인을 바로잡고 근육이 길게 뻗을 수 있도록 합니다.

❀ 각 부위별(가슴, 등, 허벅지와 같이 큰 근육) 웨이트 트레이닝을 일주일에 최소 2회 실시합니다. 볼륨이 필요한 엉덩이 운동을 필수로 포함시키고, 유산소 운동은 일주일에 2회, 20분 정도만 실시합니다.

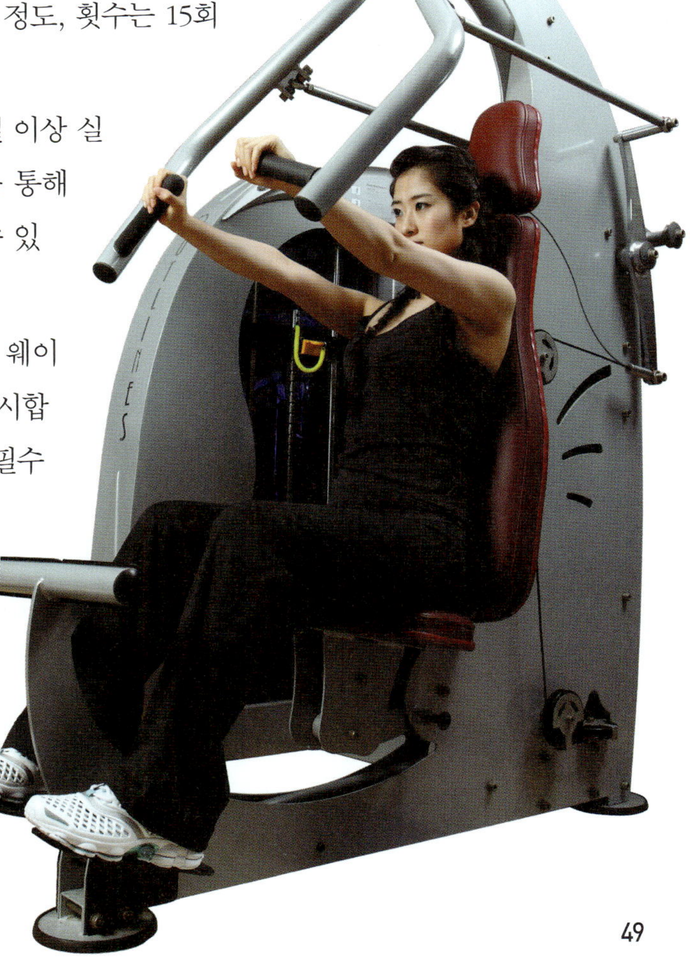

어떤 체형이라도 마찬가지이지만 중배엽형의 여성들은 특히 염분이 높은 음식을 피하고, 수분을 많이 섭취해야 합니다. 체형은 변할 수 있으므로 좋은 체형을 유지하기 위해서는 원활한 혈액 순환과 신진대사가 이루어져야 하는데, 이때 물이 큰 역할을 합니다.

또 음식 섭취를 할 때 세분화하여 하루 5~6회로 나누어 먹는 것만으로도 몸의 변화를 느낄 수 있습니다. 단, 아침부터 저녁으로 갈수록 음식의 양이 줄어야 한다는 것을 명심하세요.

✿ 하루 음식의 섭취 비율을 지방 20%, 단백질 40%, 탄수화물 40%로 유지하세요.

✿ 견과류(땅콩, 아몬드, 호두)를 섭취하여 콜레스테롤 수치를 낮추세요. 하루에 한 줌 정도의 견과류를 먹으면 혈액 순환이 좋아지고, 스트레스로부터 몸을 보호할 수 있습니다. 그러나 너무 많이 섭취하면 몸에 필요한 필수 콜레스테롤의 수치까지 낮아질 수 있으니 각별한 주의가 필요합니다.

✿ 추천 간식으로는 사과(아침), 잡곡 빵, 크래미(맛살 종류) 등이 있습니다.

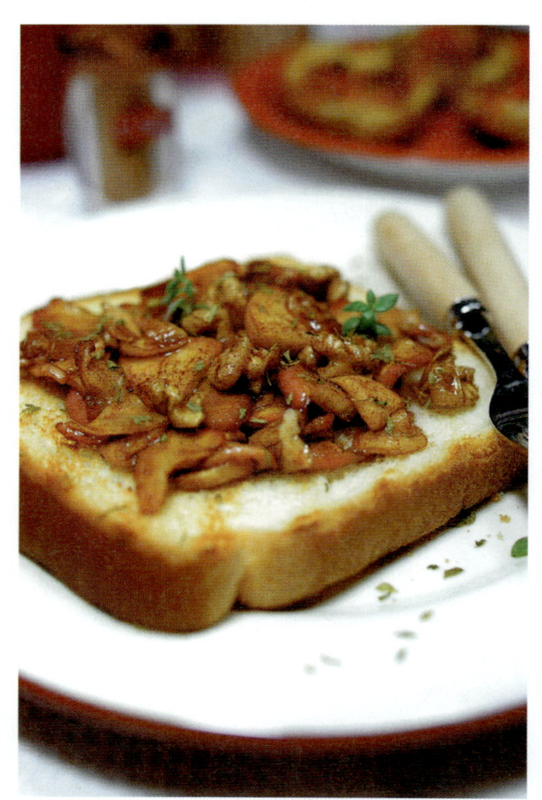

Step 1	자만은 금물! 지구력을 바탕으로 완벽한 몸매에 도전하라.
Step 2	일주일에 2회, 20분 이상 스트레칭을 통해 근육의 조합과 길이를 길게 다듬어라.
Step 3	유산소 운동은 무산소 운동과의 밸런스를 맞추어 실시하라(5:5의 비율).
Step 4	음식은 여러 번으로 나누어 조금씩 먹는 센스! 견과류를 가방 속에 쏙!

Teddy Point 체계적인 근력 운동과 유산소 운동을 병행 실시하여 신진대사를 최상의 상태로 유지하세요. '신진대사'란 우리 몸속에서 일어나고 있는 에너지 소비 활동을 말하는 것으로, 근육의 양이 늘어나면 그만큼 많은 칼로리를 소비하게 됩니다.

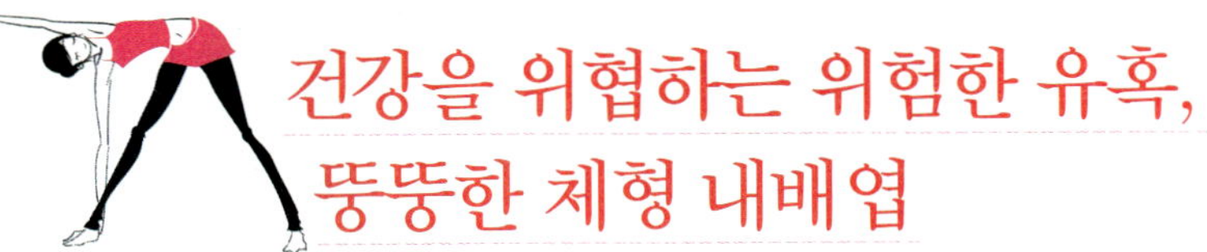

건강을 위협하는 위험한 유혹, 뚱뚱한 체형 내배엽

주변에서 간혹 볼 수 있는 뚱뚱한 여성들은 전형적인 내배엽형으로 이들은 항상 건강에 주의해야 합니다. 외형상 보기 좋지 않다는 문제는 제쳐두더라도 피하 지방으로 인해 콜레스테롤 수치가 높고, 각종 성인병에 노출되어 있으므로 하루빨리 운동과 식사 조절이 필요합니다. 내배엽형은 원활한 혈액 순환을 위해 일일 권장 활동량을 꼭 지켜야 하며, 무엇보다 지방을 걷어내는 트레이닝을 착실히 해야 합니다. 이 체형의 여성은 목이 짧고, 몸에 살이 잘 뭉치기 때문에 O자형 몸매로 보이기 쉽습니다. 하지만 다이어트의 원리를 이해한 후 규칙을 지켜 나간다면 목표를 달성하는 것이 그리 어렵지는 않습니다. 내배엽형은 다른 체형에 비해 장의 길이가 길기 때문에 음식 섭취부터 소화가 될 때까지 더 오랜 시간이 걸리는데, 영양이 오랜 시간 동안 흡수된다는 것은 비만의 요소가 될 수도 있습니다. 그러나 8주 이상 꾸준히 트레이닝을 실시한다면 누구라도 날씬한 몸매를 가질 수 있으니 걱정하지 마세요.

이 체형은 지구력이 약하기 때문에 목표를 단기적으로 설정해야 하며, 파트너와 함께 운동하는 습관을 가지는 게 좋습니다. 유산소 운동에 포인트를 두고, 근력 운동은 보조적인 개념으로 실시하도록 합니다. 특히 내배엽형에게 상체와 하체, 유산소와 무산소 운동을 병행하는 서킷 트레이닝은 최고의 다이어트 운동입니다.

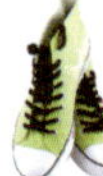

내배엽형의 특징

❀ 가슴이 큰 편이고 등에 살이 많습니다.

❀ 목이 짧고 아랫배에 살이 많이 뭉쳐 있습니다.

❀ 셀룰라이트(cellulite)가 곳곳에 무리 지어 있습니다.

❀ 근육이 부드럽고, 관절 조직이 유연한 편입니다.

❀ 근육이 약하고, 근력이 부족하며 무릎과 허리 관절에 이상이 있습니다.

내배엽형의 여성은 몸에 살이 많은 만큼 다른 체형에 비해 가슴도 큰 경우가 흔한데, 무작정 굶는 다이어트를 하게 되면 지방으로 이루어져 있는 가슴의 살이 빠져 작아지게 마련입니다. 하지만 이렇게 작아진 가슴은 다시 살이 쪄도 예전의 상태로 회복되지 않는 경우가 허다하죠. 그러므로 반드시 적절한 트레이닝과 식이 요법을 통해 가슴 라인과 탄력을 유지할 수 있도록 각별히 주의하세요.

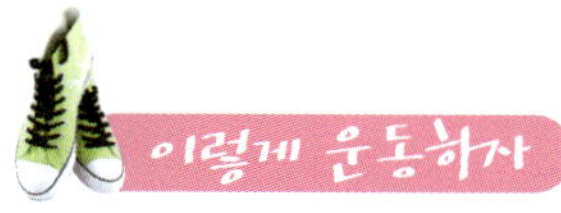

✿ 볼륨은 유지한 상태에서 체지방을 걷어내는 것이 가장 중요한 숙제입니다(지방이 빠진 부분은 근육으로 채운다는 생각을 머릿속에 콕~ 심을 것).

✿ 유산소 운동과 무산소 운동의 비율을 7:3으로 하고, 감량 목표를 일주일에 1~2kg으로 정하세요. 안 먹고 많이 움직이면 살이 더 빠질 수도 있지만 지방과 근육이 함께 줄어들지도 모르니 너무 겉으로 보이는 효과에만 집착해서는 안 됩니다. 몸의 변화는 옷을 입을 때 허리둘레, 달라붙는 정도를 통해 느끼는 것이 좋습니다.

✿ 근력 운동은 일주일에 2~3회, 유산소 운동은 일주일에 5~6회 실시하세요. 이때 근력 운동은 셀룰라이트를 없애고 혈액 순환의 흐름을 빠르게 하기 위해 조금 가벼운 무게로 세트당 20회 정도, 유산소 운동은 최소 30분에서 최대 1시간까지 실시합니다.

✿ 시간과 공간의 제약이 있다면 서킷 트레이닝을 하루 2회 실시하는데, 반드시 철칙으로 지키도록 합니다.

✿ 운동 시간은 처음 1시간부터 시작하여 차츰 늘리도록 합니다.

✿ 특별히 부위를 나누기보다는 상체와 하체 운동을 골고루 하도록 합니다.

✿ 줄넘기는 복부의 살을 빼는 데 효과적이지만, 내배엽 체형은 발목과 무릎에 무리가 갈 수 있으므로 체중을 고려하여 실시합니다.

✿ 내배엽형 여성들은 근력 운동을 하면 덩치가 더 커진다는 선입견 때문에 근력 운동을 소홀히 하는 경향이 있습니다. 그러나 근육은 기초 대사량의 범위를 확장시켜 요요 현상을 막는 데 중요한 역할을 하므로 적당한 근력 운동은 반드시 필요하다는 것을 명심하세요.

✿ 고단백, 저지방, 저칼로리 식단으로 식습관 전체를 바꾸세요. 하루에 지방 15%, 단백질 50%, 탄수화물 35%, 2~3리터의 수분을 섭취하는데, 신진대사가 느려 몸에 지방이 많이 쌓이는 체형이라는 것을 잊지 말고 먹는 것에 까칠해져야 합니다.

✿ 폭식은 셀룰라이트의 원인이 되며 소화기관에 엄청난 스트레스를 주어 기능을 약화시킬 수 있으므로 각별히 주의해야 합니다.

✿ 저녁은 무조건 샐러드와 함께하세요. 닭 가슴살, 참치, 달걀흰자 등을 섞어 만든 샐러드를 통해 충분한 채소를 섭취해야 혈관이 깨끗해지고, 다이어트를 가속화할 수 있습니다.
늘어난 위를 줄이기 위해서는 반식(절식) 등의 방법으로 음식을 여러 번 나누어 섭취해야 합니다. 단, 절대 굶지는 말아야 하는데, 굶으면 몸매의 볼륨을 잃을 뿐 아니라 신체의 능력을 저하시켜 우울증이나 거식증을 유발할 수 있으니 주의하세요.

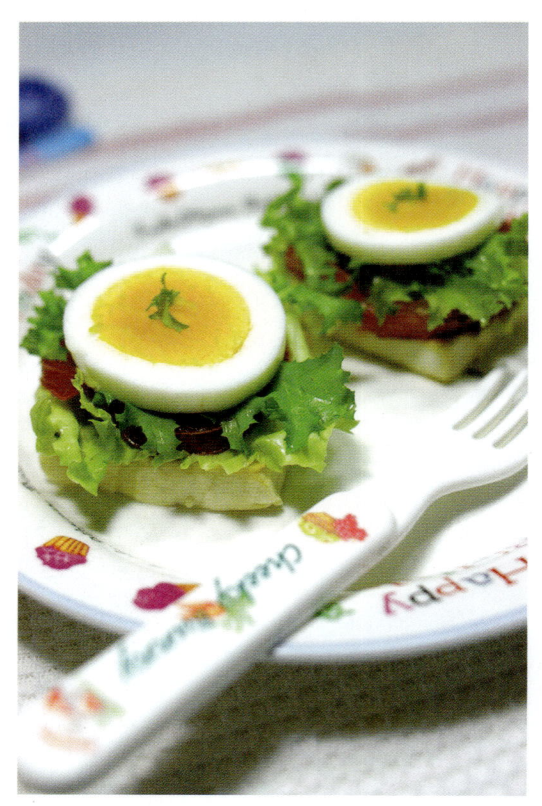

✿ 간식으로는 아몬드, 잣, 호두 등 견과류가 좋습니다. 견과류에 포함된 불포화 지방산은 콜레스테롤 수치를 낮추는 효과가 있으니 하루에 한 줌씩 섭취할 것을 권장합니다.

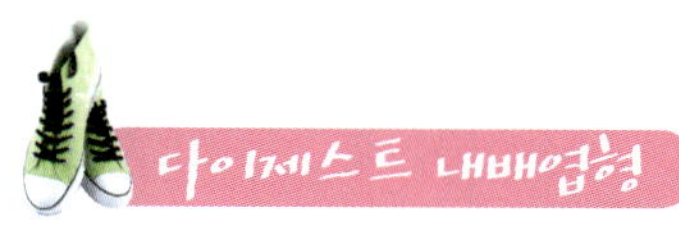

Step 1	볼륨은 유지하며 체지방을 제거하는 데 중점을 둔다. 하지만 굶기는 최대의 적이다.
Step 2	튼 살과 셀룰라이트의 분해, 기초 대사량의 증가를 위해 근력 운동은 필수다.
Step 3	유산소 운동 5회 이상, 근력 운동 2회 이상, 하루에 1시간 이상 실시하라.
Step 4	• 효과가 빨리 나타나지 않는다고 너무 큰 욕심을 부리면 몸을 망칠 수도 있으니 주의하라. • 평소에 몸을 자주 움직이고, 음식은 절제하는 습관을 가져라. • 운동 후에는 충분한 휴식을 취하라.

Teddy Point '셀룰라이트'는 지방과 섬유질이 서로 뒤엉켜 있고, 그 위를 다시 섬유막이 둘러싸고 있는 커다란 지방 덩어리라고 생각하면 됩니다. 허벅지나 허리 주위에 퍼져 있는 경우가 많죠. 셀룰라이트는 다이어트의 생명인 혈액 순환을 방해하고, 운동으로 인한 지방 분해물들이 혈액으로 나오는 것을 방해하기 때문에 다이어트 악순환의 주요인입니다. 셀룰라이트가 집중된 부위는 적합한 운동과 함께 따뜻한 물로 반신욕이나 전신욕을 하는 것이 좋습니다.

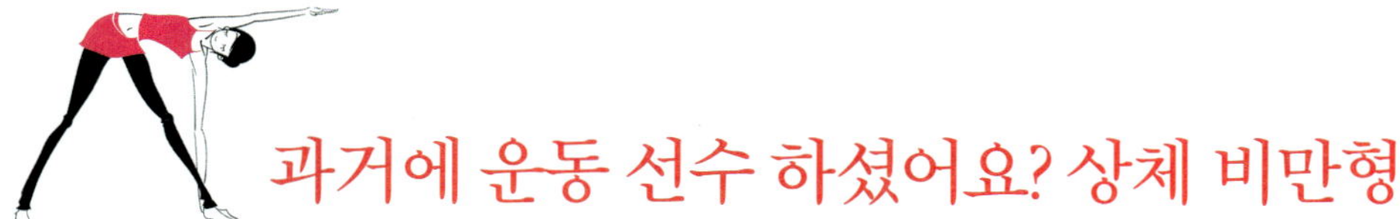

과거에 운동 선수 하셨어요? 상체 비만형

종종 상체는 뚱뚱하고 하체는 부실한 체형의 여성들을 볼 수 있습니다. 이들은 팔뚝, 등, 복부에는 살이 많지만, 다리가 쭉 뻗어 보이며 실제로 상체에 비해 하체가 긴 것이 특징입니다. 흔히 상체 비만형을 '사과형 체형'이라고도 부르죠. 주로 서양 여성들 중에 이런 체형이 많은데, 조금만 신경 써서 관리하면 연예인 못지않은 멋진 라인을 만들 수 있습니다.

상체가 뚱뚱하니 상체 운동만 열심히 하면 된다고 생각할 수 있지만 그것은 큰 오산입니다. 이런 체형은 무거운 상체를 허리와 허벅지 뒤쪽 근육이 나누어 지탱할 수 있도록 하체를 단련해야 몸매의 균형이 잡힙니다. 상체 비만형은 균형감이 깨져 있기 때문에 운동을 하면 빨리 지치기 쉽고, 혈액 안에 유리 지방산이 많아져 인슐린의 작용을 둔하게 합니다. 인슐린이 제 역할을 못하면 무엇보다 당뇨병에 걸릴 확률이 높아지므로 특별히 주의해야 합니다. 또 이 체형의 여성들은 혈액 내 지방의 순환 속도가 빠른 편이어서 콜레스테롤이나 몸에 좋지 않은 중성 지방의 농도가 높아 고지혈증의 위험이 있기도 해요.

상체 비만형 여성들은 건강하고 균형 있는 몸매를 만들기 위해 유산소 운동을 적극 활용해야 합니다. 하지만 유산소 운동에 필요한 근육이 적게 분포되어 있으므로 근력 운동을 통하여 먼저 근육부터 만들어 주는 것이 좋습니다. 하체를 단련해 두면 유산소 운동을 하는 데도 도움이 됩니다.

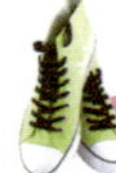

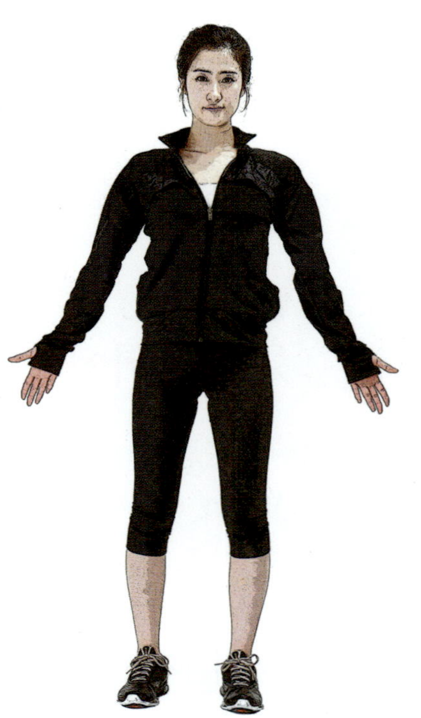

✿ 음식을 자주 먹는 편이며, 불량한 식습관을 가지고 있습니다.

✿ 유난히 가슴이 발달했고, 하체가 가녀립니다.

✿ 성격이 급한 편이고, 폭식을 일삼습니다.

✿ 손목과 발목이 약합니다.

✿ 근육이 많은 상체 비만형은 다리가 날씬한 편이지만, 지방이 많은 상체 비만형은 물렁살이 많고 다리가 두꺼운 편입니다.

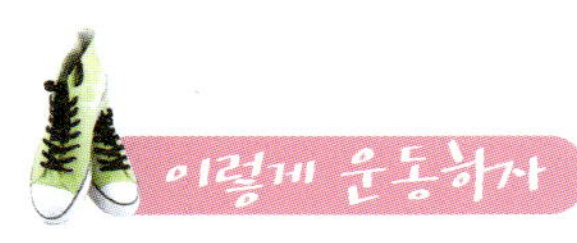

내배엽 체형의 여성들처럼 순환 운동, 즉 서킷 트레이닝이 효과적입니다. 아침에 일어나서 한 번, 잠자리에 들기 2시간 전에 한 번, 이렇게 하루 두 번씩 주 4~5회 정도 트레이닝을 실시합니다. 또 팔을 직각이 될 때까지 앞뒤로 흔들며 틈틈이 걷기 운동을 하면 몸의 균형을 이루는 데 좋습니다. 여기에 주 2회 정도는 가벼운 스트레칭을 벗어나 정식 스트레칭을 20~30분 정도 실시하여 잃어버린 유연성과 신체의 균형 감각을 빨리 찾을 수 있도록 합니다.

피트니스 센터에서 근력 운동을 할 때는 15회 정도 반복할 수 있는 무게로 부위마다 3~4세트를 실시하는데, 유산소 운동과 무산소 운동의 비율은 6:4 정도로 하는 것이 좋습니다. 특히 상체 비만형의 여성들에게는 고정식 자전거의 활용을 권장하고 싶어요. 고정식 자전거는 무릎과 발목에 충격이 덜하며, 30분 이상 실시하면 혈당을 감소시켜 인슐린을 높이고 체중 감량의 속도를 가속화시키는 장점이 있습니다.

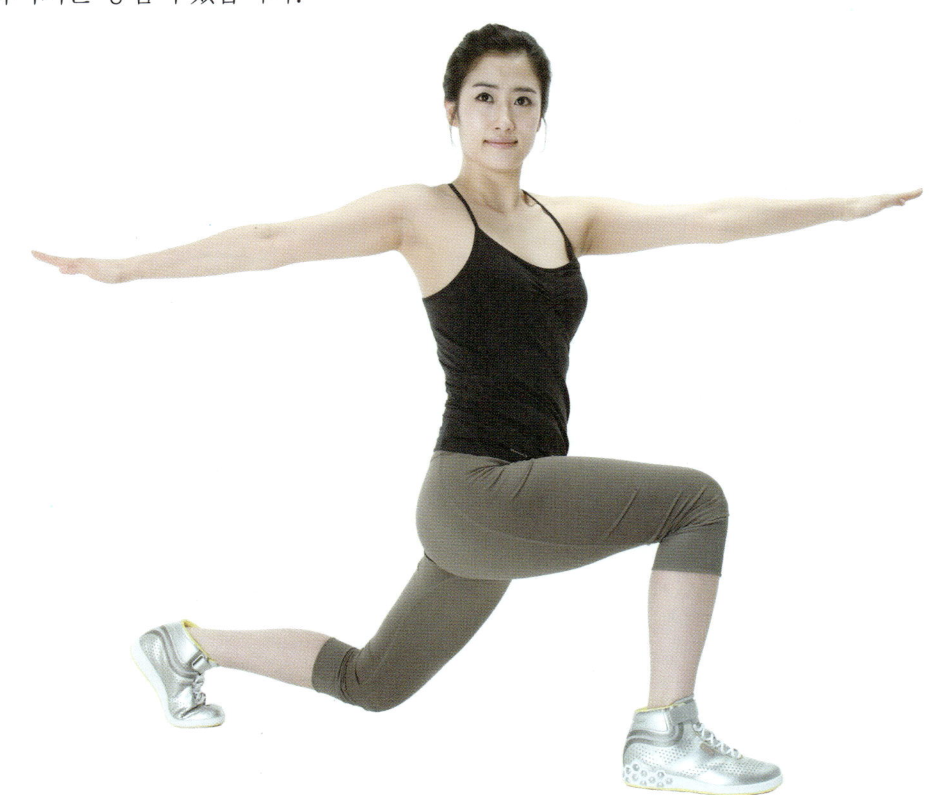

Step 1	살을 빼는 것도 중요하고, 탄력을 더하는 것도 중요하지만 신체의 균형을 잘 맞추는 것이 가장 중요하다는 것을 잊지 마라.
Step 2	풍만한 가슴을 더욱 살리기 위해 복부, 허리 라인의 트레이닝을 강화하라.
Step 3	서킷 트레이닝은 최고의 보약이므로 주 4~5회씩 하루 2번 실시하라.
Step 4	염분이 높은 식품은 금지하고, 음식을 최대한 싱겁게 먹어 몸을 맑고 깨끗하게 유지하라.

Teddy Point 체 성분 측정을 하면 복부 지방률이라는 것이 나옵니다. 남성의 경우 0.90 이상, 여성의 경우 0.85 이상이면 복부 비만을 포함한 상체 비만형이라고 판정할 수 있습니다. 자신의 복부 지방률 수치를 계산하는 방법은 간단한데, 줄자를 이용하여 허리와 엉덩이 둘레를 측정한 후 허리둘레를 엉덩이 둘레로 나누면 됩니다. 이때 허리둘레는 갈비뼈 아래와 골반 뼈 앞쪽 모서리의 중간 부위를 수평으로 재는데, 줄자를 너무 조이지 않도록 주의합니다. 또한 엉덩이 둘레는 가장 높게 튀어나온 부분을 중심으로 측정하되 0.1cm까지 정확하게 측정하면 됩니다.

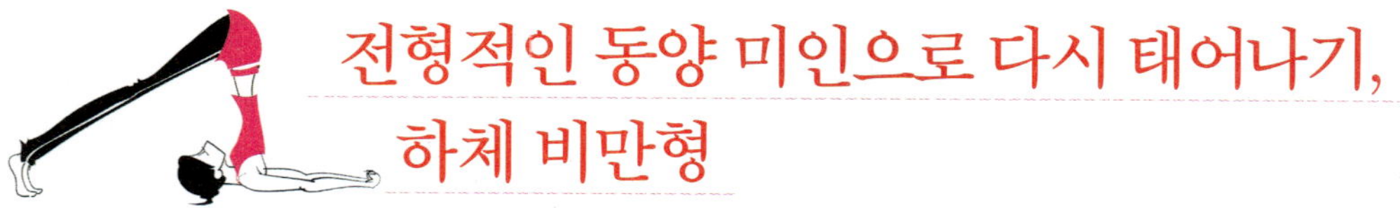

전형적인 동양 미인으로 다시 태어나기, 하체 비만형

상체는 마른 편이지만 하체가 뚱뚱한 여성들을 하체 비만형으로 분류합니다. 이들이 청바지를 입으면 허벅지와 엉덩이가 부담스러울 정도로 꽉 죄는 것을 볼 수 있는데, 하체 비만형은 주로 자리에 앉아 있는 시간이 많은 여성들에게서 나타납니다. 이 체형의 여성들은 상하체의 비대칭으로 가뜩이나 다리가 뚱뚱해 보이는데, 잘 붓기까지 해 저녁때쯤 되면 거의 코끼리 다리가 되어

버리는 경우가 많아요. 하체 비만형 여성들의 경우 혈액 내 콜레스테롤과 중성 지방의 수치가 비교적 낮기 때문에 상체 비만형과 달리 당뇨병, 심장 뇌혈관계 질환이 적은 편입니다. 하체가 뚱뚱한 여성들은 튼튼한(?) 다리를 감추기 위해 넉넉한 스타일의 옷만 입지 말고, 상하체 균형적인 몸매를 만들기 위한 서킷 트레이닝을 적극적으로 실시하세요.

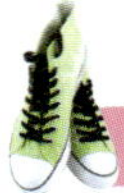

하체 비만형의 특징

* 상체에 비해 하체가 튼실합니다.
* 몸이 잘 붓습니다.
* 당뇨병, 심장 뇌혈관계 질환이 적습니다.

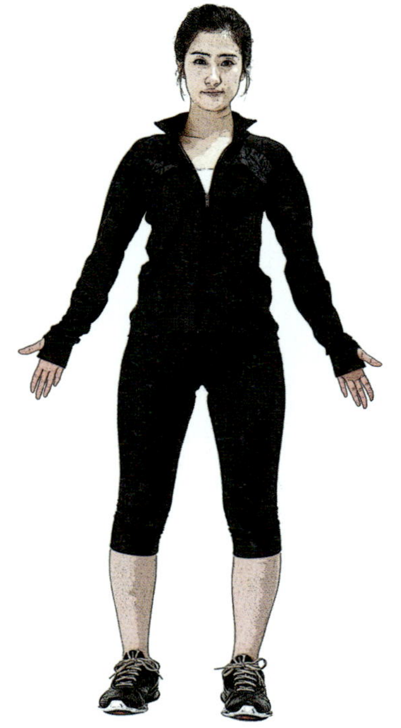

하체 비만 체형의 여성은 셀룰라이트가 있는지 확인하고, 만약 보이지 않는다면 바로 그때가 운동의 적기입니다. 탄수화물 섭취를 조절하여 남는 탄수화물이 지방화되지 않도록 주의합니다.

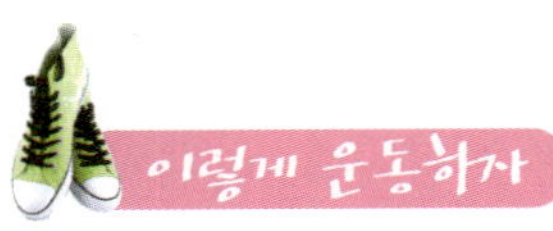

이 체형의 여성들이 하체 살을 뺀다는 것은 쉬운 일이 아닙니다. 하지만 유산소 운동을 지속적으로 실시하면 변화가 시작되는 것을 느낄 수 있을 거예요. 하체 비만형의 여성들은 걷기보다 하체에 부담이 덜 가는 사이클 운동을 1일 40~50분, 주 4회 실시하는 것이 좋습니다. 또한 서킷 트레이닝을 1일 1회씩 주 5~6회 꾸준히 실시하세요. 스트레칭과 함께 허벅지, 종아리 부위를 가볍게 눌러 마사지해 주면 효과적입니다. 상체 운동은 가슴, 등, 허리처럼 큰 근육 위주로 운동하는 것이 좋습니다.

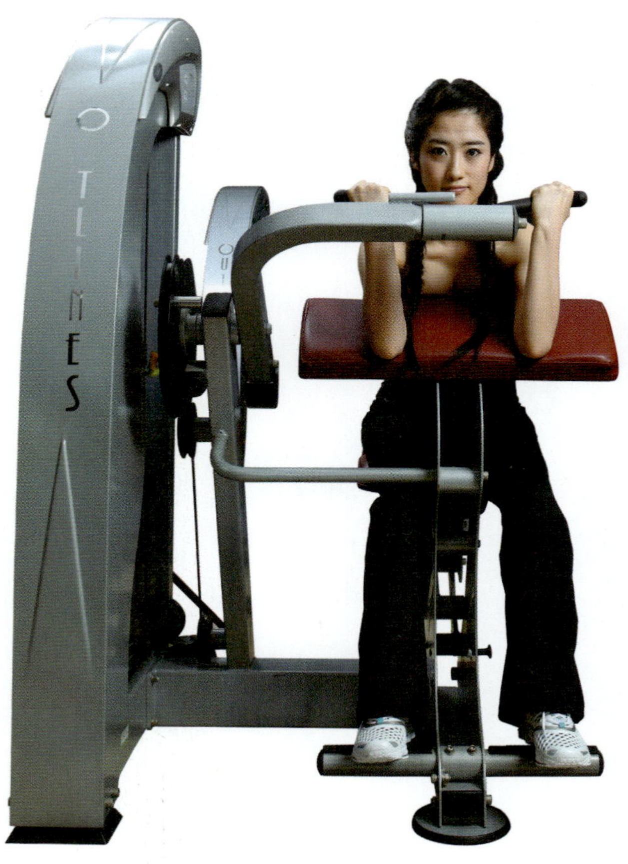

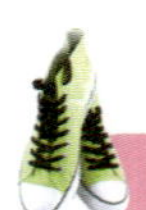

Step 1	상체와 하체의 밸런스를 맞추는 데 집중하라.
Step 2	유산소 운동에 심혈을 기울이는데, 사이클 운동을 1일 50분, 주 4회 실시하라.
Step 3	서킷 트레이닝은 최고의 보약이므로 하루 1회씩 주 5~6회 실시하라.
Step 4	• 식사는 운동 2~3시간 전에 하라. • 운동이 끝나고 2시간 이후에 식사를 하면 체내의 지방 이용률을 높일 수 있다. • 항상 물을 휴대하여 자주 섭취하는 것이 좋다.

미인은 정말 잠꾸러기!

'미인은 잠꾸러기'라는 말을 들어본 적이 있을 것입니다. 왠지 귀엽기도 하고, 공주 같은 느낌의 여성을 표현하기 위해 만들어낸 말 같지만 실제로 잠은 건강과 밀접한 관계에 있어요. 특히 다이어트에서 운동, 영양, 수면은 그 비중을 1:1:1로 여길 정도이니, 잠이 우리 신체에 얼마나 중요한 요소인지 미루어 짐작할 수 있겠죠.

잠은 호르몬의 분비에도 많은 영향을 미치는데, 수면이 부족하면 식욕을 억제하는 '렙틴'이라는 호르몬의 분비가 낮아지고, 대신 식욕을 촉진시키는 '그렐린'이라는 호르몬의 분비는 늘어납니다. 깨어 있는 시간이 많을수록 활동량에 따라 음식을 섭취해야 한다는 것은 지극히 당연한 일이죠. 또한 수면 부족은 코티솔(외부에서 받는 스트레스에 맞서 더 많은 혈액을 방출시키는 역할)의 농도를 증가시키고, 이로 인해 식욕이 커지며 특히 이때 섭취하는 영양분은 많은 양이 지방으로 저장됩니다. 이것은 체질이 비만으로 전환되는 과정을 의미하는데, 즉 수면이 부족하면 비만으로 발전할 수 있다는 것이죠.

그렇다면 과연 하루에 얼마나 자야 건강에 좋은 걸까요? 길게 자는 게 좋은 걸까요? 아니면 짧게 자는 게 좋은 걸까요? 생리학적으로 적정한 수면은 생체 리듬을 정상적으로 유지해 주는데, 적합한 수면 시간이란 성인을 기준으로 7시간 이상, 8시간 이하입니다. 그러나 시간에 연연하기보다 얼마나 숙면을 취할 수 있는가가 중요합니다.

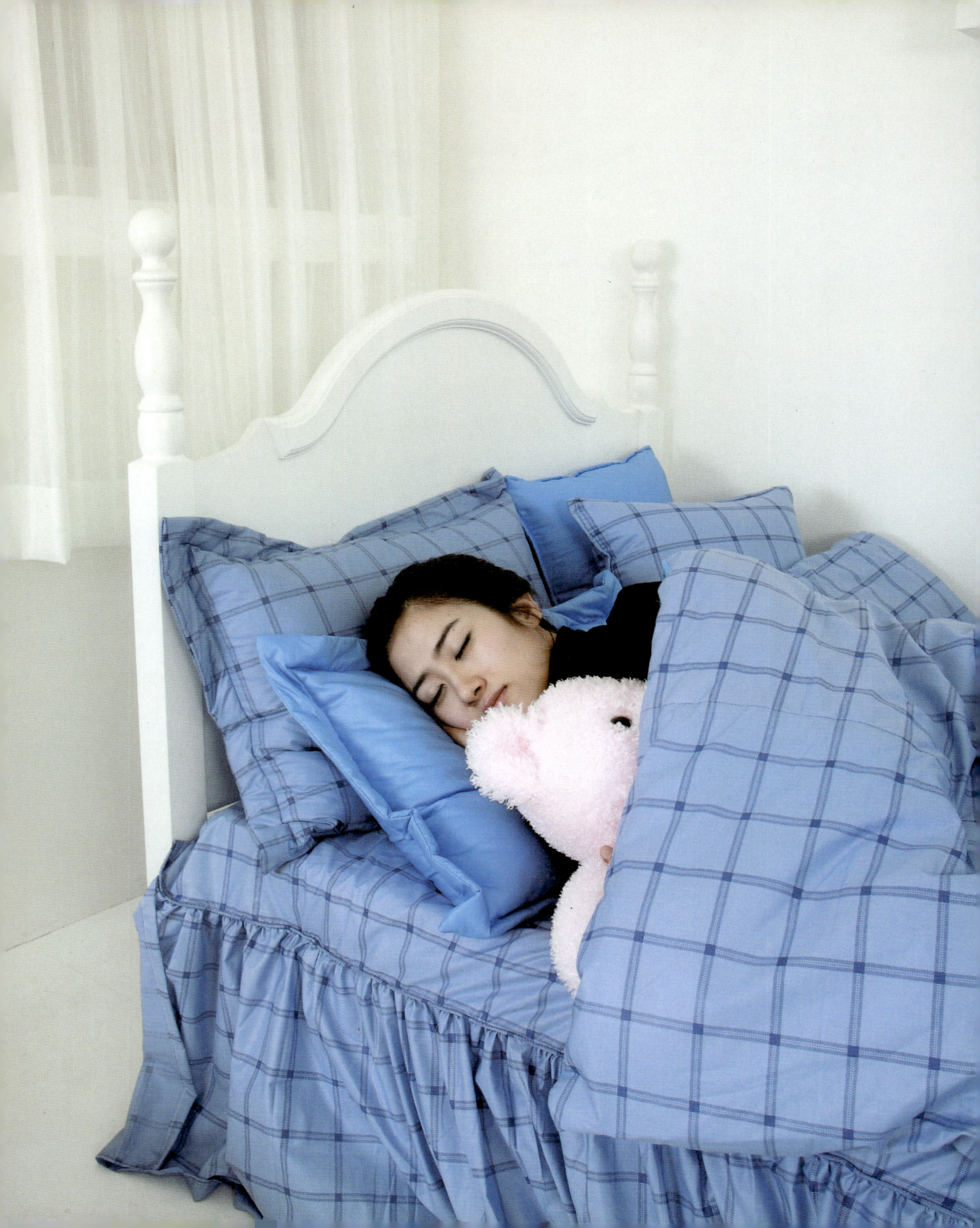

우리가 잠을 자는 동안에도 신체는 활발하게 활동을 하는데, 근육을 성장시키고 지방을 연소시 킵니다. 숙면을 취하는 것만으로 멋진 몸매를 만들고 스트레스도 줄일 수 있다면 얼마나 좋은 일 인가요. 숙면을 하기 위해서는 깨어 있는 동안 활동을 열성적으로 하며, 햇볕을 많이 쬐는 것이 좋습니다. 또한 우유, 바나나를 섭취하거나 잠자리에 들기 4시간 전에는 물 이외의 음식 섭취를 금하고, 따뜻한 물로 샤워를 하며 조용한 음악을 듣는 것도 좋은 방법입니다. 반신욕이나 족욕을 하면 낮 동안 억제시켜 왔던 멜라토닌 호르몬이 분비돼 숙면을 취하는 데 도움이 돼요. 반대로 밤늦게 하는 운동, 알코올 섭취, 야식 등은 소화 기관과 심장에 무리를 주어 숙면을 방해하는 요 소입니다.

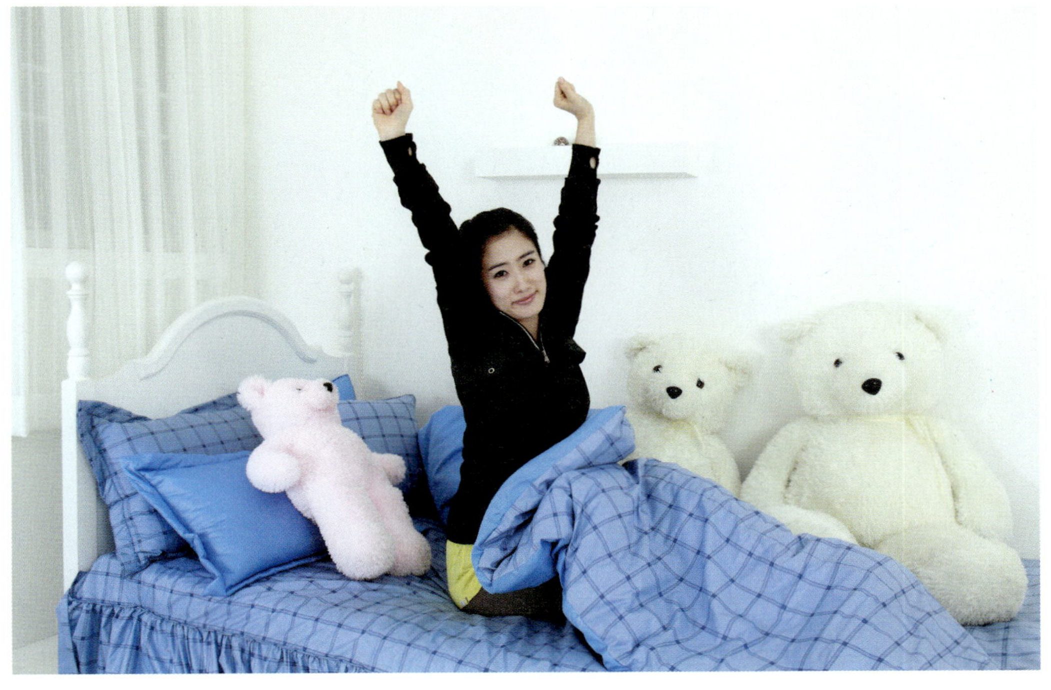

어떻게 보면 건강을 지키는 것만도 힘든 일인데, 그것을 뛰어넘어 멋진 몸매를 갖는다는 것은 아 무나 할 수 없는 일인지도 모릅니다. 하지만 작은 돌들이 모여 탑을 이루듯 할 수 있는 것들을 하 나씩 이루다 보면 어느새 'S라인의 전설'이 되어 있는 자신을 발견할 수 있을 것입니다.

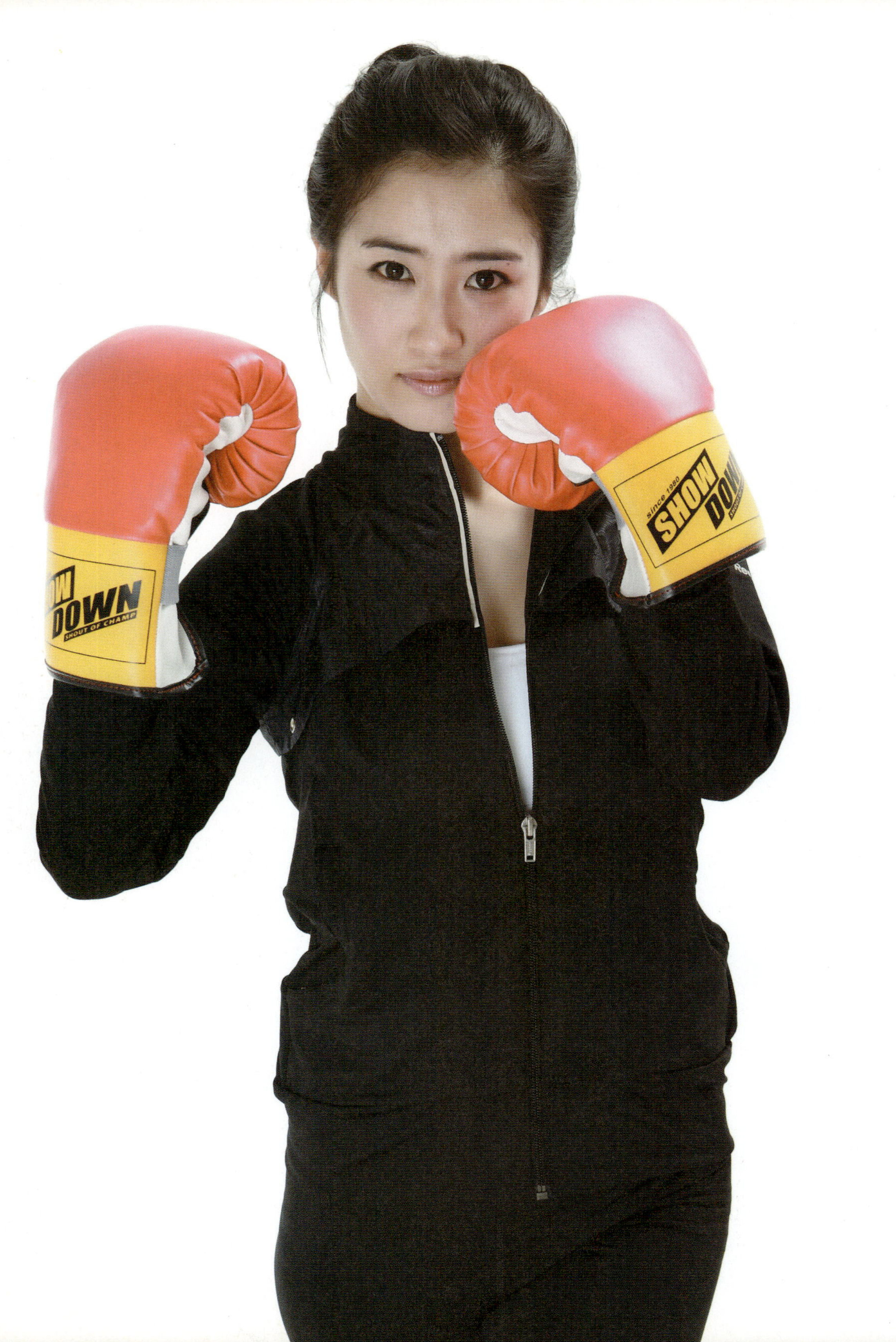

SHOW DOWN
SHOUT OF CHAMP
since 1986
SHOW DOWN

'엄친딸'들의 운동 노하우, 20분 써킷 홈 트레이닝

여성들에게 운동을 하지 않는 이유를 물어보면 '직장이 늦게 끝나서', '아이를 키우느라 자신에게 투자할 시간이 없어서', '운동 자체가 싫어서' 등 다양한 답변이 나옵니다. 그러나 그중에서도 가장 많은 대답은 '시간이 없어서'이죠. 이런 여성들에게 딱 안성맞춤인 운동이 있으니 바로 서킷 트레이닝입니다. 서킷 트레이닝은 휴식을 최소화하고 근력 운동과 유산소 운동을 병행하여 짧은 시간에 칼로리 소모를 높일 수 있는 운동 방법입니다. 굳이 피트니스 센터에 가지 않고 집에서 할 수 있으므로, 운동할 시간이 없다는 여성들도 늘어진 살에 간편하게 근육을 붙일 수 있는 효과적인 운동법이에요. STORY 02에서는 20분 만에 200kcal를 소모하는 획기적인 서킷 트레이닝을 능력별, 콘셉트별로 나누어 다양하게 설명합니다. 피트니스 센터에 갈 시간만 있으면 다이어트에 성공할 수 있다고 공공연히 말하고 다닌 여성들은 이제 다른 변명거리를 찾아야 할 거예요.

유산소 운동과 무산소 운동을 결합시켜라

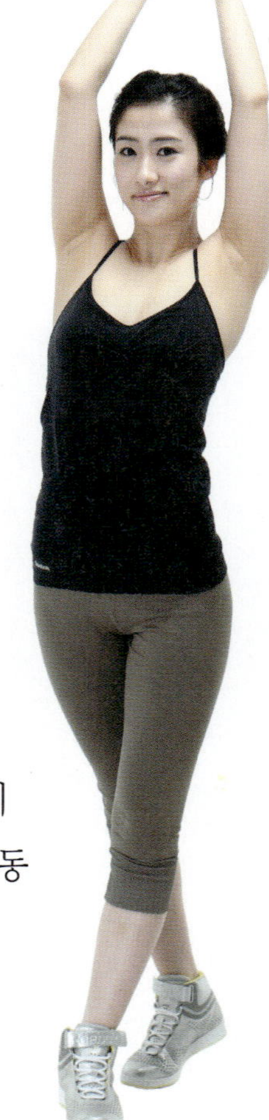

아름다워지고 싶은 여성의 마음을 가장 씁쓸하게 만드는 건 무얼까요. 한 달에 한 번 벨트의 구멍을 새로 뚫게 만드는 몹쓸 뱃살, 아무리 접어 넣어도 옷깃 사이로 녹은 버터처럼 흘러나오는 지방……. 겨울에는 두툼한 옷 속에 감출 수 있지만, 여름이라도 가까워 오면 서슴없이 도려내고 싶은 심정이 들 정도입니다. 그래서 겨울이 끝날 무렵이면 봄, 여름을 맞을 채비로 다이어트나 운동을 하겠다고 마음먹는 여성들이 유독 많아지죠.

하지만 같은 시간 동안 운동을 해도 2배의 효과를 얻는 사람이 있고, 노력한 만큼 성과를 얻지 못하는 사람도 있는데 그 이유는 무엇일까요? 그것은 바로 운동 방법의 차이 때문인데, 지방을 태우는 유산소 운동과 살에 탄력을 더하는 무산소 운동, 즉 근력 운동을 결합하는 것이 최고의 운동 방법입니다. 유산소 운동만 하면 더욱 빠르게 살을 뺄 수 있지만, 근육도 같이 빠져 살이 처지게 되므로 탄력 있는 몸매를 만들기 위해서는 반드시 근력 운동을 병행해야 합니다.

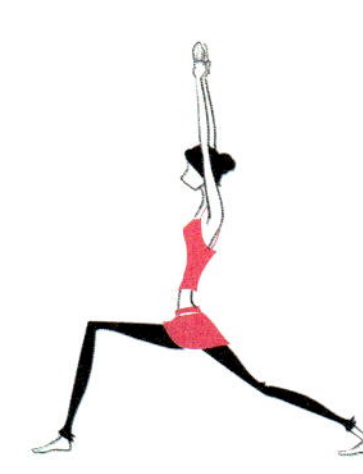

근육의 정체를 밝혀라

분명히 자신과 같은 양의 음식을 먹고, 똑같은 패턴으로 생활하는데도 누구는 물만 먹어도 살이 찌고, 완소 퀸카는 아무리 먹어도 살이 찌지 않는 것을 보며 억울함에 눈물을 뚝뚝 흘려본 적이 있을 것입니다. 그 이유는 사람마다 기초 대사량에서 차이가 나기 때문인데, 기초 대사량은 사람이 생명을 유지하기 위한 최소한의 에너지양을 말합니다. 즉, 같은 양을 먹어도 어떤 여성은 기본적으로 신진대사에 소비하는 칼로리가 많기 때문에 날씬한 몸매를 유지할 수 있지만, 어떤 여성은 칼로리의 소비가 적어 살이 찌는 것이죠.

그러나 그렇게 타고난 자신의 몸을 탓하며 세상이 불공평하다고 슬퍼할 필요는 없습니다. 몸의 근육량과 기초 대사량은 비례 관계에 있으므로 근육의 양을 늘리면 그만큼 기초 대사량도 높아지기 때문입니다. 단순히 굶거나 유산소 운동만으로 살을 뺀 경우 조금 방심하면 금방 다시 원상태로 돌아오지만, 몸에 근육이 있으면 그 자체만으로도 계속 칼로리가 소모되므로 요요 현상을 비교적 방지할 수 있습니다. 하지만 근력 운동에만 너무 치중하면 지방을 태우기 위한 호흡이 부족하여 살이 빠지지 않아요. 따라서 결론은 유산소 운동과 무산소 운동을 균형 있게 실시해야 한다는 것입니다.

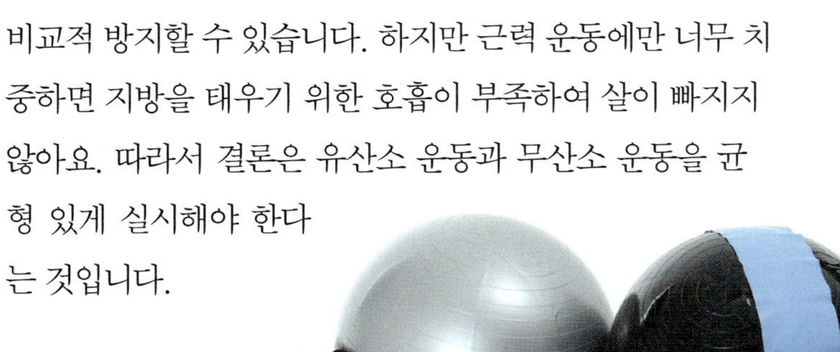

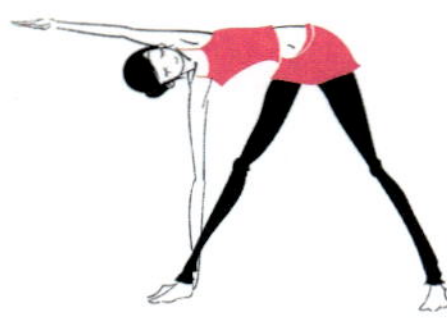

하루에 딱 20분, 서킷 홈 트레이닝

그럼 이제부터 서킷 홈 트레이닝에 대해 좀 더 자세히 알아보겠습니다. 서킷 트레이닝은 한 가지 운동을 세트로 구분지어 하는 것이 아니라 8~12가지 종류의 운동 코스를 빠르게 순환 실시하는 운동 방법입니다. 따라서 서킷 트레이닝을 다른 말로 순환 운동이라고도 합니다.

물론 서킷 트레이닝을 한다고 해서 무조건 다 S라인 몸매가 되는 것은 아닙니다. 그러나 목표를 가지고 매일 20분 동안만 집중하면 50분 동안 운동한 효과를 얻게 되고, 누구라도 S라인 몸매로 변신할 수 있습니다. 그런데 제대로 운동을 하기 위해서는 반드시 피트니스 센터에 등록해야 하고, 여러 가지 장비들을 완벽하게 갖추어야 한다는 고정관념에 사로잡혀 아예 운동을 시작도 못해 보는 사람이 의외로 많죠. 물론 한 공간에서 많은 사람들과 함께하면 서로 의식을 하기 때문에 경쟁도 되며 재미있게 운동을 할 수 있는 긍정적인 효과가 있습니다. 그러나 자신만의 공간에서 편안한 마음으로 집중력을 발휘한다면 피트니스 센터에서 운동을 하는 것 이상의 성과를 얻을 수 있을 것입니다.

 서킷 홈 트레이닝의 장점

1. 쉽다.
2. 20분이면 충분한 운동 효과를 얻을 수 있으므로 지루하지 않다.
3. 장소에 구애받지 않기 때문에 간편하다.

서킷 홈 트레이닝 성과를 200% 높이는 7가지 전략

앞에서 서킷 홈 트레이닝은 어떤 운동보다도 탁월한 효과를 얻을 수 있다는 사실을 간단히 살펴보았습니다. 이번에는 같은 시간 동안 운동을 해도 두 배의 성과를 올릴 수 있는 7가지 노하우에 대하여 살펴볼 텐데, 알고는 있지만 막상 운동을 시작하면 까맣게 잊어버리는 것들이니 차근차근 읽어보기 바랍니다.

1. 동작을 빠르게 하지 말고 리듬을 타라

남보다 빨리 끝냈다고 좋아할 일이 아닌 것 중 하나가 운동입니다. 누가 뒤에서 쫓아오지도 않는데 운동을 빨리 끝내기 위해 동작을 정확히 하지 않거나 엉터리로 해버리면 효과를 보기는커녕 시간만 낭비하는 꼴이 돼요. 그러므로 운동을 할 때는 절대 빨리 하려고 하지 말고, 리듬을 타면서 정확한 동작을 취하도록 노력해야 합니다.

2. 운동이 되고 있는 부위에 집중하라

운동을 하는 동안 해당 동작이 정확히 어느 부위에 효과가 있는지 생각하는 사람은 별로 없을 것입니다. 하지만 자극이 적용되는 부위에 정신을 집중해 운동을 하면 더 빠른 효과를 얻을 수 있습니다. 매일 운동을 하는데도 경쟁자보다 효과가 덜한 것 같다며 투덜대지 말고, 자극이 적용되는 부위에 집중하세요.

3. 새로운 운동, 적응이 필수!

서킷 홈 트레이닝을 처음 배우는 사람들은 낯선 운동 동작을 따라 한다는 게 무척 힘들 것입니다. 그러나 아무리 좋은 운동이라도 동작을 이해하지 못한다면 큰 효과를 기대하기 어려우니 차근차근 한 동작씩 익숙해지도록 하세요.

4. 운동에도 개성이 필요하다

신체 사이즈, 취향, 습관 등 모든 사항을 고려하여 맞춤형 프로그램을 만들지 않는 이상 사실 자신에게 딱 맞는 완벽한 운동은 없습니다. 같은 운동이라도 개인의 몸 상태에 맞춰 순서와 반복 횟수만 살짝 바꾸면 새로운 운동 프로그램이 창조되는 것이므로 자신에게 부족한 부위를 파악하여 개성 있는 운동을 할 수 있도록 하세요.

5. 운동의 성패를 좌우하는 반복 횟수 조절

몸에서 지방을 날려버리는 포인트는 적절한 심박 수를 유지하는 것입니다. 이를 위해서는 개인의 능력에 맞게 반복 횟수를 조절하는 것이 중요한데, 너무 약하거나 강한 운동은 실패의 지름길이 됩니다. 실전 트레이닝에서 운동의 반복 횟수는 정확히 '몇 회'가 아니고 일정 범위로 구분되어 있으니 우선 자신에게 적당한 횟수를 실행하고 차츰 늘려 나가도록 하세요.

6. 하는 둥 마는 둥 운동은 아예 하지 마라

간혹 10분 운동에 5분씩 쉬는 방식으로 트레이닝을 하면서 만족하는 여성들이 있습니다. 다이어트와 멋진 몸매 라인 만들기가 목표인 우리에게 지방 커팅은 필수인데, 지방은 20분 이상 운동을 지속해야 비로소 연소가 시작됩니다. 10분만 운동을 하고 휴식을 취하면 지방 대신 당분만 소모되므로 힘들더라도 꾹 참고 20분 운동 시간을 반드시 지키도록 하세요.

7. 운동 중에 물을 마셔도 된다!

운동 중에 물을 마시면 살이 찐다는 속설 때문에 목이 말라 죽으려고 하면서도 버티는 여성들이 있습니다. 하지만 물의 칼로리는 '0'. 즉, 칼로리가 없으니 아무리 마셔도 살은 찌지 않습니다. 또한 운동 중에는 산소가 부족해져서 숨이 차오르고 머리가 멍한 현상이 일어나는데, 이럴 때 수분을 섭취하면 운동 지구력을 향상시키므로 오히려 집중력을 높일 수 있습니다. 단, 갑작스럽게 너무 많은 양의 물을 마시면 속이 울렁거리거나 머리가 아플 수도 있으니 이 점만 주의하세요.

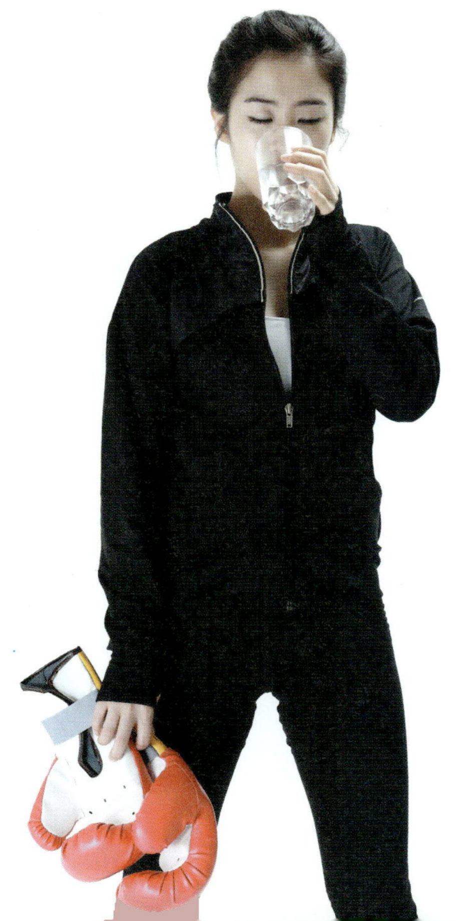

서킷 홈 트레이닝의 시작과 끝, 21가지 라인 업 싱글 스트레칭

잡아당기고 늘인다는 의미가 담긴 '스트레칭'은 모든 운동의 시작과 끝에 반드시 필요합니다. 스트레칭은 단순히 몸을 부드럽게 하기 위한 것이 아니라 강도 높게 실시하면 그 자체로도 큰 운동 효과를 얻을 수 있어요. 여성의 경우 뭉친 근육보다 길게 뻗은 근육과 쭉쭉 늘어나는 유연함에서 섹시함과 관능미를 풍기는데, 꼭 그런 목적이 아니더라도 꾸준한 스트레칭은 몸을 건강하게 만듭니다.

스트레칭을 할 때는 반동을 이용함으로써 순간적인 동작이 되지 않도록 주의하고, 근육의 80% 이상이 이완되는 느낌을 받도록 정적으로 실시하는 것이 중요합니다. 또한 근육이 최대한 이완되었을 때 숨을 내쉬어야 하는데, 숨은 억지로 참지 않도록 하세요. 자, 그럼 이제부터 본격적으로 스트레칭을 시작해 볼까요.

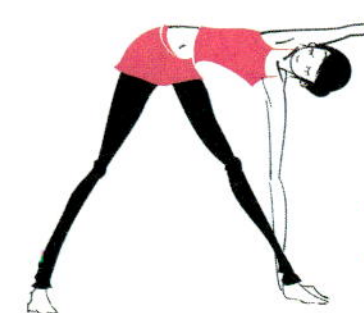

가냘픈 손목을 부드럽고 강하게 만드는 스트레칭

 양반다리를 하고 앉아 양손은 가볍게 주먹을
쥐어 무릎 위에 올립니다.

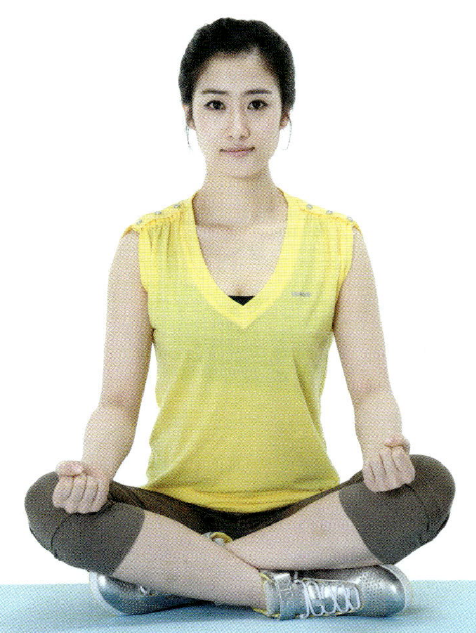

양쪽 손목을 천천히 돌립니다.

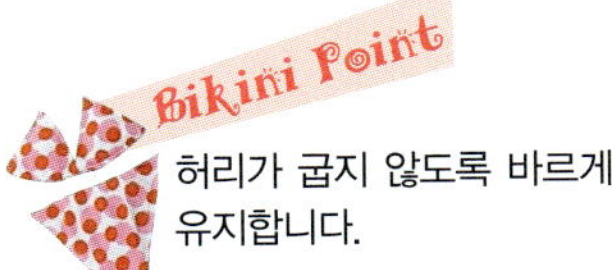

허리가 굽지 않도록 바르게
유지합니다.

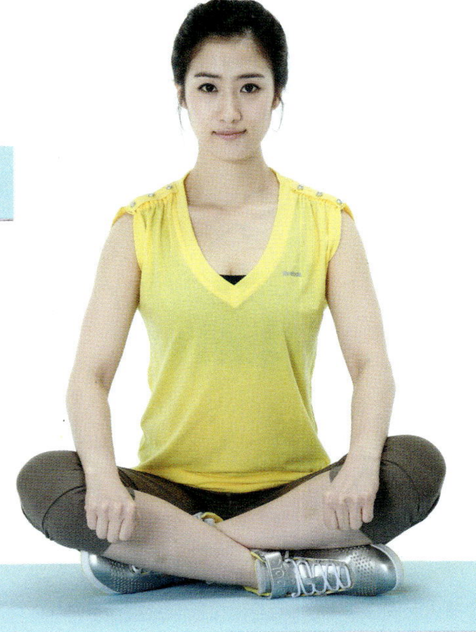

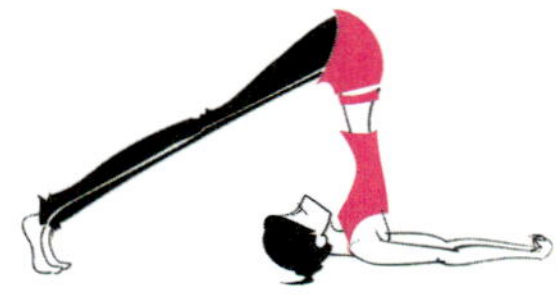

악력을 키우는 스트레칭

1 왼손의 끝이 몸 쪽을 향하도록 하여 바닥에 밀착시킨 후 다른 손을 이용해 새끼손가락 부터 천천히 들어 올립니다.

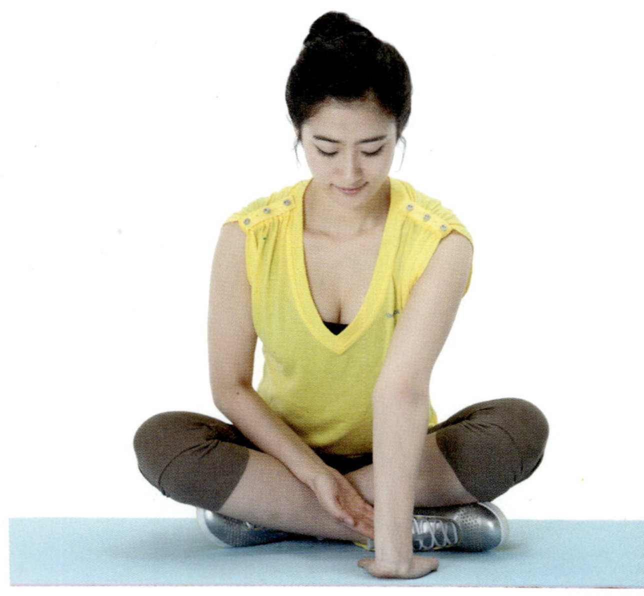

2 오른손도 같은 방법으로 실시합니다.

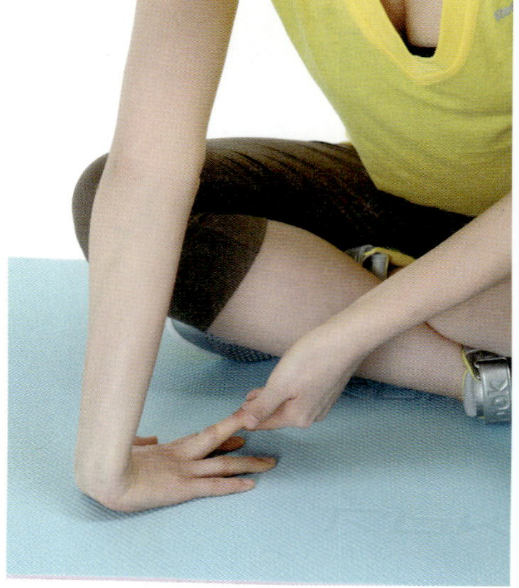

Bikini Point

손가락을 무리하게 들어 올리지 않도록 주의합니다.

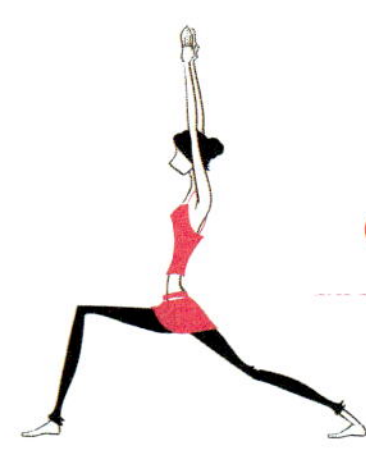

어깨를 부드럽게 하고
스트레스를 날려버리는 스트레칭

1 양손을 어깨에 올립니다.

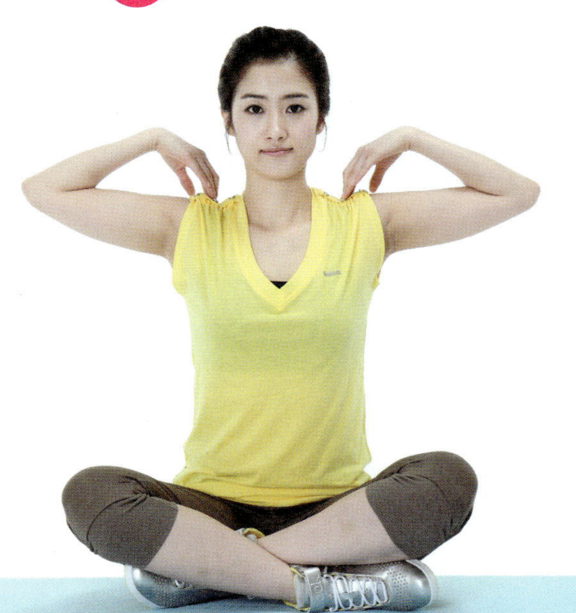

2 양쪽의 손등이 머리 뒤에서 닿을 정도로
팔꿈치를 크게 돌립니다.

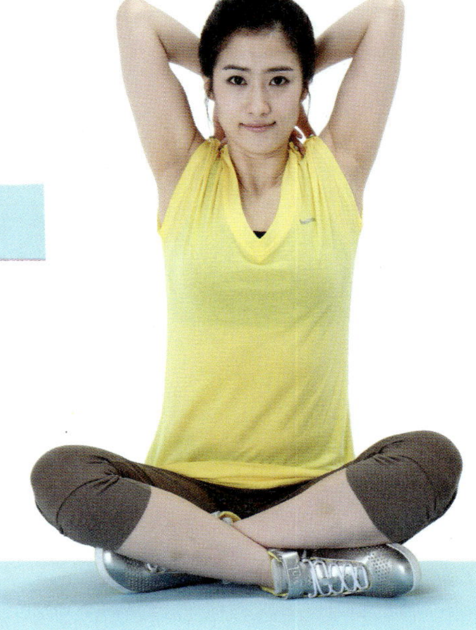

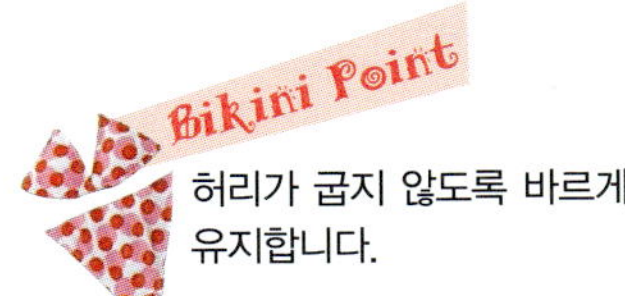

허리가 굽지 않도록 바르게
유지합니다.

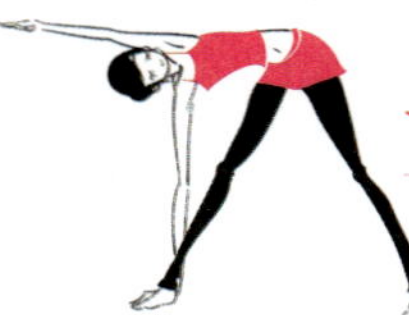

뭉친 어깨를 풀고
옆구리 라인을 살려주는 스트레칭

1 머리 위에서 양쪽 팔꿈치를 맞잡고
몸을 왼쪽으로 기울입니다.

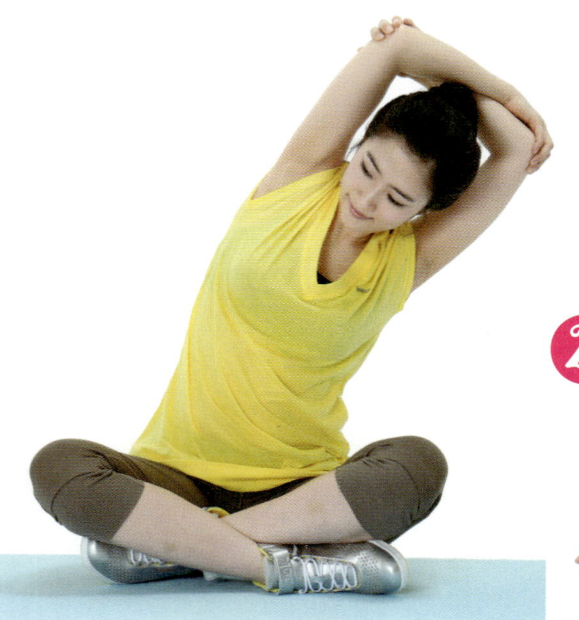

2 같은 방법으로 몸을 오른쪽으로도 기울입니다.

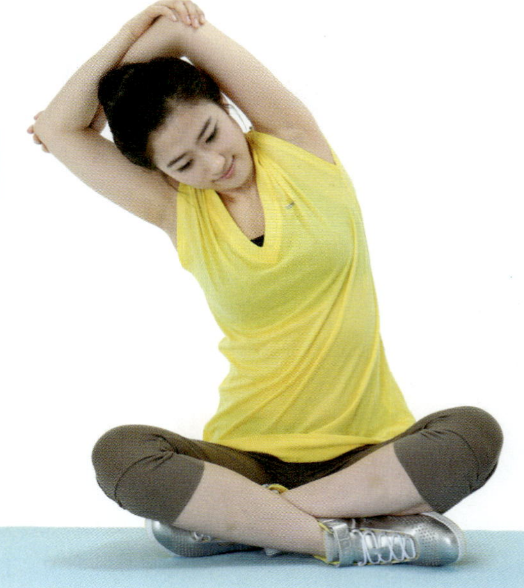

Bikini Point

몸이 앞으로 쏠리지 않도록
주의합니다.

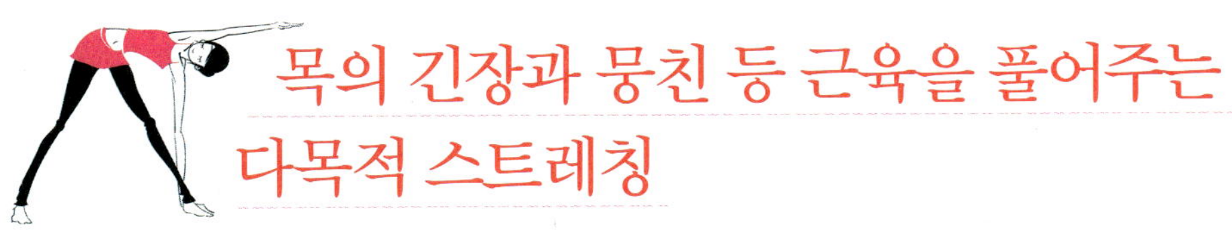

목의 긴장과 뭉친 등 근육을 풀어주는
다목적 스트레칭

1 양손을 깍지 낀 상태에서 손끝이 몸 쪽을
향하도록 하여 바닥에 밀착합니다.

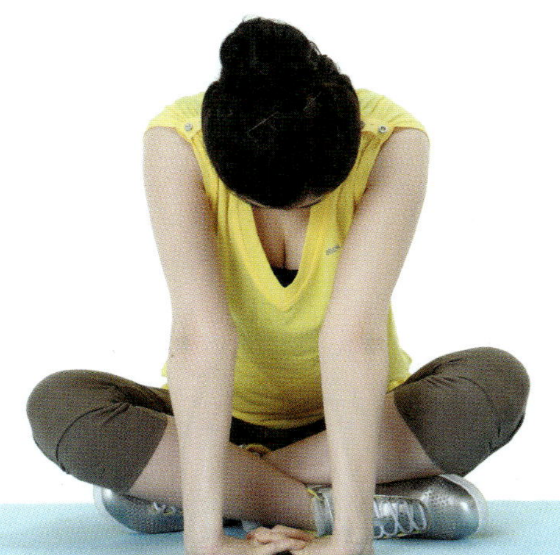

2 목을 뒤로 젖혔다가 다시 앞으로 숙이며
척추를 앞뒤로 움직입니다.

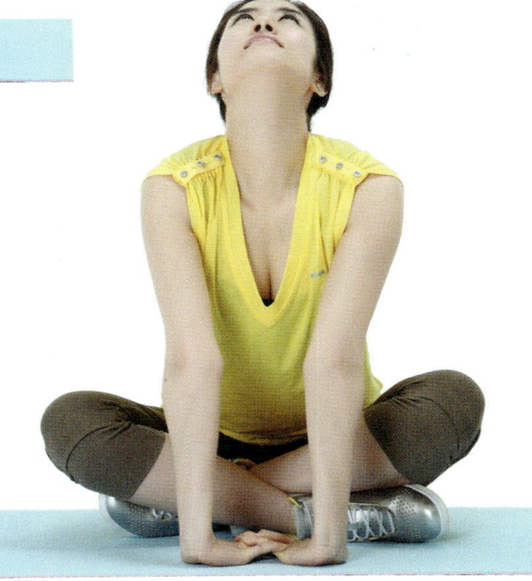

Bikini Point

고개를 너무 심하게 젖혀 몸에 무리가
가지 않도록 주의합니다.

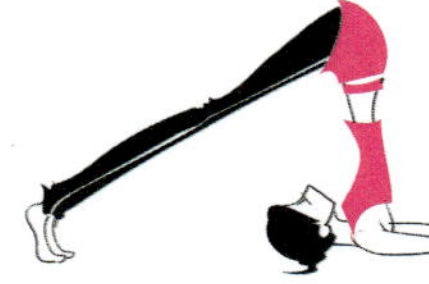

신경이 집중된 발에 자극을 주고 하지 정맥류에 좋은 종아리 스트레칭

1 다리를 앞으로 쭉 뻗고 앉은 상태에서 양팔을 엉덩이 뒤로 짚습니다.
그런 다음 이 상태에서 발끝을 앞으로 쭉 밉니다.

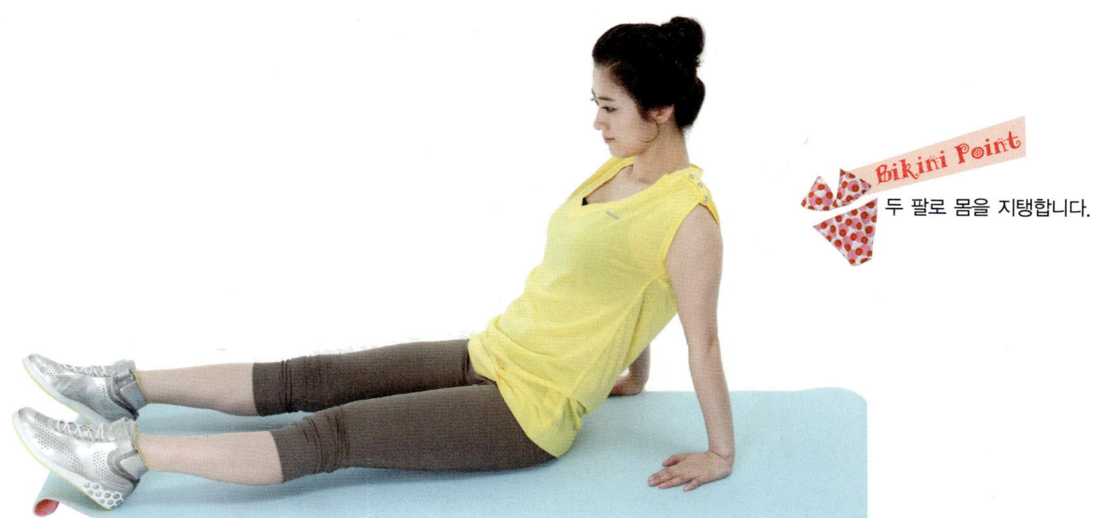

2 이번에는 발끝을 몸 쪽으로 당깁니다.

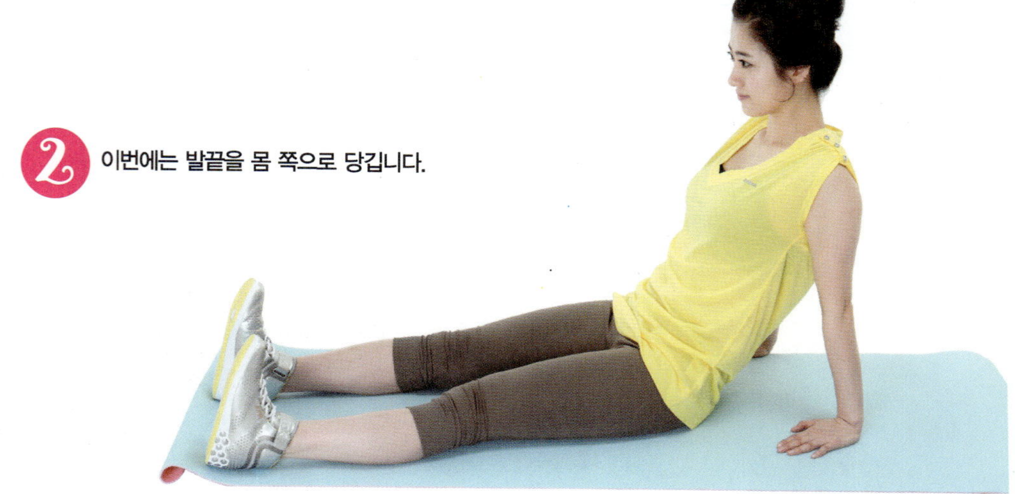

발목을 부드럽게 하여 전신의 피로를 풀어주는 스트레칭

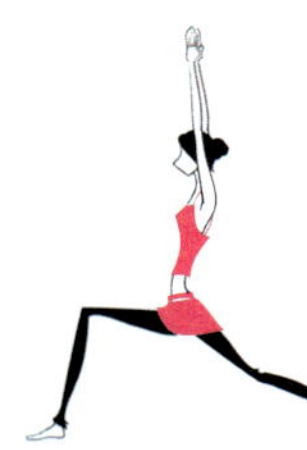

1 다리를 편하게 벌리고 앉은 상태에서 양팔을 엉덩이 뒤로 짚습니다. 그런 다음 바닥에 닿을 정도로 양발을 각각 바깥쪽으로 벌립니다.

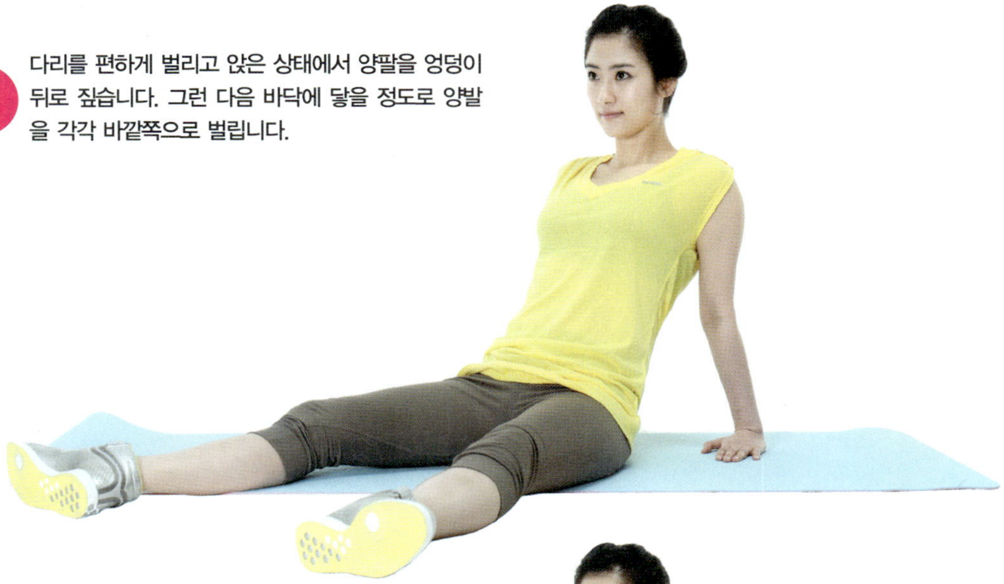

2 이번에는 양발 끝이 마주 보도록 안쪽으로 최대한 모읍니다.

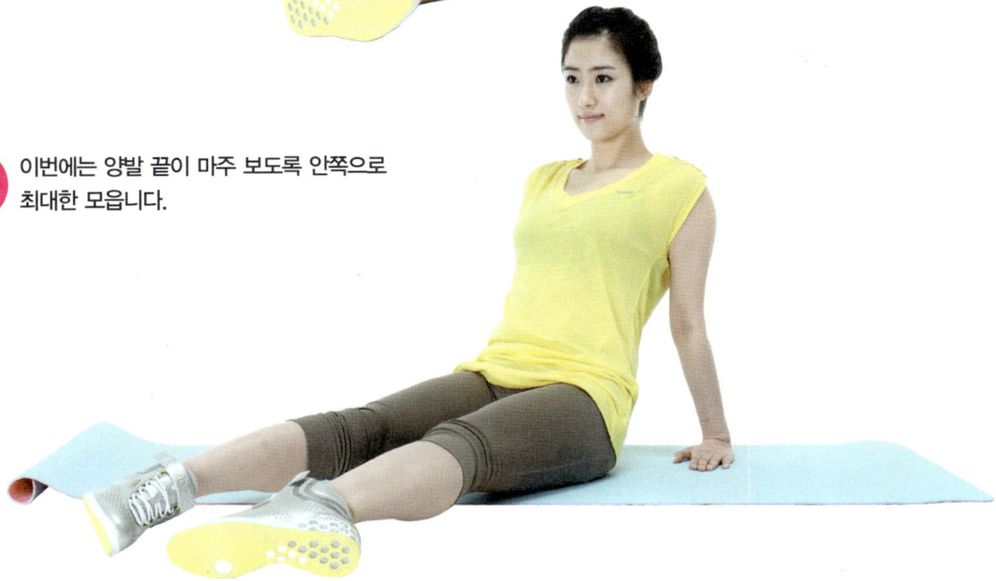

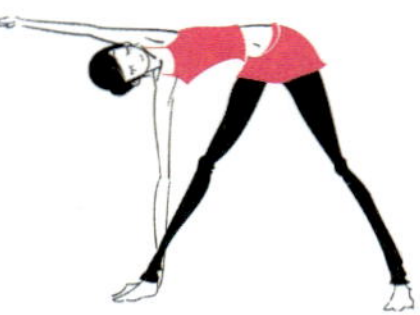

틀어진 골반을 교정하는 스트레칭

1 오른쪽 다리는 앞으로 뻗고, 오른손으로 왼쪽 다리의 발을 잡고 구부려 허벅지 위에 얹습니다.

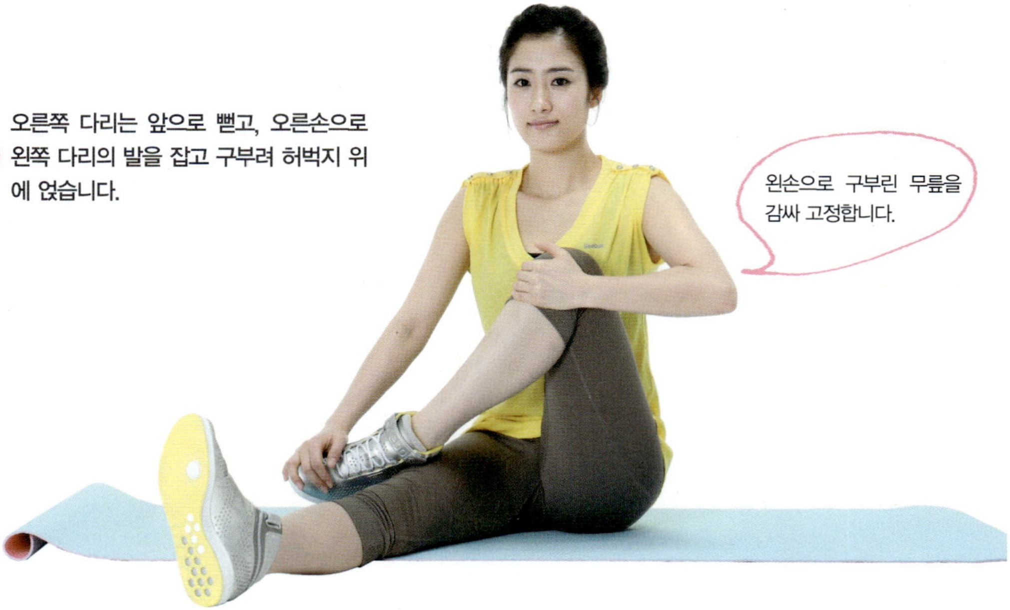

2 오른손으로 왼쪽 발을 가슴 쪽으로 당기면서 왼손으로는 무릎이 바닥에 닿을 정도로 밀어줍니다.

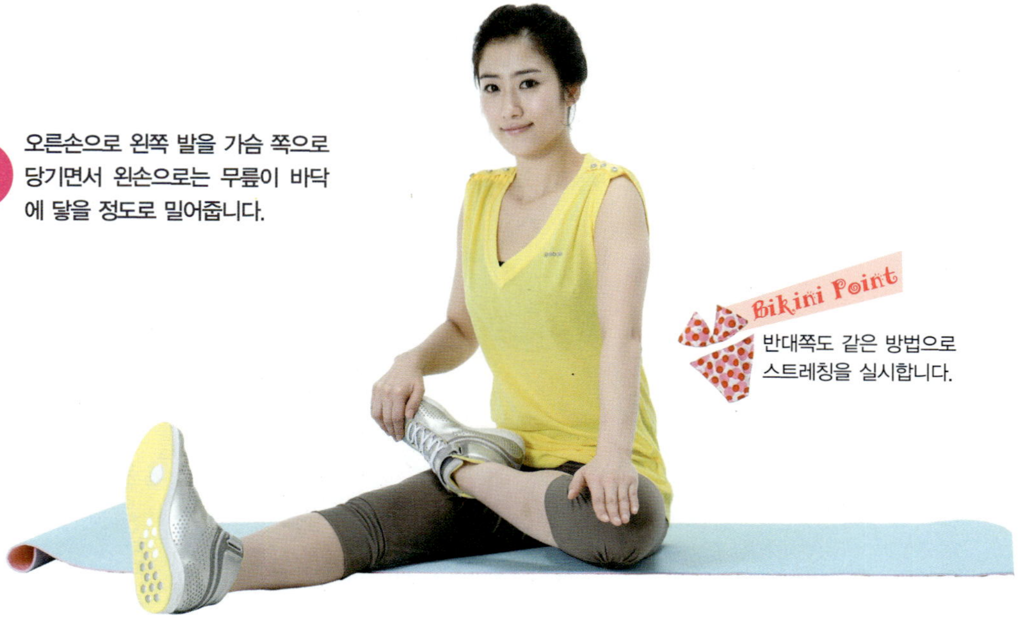

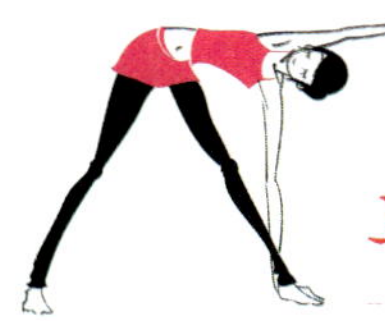

무릎과 골반을 동시에 풀어주는 스트레칭

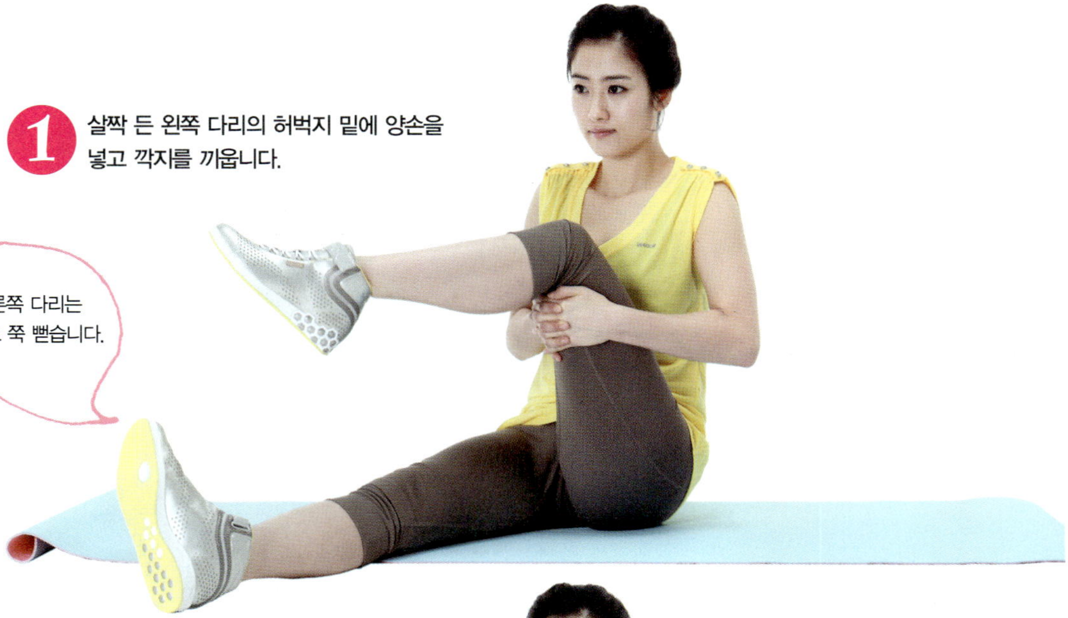

1 살짝 든 왼쪽 다리의 허벅지 밑에 양손을 넣고 깍지를 끼웁니다.

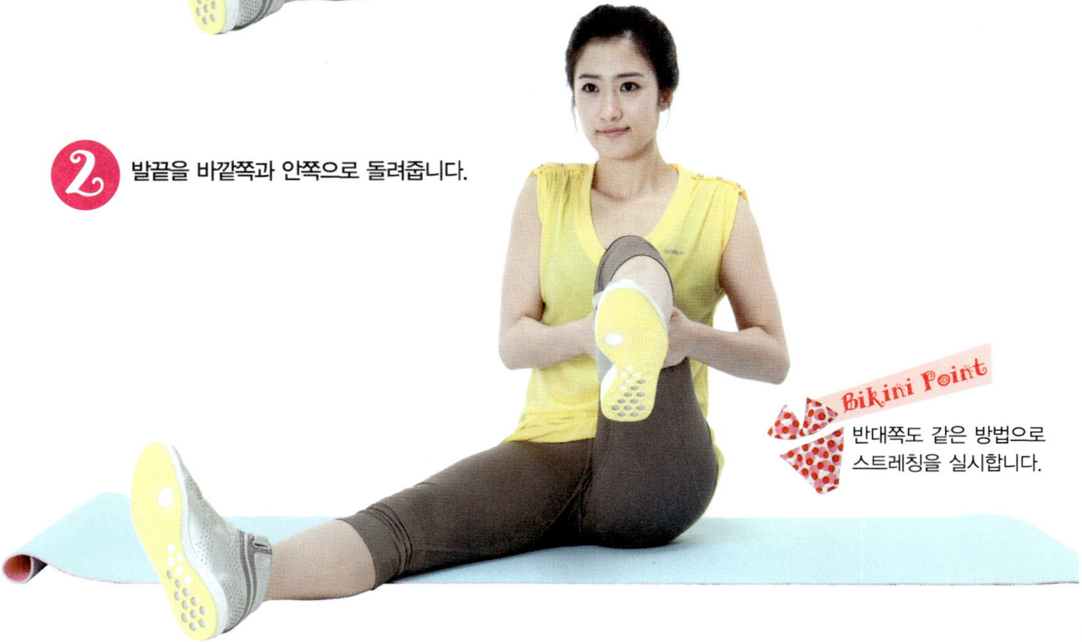

2 발끝을 바깥쪽과 안쪽으로 돌려줍니다.

반대쪽도 같은 방법으로
스트레칭을 실시합니다.

무릎+척추+뒤쪽 허벅지+발목을 동시에 풀어주는 스트레칭

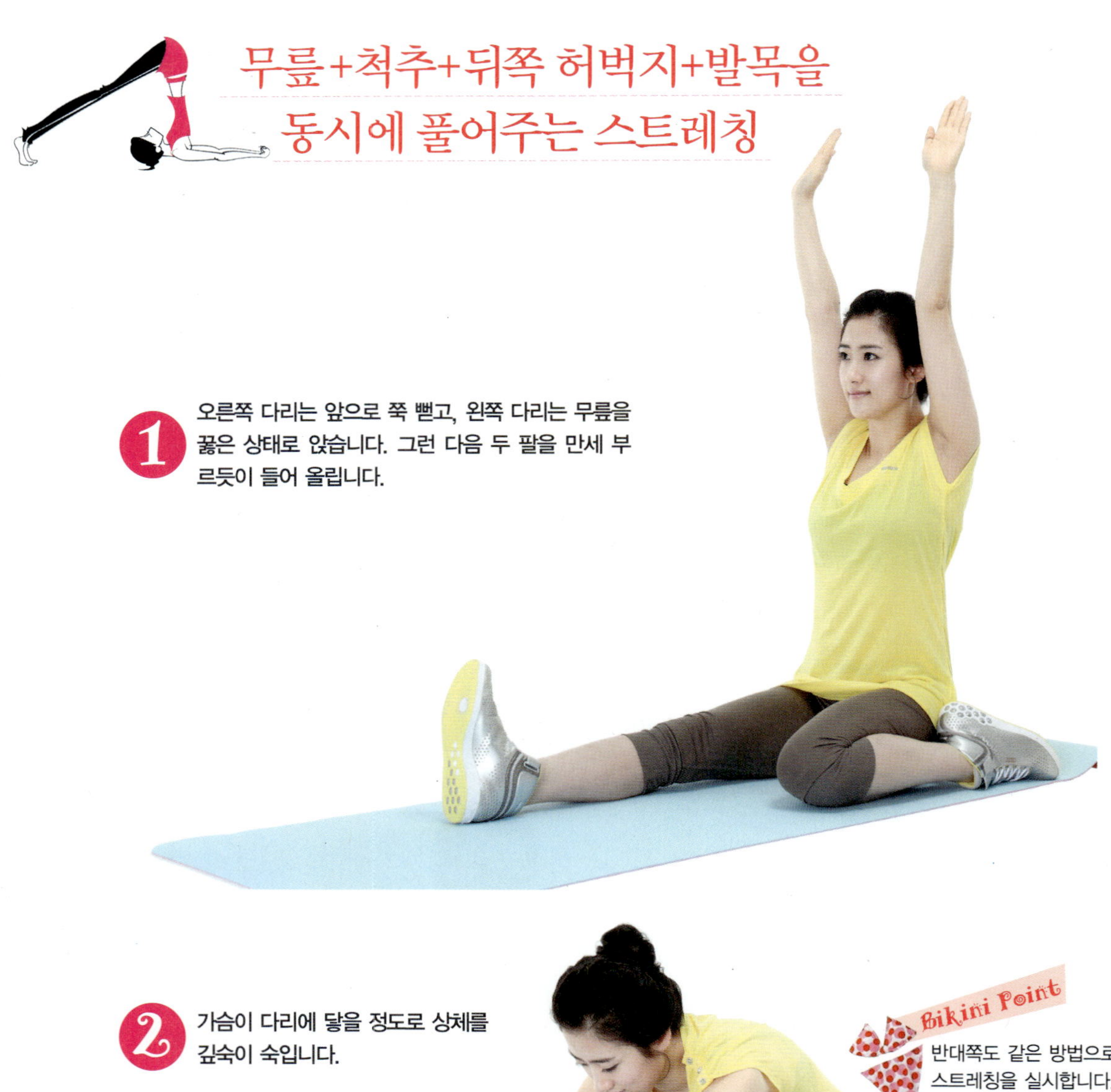

1 오른쪽 다리는 앞으로 쭉 뻗고, 왼쪽 다리는 무릎을 꿇은 상태로 앉습니다. 그런 다음 두 팔을 만세 부르듯이 들어 올립니다.

2 가슴이 다리에 닿을 정도로 상체를 깊숙이 숙입니다.

반대쪽도 같은 방법으로 스트레칭을 실시합니다.

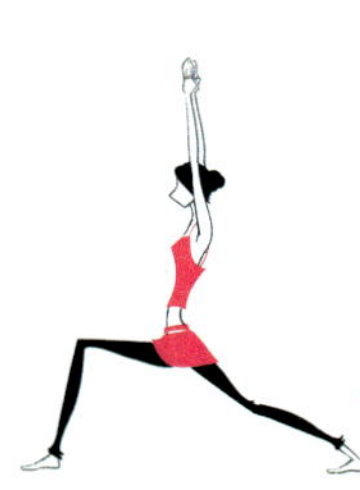

손목부터 팔뚝까지 가늘게 만드는 스트레칭

1 양손과 무릎을 바닥에 대고 엎드립니다. 이때 양손은 180도 회전하여 손끝이 몸 쪽을 향하도록 합니다.

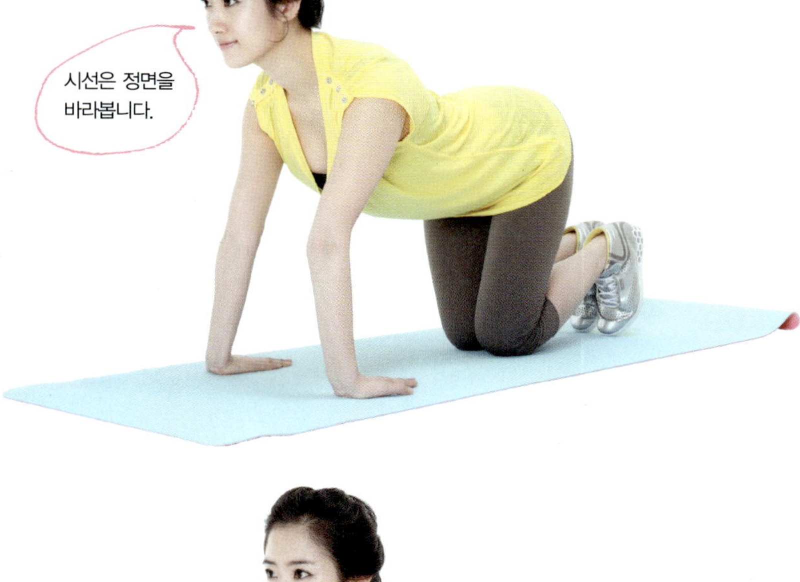

2 엉덩이가 발뒤꿈치에 닿도록 천천히 주저앉습니다.

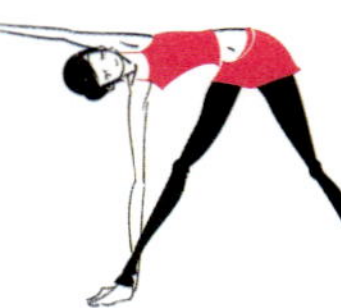

짝 가슴과 비틀어진 어깨를 바로잡고
쇄골을 깊게 하는 스트레칭

1 무릎을 바닥에 댄 상태에서 엉덩이를 세우고, 상체는 바닥에 닿도록
숙입니다. 이때 두 손은 턱을 사이에 두고 마주 보게 합니다.

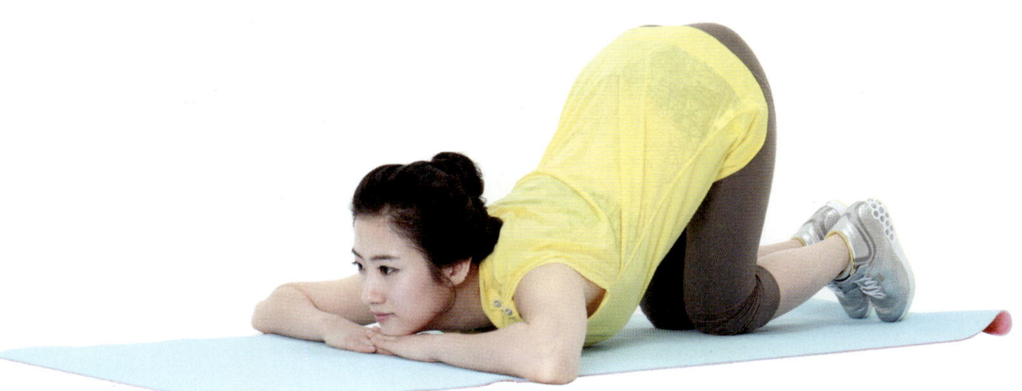

2 양팔을 앞으로 쭉 뻗어 상체를 바닥에 밀착합니다.

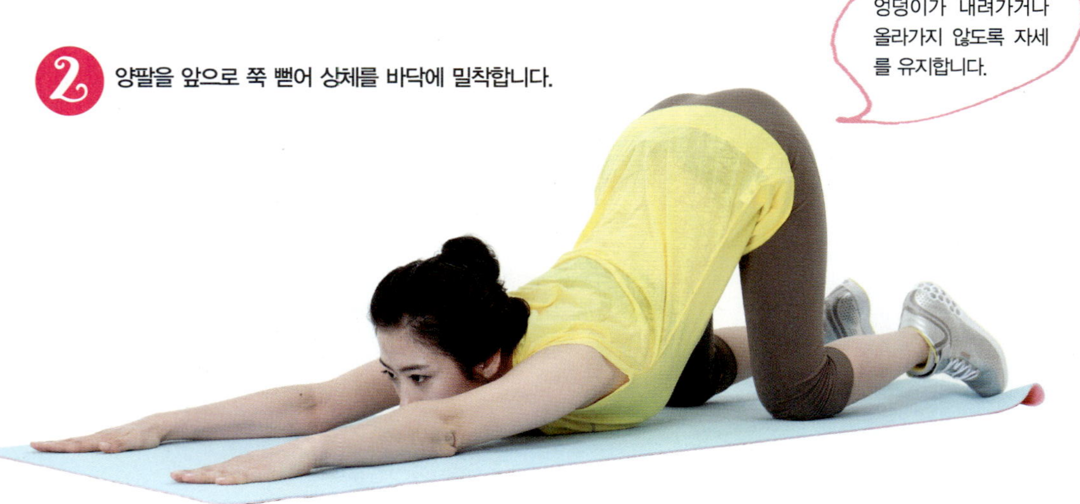

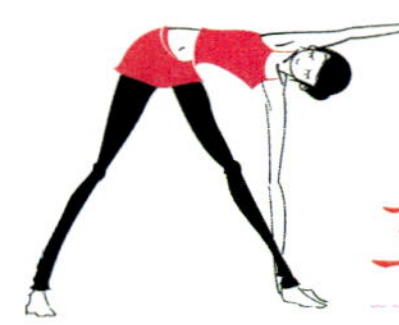

고장 난 어깨를 수리하는 스트레칭

1 무릎을 바닥에 댄 상태에서 엉덩이를 세우고, 상체는 바닥에 밀착합니다. 그런 다음 두 팔을 바닥에 댄 상태에서 앞으로 쭉 뻗습니다.

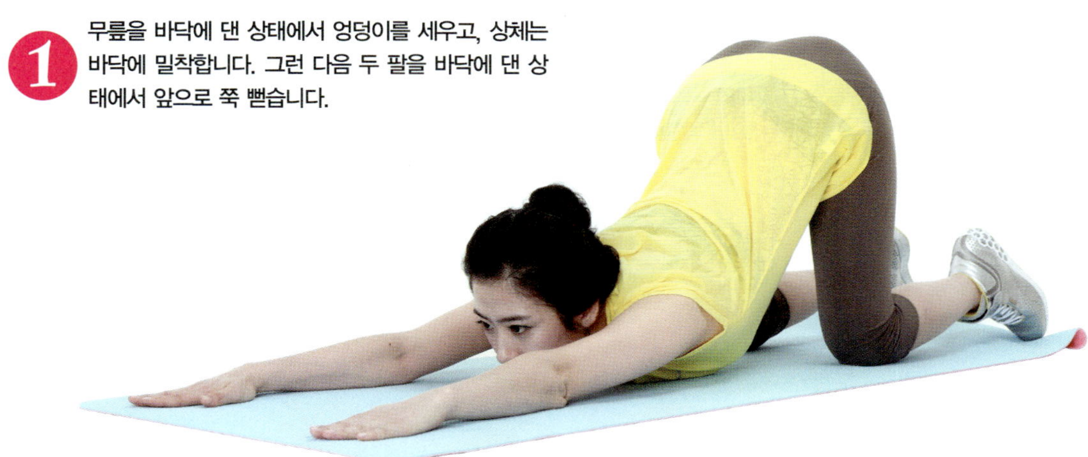

2 오른팔을 왼쪽 어깨 밑으로 90도 구부립니다. 이때 구부린 오른팔의 손바닥이 위를 보게 합니다.

반대쪽도 같은 방법으로 스트레칭을 실시합니다.

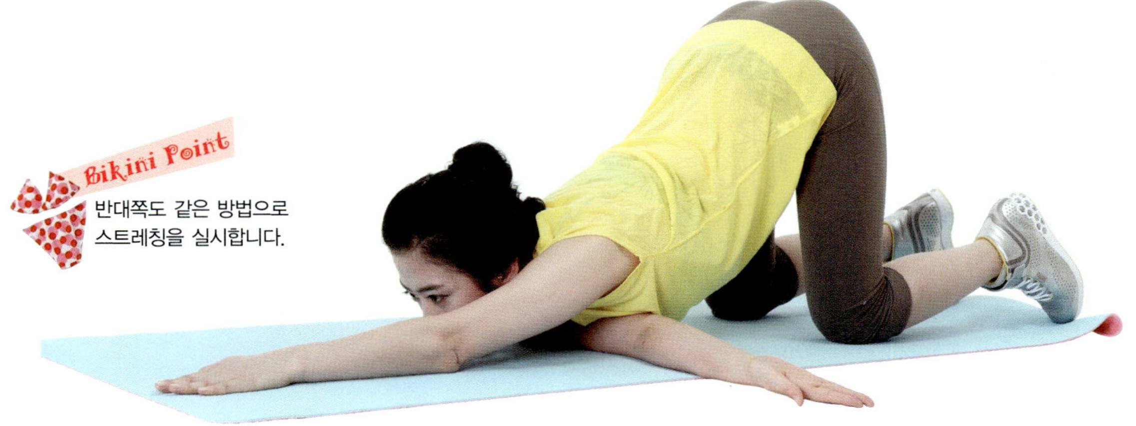

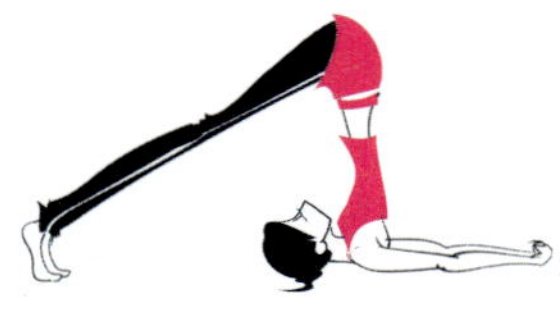

여성에게는 특별히 중요한 골반 스트레칭

1 오른쪽 다리는 양반 자세, 왼쪽 다리는 뒤로
쭉 뻗은 상태에서 상체를 꼿꼿이 세웁니다.

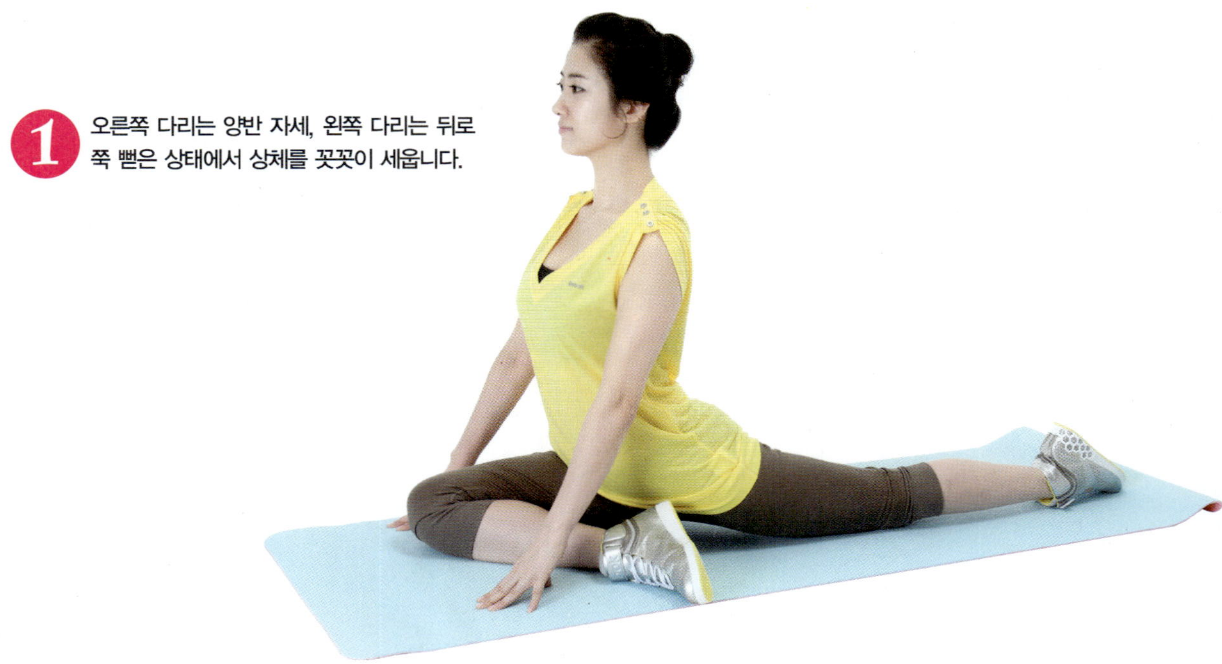

2 양팔을 앞으로 뻗으며 상체를 최대한 깊게
숙입니다.

반대쪽도 같은 방법으로
스트레칭을 실시합니다.

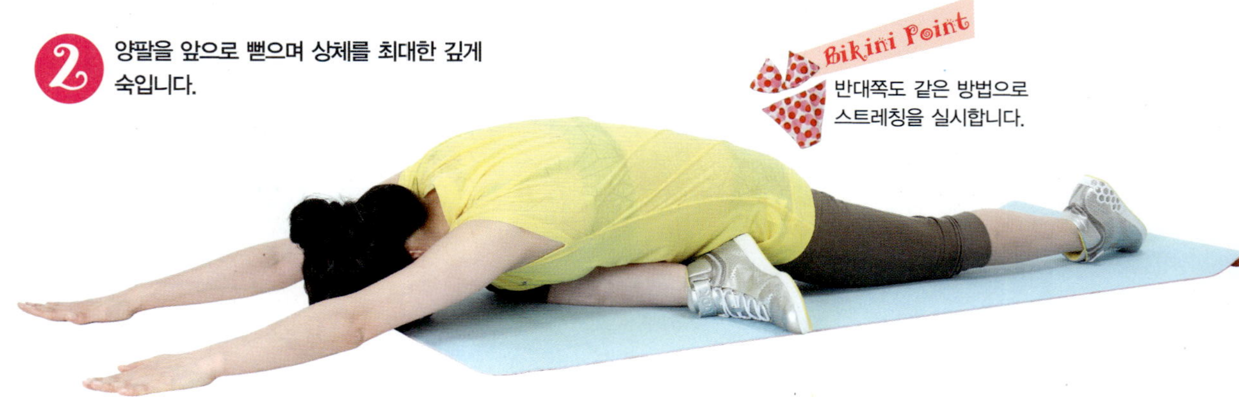

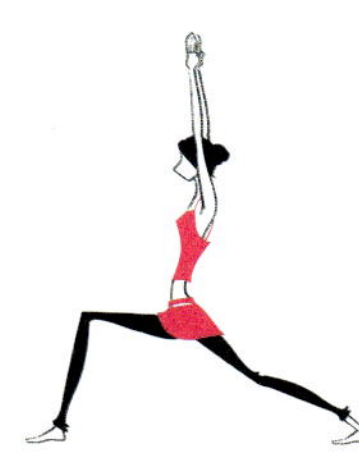

가슴+등+어깨+허리를 골고루 풀어주는 스트레칭

1 바닥에 배를 대고 엎드린 후 오른팔을 옆으로 펼칩니다.
그런 다음 왼손으로 왼쪽 발목을 잡습니다.

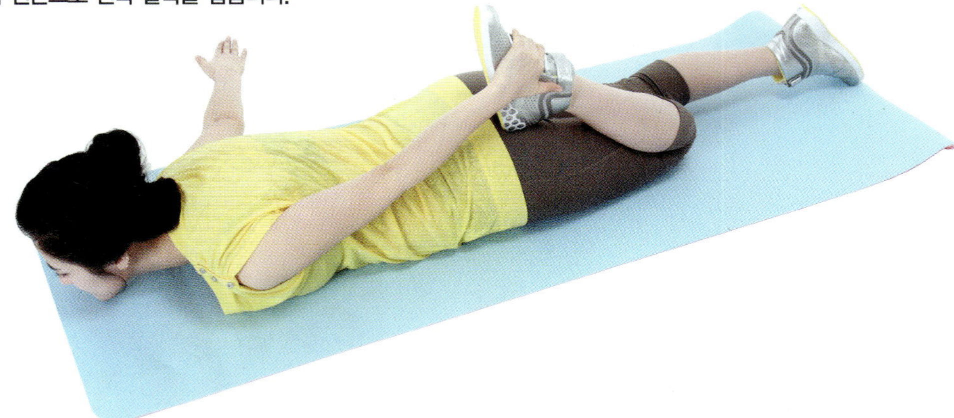

2 몸을 오른쪽으로 최대한 굴립니다.

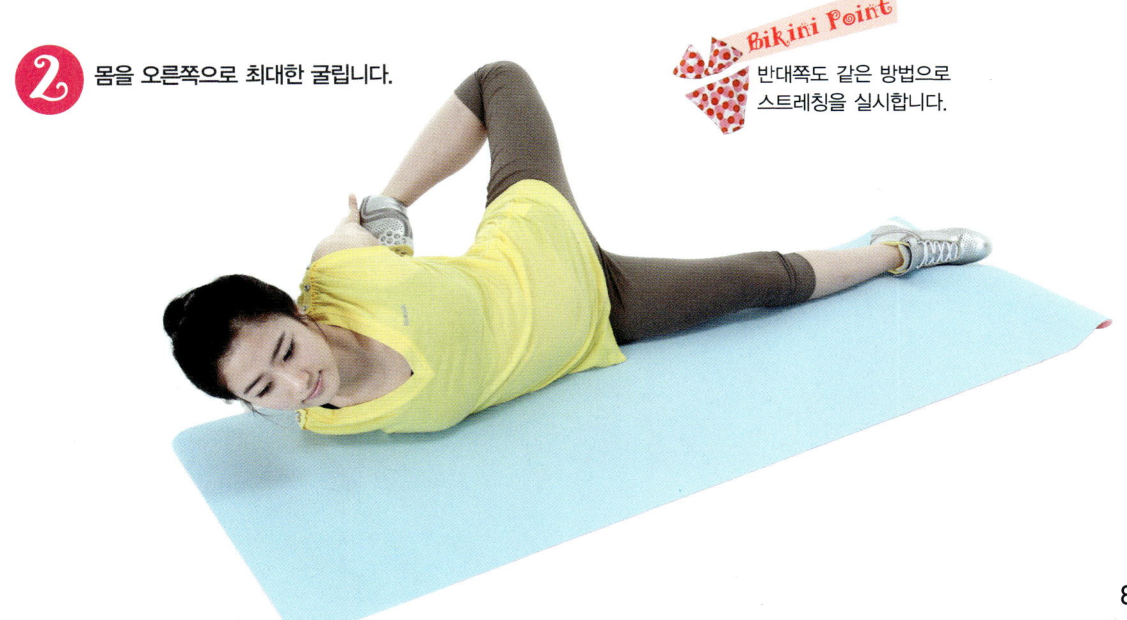

반대쪽도 같은 방법으로
스트레칭을 실시합니다.

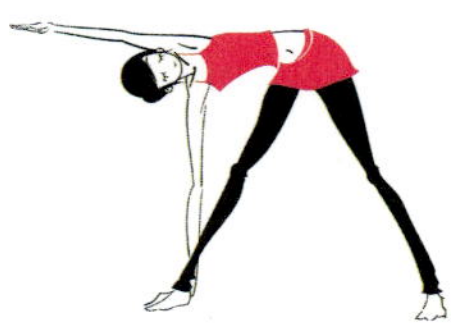

셀룰라이트 제거를 위한 허벅지 스트레칭

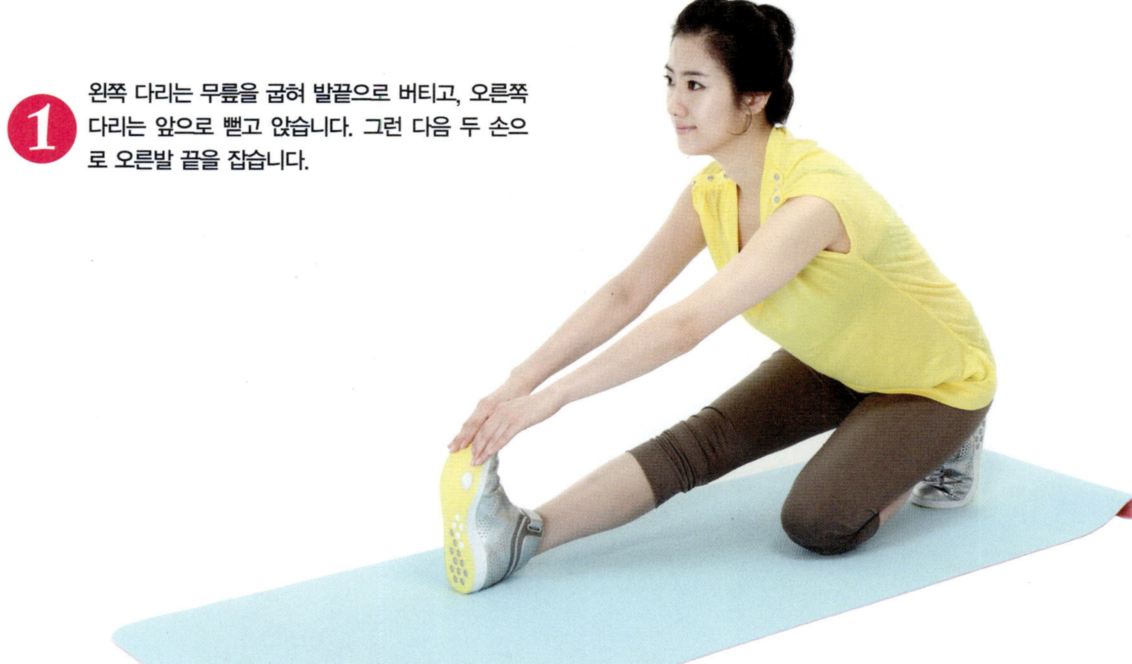

1 왼쪽 다리는 무릎을 굽혀 발끝으로 버티고, 오른쪽 다리는 앞으로 뻗고 앉습니다. 그런 다음 두 손으로 오른발 끝을 잡습니다.

2 상체를 최대한 깊게 숙입니다.

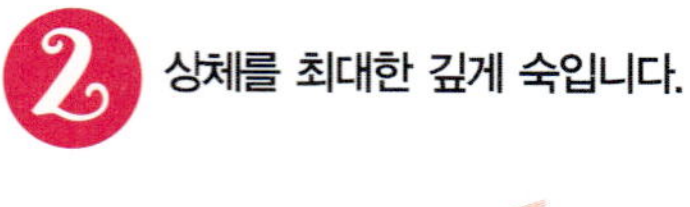

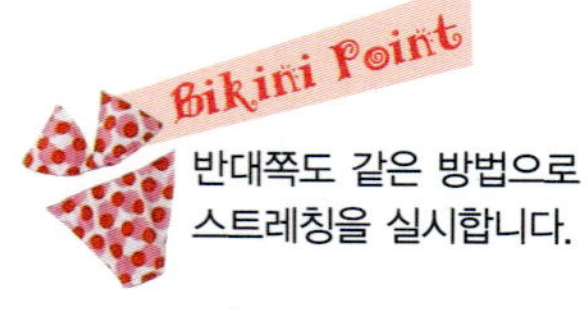

반대쪽도 같은 방법으로 스트레칭을 실시합니다.

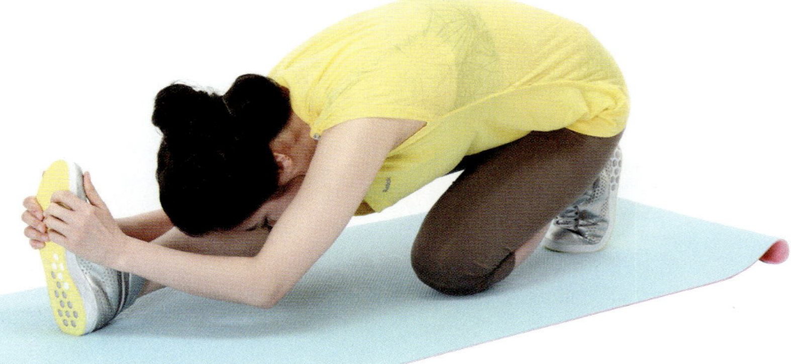

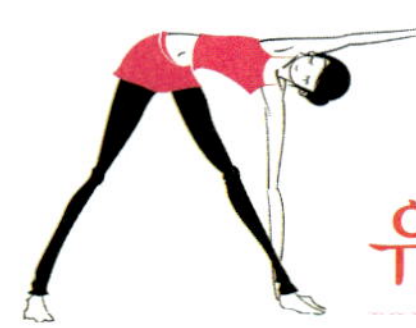

유연함을 위한 코어 강화 스트레칭

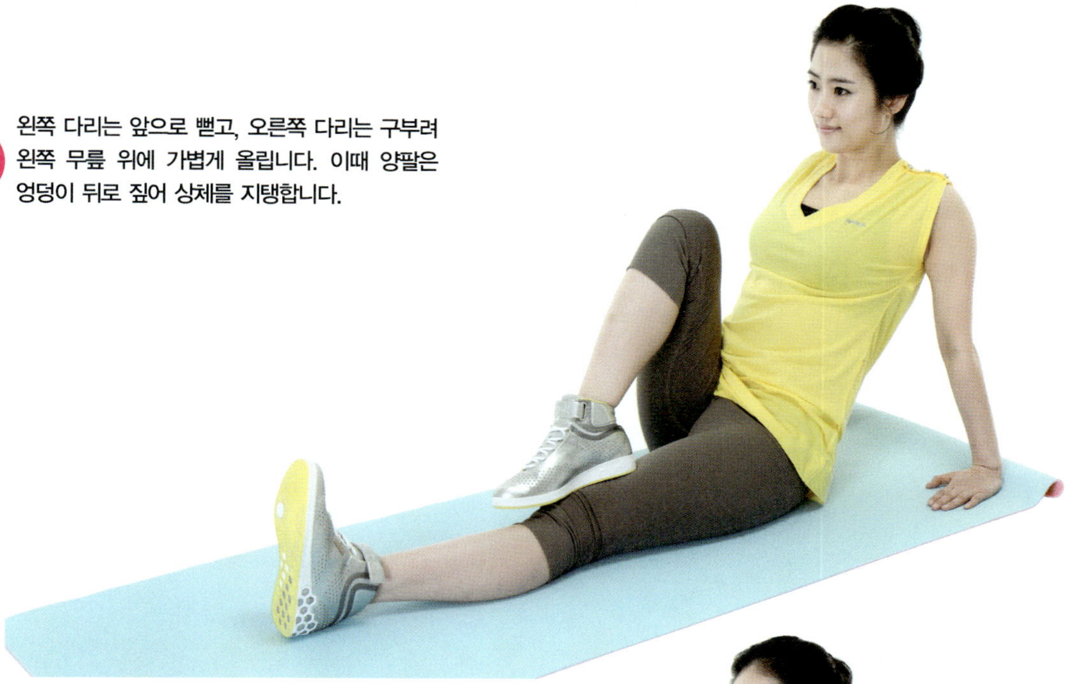

1 왼쪽 다리는 앞으로 뻗고, 오른쪽 다리는 구부려
왼쪽 무릎 위에 가볍게 올립니다. 이때 양팔은
엉덩이 뒤로 짚어 상체를 지탱합니다.

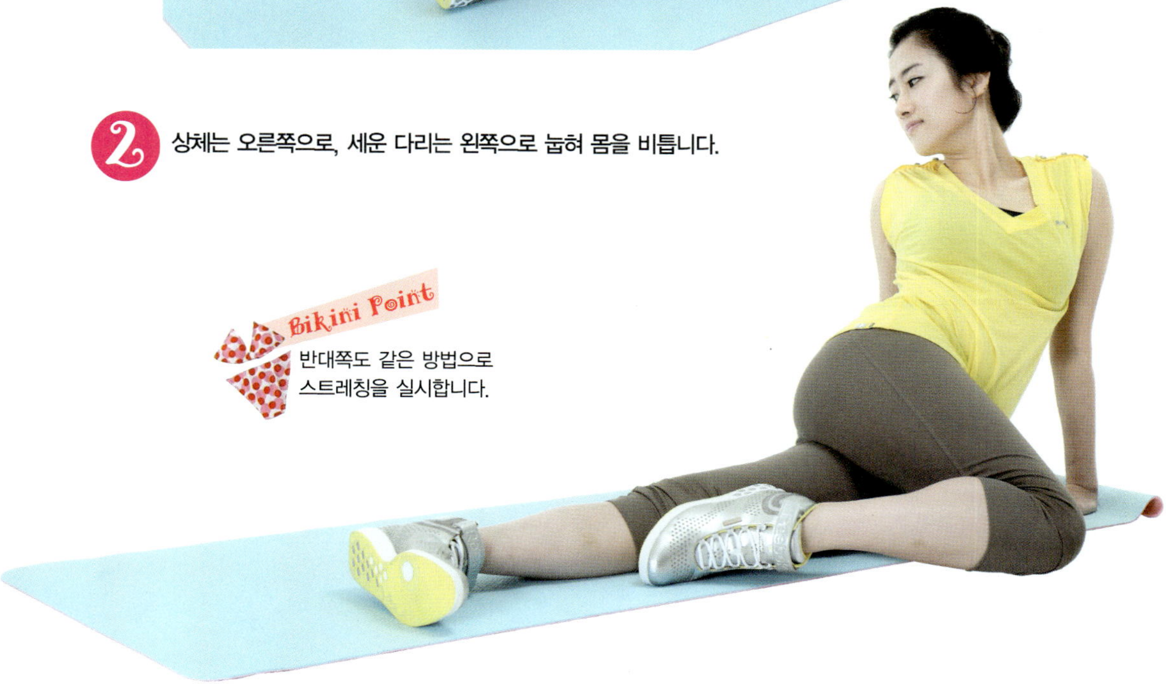

2 상체는 오른쪽으로, 세운 다리는 왼쪽으로 눕혀 몸을 비틉니다.

Bikini Point

반대쪽도 같은 방법으로
스트레칭을 실시합니다.

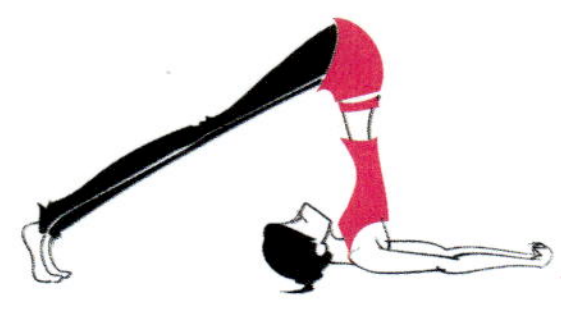

S라인의 깊이를 더하는 옆구리 스트레칭

① 엉덩이를 든 상태에서 무릎을 꿇고 앉습니다.
그런 다음 팔을 머리 위로 쭉 뻗고 오른손으
로 왼쪽 손목을 잡습니다.

② 상체를 오른쪽으로 기울이며 엉덩이를 내려
주저앉습니다. 그런 다음 다시 처음의 자세
로 돌아갑니다.

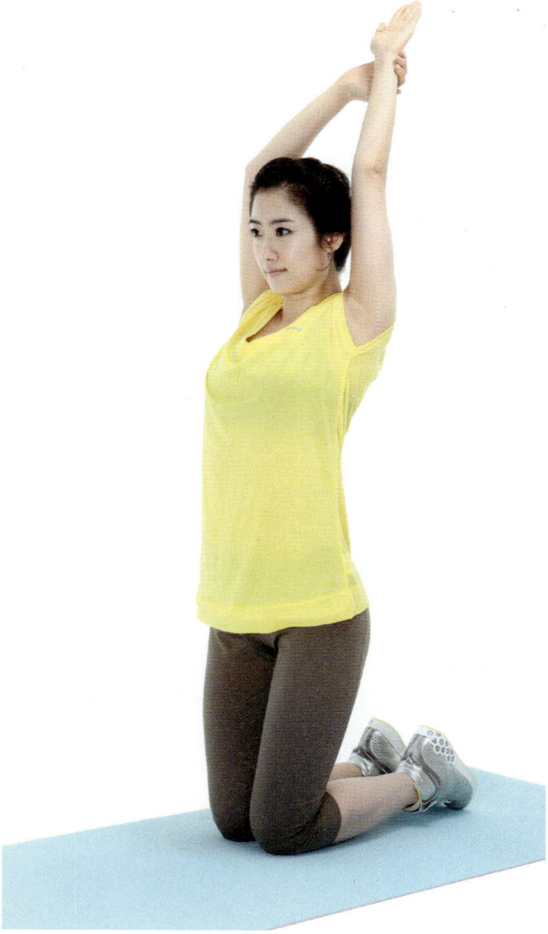

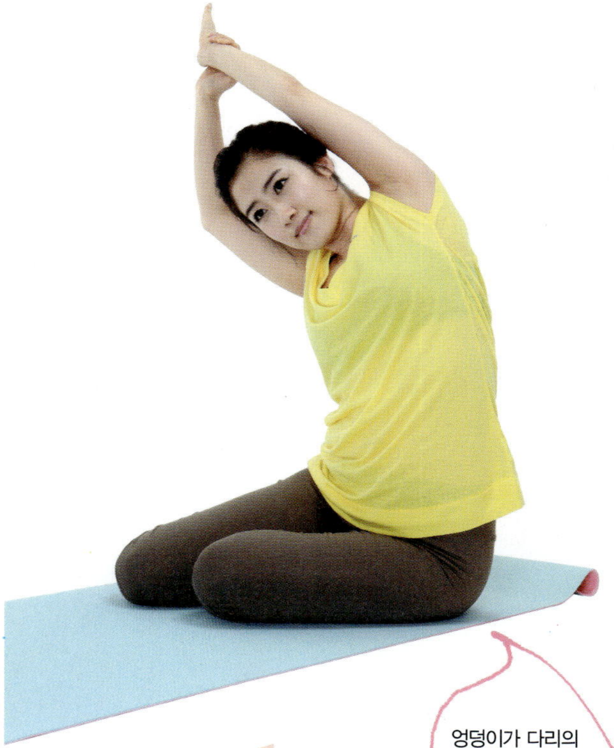

Bikini Point

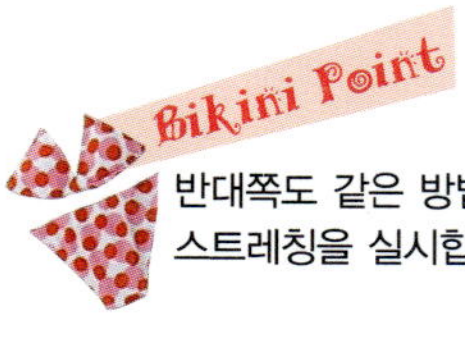

반대쪽도 같은 방법으로
스트레칭을 실시합니다.

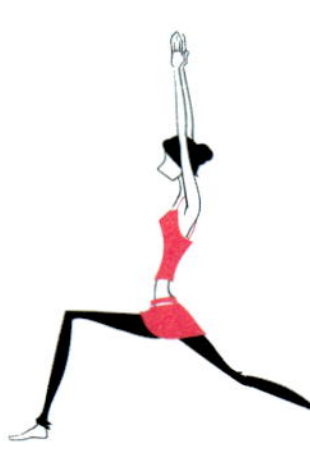

골반을 풀어주고 다리를 길게 만드는 스트레칭

1 바르게 누운 상태에서 오른쪽 다리를 들어 깍지 낀 양손으로 잡습니다.

2 오른쪽 무릎을 가슴 쪽으로 잡아당기며 상체를 세웁니다.

왼쪽 다리는
구부러지지 않도록
주의하세요.

Bikini Point

반대쪽도 같은 방법으로
스트레칭을 실시합니다.

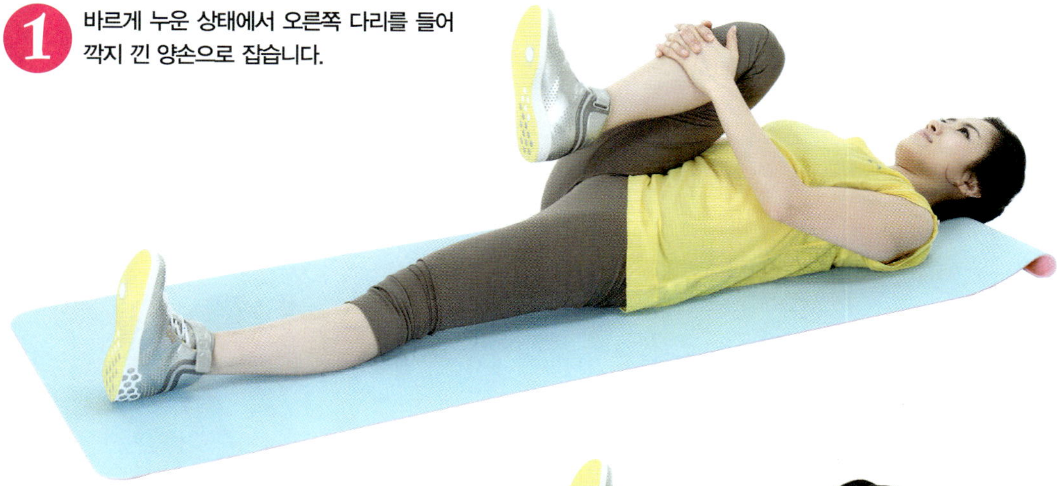

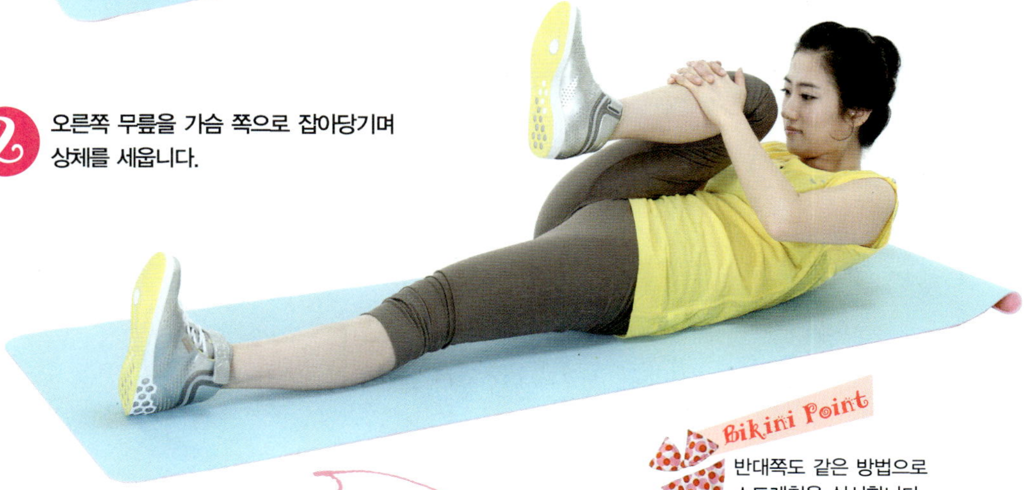

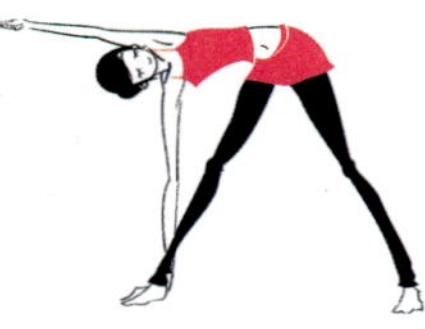

옆구리의 포인트를 살리는 스트레칭

1 양팔을 뒤로 짚고 편하게 앉은 상태에서 왼쪽 다리를 세워 오른쪽 다리와 교차합니다.

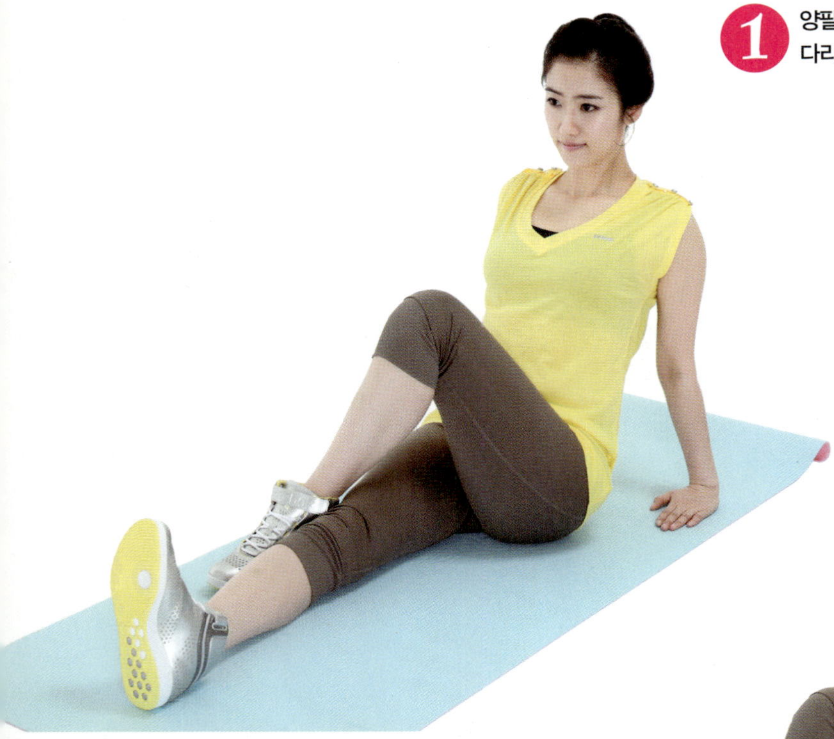

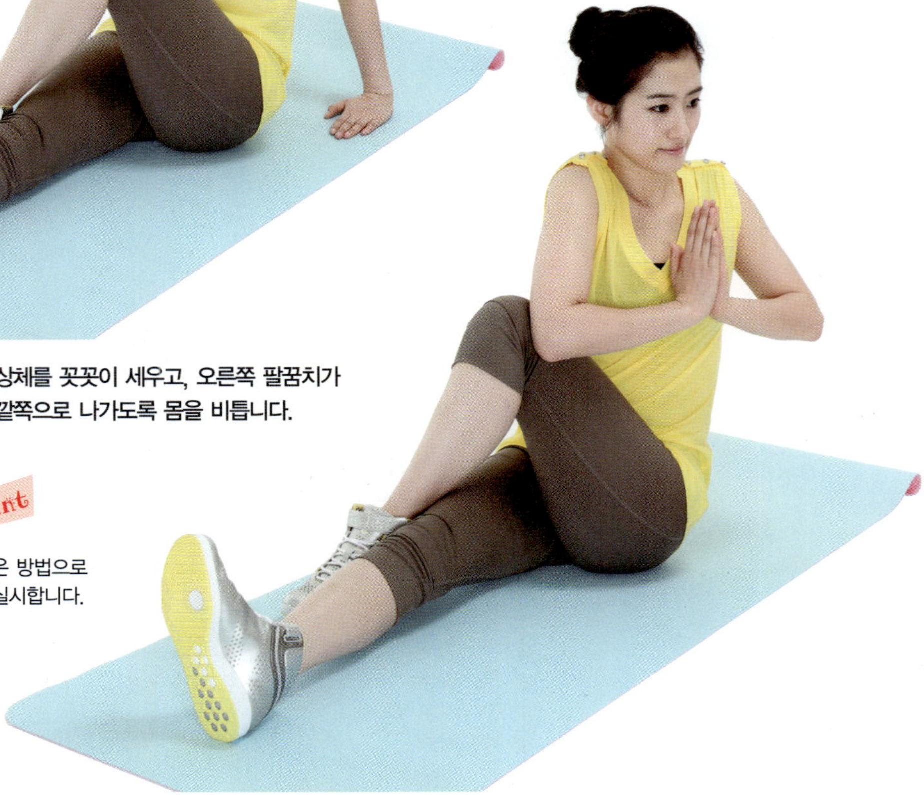

2 손을 합장하며 상체를 꼿꼿이 세우고, 오른쪽 팔꿈치가 왼쪽 무릎의 바깥쪽으로 나가도록 몸을 비틉니다.

Bikini Point

반대쪽도 같은 방법으로 스트레칭을 실시합니다.

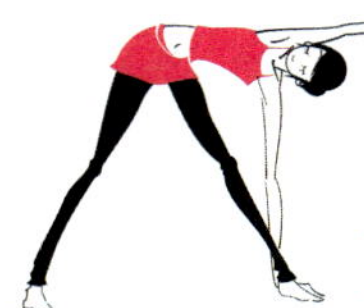

상체와 하체의 혈액 순환을 원활하게 하는 스트레칭

1 오른쪽 다리는 양반 자세, 왼쪽 다리는 뒤로 접은 상태에서 양팔을 만세 부르듯이 들어 올립니다.

허리를 꼿꼿하게
세웁니다.

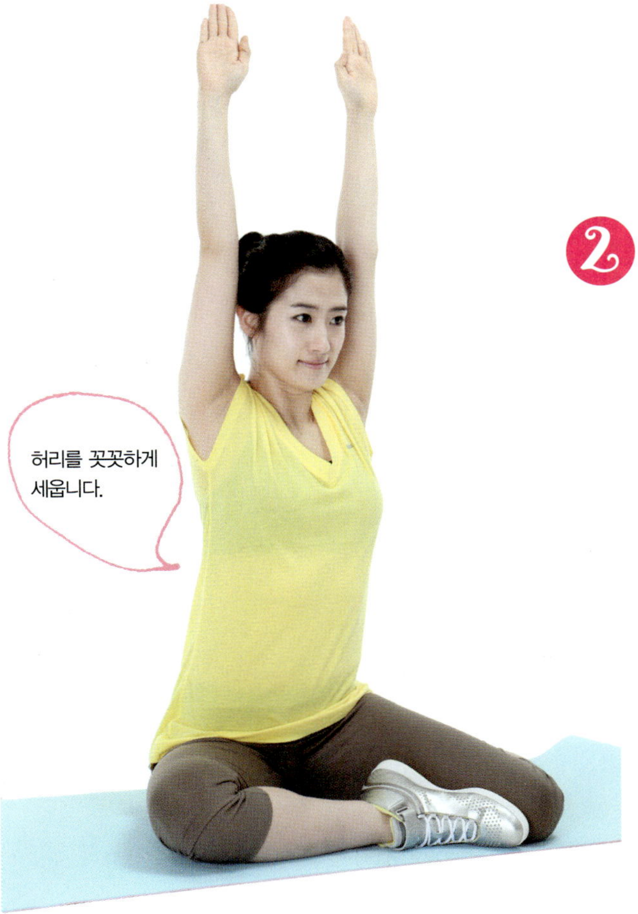

2 왼손으로 오른쪽 무릎을 받치며 몸을 최대한 뒤쪽으로 비틉니다.

Bikini Point

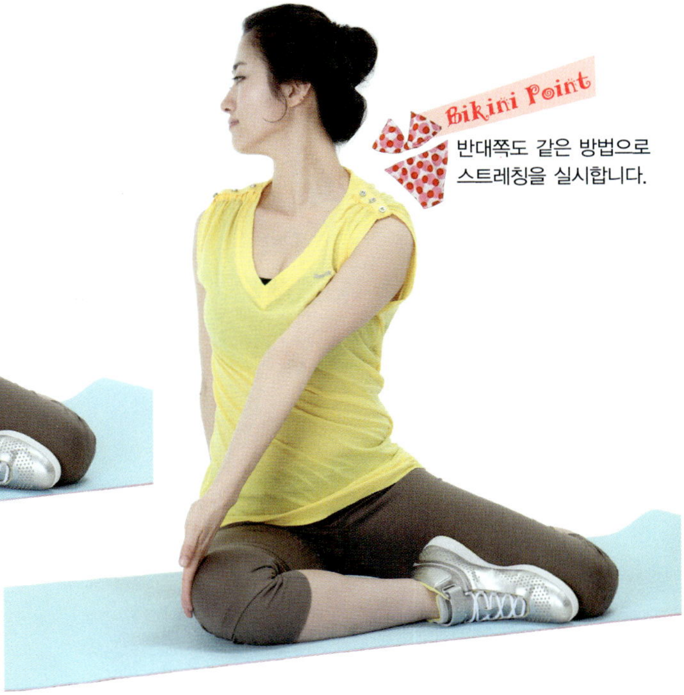

반대쪽도 같은 방법으로
스트레칭을 실시합니다.

서킷 홈 트레이닝
1~4주 차

이 책에서는 서킷 홈 트레이닝을 총 8주로 나누어 단계별로 실시합니다. 그중 1주부터 4주까지는 기본 동작을 통해 전신 강화와 혈액 순환을 원활하게 하고, 신체의 균형을 잡는 것이 목표입니다. 특히 하체 비만이나 상체 비만인 여성들은 아침, 저녁으로 퉁퉁 붓는 몸을 1단계에서부터 정상으로 돌릴 수 있어요. 서킷 홈 트레이닝 8주 단계 중 1주부터 4주까지는 지방 제거의 단계라고 생각하며 운동하세요.

※ 🔴은 유산소 운동, 🔵은 무산소 운동입니다.

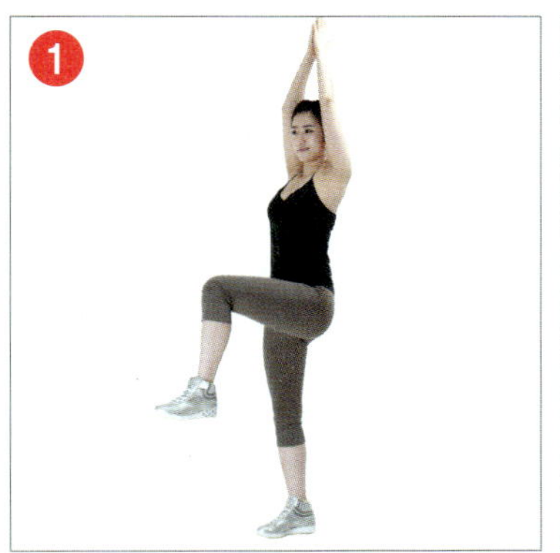

근육에 긴장 높이기(유산소)

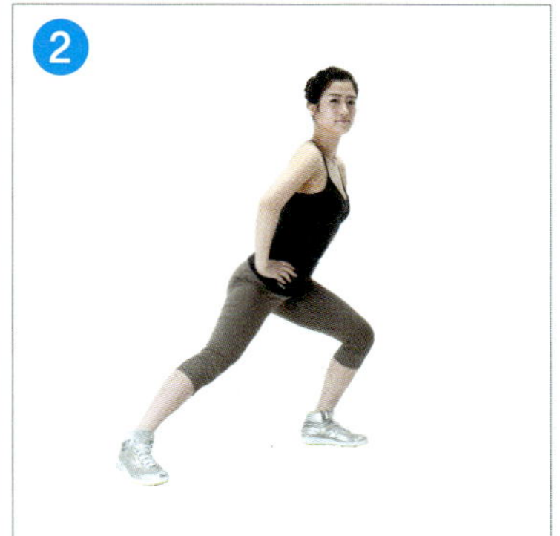

미끈한 다리 만들기(무산소)

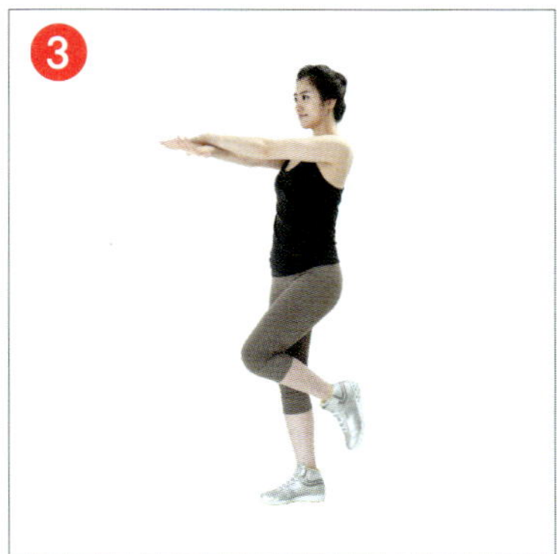

등에 Y라인 만들기(유산소)

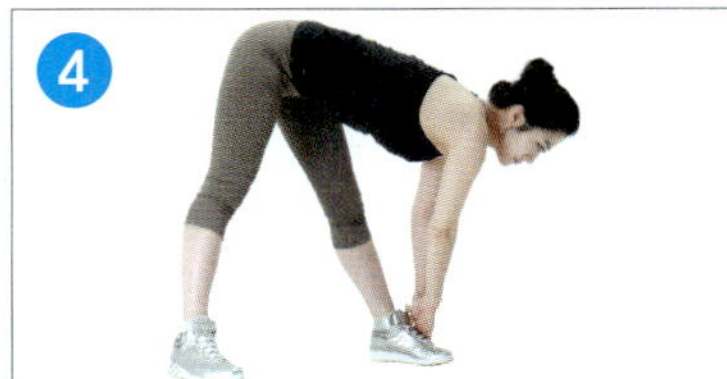

S라인 옆구리 만들기(무산소)

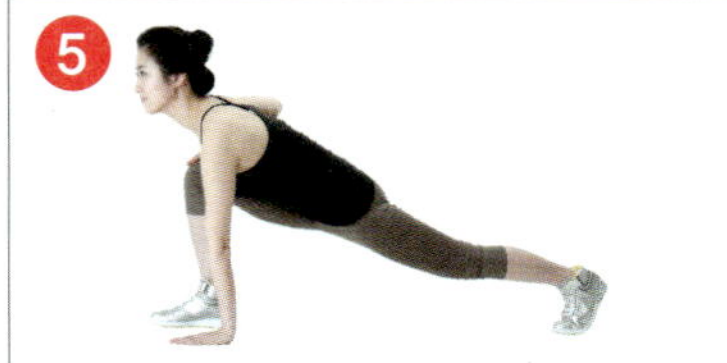

엉덩이부터 다리의 라인 만들기(유산소)

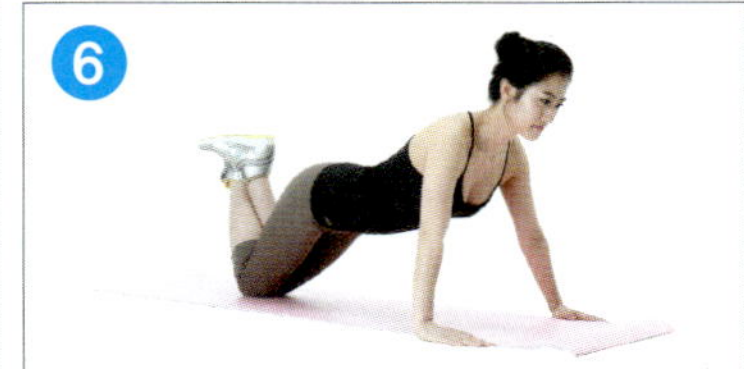

섹시한 가슴골 만들기(무산소)

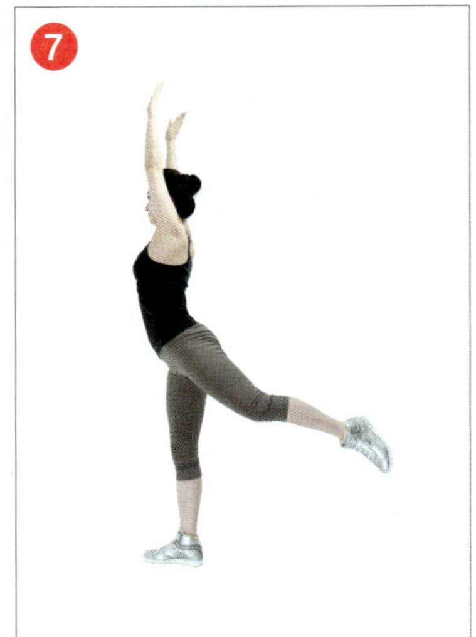

환상적인 뒤태 만들기(유산소)

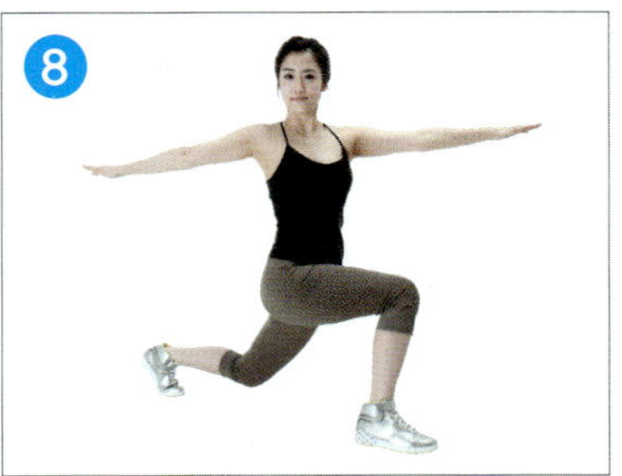

옆구리와 허벅지 라인 살리기(무산소)

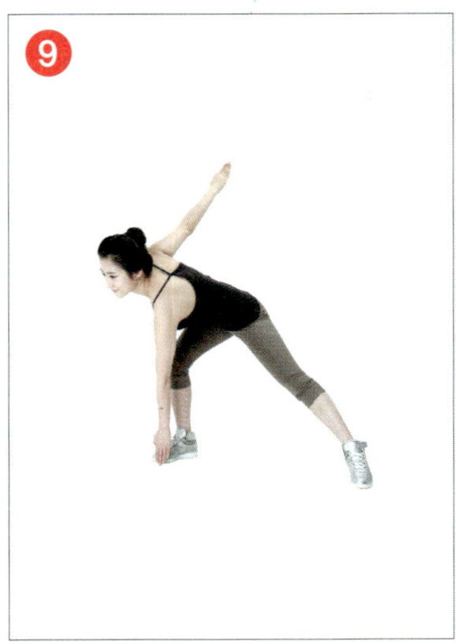

전신의 밸런스 맞추기 2(무산소)

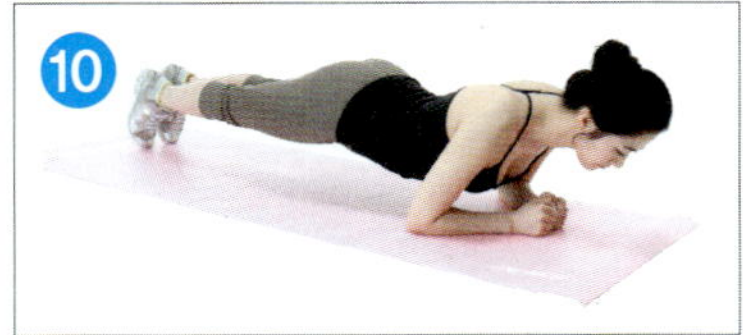

전신의 밸런스 맞추기 1(유산소)

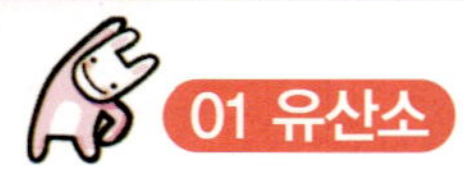

웜 업! 근육에 긴장을 높여주기

몸에 열을 내주며 허벅지 라인과 어깨 라인을 예쁘게 만드는 데 도움이 되는 전신 운동입니다.

동작 포인트	머리 위에서 박수를 치며 무릎을 들어 올린다.
횟수	20~25회(오른쪽, 왼쪽 1세트가 1회)
난이도	Easy
운동 효과	전신 비만에 탁월한 효과가 있다.

1 다리를 가볍게 벌리고 똑바로 섭니다.

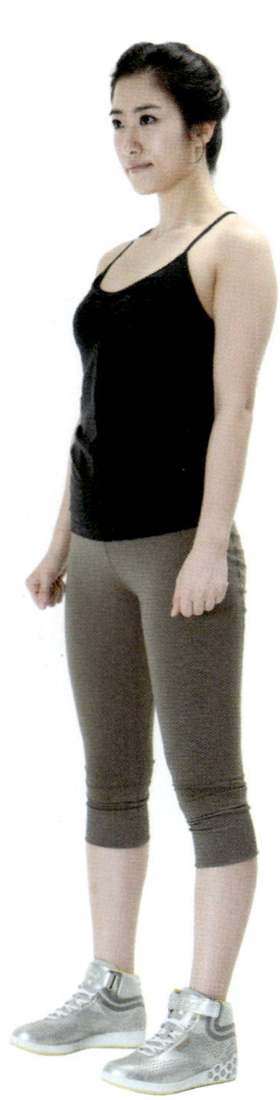

2 두 팔을 들어 머리 위에서 박수를 칩니다. 동시에 왼쪽 무릎을 90도 정도 들어 올립니다.

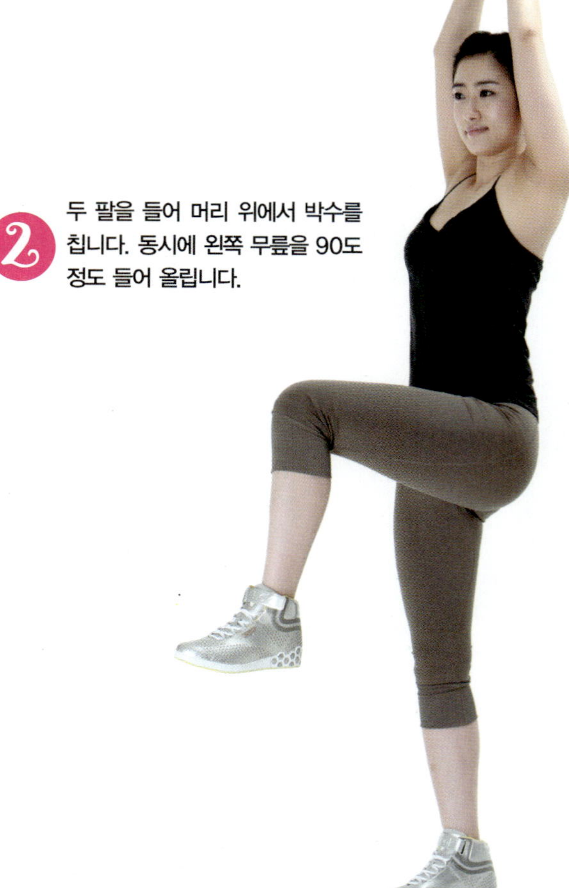

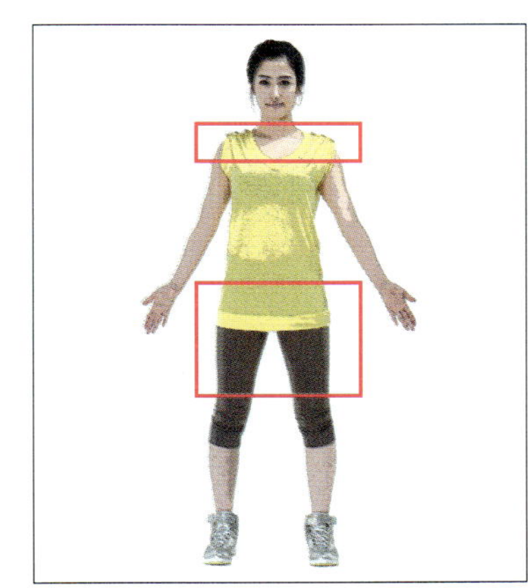
▲ 주요 운동 적용 부위

③ 다시 들어 올린 팔과 다리를 모두 내려 처음의
자세로 돌아갑니다.

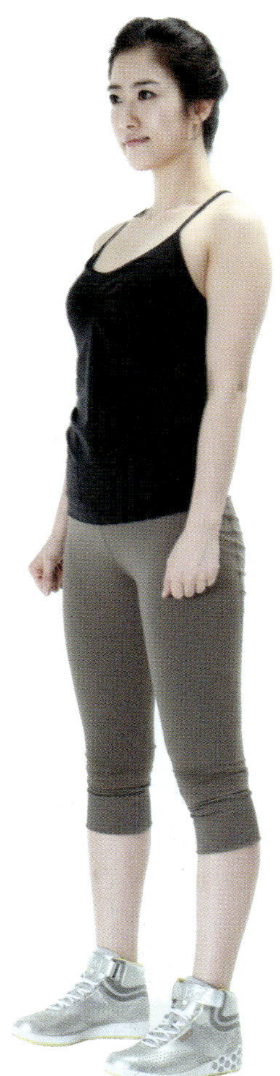

④ 오른쪽 다리도 같은 방법으로
실시합니다.

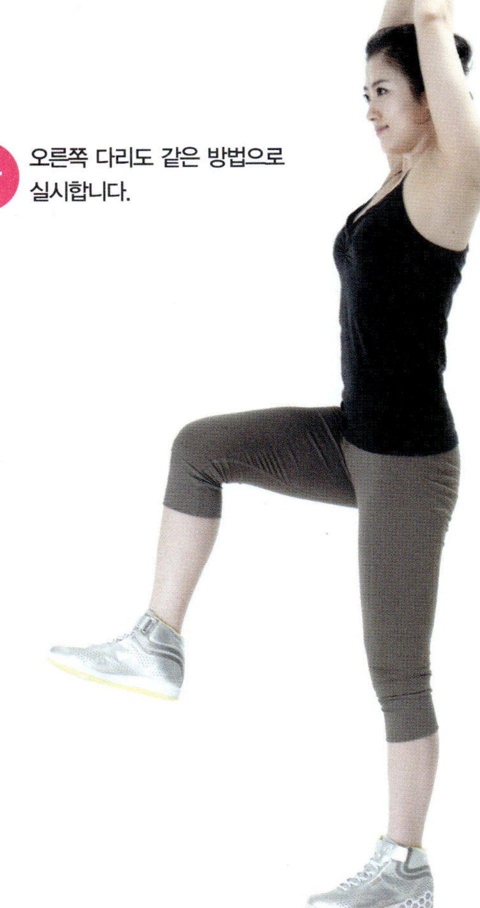

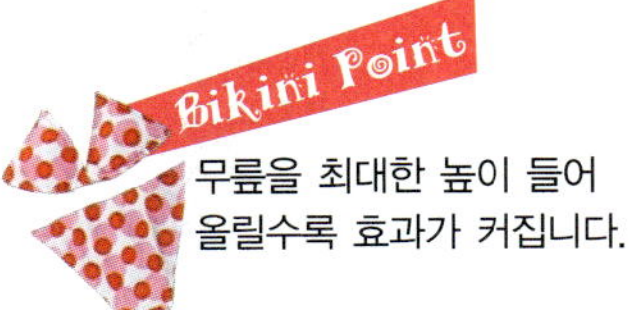

무릎을 최대한 높이 들어
올릴수록 효과가 커집니다.

97

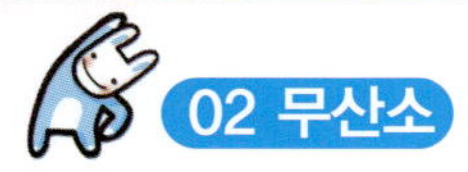

라인을 갈게, 미끈한 다리 만들기

다리 라인뿐만 아니라 허리와 엉덩이까지 아름답게 만들어주는 운동입니다. 한쪽 다리로 중심을 잡아야 하기 때문에 밸런스를 유지하는 데 도움이 됩니다.

동작 포인트	마치 스케이트를 타듯이 상체를 숙인 채 다리를 옆으로 뻗는다.
횟수	15~20회(오른쪽, 왼쪽 1세트가 1회)
난이도	Nomal
운동 효과	하체 비만에 탁월한 효과가 있다.

1 다리를 어깨 너비로 벌리고 엉덩이는 뒤로 쭉 뺀 상태에서 가볍게 무릎을 굽힙니다.

2 오른쪽 다리에 중심을 두고 왼쪽 다리를 옆으로 쭉 뻗습니다.

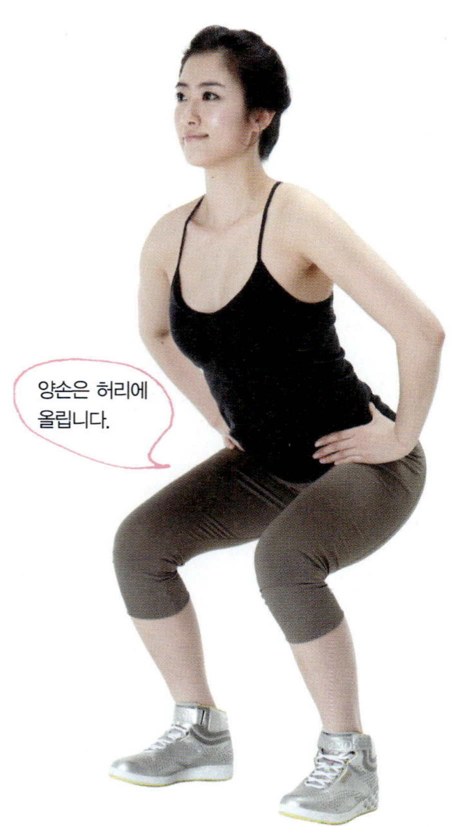

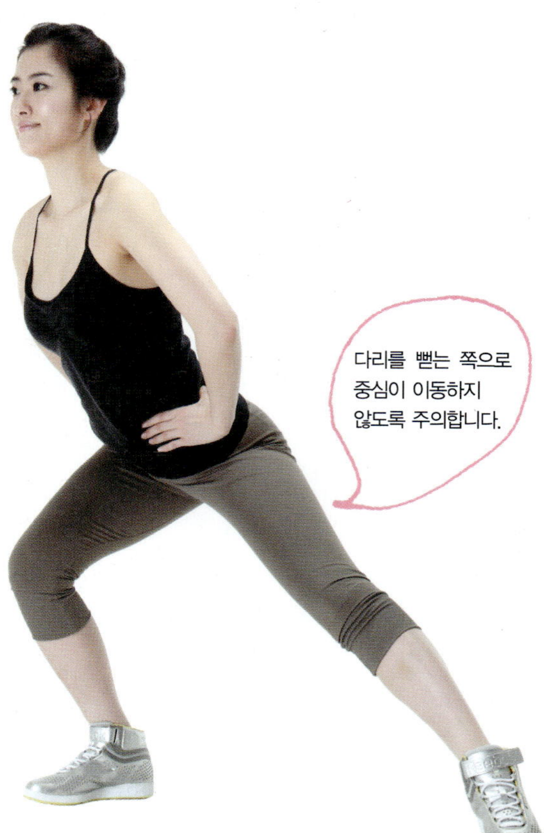

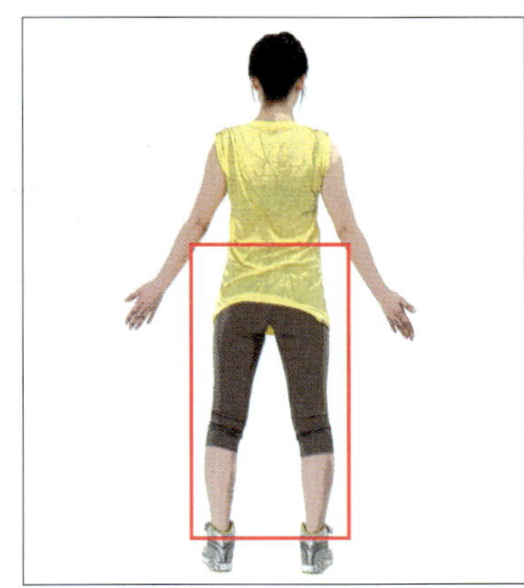

▲ 주요 운동 적용 부위

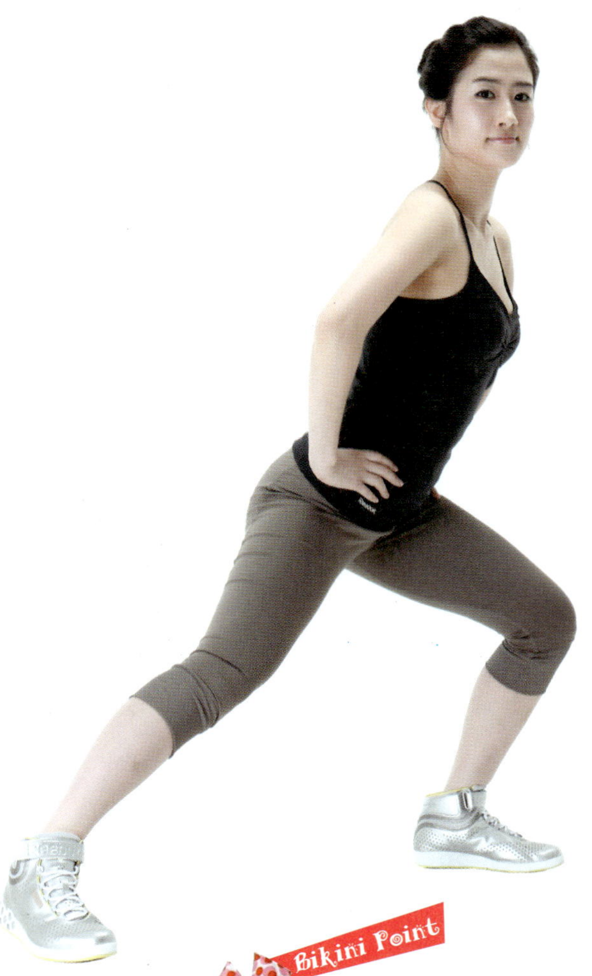

Bikini Point

허리를 구부리지 않도록 주의하고, 몸의 높낮이가
흔들리지 않도록 일정하게 유지해야 합니다.

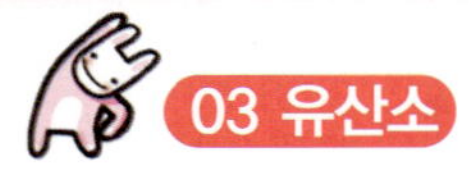

지방을 제거하여 등에 U 라인 만들기

탱탱한 허벅지와 엉덩이, 미끈한 등 라인을 잡아주는 Fat Down 운동입니다. 제자리 뛰기를 하며 다양한 팔 운동을 실시하는데, 발뒤꿈치가 엉덩이에 닿을 만큼 다리를 뒤로 들어 올리세요. 발을 바꿀 때마다 팔 동작도 바꿉니다.

동작 포인트	제자리 뛰기를 하며 양팔을 교차하여 동시에 찌른다.
횟수	각 동작마다 20회
난이도	Easy
운동 효과	전신 비만에 탁월한 효과가 있다.

1 제자리 뛰기를 하며 양팔을 교차하여 앞으로 뻗습니다. 이때 팔은 가슴 높이를 유지합니다.

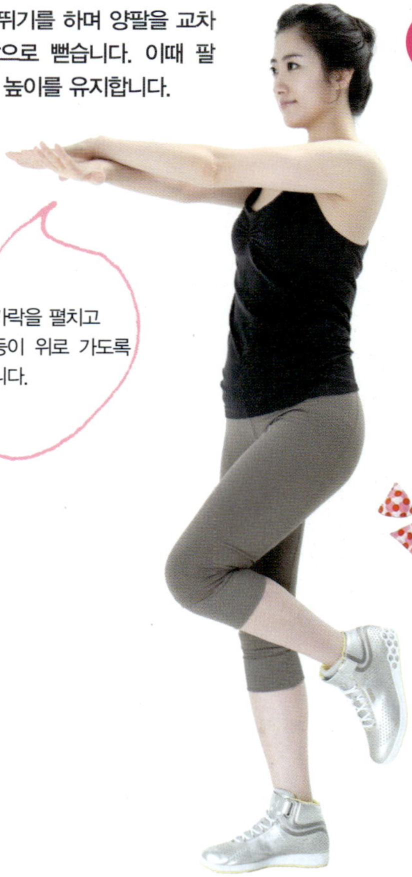

손가락을 펼치고 손등이 위로 가도록 합니다.

2 태권도의 준비 자세처럼 앞으로 뻗었던 팔을 허리로 당깁니다.

주먹을 쥐고 손등은 아래를 향하게 합니다.

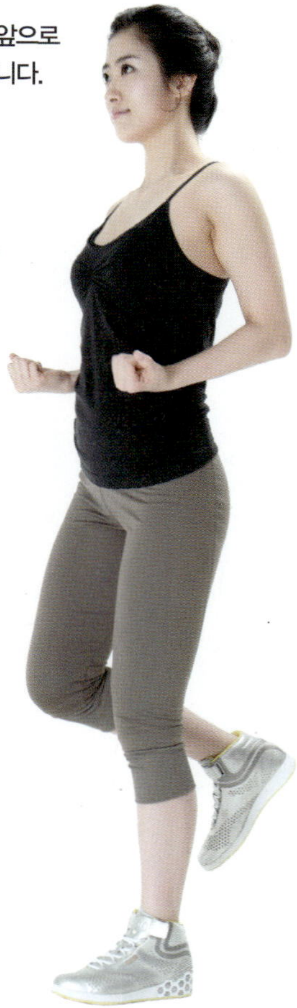

Bikini Point

팔을 허리로 당겼을 때는 팔꿈치가 벌어지지 않도록 주의하고, 등의 양쪽 날개 뼈가 만나는 느낌이 올 때까지 팔을 당깁니다.

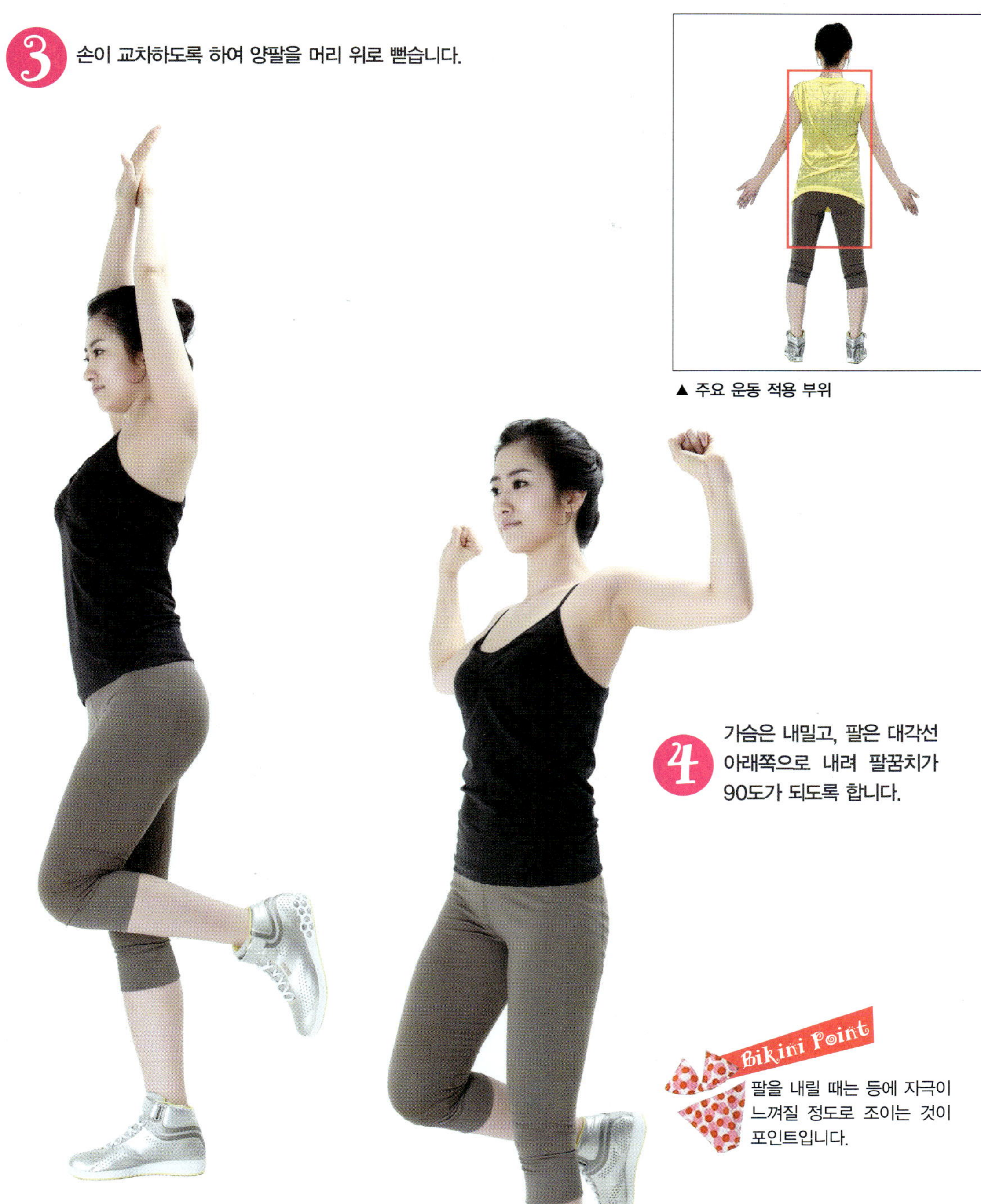

❸ 손이 교차하도록 하여 양팔을 머리 위로 뻗습니다.

▲ 주요 운동 적용 부위

❹ 가슴은 내밀고, 팔은 대각선 아래쪽으로 내려 팔꿈치가 90도가 되도록 합니다.

팔을 내릴 때는 등에 자극이 느껴질 정도로 조이는 것이 포인트입니다.

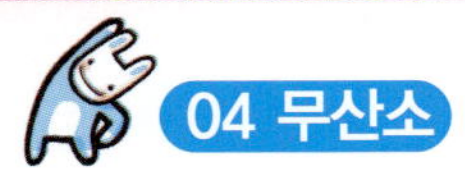

S라인 옆구리 만들기

탄력이 넘치고 잘빠진 옆구리 라인을 만드는 운동입니다.

동작 포인트	다리를 어깨 너비보다 넓게 벌리고, 스트레칭하듯 상체를 옆으로 기울인다.
횟수	10~12회(오른쪽, 왼쪽 1세트가 1회)
난이도	Nomal
운동 효과	상체 비만에 탁월한 효과가 있다.

1 다리를 어깨 너비보다 넓게 벌리고 선 후 왼팔을 들어 귀 옆에 붙입니다.

2 옆구리가 최대한 늘어나도록 오른쪽으로 상체를 숙입니다.

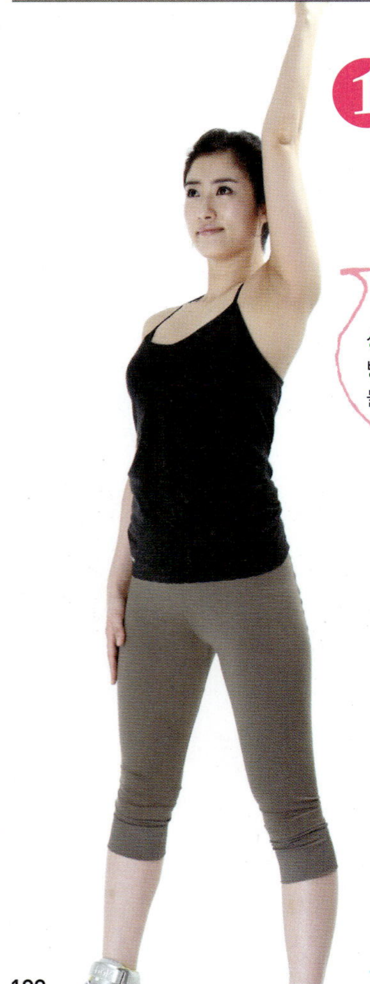

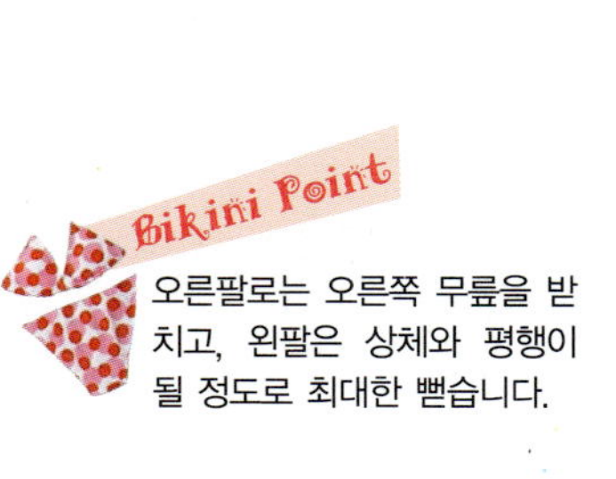

오른팔로는 오른쪽 무릎을 받치고, 왼팔은 상체와 평행이 될 정도로 최대한 뻗습니다.

3 더 이상 숙일 수 없게 되면 상체를 오른쪽으로 틀어 다리와 최대한 밀착시킵니다.

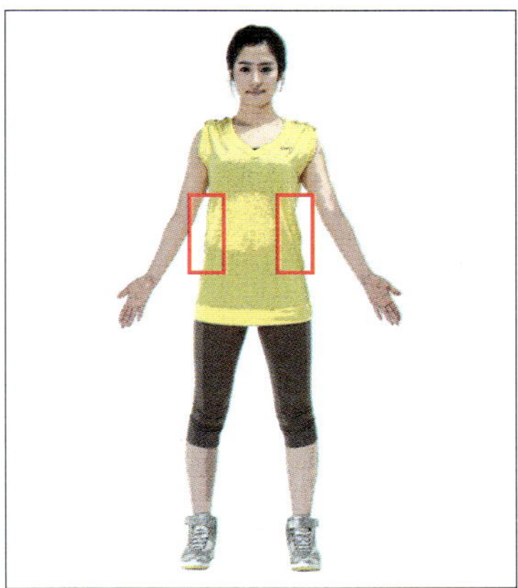
▲ 주요 운동 적용 부위

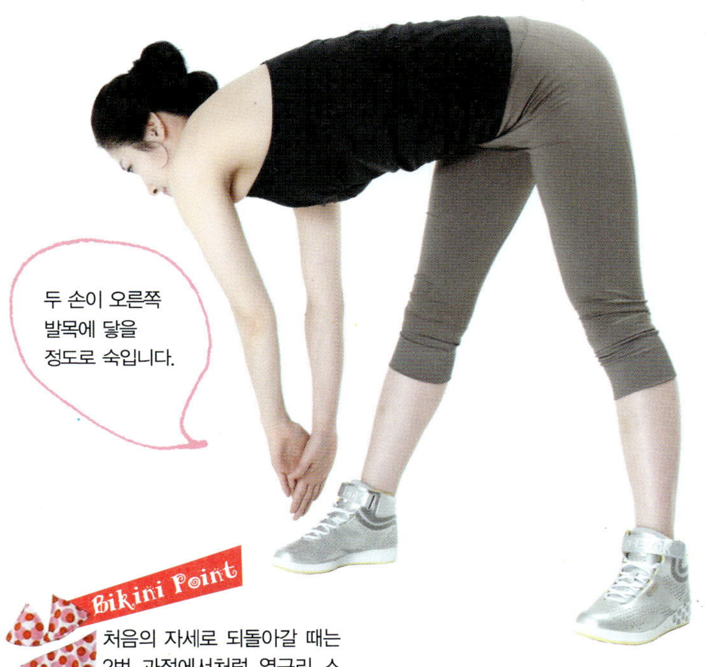

Bikini Point
처음의 자세로 되돌아갈 때는 2번 과정에서처럼 옆구리 스트레칭 자세를 거칩니다.

4 왼쪽도 같은 방법으로 실시합니다.

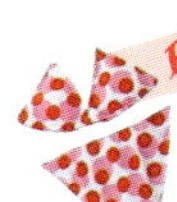
Bikini Point
동작마다 약 2초 정도 정지 간격을 유지하며 천천히 굽혔다가 펍니다.

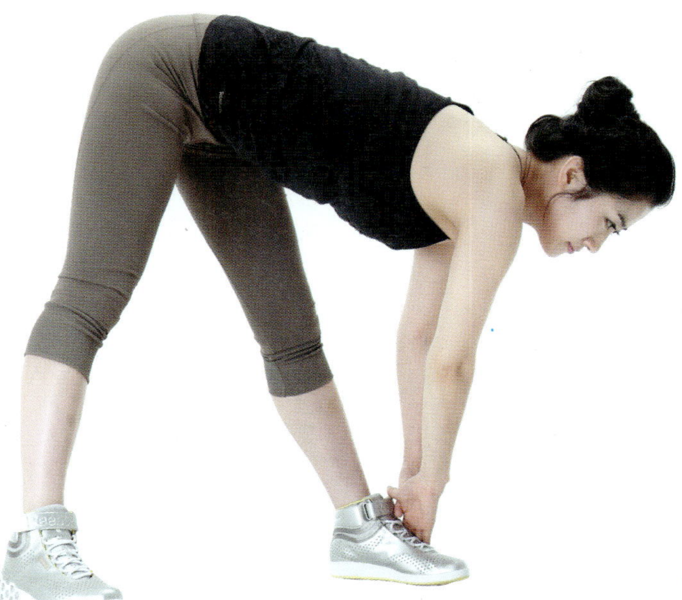

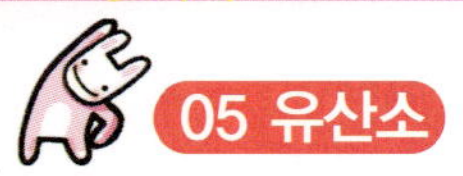

엉덩이부터 뒤쪽 허벅지까지 올려주기

유산소 운동과 하체의 근력 운동을 동시에 할 수 있는 동작입니다. 탄탄한 허벅지를 만들고 엉덩이를 올리는 데 탁월한 효과가 있으며, 스트레칭의 느낌으로 실시하면 엉덩이부터 다리까지 완벽한 라인을 만들 수 있습니다.

동작 포인트	상체를 숙이며 다리를 뒤로 쭉~ 뻗는다.
횟수	10~15회
난이도	Nomal
운동 효과	전신 비만, 하체 비만에 탁월한 효과가 있다.

 바르게 서서 오른쪽과 왼쪽 무릎을 번갈아 가며 가슴까지 들어 올립니다.

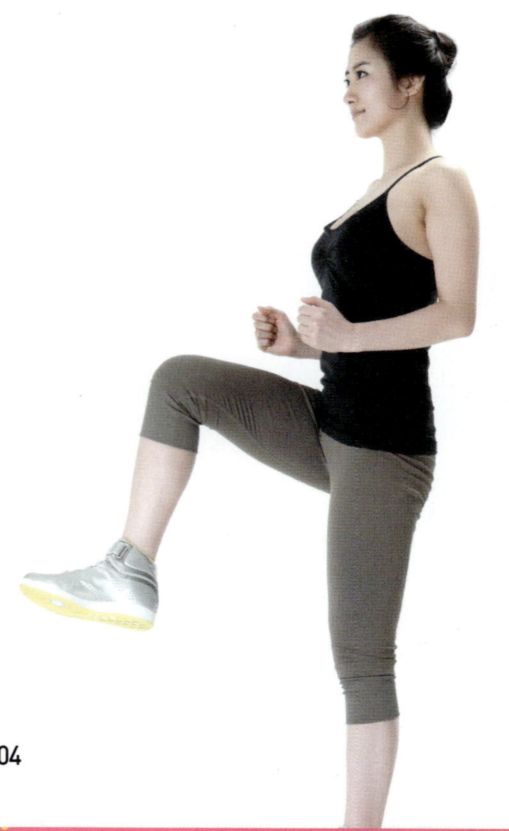

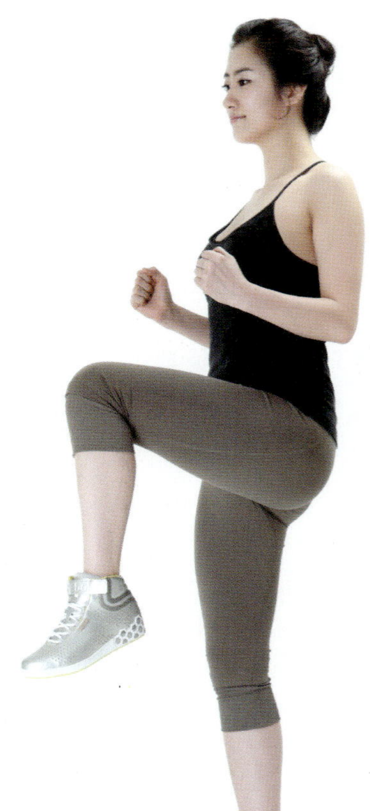

앉는 자세를 취하면서 오른쪽 다리를 뒤로 쭉 뻗습니다.
이때 뒤로 뻗은 다리와 같은 방향인 오른손으로는 바닥을
짚고, 왼쪽 무릎은 세웁니다.

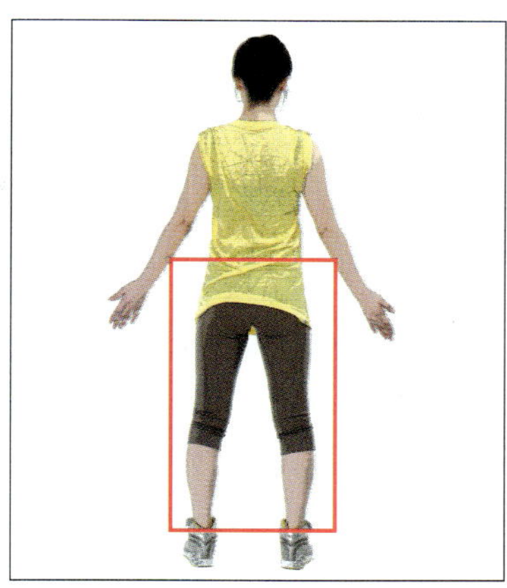

▲ 주요 운동 적용 부위

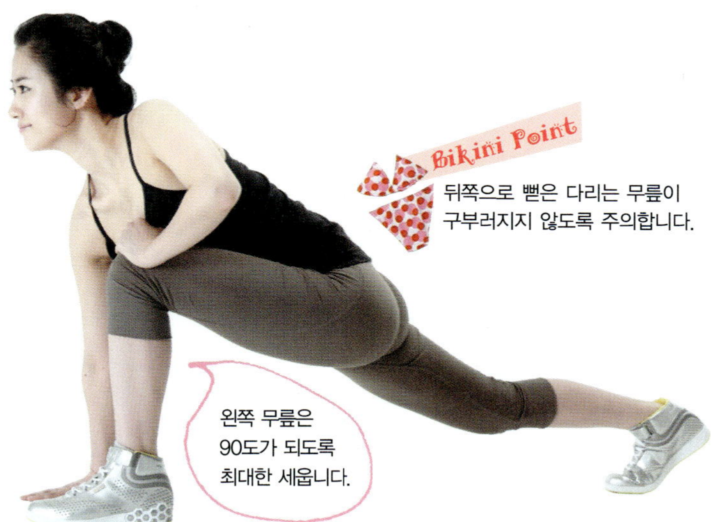

③ 이 상태에서 이번에는 왼쪽 다리를 뒤로 뻗습니다.

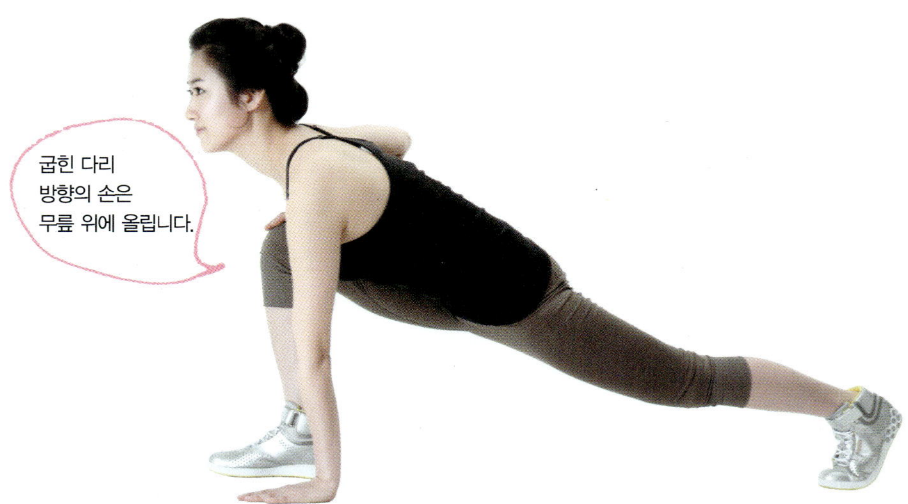

가장 쉽게 섹시한 가슴골 만들기

이 동작은 가슴, 팔뚝, 등에 자극을 주어 단시간에 예쁘고 아름다운 상체를 만들 수 있습니다.
또한 손의 위치만 바꾸면 복부까지 단련시킬 수 있는 동작입니다.

동작 포인트	양팔을 어깨 너비로, 또 어깨보다 넓게 벌리고 팔굽혀펴기 한다.
횟수	각 동작 8~12회
난이도	Easy
운동 효과	마른 체형, 상체 비만에 탁월한 효과가 있다.

1 무릎을 바닥에 대고 양팔을 어깨 너비로
벌린 상태에서 팔굽혀펴기를 합니다.

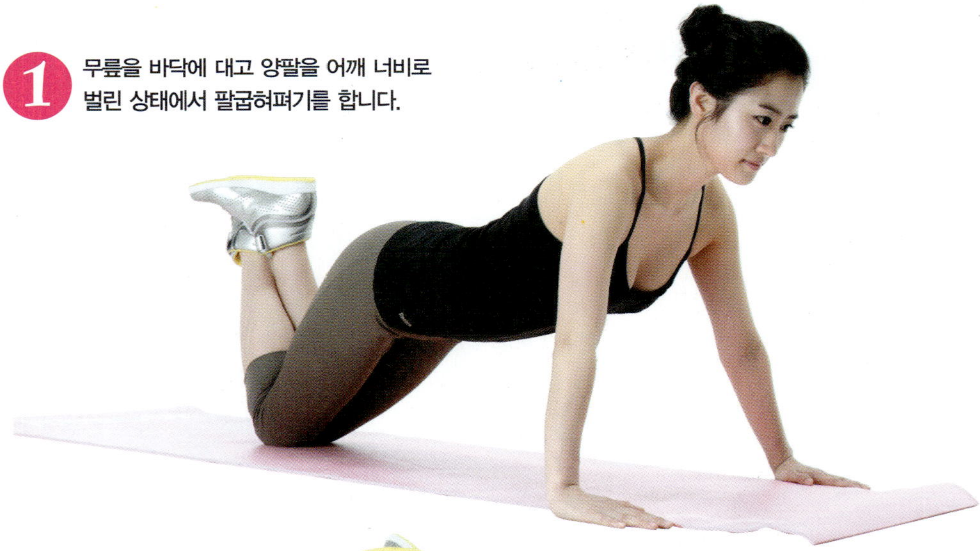

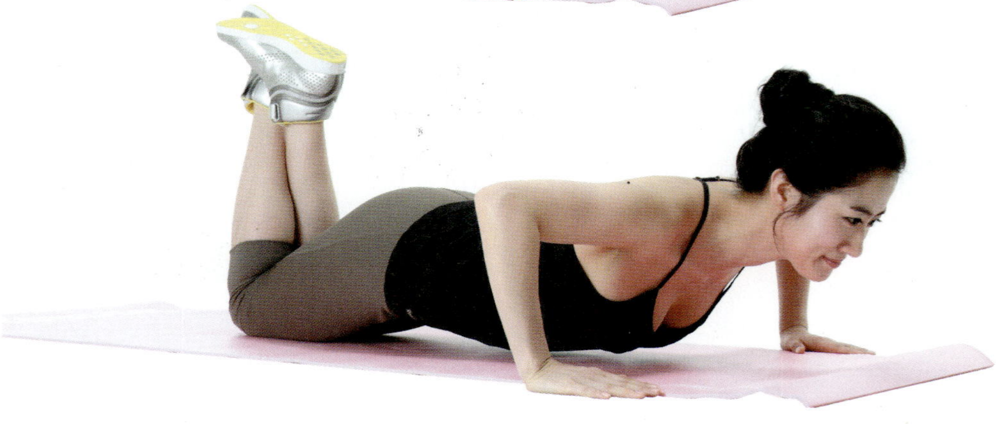

 ❷ 양팔을 어깨 너비보다 좁게 모은 상태에서
팔굽혀펴기를 합니다.

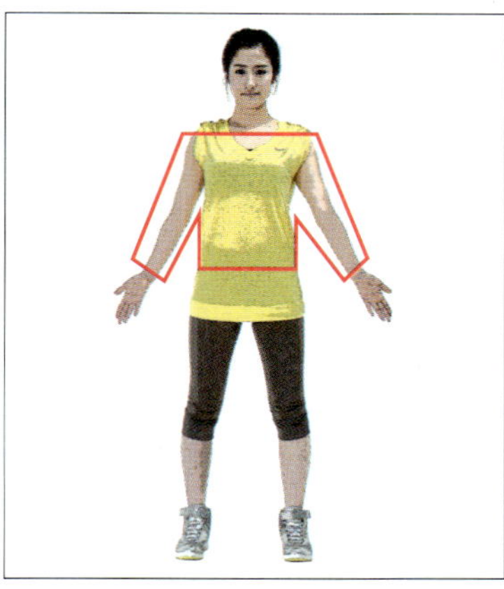
▲ 주요 운동 적용 부위

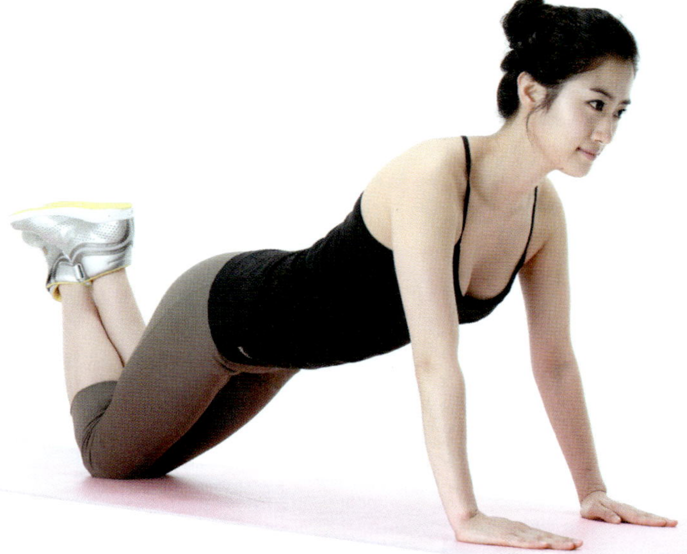

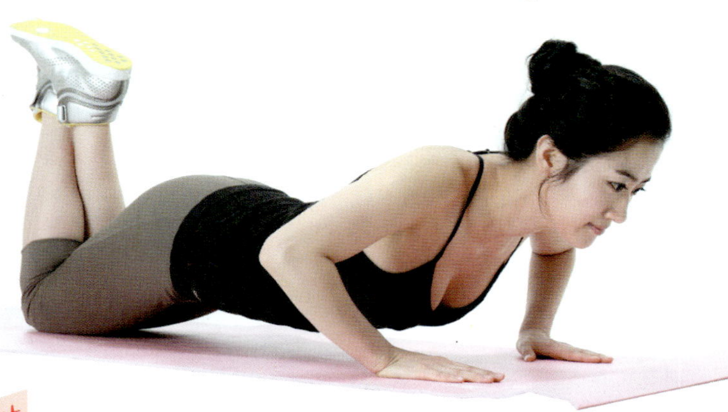

Bikini Point

운동을 할 때는 다음 네 가지 사항에 주의하세요.
✿ 엉덩이만 내리지 말 것.
✿ 팔만 구부리지 말 것.
✿ 아랫배에 힘을 주고 몸이 일직선으로 내려가도록 할 것.
✿ 팔꿈치가 바깥쪽으로 벌어지지 않도록 할 것.

환상적인 뒤태 만들기

산소를 많이 필요로 하는 운동으로 체지방 감소의 효과가 가장 크지만, 다리를 뒤로 차는 동작을 통해 사과같이 탱글탱글한 엉덩이를 만들 수도 있습니다.

동작 포인트	양팔은 머리 위로 쭉 뻗고, 다리는 뒤로 차올린다.
횟수	오른쪽, 왼쪽 각 8회(3세트)
난이도	Easy
운동 효과	전신 비만, 하체 비만에 탁월한 효과가 있다.

1 상체를 가볍게 앞으로 기울인 상태에서 오른쪽 다리는 한 발 뒤로 뺍니다.

2 양팔은 만세를 하듯이 귀 옆에 닿도록 들어 올리고, 오른쪽 다리는 뒤로 차듯이 뻗습니다. 이때 몸을 지탱하는 왼쪽 다리는 제자리에서 껑충 뜁니다.

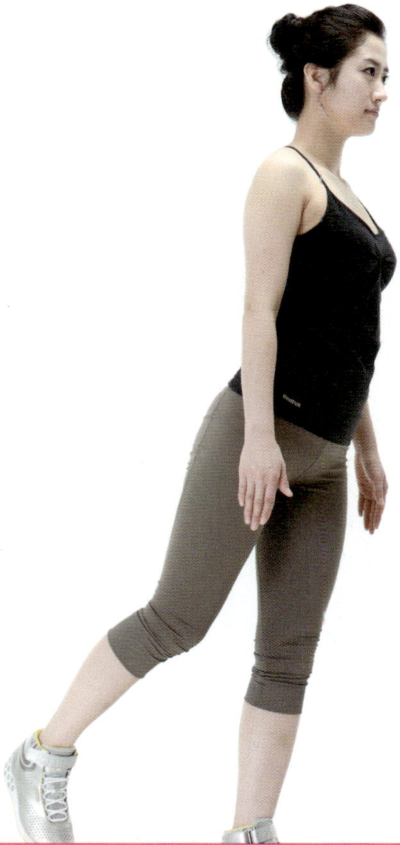

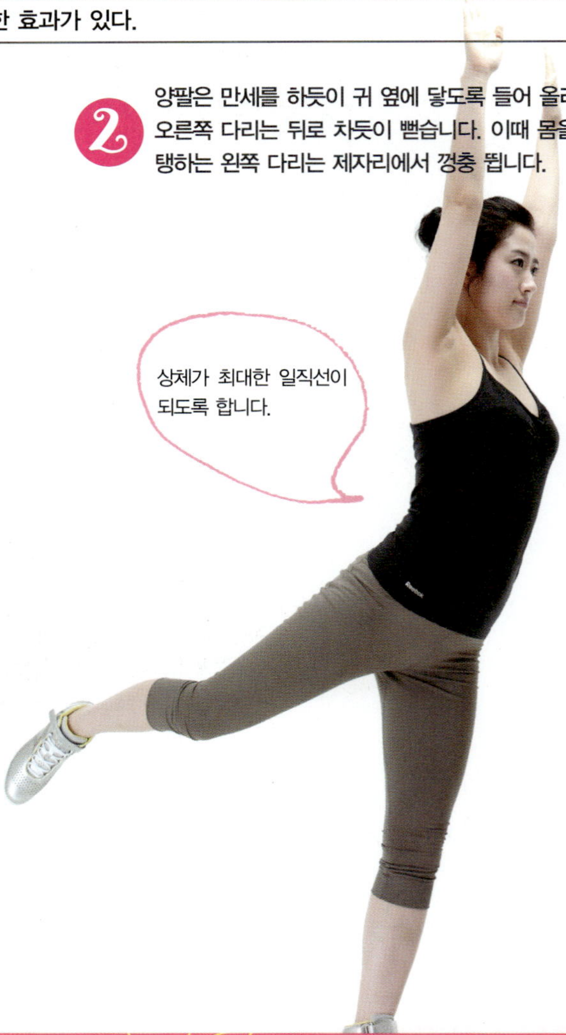

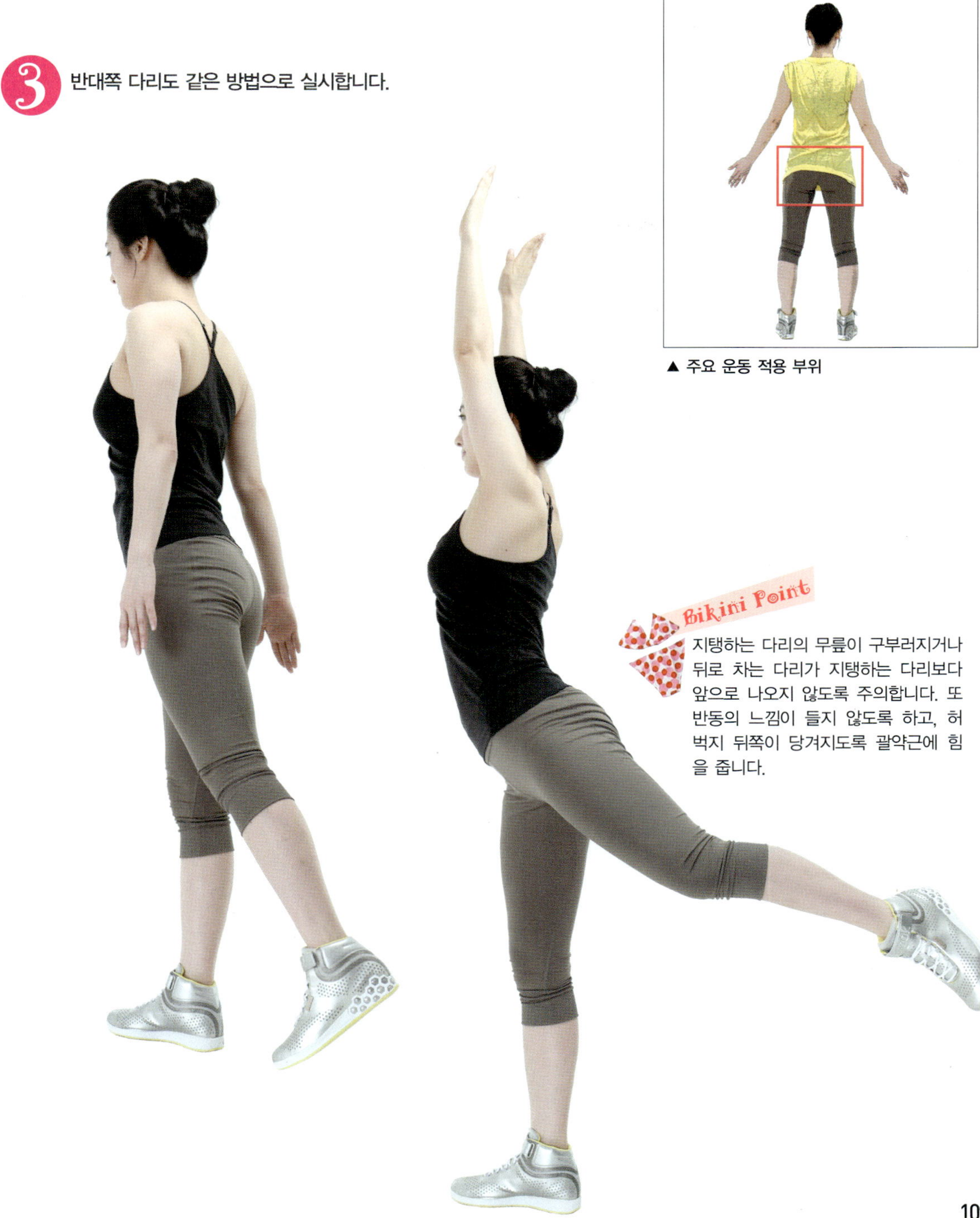

❸ 반대쪽 다리도 같은 방법으로 실시합니다.

▲ 주요 운동 적용 부위

Bikini Point

지탱하는 다리의 무릎이 구부러지거나 뒤로 차는 다리가 지탱하는 다리보다 앞으로 나오지 않도록 주의합니다. 또 반동의 느낌이 들지 않도록 하고, 허벅지 뒤쪽이 당겨지도록 괄약근에 힘을 줍니다.

옆구리와 허벅지 라인 한 방에 살리기

연예인들이 가장 선호하는 다리 운동으로 런지 동작에서 상체를 틀어 허리 라인과 탄탄한 하체를 동시에 만드는 운동입니다.

동작 포인트	런지 동작에서 양팔을 벌린 후 상체를 튼다.
횟수	오른쪽 다리, 왼쪽 다리 각 10~12회(2세트)
난이도	Nomal
운동 효과	부실한 하체를 튼튼하게 할 뿐만 아니라 상체 비만에 탁월한 효과가 있다.

1 양팔은 좌우로, 다리는 앞뒤로 벌리고 섭니다.

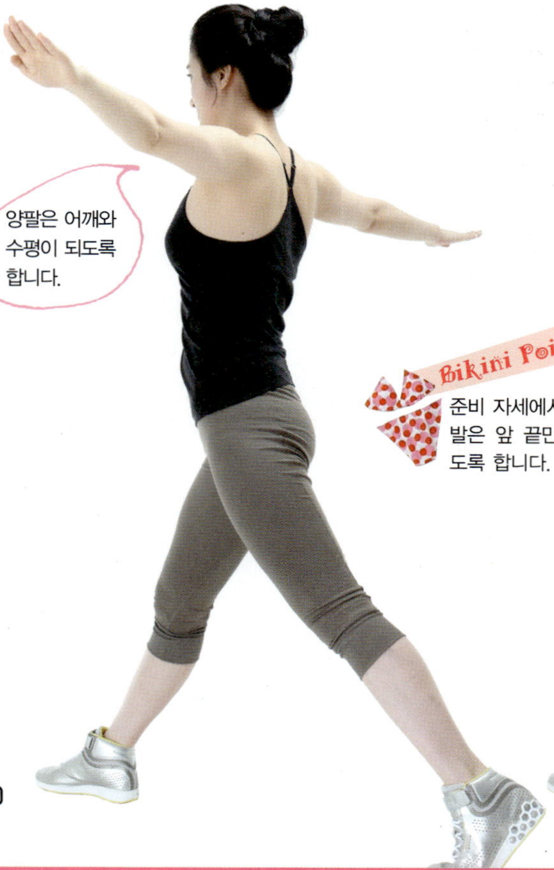

2 자세가 흐트러지지 않도록 주의하며 무릎을 굽혀 수직으로 앉습니다.

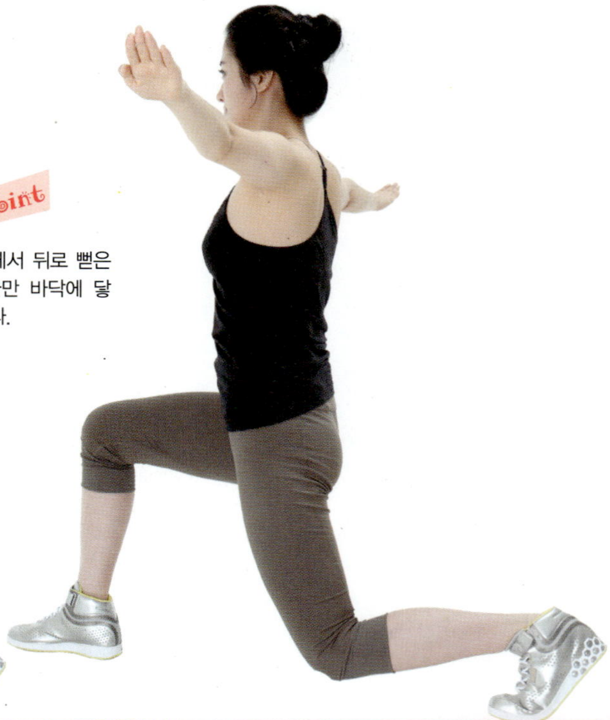

▲ 주요 운동 적용 부위

3 상체를 앞쪽 다리 방향으로 틀어줍니다.

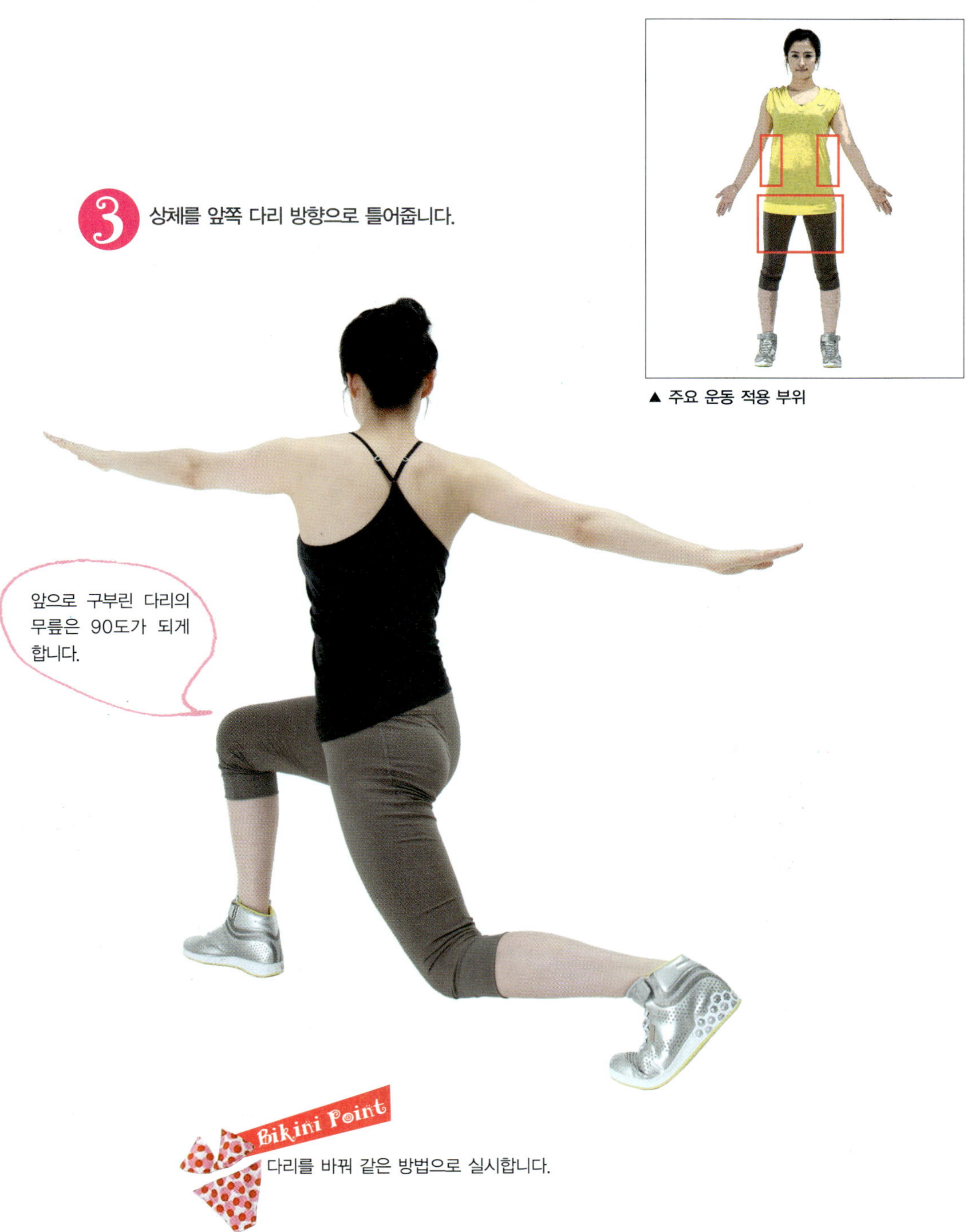

Bikini Point

다리를 바꿔 같은 방법으로 실시합니다.

전신의 밸런스 맞추기

맥박을 빠르게 올려주는 유산소 운동으로 허리와 옆구리의 탄력을 더해 주어 S라인을 돋보이게 만드는 동작입니다.

동작 포인트	양팔을 벌리고 사이드 스텝을 실시하며 상체를 틀어준다.
횟수	15~20회(오른쪽, 왼쪽 1세트가 1회)
난이도	Nomal
운동 효과	전신 비만, 상체 비만에 탁월한 효과가 있다.

1 양팔은 수평으로, 다리는 가볍게 벌리고 섭니다.

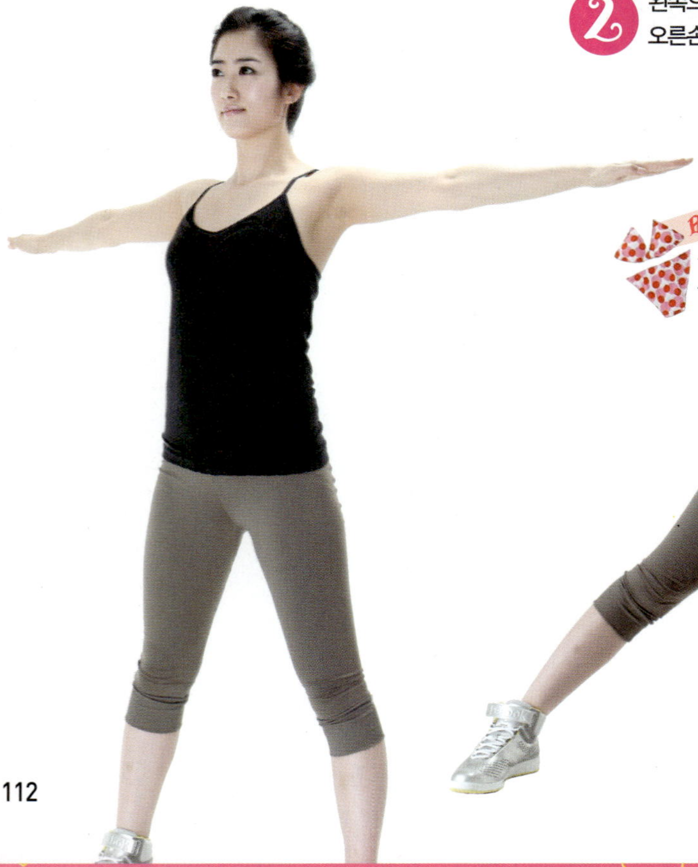

2 왼쪽으로 3박자 스텝을 밟는데, 마지막 스텝에서는 오른손을 왼발 끝에 가져다 댑니다.

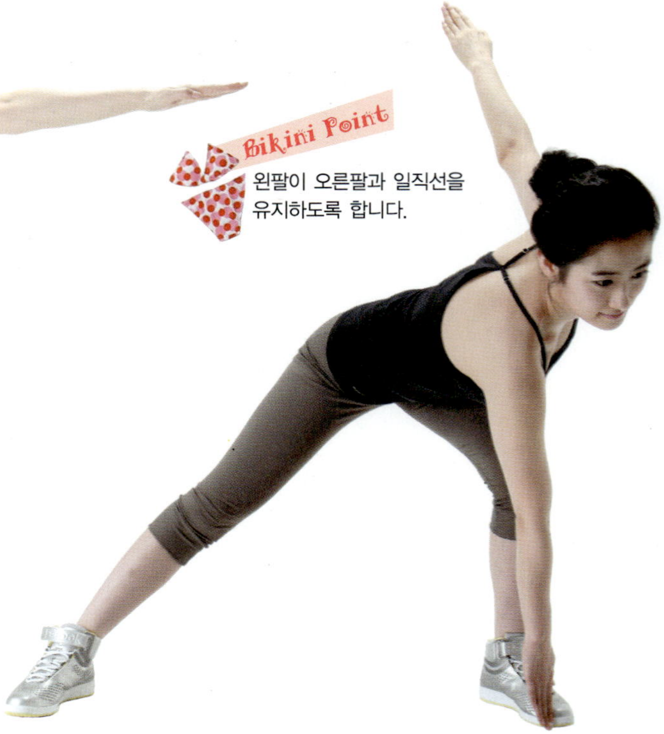

Bikini Point

왼팔이 오른팔과 일직선을 유지하도록 합니다.

3 다시 처음 자세로 돌아온 다음 오른쪽으로 3박자 스텝을 밟는데, 마지막 스텝에서는 왼손을 오른 발 끝에 가져다 댑니다.

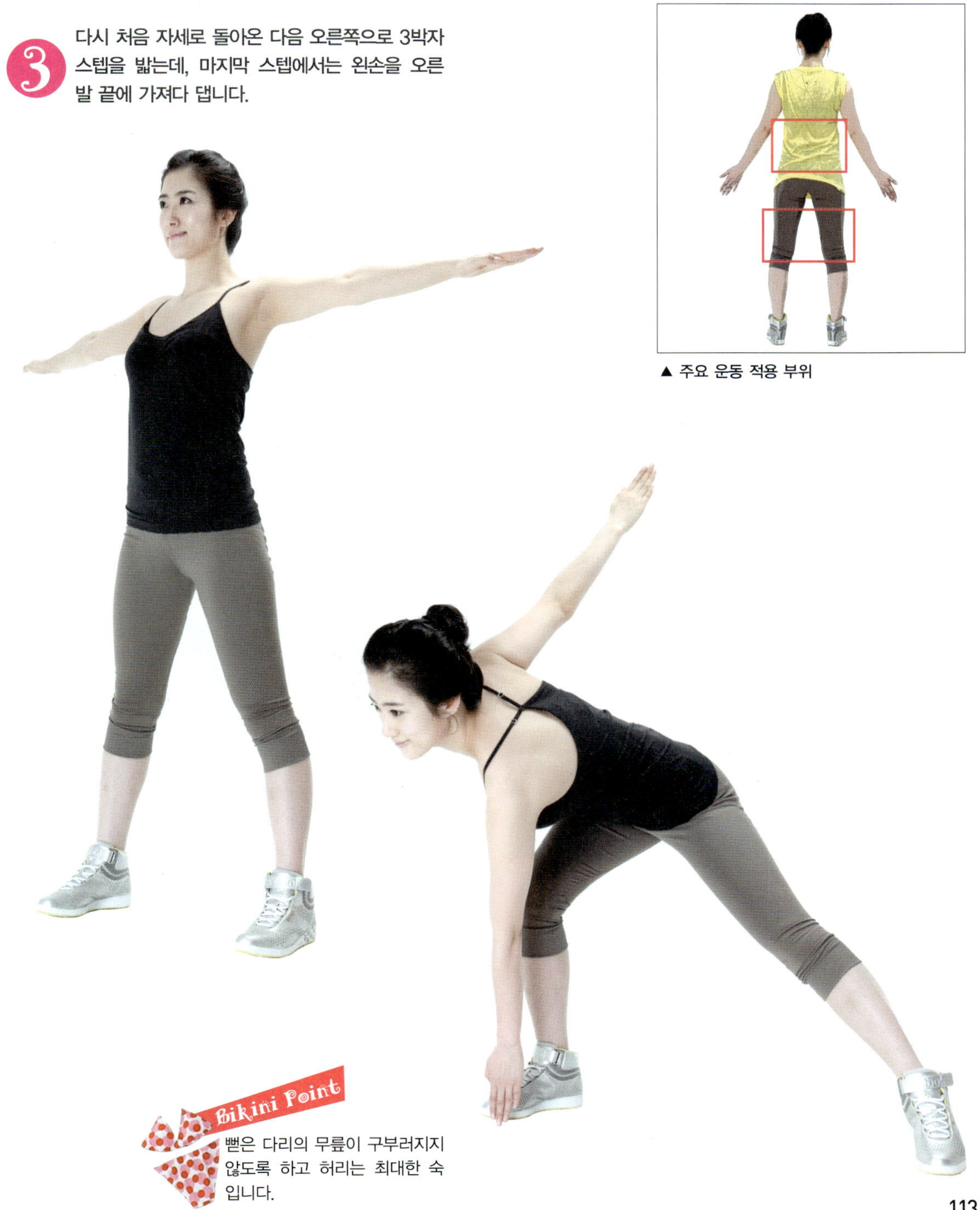

뻗은 다리의 무릎이 구부러지지 않도록 하고 허리는 최대한 숙 입니다.

113

전신의 밸런스 맞추기 2

복부와 어깨를 강화하고, 몸의 전체적인 밸런스를 맞추는 동작입니다.

동작 포인트	브리지 자세에서 발목을 앞뒤로 움직인다.
횟수	20~25회
난이도	Hard
운동 효과	마른 체형에 탁월한 효과가 있다.

1 팔굽혀펴기 자세를 취하는데, 팔과 몸은 직각이 되도록 합니다. 이때 팔은 삼각형 모양이 되도록 합니다.

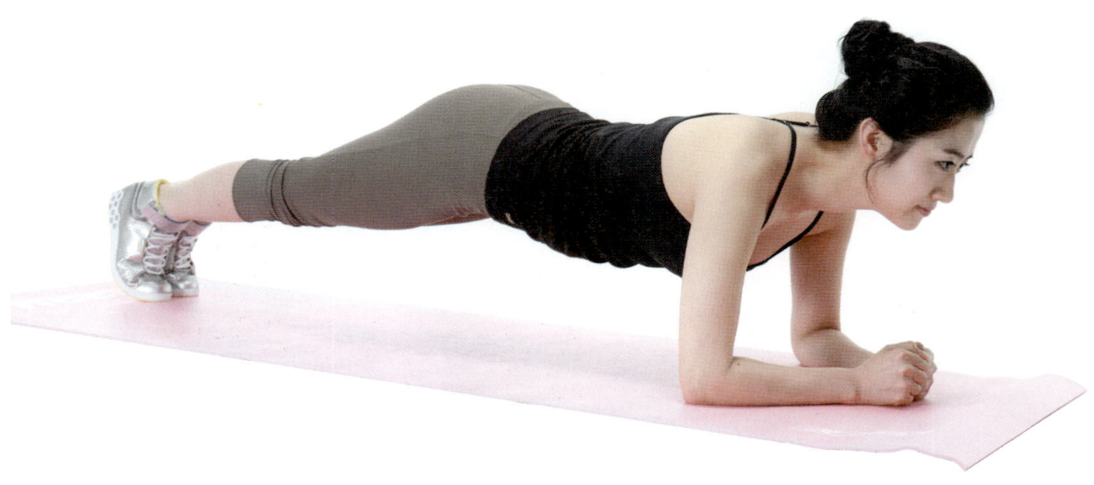

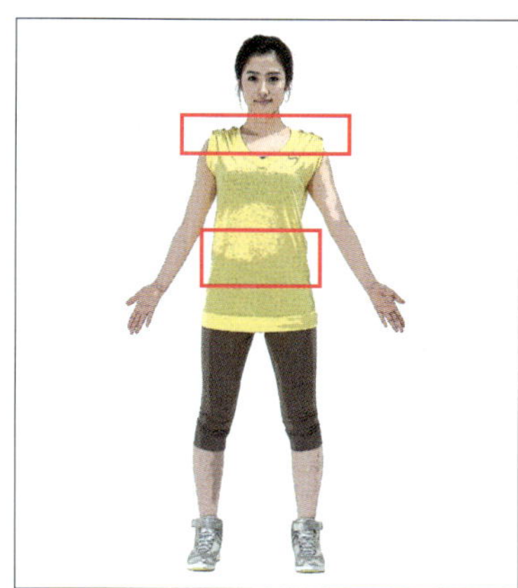
▲ 주요 운동 적용 부위

2 발목을 움직여 발끝을 몸 쪽으로 최대한 당깁니다.

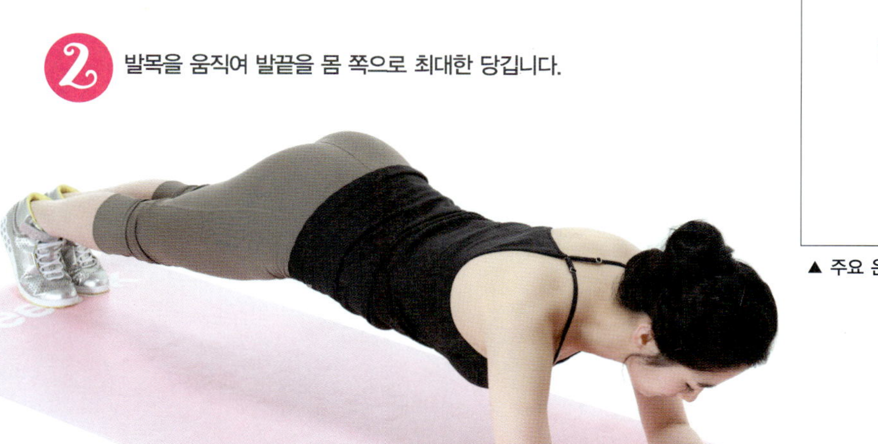

3 이번에는 발끝을 최대한 바깥쪽으로 밀어냅니다.

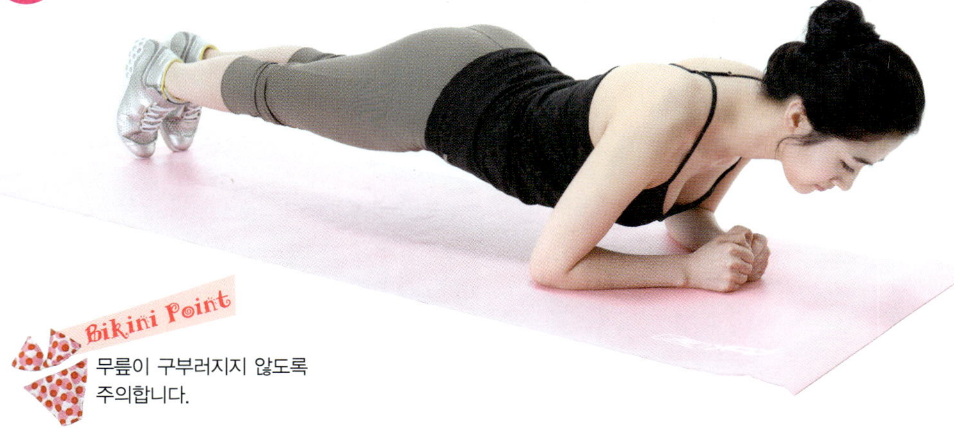

무릎이 구부러지지 않도록
주의합니다.

서킷 홈 트레이닝 2단계
5~8주 차

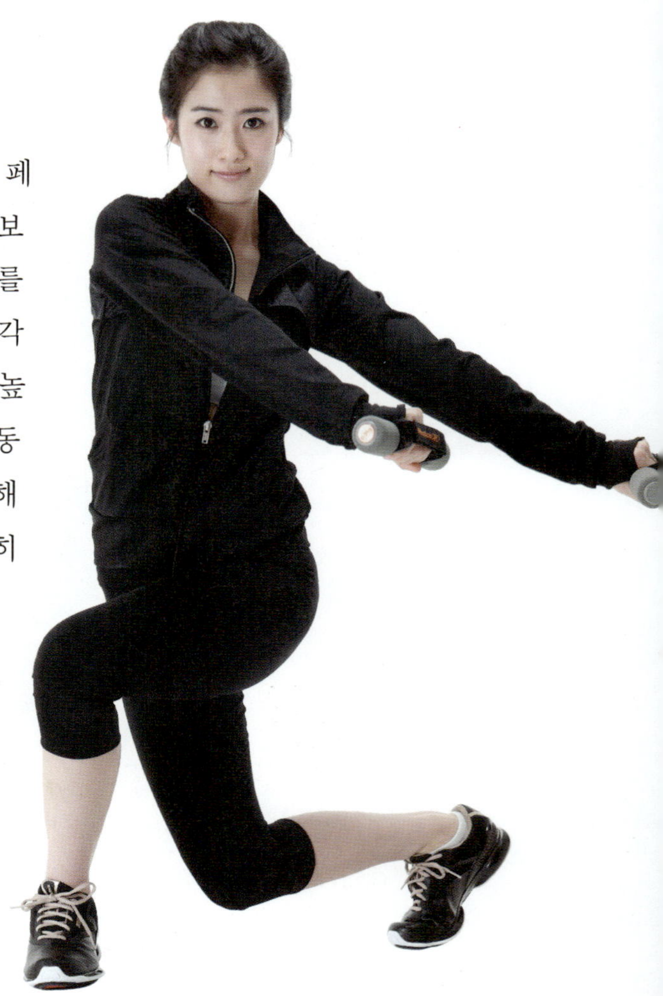

서킷 홈 트레이닝 2단계에서는 덤벨이나 물이 담긴 페트병처럼 약간 무게감 있는 물건을 이용하여 1단계보다 강도 높은 운동을 실시합니다. 작은 덤벨 하나를 들고 운동한다고 해서 얼마나 큰 효과가 있을까 생각할 수 있지만, 이것만으로도 2~3배 빠르게 근력을 높이고 칼로리를 소모할 수 있어요. 2단계 5~8주 운동 코스의 주목적은 부위별 라인을 다듬고 탄력을 더해 온몸에 건강미를 입히는 것입니다. 1단계를 충실히 따라 했다면 2단계 운동을 하는 동안 힘을 주지 않아도 저절로 힘이 들어가는 몸의 변화를 느끼게 될 거예요. 단 하루만 해도 몸이 쑤셔서 다음 날 운동을 거르게 될지도 모르니 절대 우습게 생각하면 안 됩니다.

서킷 홈 트레이닝 2단계 미리 보기

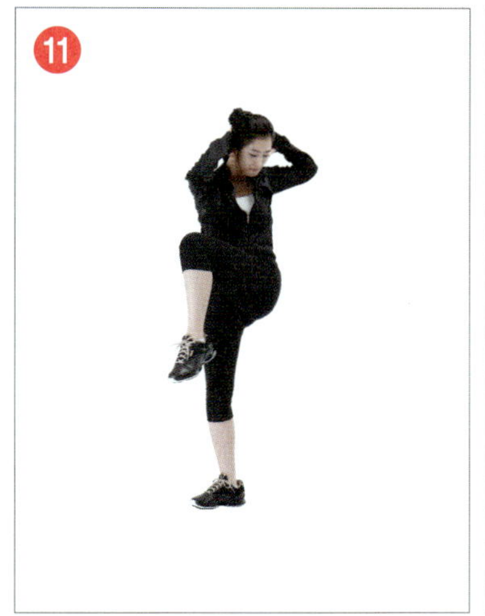

에어로빅 상체 트위스트(유산소)

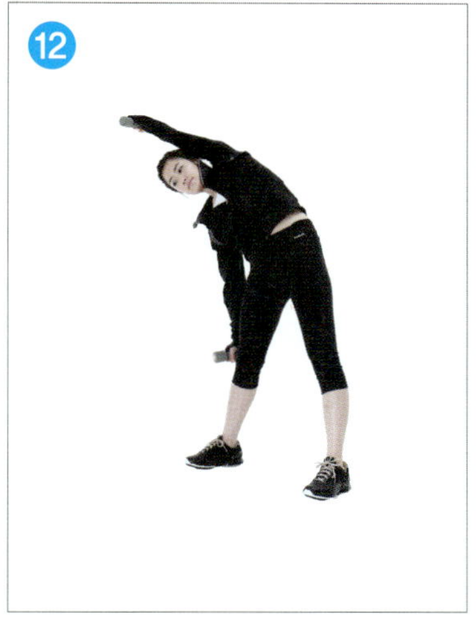

어깨와 옆구리 라인의 포인트(무산소)

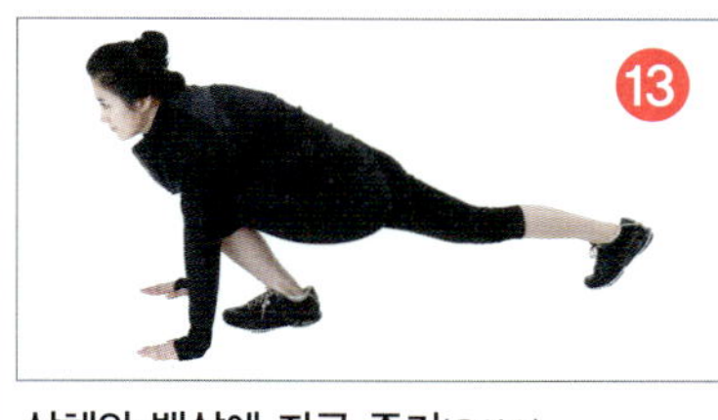

상체와 뱃살에 자극 주기(유산소)

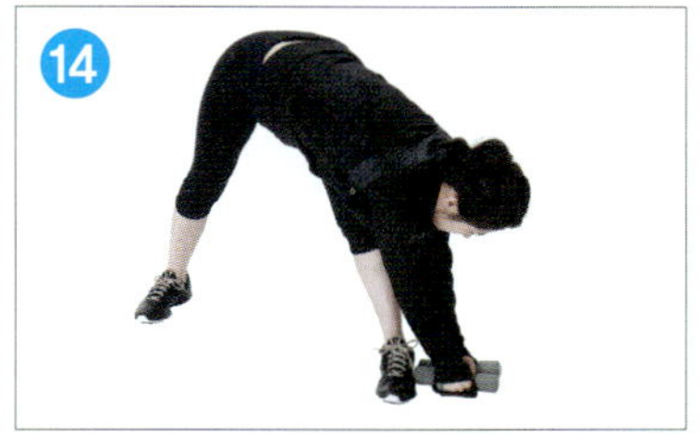

섹시한 허리와 뒤태 만들기(무산소)

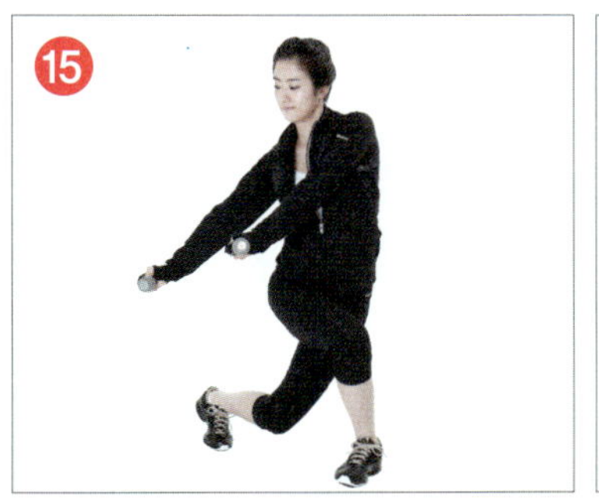

어깨 라인과 하체의 탄력 완성하기(유산소)

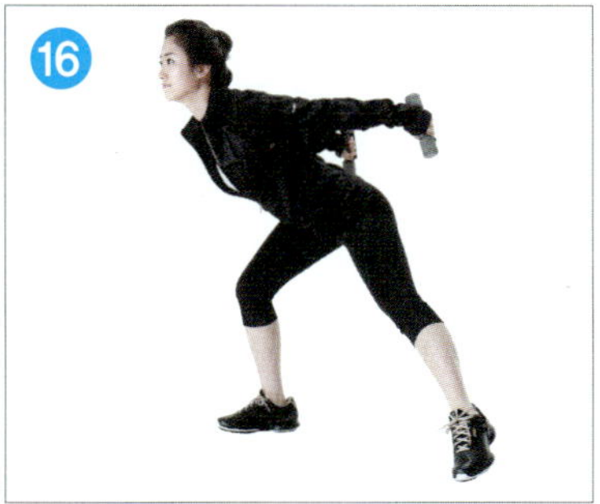

탄력 있는 팔다리 만들기(무산소)

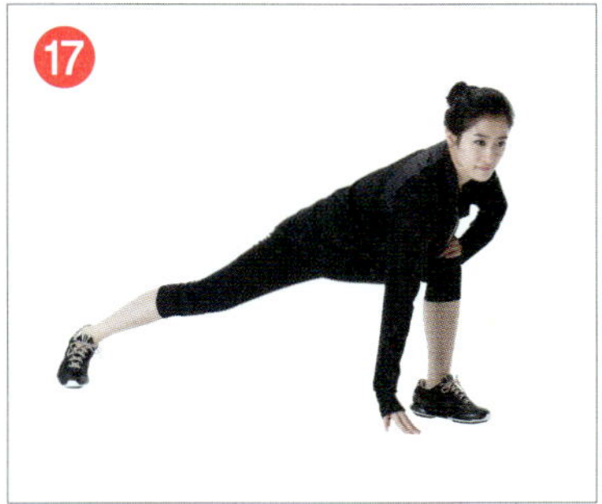

셀룰라이트 박살 내기(유산소)

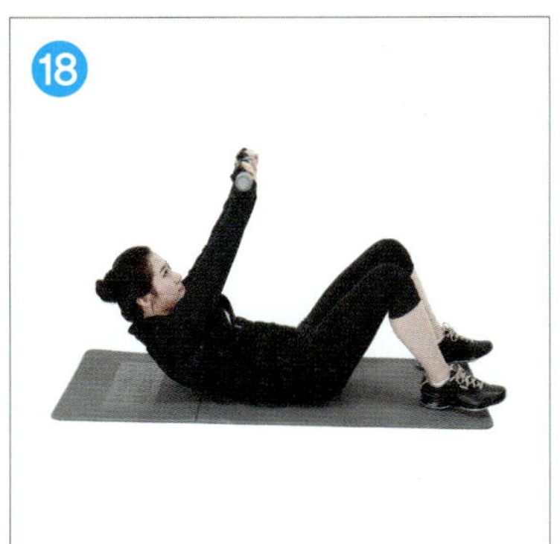

볼륨 있는 가슴, 홀쭉한 윗배 만들기(무산소)

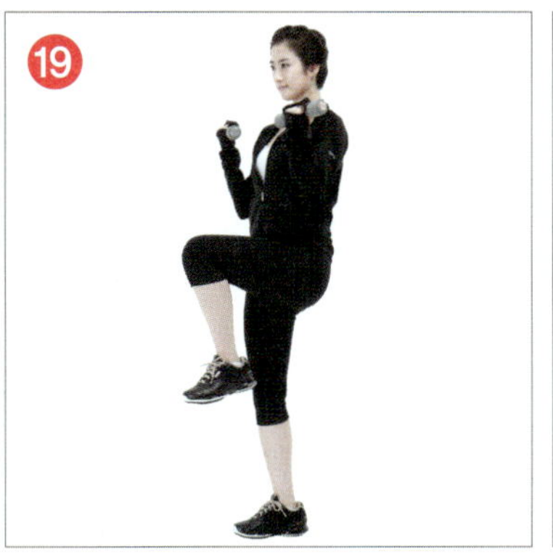

탄력 있는 팔뚝, W라인 엉덩이 완성하기(유산소)

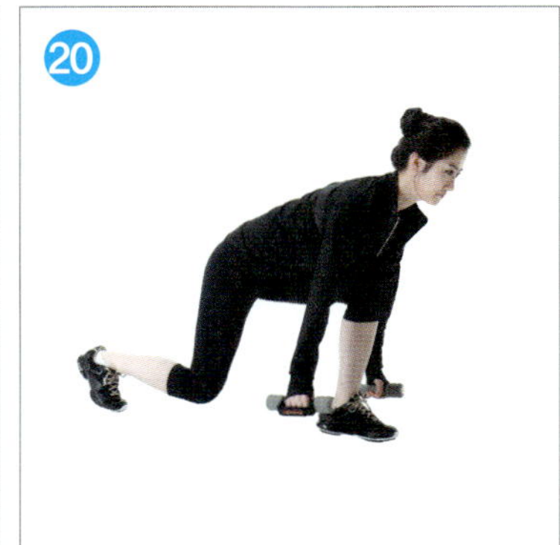

몸매의 균형 맞추기(무산소)

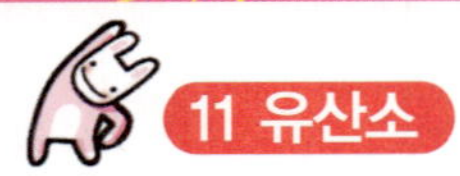

에어로빅을 응용한 상체 트위스트

무릎을 들어 하체의 근력을 키우고, 몸을 틀어 허리를 잘록하게 만듭니다. 또 다리를 바꿔 가며 들어 탄력과 민첩성을 증가시키는 유산소 운동입니다.

동작 포인트	상체를 틀며 무릎을 대각선으로 들어 올린다.
횟수	다리 들기 기준으로 8카운트가 1회(오른쪽 다리, 왼쪽 다리 각 4회)/6~8회 실시
난이도	Nomal
운동 효과	전신 비만에 탁월한 효과가 있다.

1 양손은 머리 뒤에서 깍지를 끼고, 다리는 어깨 너비보다 넓게 벌리고 섭니다.

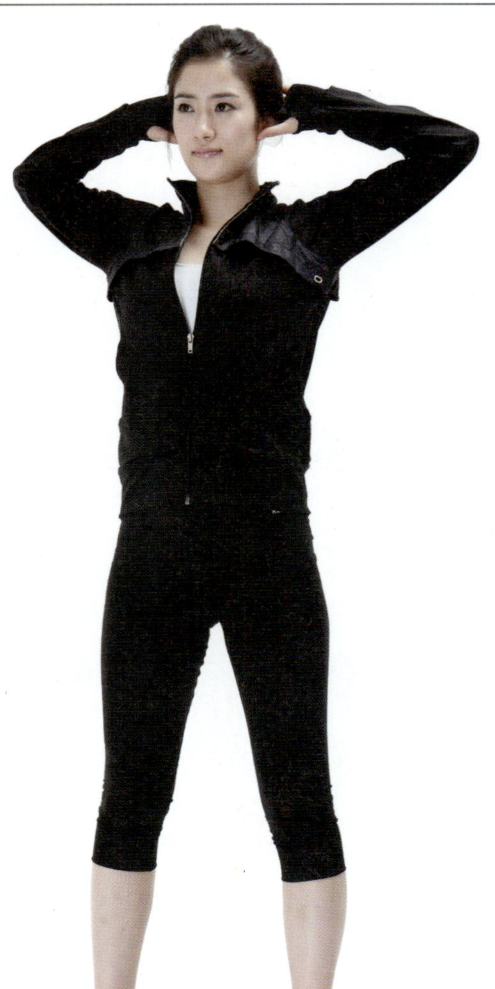

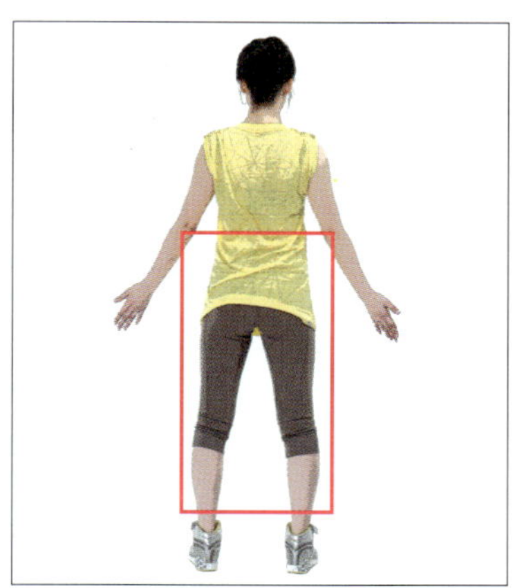

▲ 주요 운동 적용 부위

② 왼쪽 무릎을 대각선 위로 들고 상체를 대각선 아래로 숙여 오른쪽
팔꿈치와 왼쪽 무릎이 몸의 중앙에서 만나도록 합니다. 반대쪽도
같은 방법으로 실시하는데, 좌우 각각 4회 반복합니다.

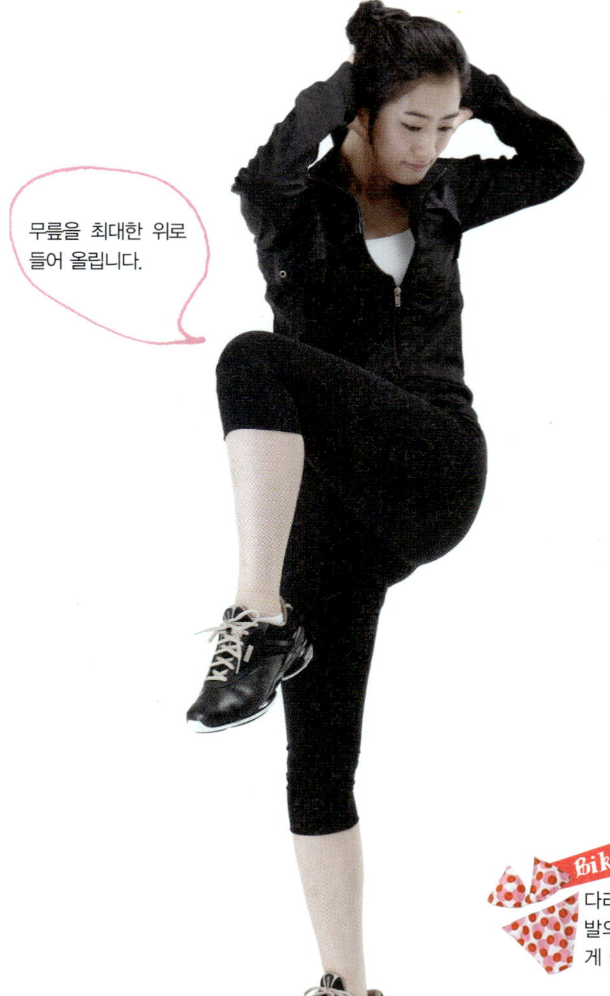

Bikini Point

다리를 위로 들어 올리는 동작을 반복할 때는
발의 앞 끝으로 바닥을 터치하듯이 찍고 가볍
게 들어 올립니다.

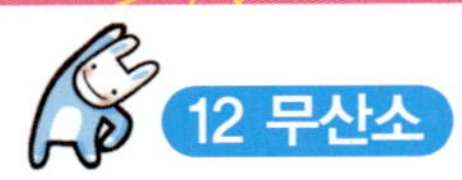

어깨와 옆구리 라인의 포인트 만들기

양손에 덤벨을 쥔 채 동작을 실시하여 어깨와 옆구리에 자극을 증대시키는 무산소 운동입니다.

동작 포인트	덤벨을 손에 쥐고 상체를 옆으로 기울인다.
횟수	12~15회(오른쪽, 왼쪽 1세트가 1회)
난이도	Nomal
운동 효과	상체 비만, 마른 체형에 탁월한 효과가 있다.

1 다리를 어깨 너비보다 넓게 벌리고 상체를 오른쪽으로 최대한 깊게 기울이는데, 덤벨을 든 오른팔은 오른쪽 다리에, 왼팔은 귀에 닿도록 뻗습니다.

2 자세를 그대로 유지한 상태에서 왼팔을 90도 구부립니다.

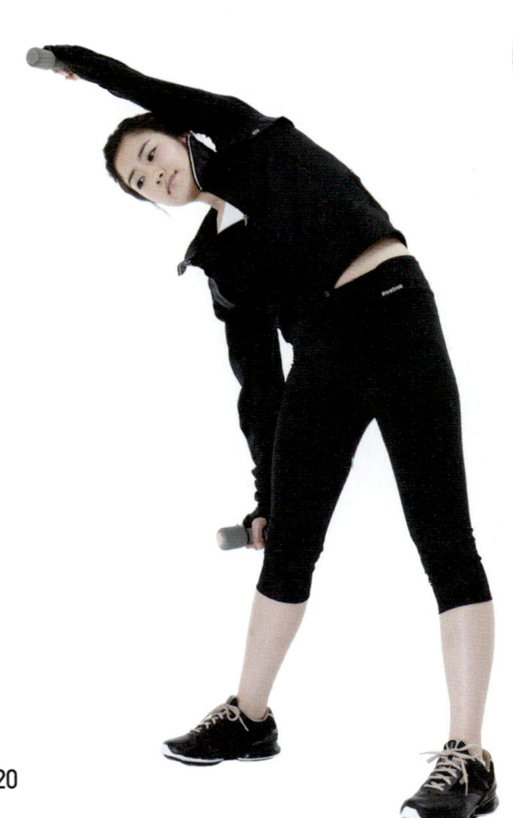

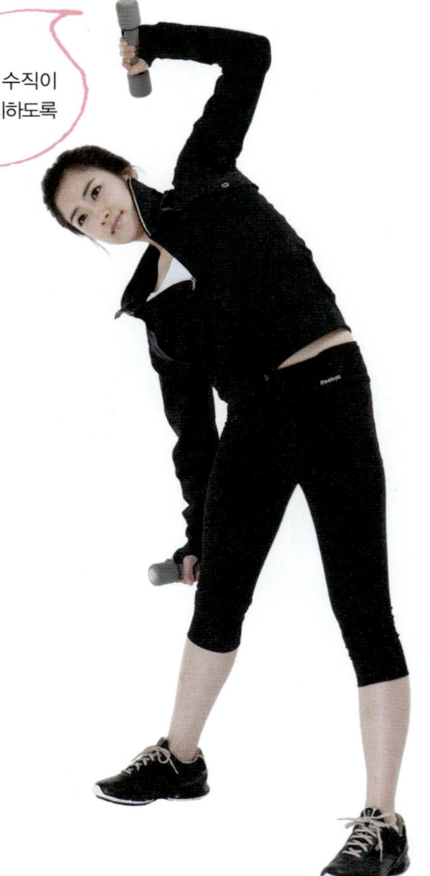

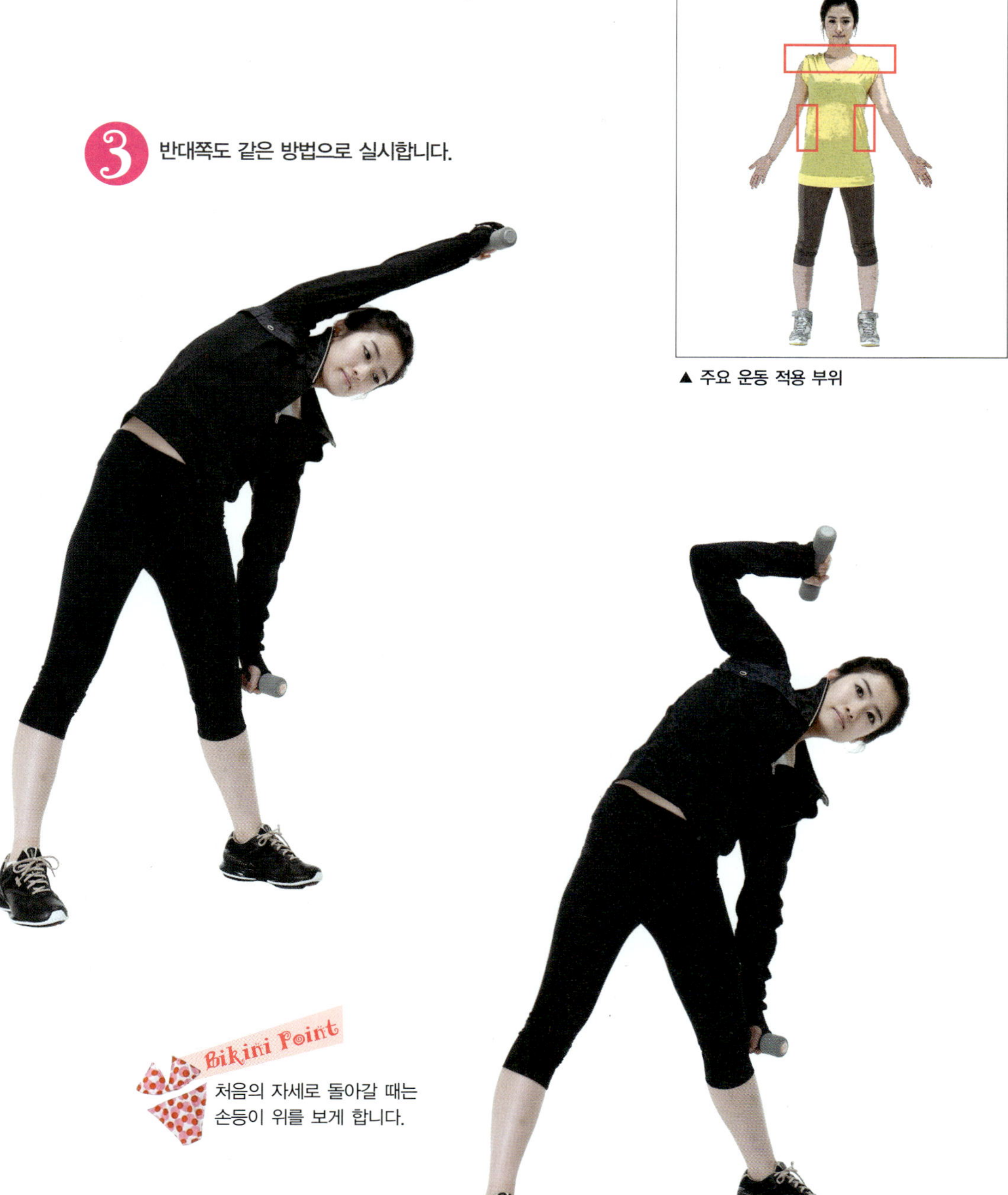

▲ 주요 운동 적용 부위

처음의 자세로 돌아갈 때는
손등이 위를 보게 합니다.

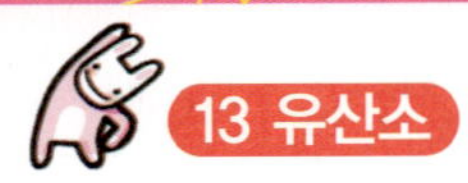

상체의 힘을 기르고 출렁거리는 뱃살에 자극 주기

어깨, 등, 복부, 하체 등 몸 전체를 사용하는 전신 운동으로 순발력을 향상시키고, 칼로리 소모가 매우 큰 유산소 운동입니다.

동작 포인트	바른 자세에서 엎드리는 동작과 엎드린 상태에서 발 바꾸기를 한다.
횟수	엎드렸다가 일어서기 6~8회/엎드린 상태에서 발 바꾸기 15~20회
난이도	Hard
운동 효과	전신 비만에 탁월한 효과가 있다.

1 바른 자세로 편하게 섭니다.

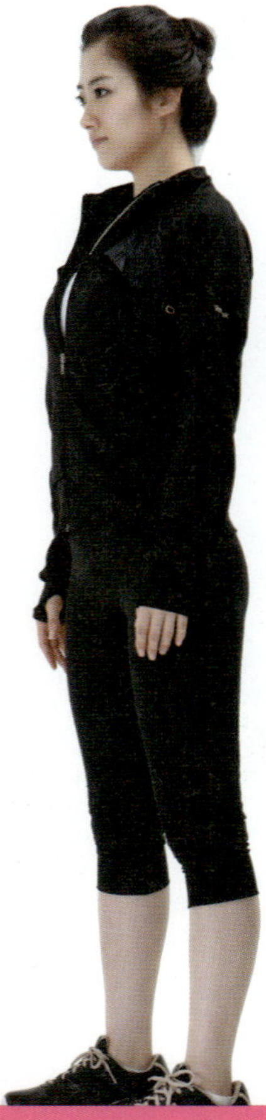

2 허리를 굽히면서 손으로 바닥을 짚고, 재빨리 두 다리를 뒤로 뻗어 팔굽혀펴기 자세를 취합니다.

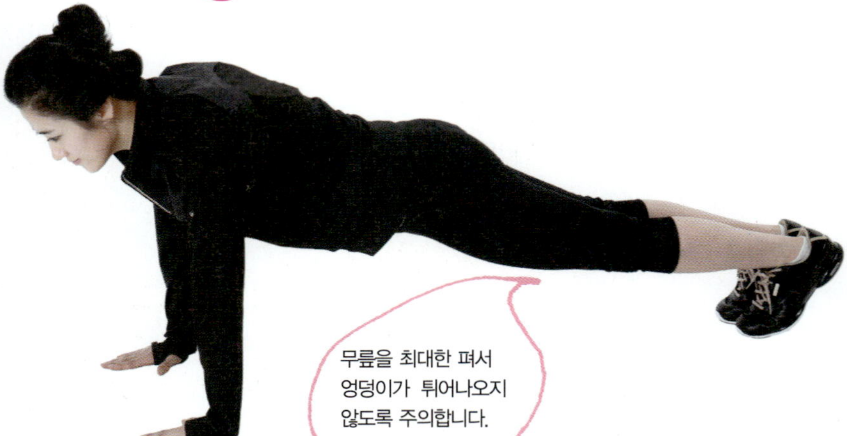

무릎을 최대한 펴서 엉덩이가 튀어나오지 않도록 주의합니다.

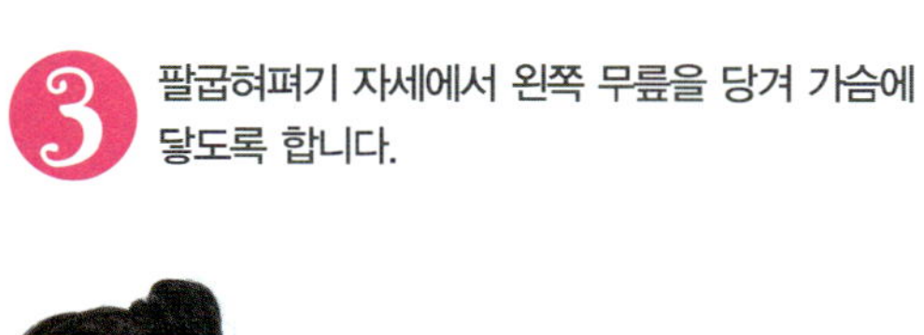

③ 팔굽혀펴기 자세에서 왼쪽 무릎을 당겨 가슴에 닿도록 합니다.

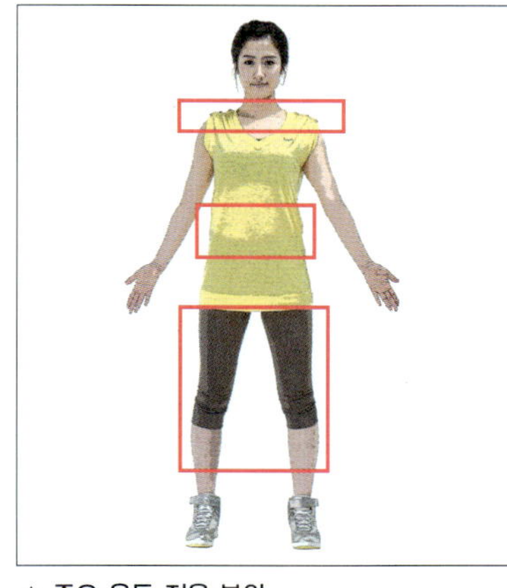

▲ 주요 운동 적용 부위

④ 살짝 점프를 하는 듯한 느낌으로 발을 바꿉니다.

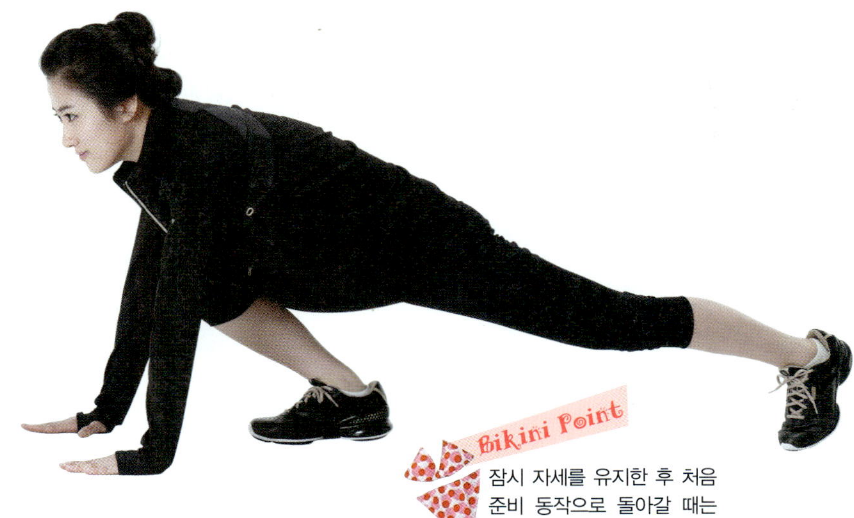

123

14 무산소

뒤태의 완성도를 높이고 개미허리 만들기

여성들이 가장 신경 쓰는 부위 중 하나가 허리 라인과 뒤태입니다. 이 부위는 그냥 가늘기만 하면 정말 볼품이 없죠. 탄탄하고 섹시한 허리와 뒤태를 만들어주는 운동입니다.

동작 포인트	양손으로 덤벨을 쥐고 상체를 옆으로 기울인다.
횟수	8~12회(오른쪽, 왼쪽 1세트가 1회)
난이도	Hard
운동 효과	상체 비만에 탁월한 효과가 있다.

1 다리를 어깨 너비보다 넓게 벌리고, 양팔은 덤벨을 쥔 채 위로 들어 귀 옆에 붙입니다. 그런 다음 상체를 오른쪽으로 비스듬히 틀어 줍니다.

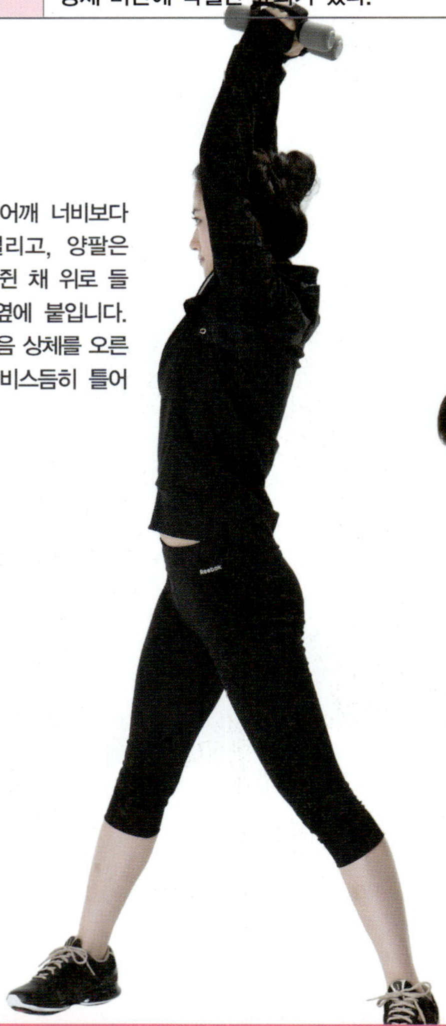

2 오른발을 손으로 잡을 수 있을 정도로 상체를 최대한 굽힙니다.

Bikini Point

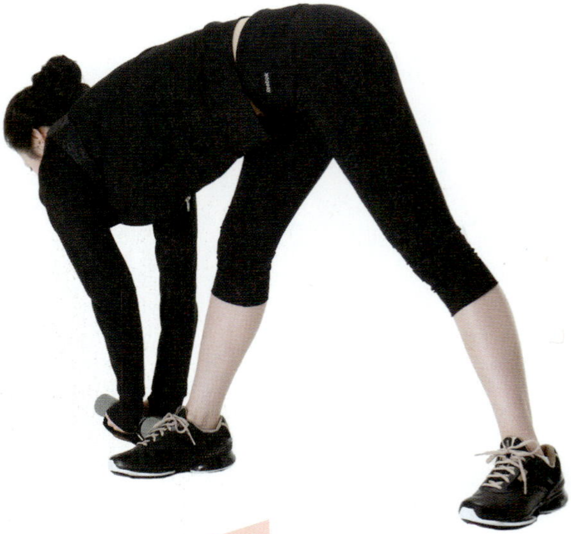

팔이 먼저 내려가면 안 되고 손, 머리, 허리를 일직선으로 유지한 채 숙이도록 합니다.

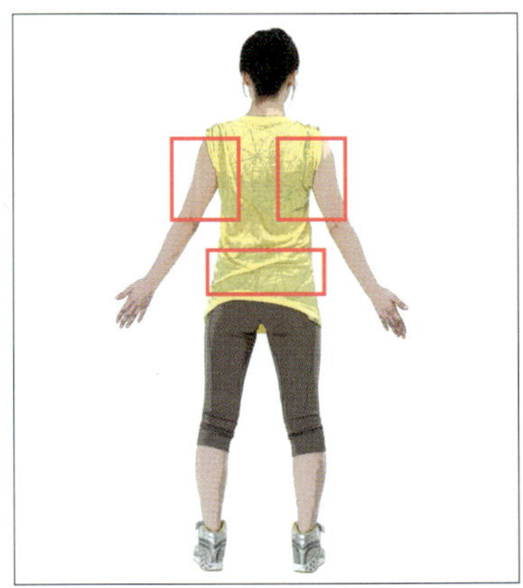

▲ 주요 운동 적용 부위

③ 자세를 흐트러뜨리지 않고 처음의
준비 동작으로 돌아갑니다.

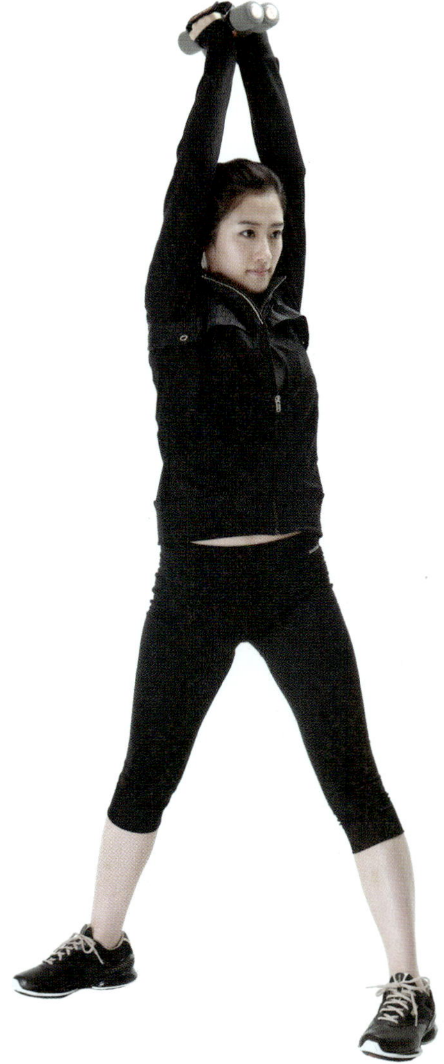

④ 왼쪽도 같은 방법으로 실시합니다.

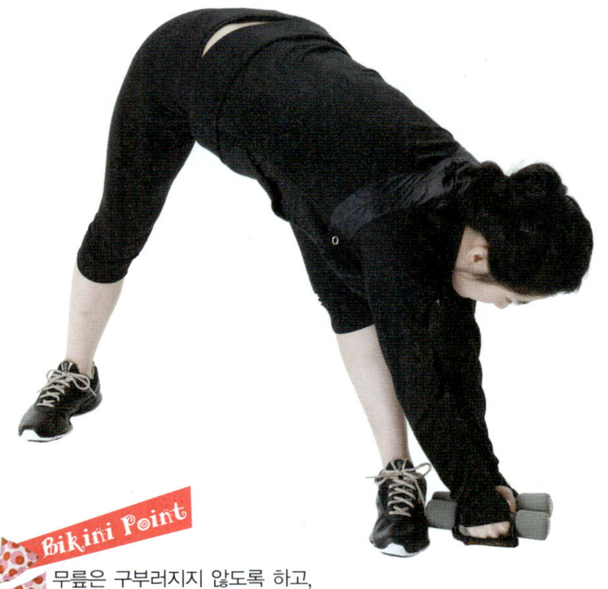

무릎은 구부러지지 않도록 하고,
상체는 최대한 숙여 배꼽이 다
리에 닿도록 합니다.

15 유산소

옷맵시를 살려주는 어깨 라인, 하체의 탄력 완성하기

어깨, 허리, 다리의 자극에 탁월한 효과가 있는 유산소 운동입니다.

동작 포인트	양손에 덤벨을 들고 팔을 돌리며 스텝 사이드 런지를 실시한다.
횟수	10~15회(오른쪽, 왼쪽 1세트가 1회)
난이도	Nomal
운동 효과	하체 비만, 상체 비만에 탁월한 효과가 있다.

1 두 손에 덤벨을 들고 양팔이 왼쪽을 향하게 섭니다.

2 오른쪽 다리를 옆으로 넓게 벌리며 양팔은 오른쪽으로 원을 그리듯이 한 바퀴 반 돌립니다. 마지막 반 바퀴째 팔을 돌릴 때는 왼쪽 다리를 오른쪽 뒤로 이동하며 가볍게 앉습니다.

오른팔은 팔꿈치를 90도 구부립니다.

Bikini Point

1kg 무게의 덤벨을 들고 실시합니다.

Bikini Point

상체를 최대한 회전하며 무릎은 90도가 되도록 깊게 앉습니다.

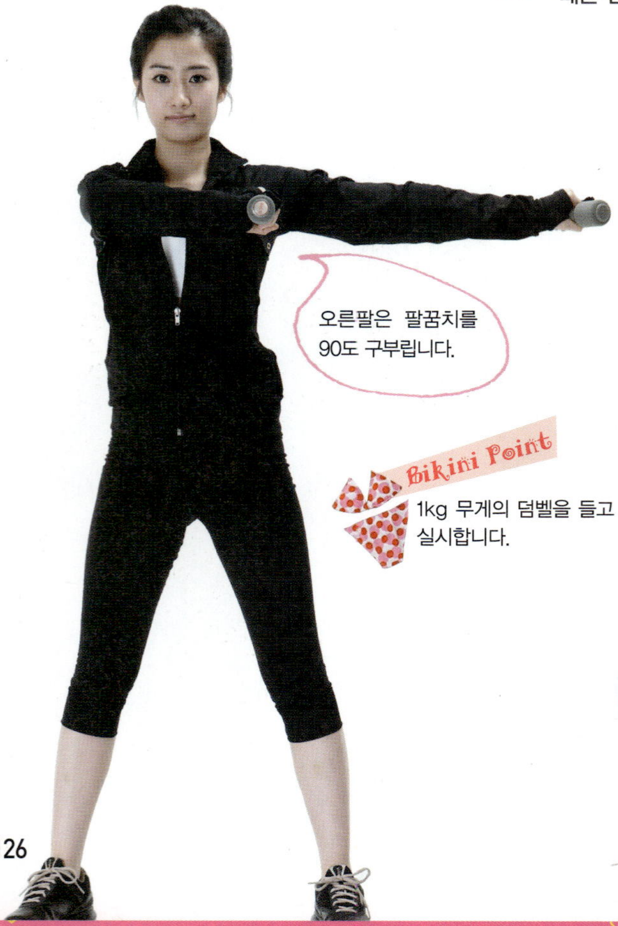

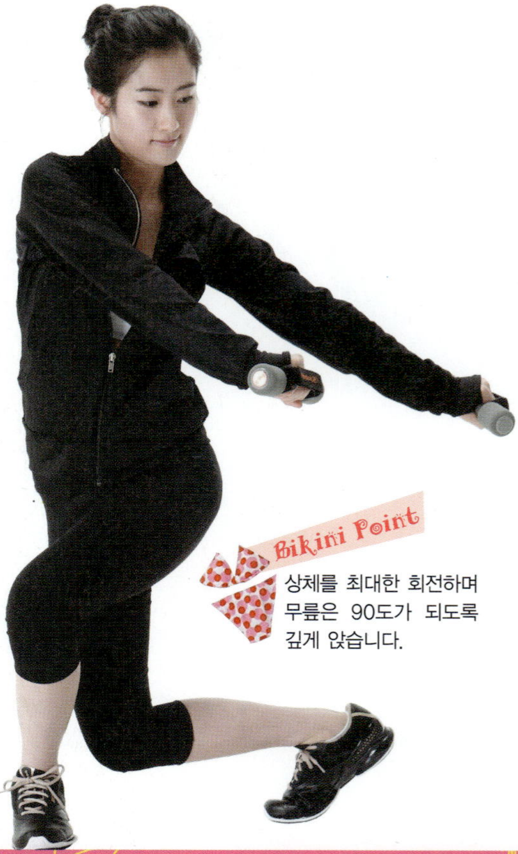

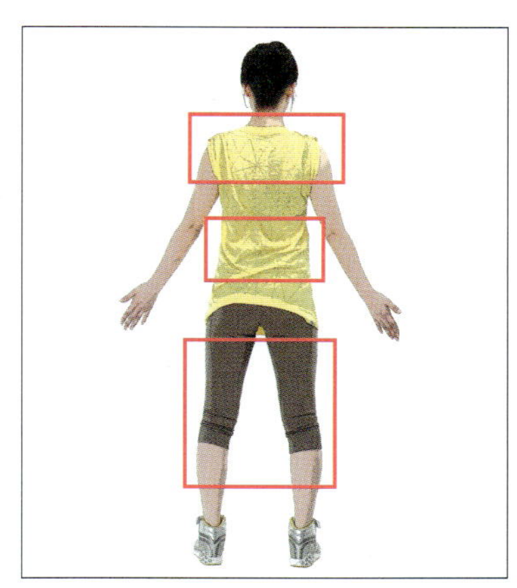

▲ 주요 운동 적용 부위

3 반대쪽도 같은 방법으로 실시합니다.

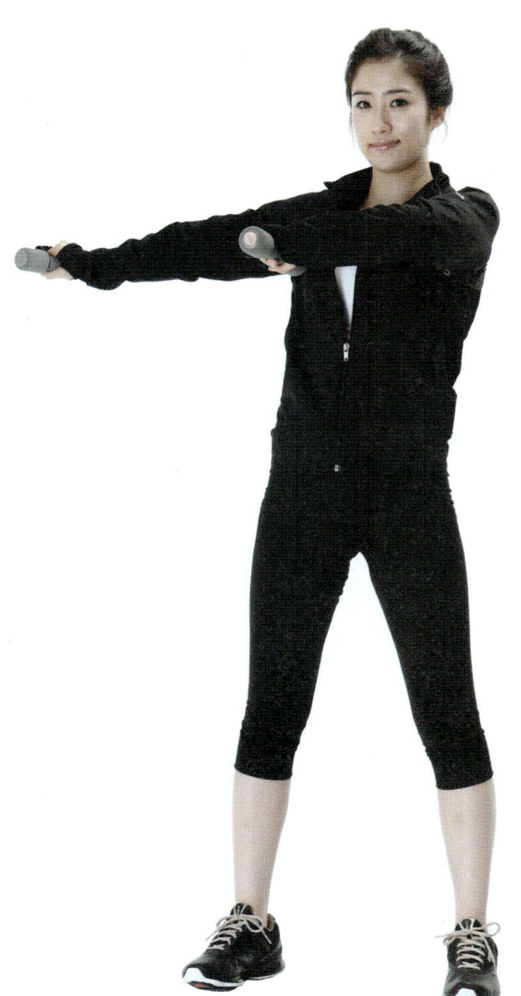

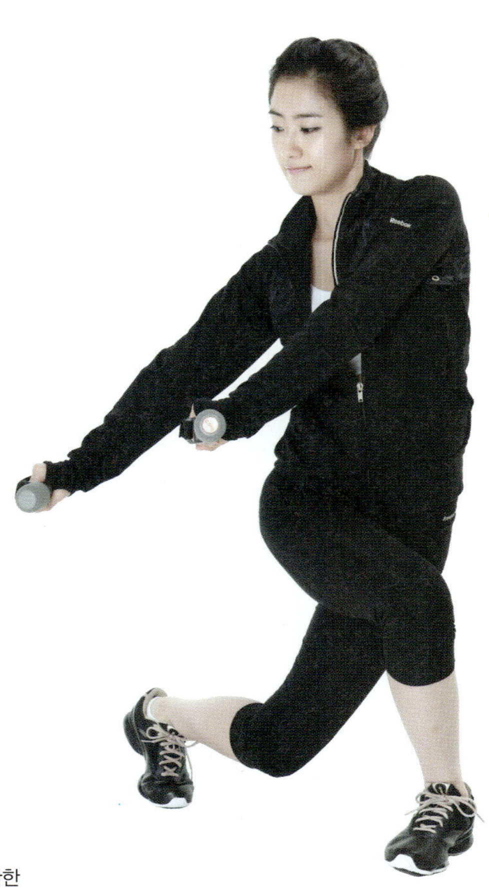

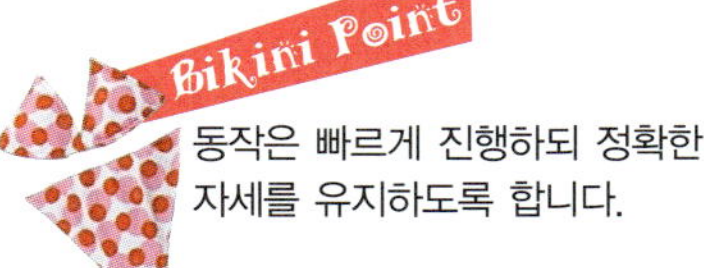

동작은 빠르게 진행하되 정확한
자세를 유지하도록 합니다.

늑대들의 시선을 모으는 가늘고 탄력 있는 팔 다리 만들기

다리와 펄럭거리는 팔의 뒤쪽 살을 탄탄하게 만들어주는 데 효과적인 무산소 운동입니다.

동작 포인트	스케이트를 타듯이 다리는 옆으로, 덤벨을 든 양팔은 뒤로 뻗는다.
횟수	12~15회(오른쪽, 왼쪽 1세트가 1회)
난이도	Nomal
운동 효과	하체 비만, 상체 부실에 탁월한 효과가 있다.

1 다리는 어깨 너비로 벌리고 엉덩이는 뒤로 쭉 빼며 상체를 가볍게 앞으로 숙입니다. 이때 양쪽 팔꿈치는 최대한 위로 당기고, 무릎을 살짝 굽힙니다.

2 오른쪽 다리는 옆으로, 두 팔은 뒤로 쭉 뻗습니다.

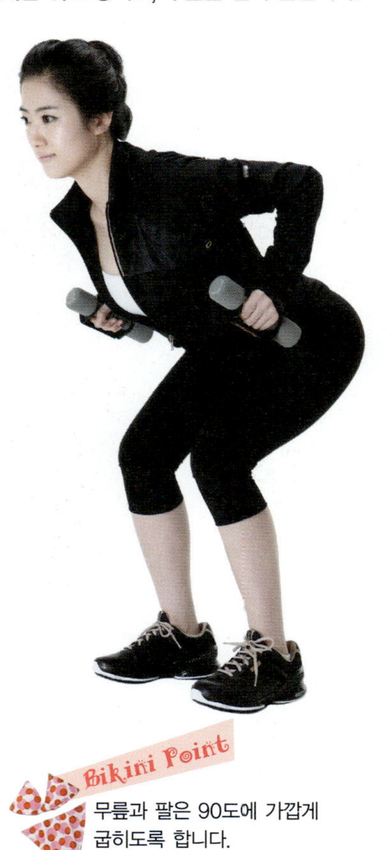

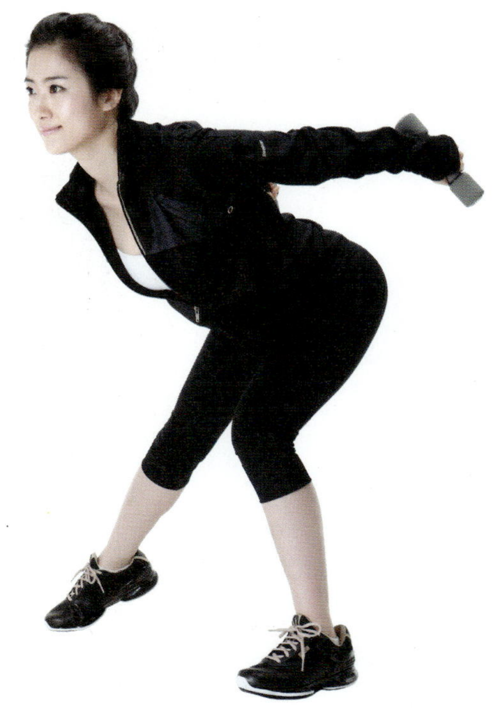

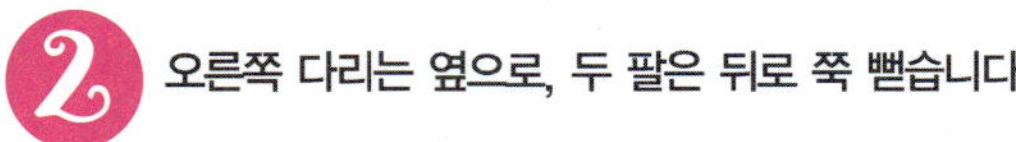

무릎과 팔은 90도에 가깝게 굽히도록 합니다.

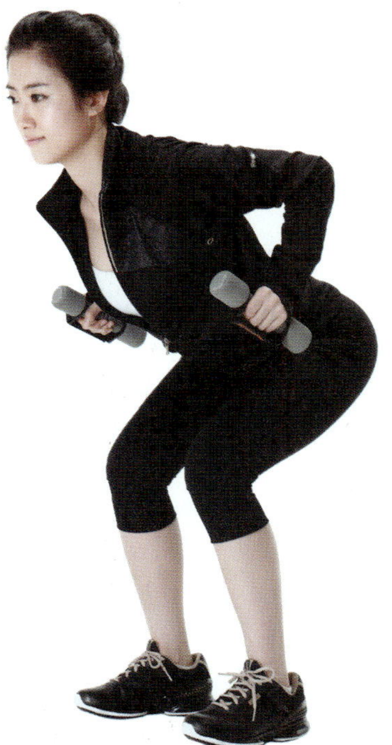

③ 다시 처음 자세로 돌아옵니다.

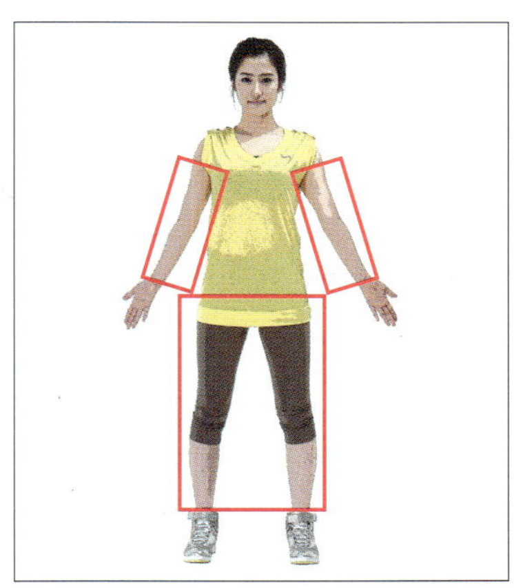

▲ 주요 운동 적용 부위

④ 이번에는 왼쪽 다리도 같은 방법으로
실시합니다.

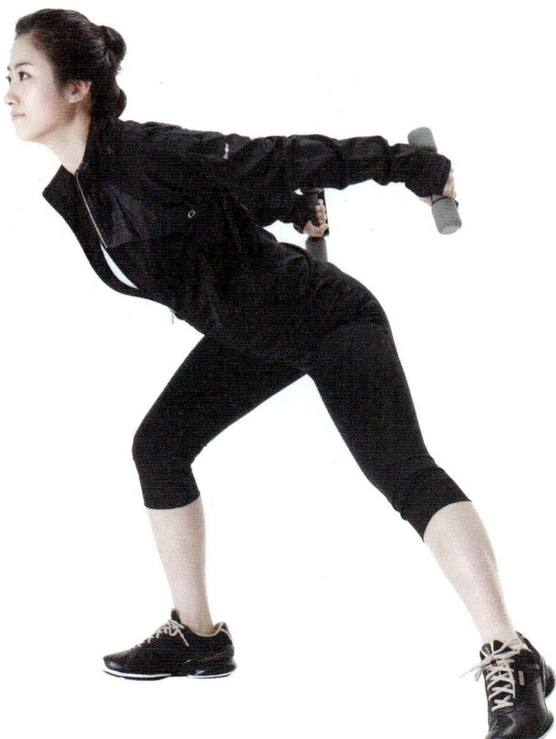

Bikini Point

팔을 구부리거나 펼 때 반동이 없도록
하고, 팔꿈치가 위아래로 움직이지 않
도록 고정합니다.

온몸 곳곳에 숨겨진 셀룰라이트 박살내기

일어섰다가 엎드리기를 반복하기 때문에 많은 호흡이 필요하며, 다리와 엉덩이에 근력 운동의 효과가 큽니다.

동작 포인트	무릎을 번갈아 가며 들고, 엎드려서 옆이나 아래로 다리를 쭉 뻗는다.
횟수	8단계 동작이 1회(8~12회 반복)
난이도	Hard
운동 효과	전신 비만, 하체 비만에 탁월한 효과가 있다.

1 오른쪽과 왼쪽 무릎을 번갈아 가며 가슴까지 들어 올립니다.

2 왼손으로 바닥을 짚으며 왼쪽 다리를 뒤로 쭉 뻗습니다. 이때 오른손은 오른쪽 무릎 위에 올리고, 상체는 앞으로 숙입니다.

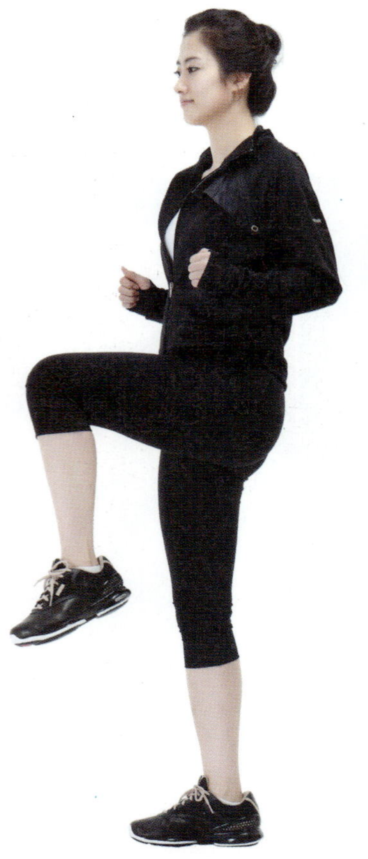

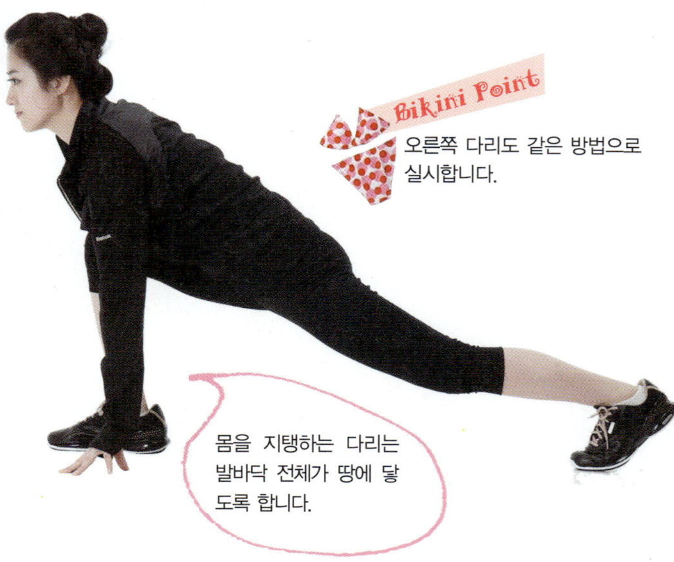

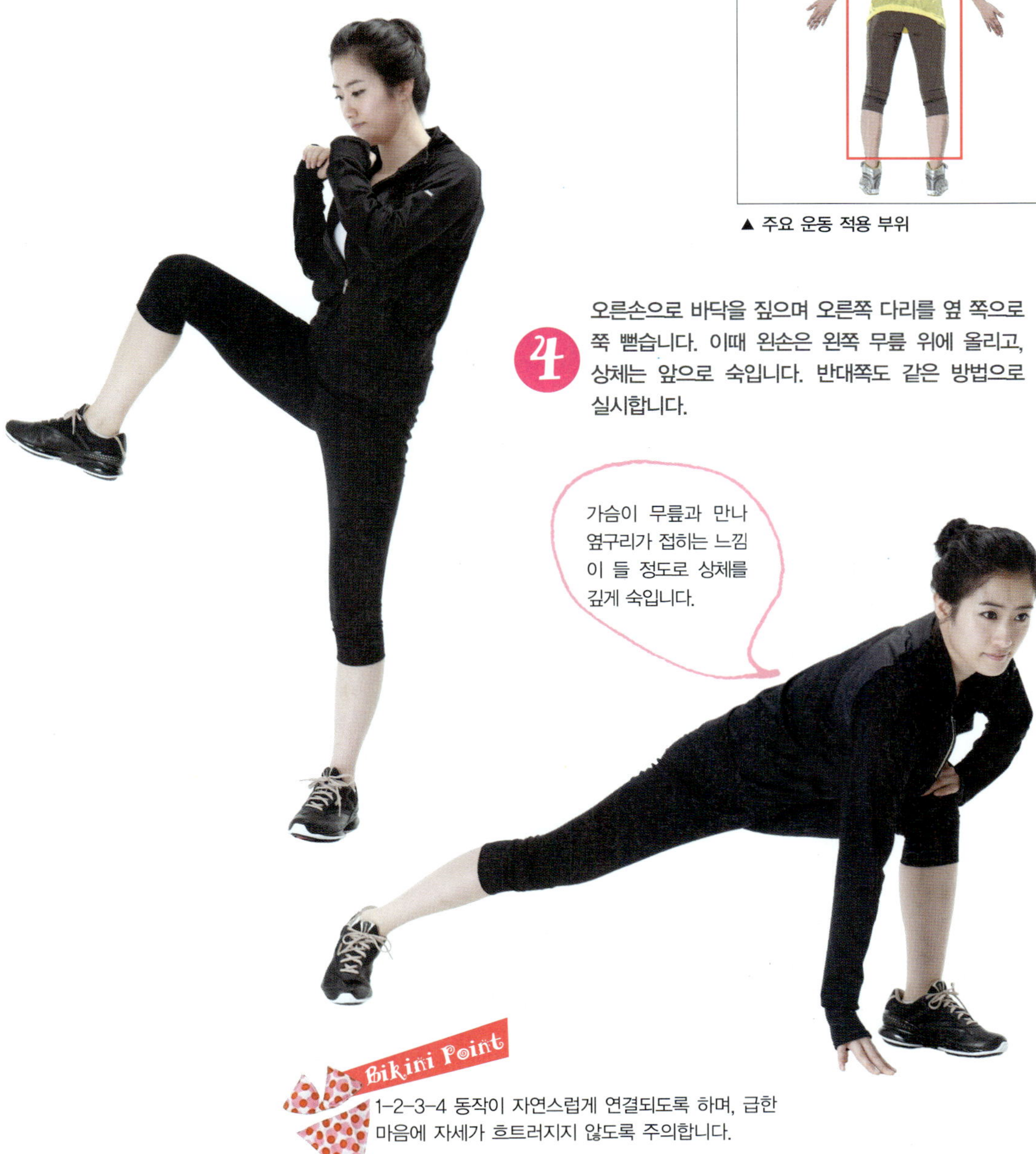

3 다시 바르게 선 상태에서 오른쪽과 왼쪽 무릎을 옆으로
틀어 번갈아 가며 가슴 높이까지 들어 올립니다.

▲ 주요 운동 적용 부위

4 오른손으로 바닥을 짚으며 오른쪽 다리를 옆 쪽으로
쭉 뻗습니다. 이때 왼손은 왼쪽 무릎 위에 올리고,
상체는 앞으로 숙입니다. 반대쪽도 같은 방법으로
실시합니다.

1-2-3-4 동작이 자연스럽게 연결되도록 하며, 급한
마음에 자세가 흐트러지지 않도록 주의합니다.

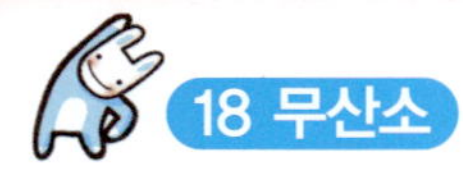

가슴에 볼륨을 더하고 윗배를 홀쭉하게 만들기

중량을 더해 탄력 있는 가슴을 만들고, 복부의 강도를 높이는 무산소 운동입니다.

동작 포인트	등을 대고 누운 상태에서 덤벨을 이용하여 운동한다.
횟수	15~20회
난이도	Nomal
운동 효과	상체 비만에 탁월한 효과가 있다.

1 등을 대고 누운 상태에서 무릎은 세우고, 덤벨을
쥔 양팔은 90도가 되도록 구부립니다.

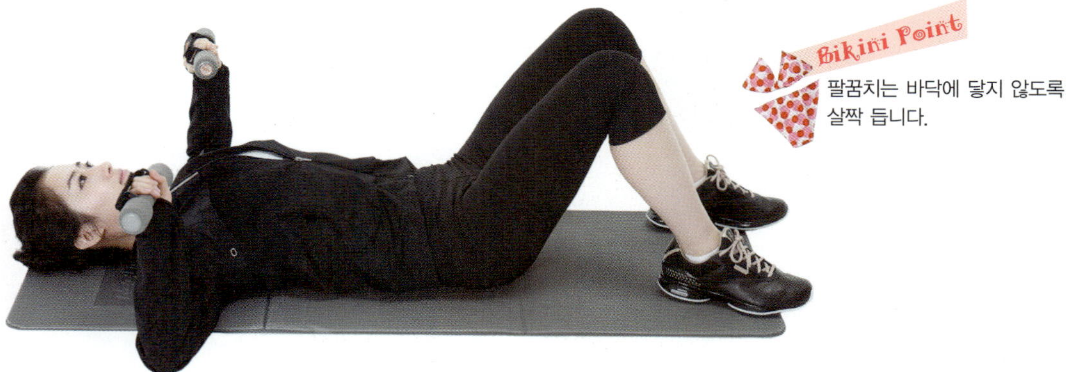

2 두 손이 가슴 가운데서 만나도록 쭉 폅니다.

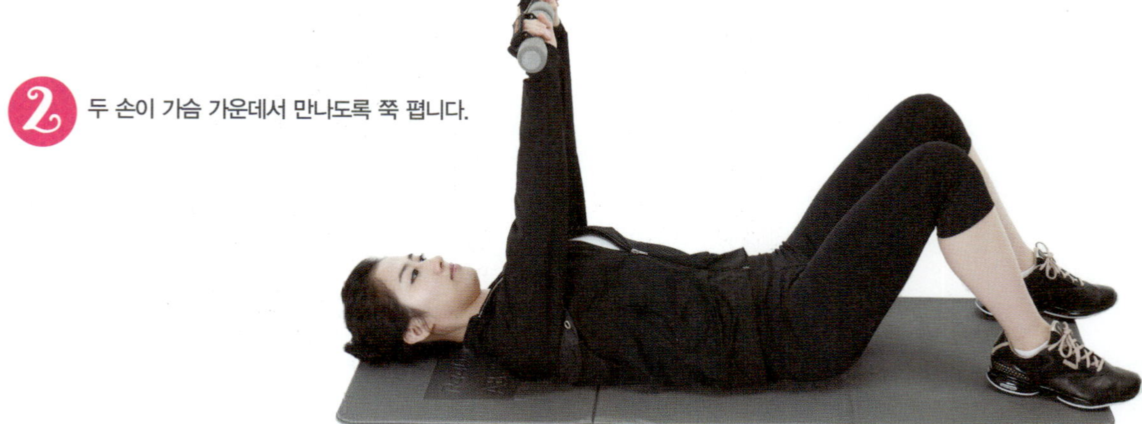

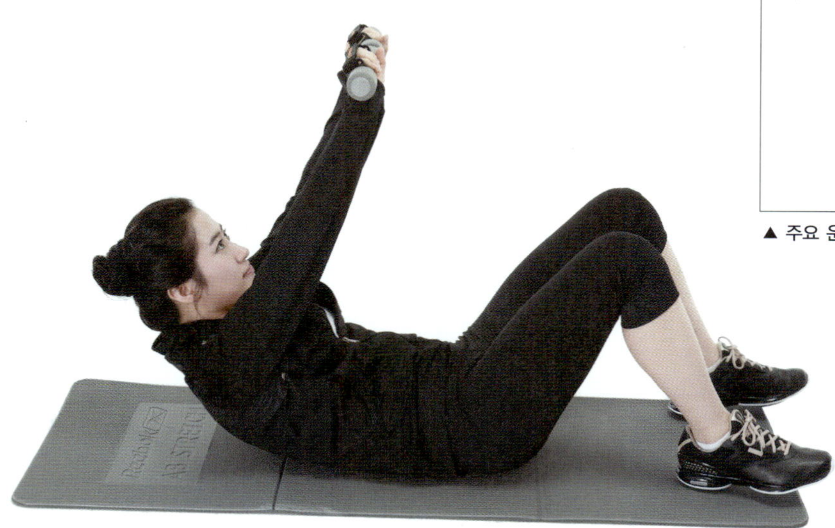

3 팔을 편 상태에서 복부에 힘을 주며 상체를
일으킵니다.

▲ 주요 운동 적용 부위

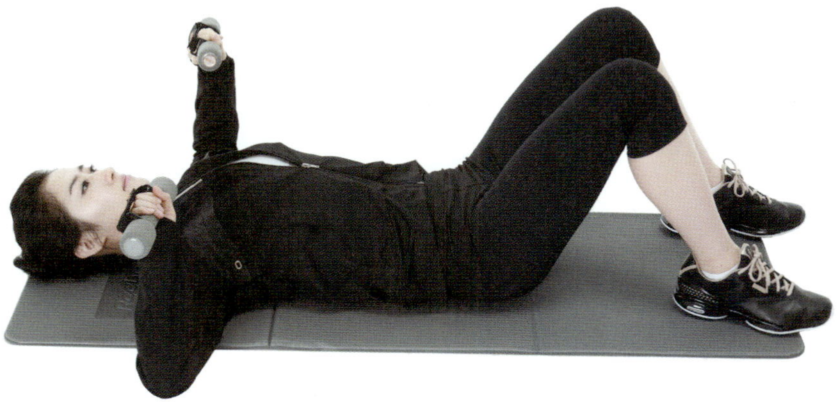

4 다시 처음의 자세로 돌아갑니다.

팔뚝에 탄력을 주고 W라인 엉덩이 완성하기

슬림하면서 탄력이 넘치는 팔뚝 만들기, 그리고 엉덩이 라인을 완성하는 유산소 운동입니다.

동작 포인트	무릎과 팔을 동시에 구부린다.
횟수	15~20회(오른쪽, 왼쪽 1세트가 1회)
난이도	Nomal
운동 효과	하체 비만, 상체 비만에 탁월한 효과가 있다.

1 바르게 서서 양손에 덤벨을 들고 팔꿈치를 가볍게 구부립니다. 이때 손바닥은 정면을 보게 하고, 팔이 몸에 닿지 않도록 합니다.

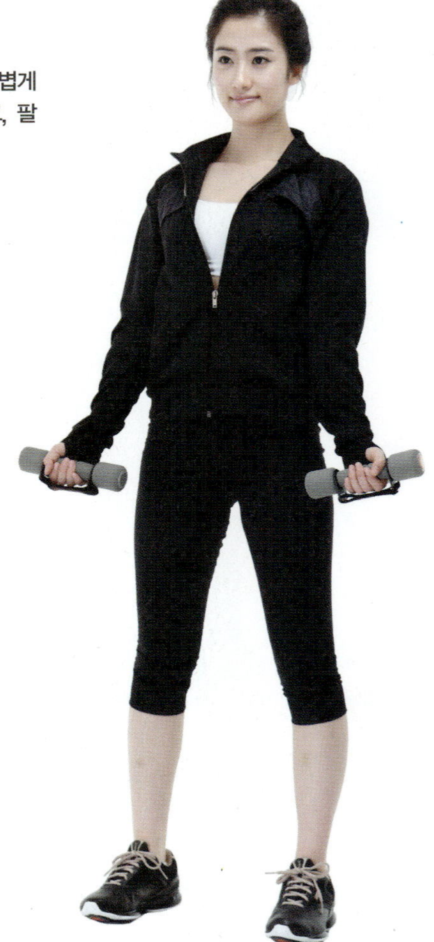

 **왼쪽 무릎을 드는 동시에 양팔을 구부립니다.**

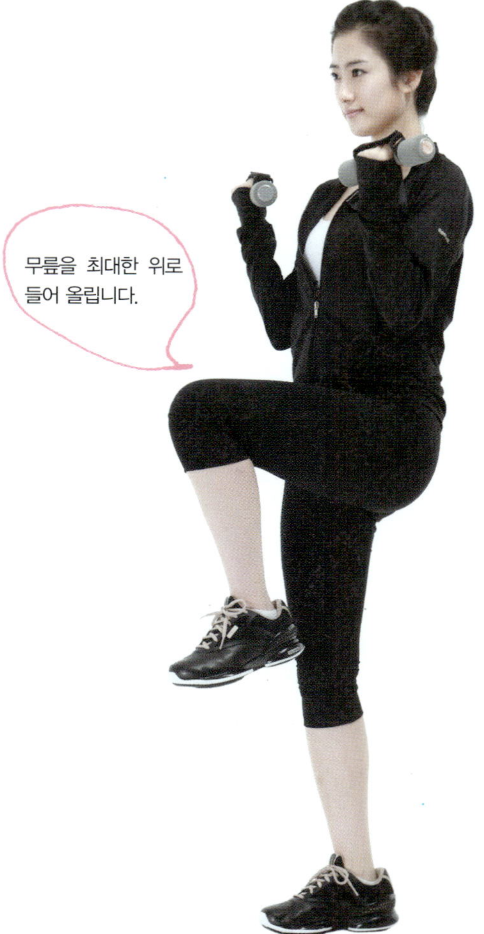

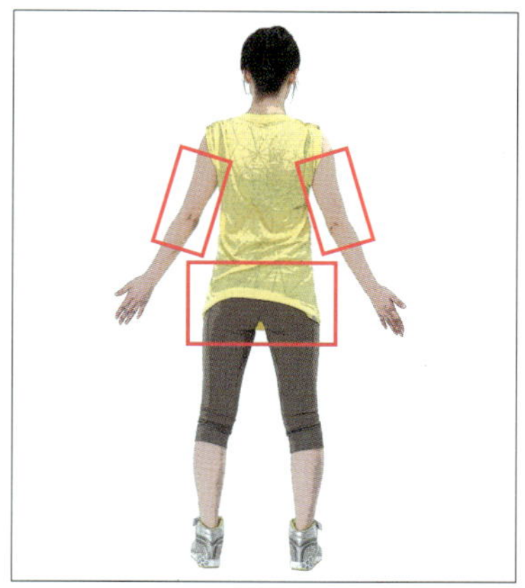

▲ 주요 운동 적용 부위

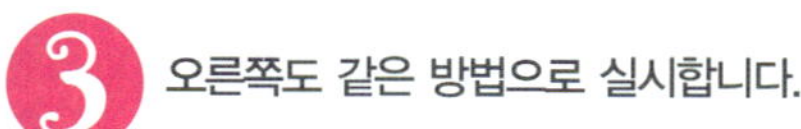 **오른쪽도 같은 방법으로 실시합니다.**

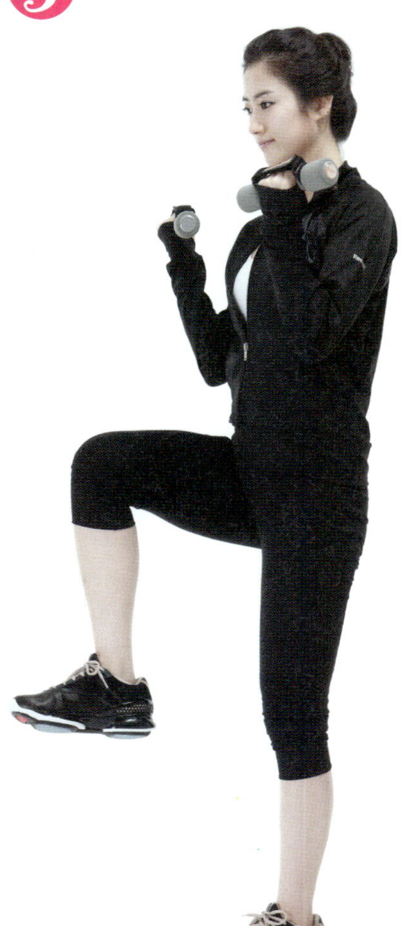

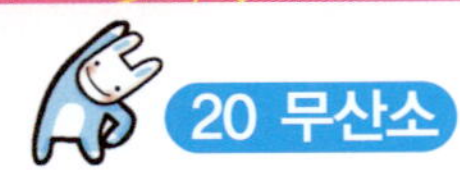

스키니진을 소화하기 위한 몸매의 균형 맞추기

상체와 하체에 붙어 있는 불필요한 지방을 싹 날려버릴 수 있는 전신 운동입니다.

동작 포인트	한 발을 내딛으며 상체를 굽히고, 팔은 당긴다.
횟수	10~12회(오른쪽, 왼쪽 1세트가 1회)
난이도	Nomal
운동 효과	하체 비만, 상체 비만에 탁월한 효과가 있다.

1 양손에 덤벨을 들고 바르게 섭니다.

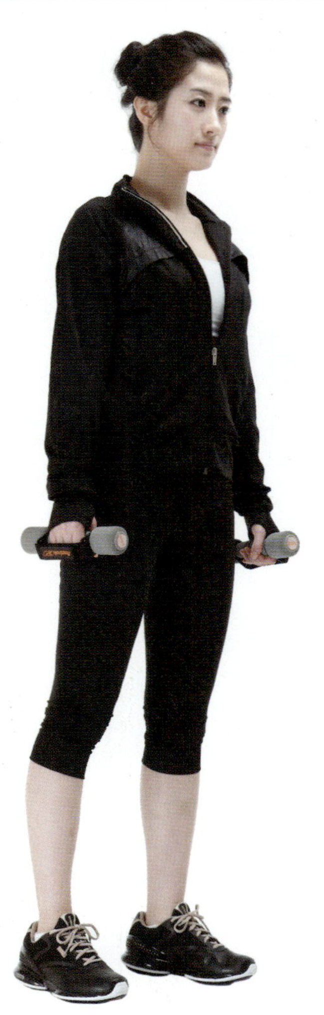

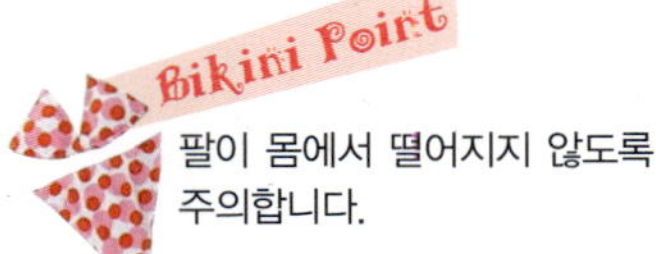

팔이 몸에서 떨어지지 않도록
주의합니다.

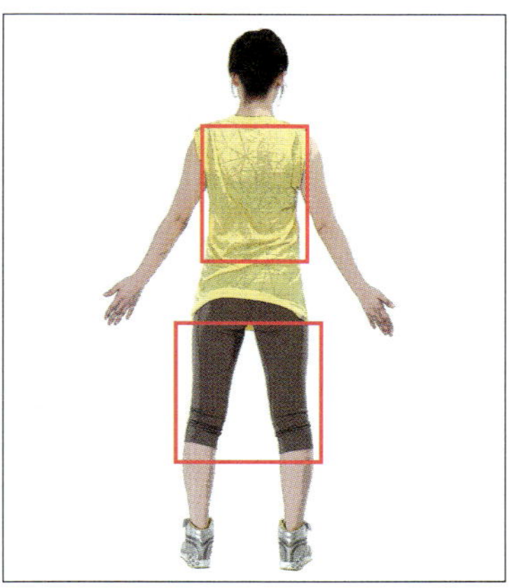

▲ 주요 운동 적용 부위

② 왼쪽 다리를 앞으로 내밀며 두 다리의 무릎을 굽혀 모두 90도로 만듭니다. 상체는 앞으로 숙이고, 두 팔은 앞발과 일직선이 되도록 합니다.

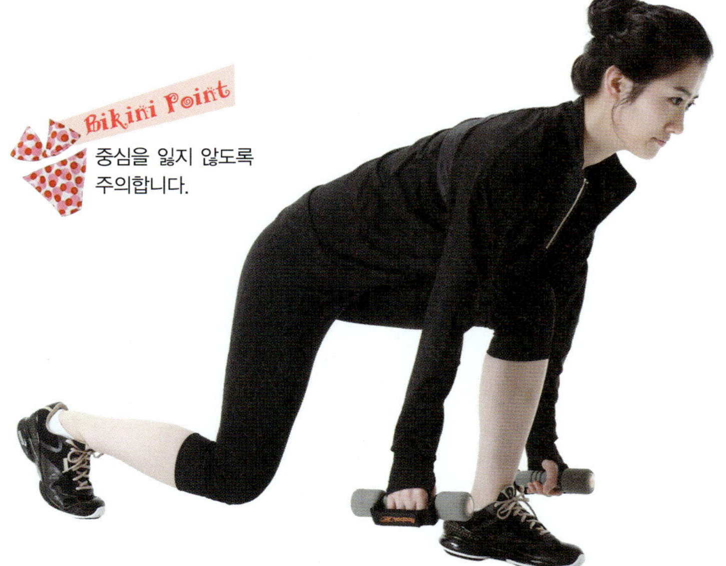

중심을 잃지 않도록 주의합니다.

③ 고정된 자세에서 팔꿈치를 등 뒤로 당깁니다. 반대쪽도 같은 방법으로 실시합니다.

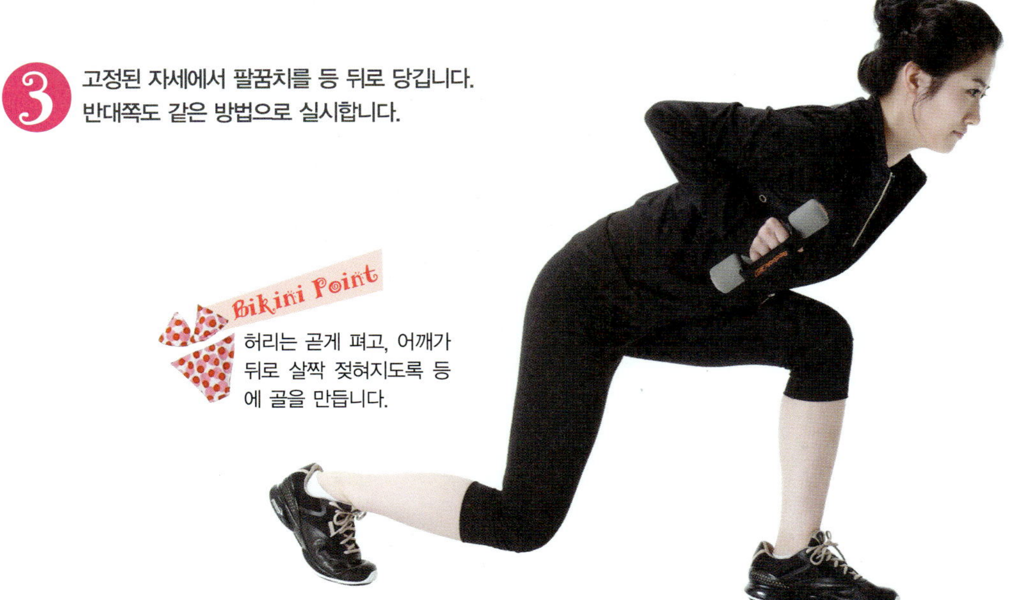

허리는 곧게 펴고, 어깨가 뒤로 살짝 젖혀지도록 등에 골을 만듭니다.

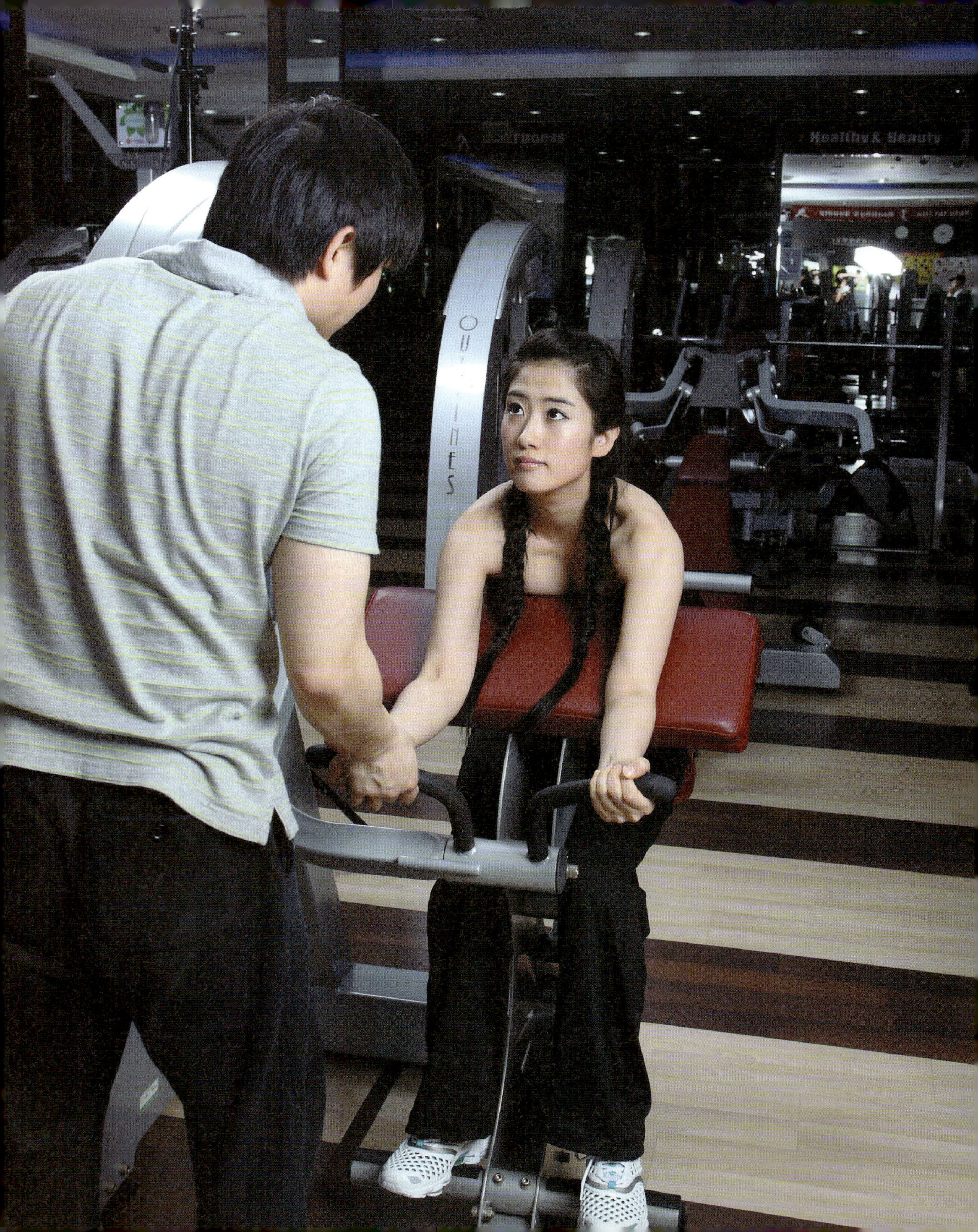

트레이너들이
당신에게 알려주지 않는

피트니스 센터에서

킨카 되는 방법

10년 전만 해도 '헬스장'이라고 하면 투박한 쇳덩어리 기구들, 남자들의 거친 숨소리, 조금은 지저분하고 삭막한 환경 등을 떠올렸죠. 하지만 지금의 '피트니스 클럽'은 웨이트 트레이닝 외에도 요가, 에어로빅, 스피닝 등의 복합 운동 공간으로 탈바꿈했고, 여성들에게도 친숙한 생활 속 공간으로 자리 잡았습니다. 각 아파트 단지마다 있는 작은 규모부터 시내 중심가의 대형 피트니스 클럽은 바쁘게 살아가는 많은 현대 여성들이 마음 편히 몸매를 가꿀 수 있는 소중한 공간입니다.

그런데 피트니스 센터에 꾸준히 다니면서도 자신에게 필요한 운동 기구와 그 이용법을 정확히 알고 적절히 활용하는 여성들은 많지 않습니다. 몇 개월의 회원 등록을 한 후 예쁜 운동복, 운동화를 준비해서는 러닝머신만 줄기차게 이용하다가 그만두는 여성들이 의외로 무척 많은 것이죠. 트레이너들에게 매번 물어보자니 눈치가 보이고, 1:1 퍼스널 트레이닝을 등록하자니 비용 부담이 있고……. 목표를 가지고 다양한 운동 기구들을 제대로 활용하면 비키니에 최적화된 몸매를 훨씬 빨리 만들 수 있는데, STORY 03에서는 피트니스 센터의 운동 기구들을 혼자서 100% 활용할 수 있는 노하우를 알려줍니다.

피트니스 센터에서의 트레이닝 성공 전략

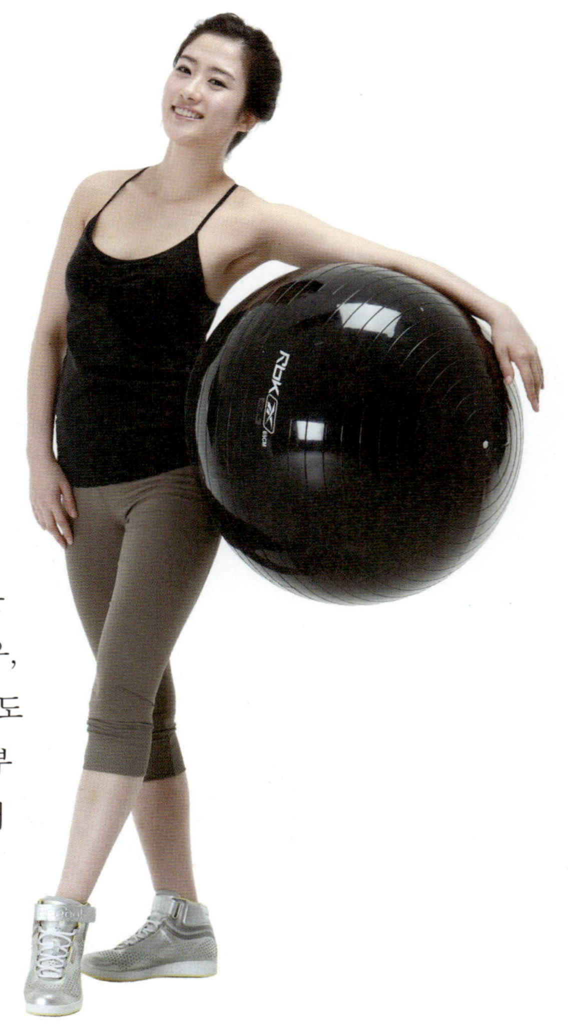

피트니스 센터에 회원 등록을 하고 트레이닝을 시작하기 전에 미리 결정하고 알아 두어야 할 몇 가지 사항이 있습니다. 그중에서도 가장 먼저 해야 할 것은 '목표 설정'입니다. 완벽한 몸매를 가지고 있고, 그 몸매를 유지하기 위해 피트니스 센터를 찾는 여성은 극히 드물어요. 보통은 다이어트와 함께 적당히 근육 잡힌 멋진 몸매를 만들기 위해 피트니스 센터를 찾습니다. 물론 부상으로 인한 재활 트레이닝을 하려는 경우, 너무 힘이 없어서 힘을 키우려는 경우, 너무 말라서 운동을 통해 살을 찌우고 싶은 경우 등도 간혹 있습니다. 어쨌든 자신에게 필요한 것이 어떤 부분인지를 파악한 후 운동을 시작하는 게 중요하기 때문에 가장 먼저 목표를 설정해야 합니다.

두 번째로는 매일 어떤 부위의 조합으로 일주일에 몇 회 운동할 것인가를 선택해야 합니다. 남성의 경우 가슴, 팔, 어깨, 등, 허리, 복부, 하체를 세부적으로 나눈 후 하루에 2~3부위씩 트레이닝을 하는 것이 일반적입니다. 그러나 여성들은 특정 부위의 근육을 크게 발달시키기보다 몸 전체에 슬림한 라인과 볼륨감을 만드는 것이 중요하므로 상체, 하체, 복부 세 부위로 나누어 운동을 실시하게 됩니다. 오늘 상체와 복부 운동을 했으면, 내일은 하체와 복부 운동을 하는 등 세 부위를 잘 조합하여 한쪽으로 치우치지 않게 꾸준히 운동하는 것이 중요합니다.

그렇다면 일주일에 몇 회나 운동을 해야 할까요? 운동 횟수에 대한 선택은 어떤 목표를 설정했는지에 따라 달라집니다. 전신 다이어트를 목표로 하는 경우에는 주 5회, 상·하체 부분 비만인 경우에는 주 3~4회, 몸에 탄력을 입히는 것이 주목적일 경우에는 주 3회, 힘을 기르거나 살을 찌우고 싶은 경우에는 주 2~3회가 적당합니다.

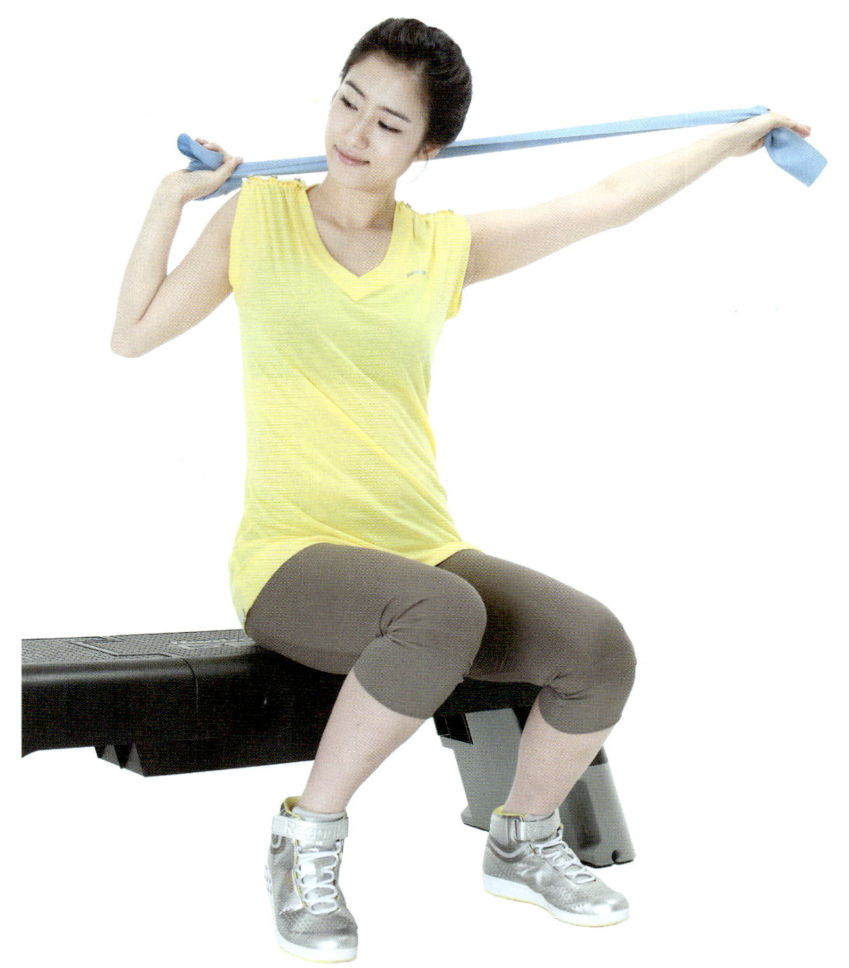

마지막으로 운동의 성과는 한 달에 한 번 체크를 하는 것이 좋습니다. 같은 양의 운동을 해도 여성은 남성에 비해 변화가 늦게 나타나는 경향이 있으므로 적어도 4주는 운동을 한 후 성과를 체크하도록 합니다. 성격이 급한 여성들은 하루하루 운동이 끝날 때마다 체중계에 올라가 몸무게를 확인하는데, 이는 대부분 땀으로 배출된 수분량의 차이일 가능성이 높기 때문에 믿을 수 있는 수치가 아닙니다. 물론 정신적인 위안을 받아 더욱 운동에 집중할 수 있다면 매일 몸무게를 확인하는 것도 좋은 방법일 수 있어요.

이처럼 트레이닝을 시작하기 전에 몇 가지 사항을 염두에 두면 훨씬 더 효과적으로 운동할 수 있습니다. 하지만 이런 사항들을 다 떠나서 어떤 목적으로 운동을 하든지 정해 둔 시간 내에 억지로 몸의 변화를 만들려고 하지 말고, 몸의 변화에 따라 몸매의 완성 시간을 유연하게 생각하는 것이 중요합니다. 조급한 마음에 무리하게 운동을 하다가 부상을 당하면 원하는 몸매를 만들기까지 더 오랜 시간이 걸릴 수도 있으니 반드시 이 점을 머릿속에 새겨두세요!

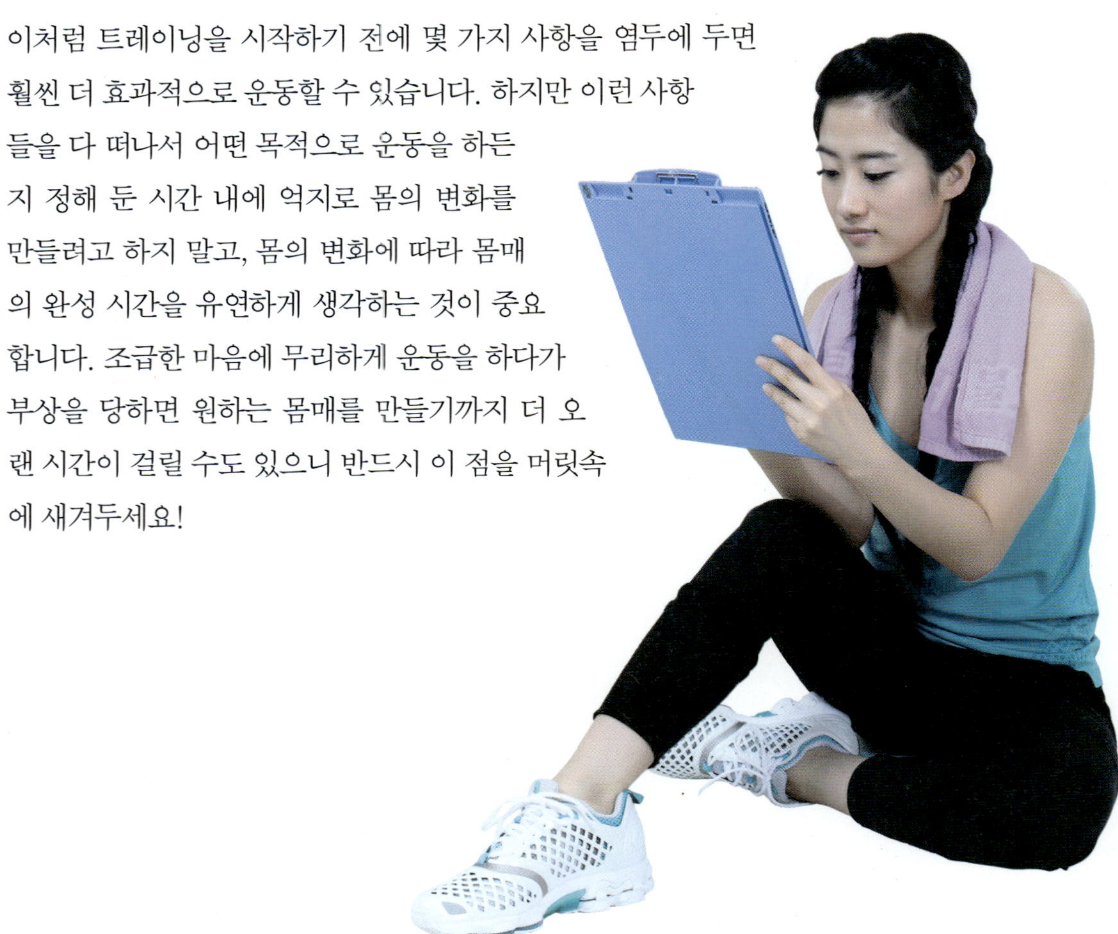

뽕 브라 없이도
빵빵한 V라인 가슴 만들기

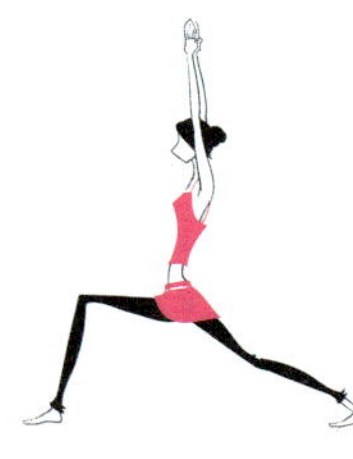

가슴 운동 이렇게 해라

● 목표

처진 가슴을 봉긋하게 위로 올리고, 최대한 깊은 골을 만듭니다.

● 운동 포인트

❀ 모든 자세는 상체를 최대한 아치형으로 만들 것.

❀ 팔을 움직이지만 팔보다는 가슴의 자극
　에 신경 쓸 것.

❀ 윗가슴 운동에 더 비중을 둘 것.

● 휴식 노하우

수분은 조금씩 꾸준히 섭취하며, 한 세트를 마칠 때마다
최소한 30초의 휴식 시간을 갖습니다.

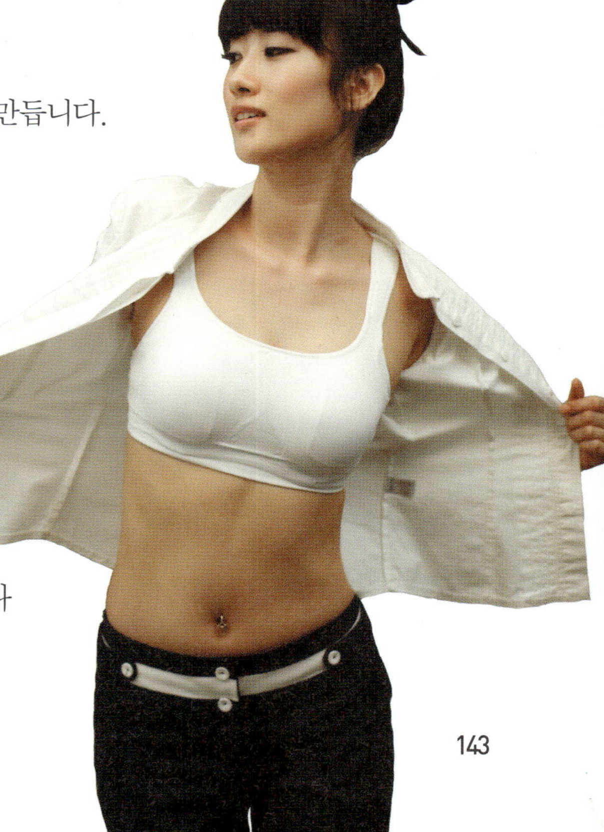

143

인클라인 벤치 프레스

운동 부위	가슴
난이도	Nomal
운동 포인트	바벨이 가슴 윗부분에 위치하도록 하여 윗가슴에 자극이 가도록 한다.

1 인클라인 벤치에 누워 바벨의 그립을 넓게 잡고 팔을 쭉 폅니다.

2 바벨을 가슴 윗부분까지 내립니다.

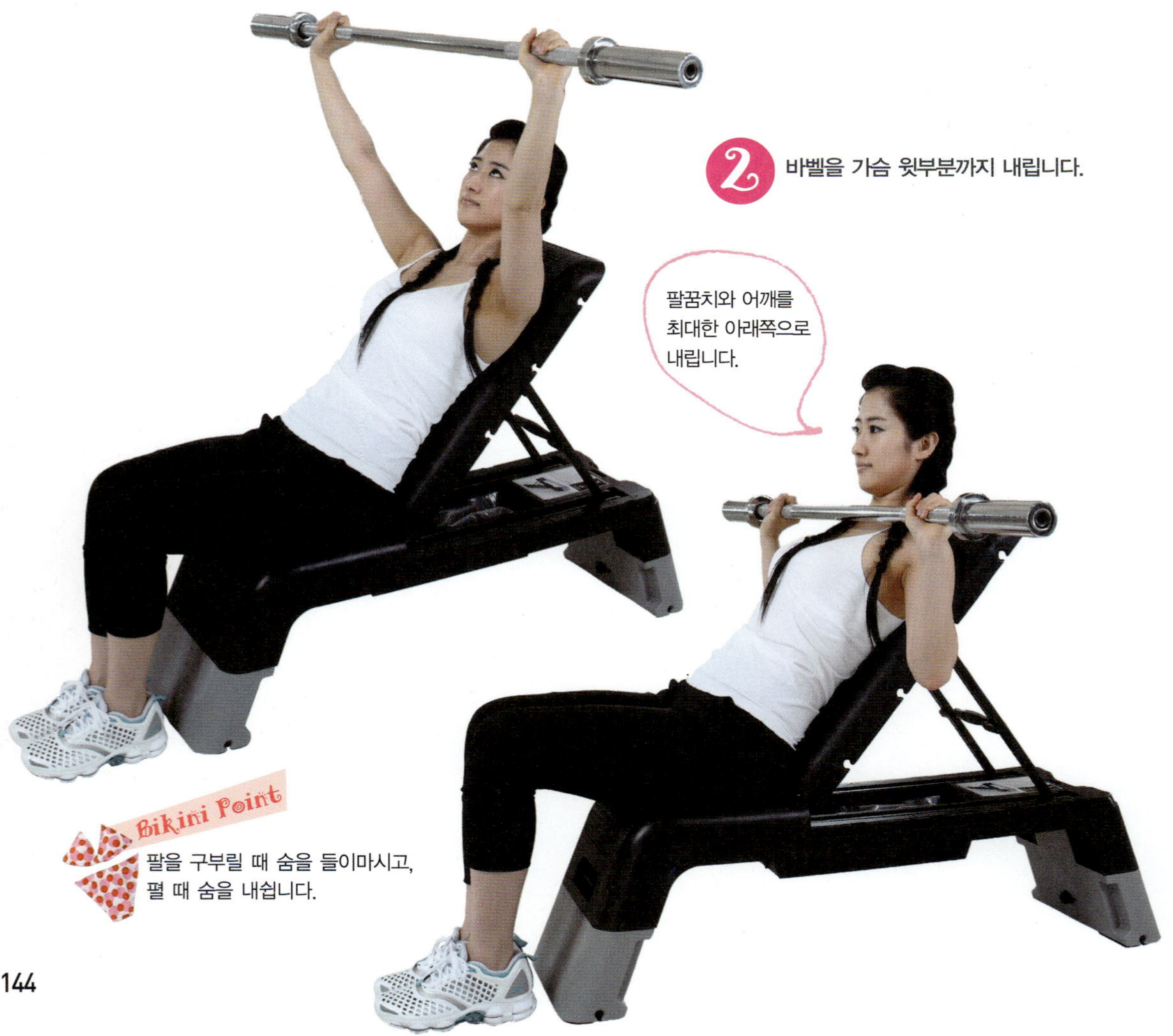

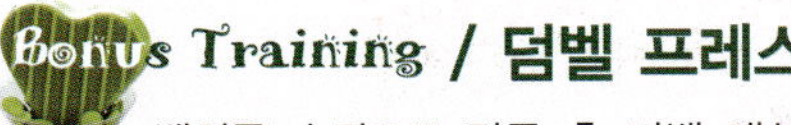

벤치를 수평으로 만든 후 바벨 대신 양손에 덤벨을
쥐고 같은 동작을 실시합니다.

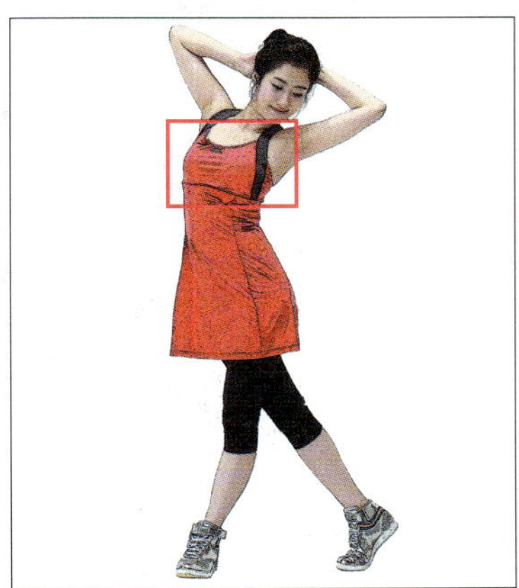

▲ 주요 운동 적용 부위

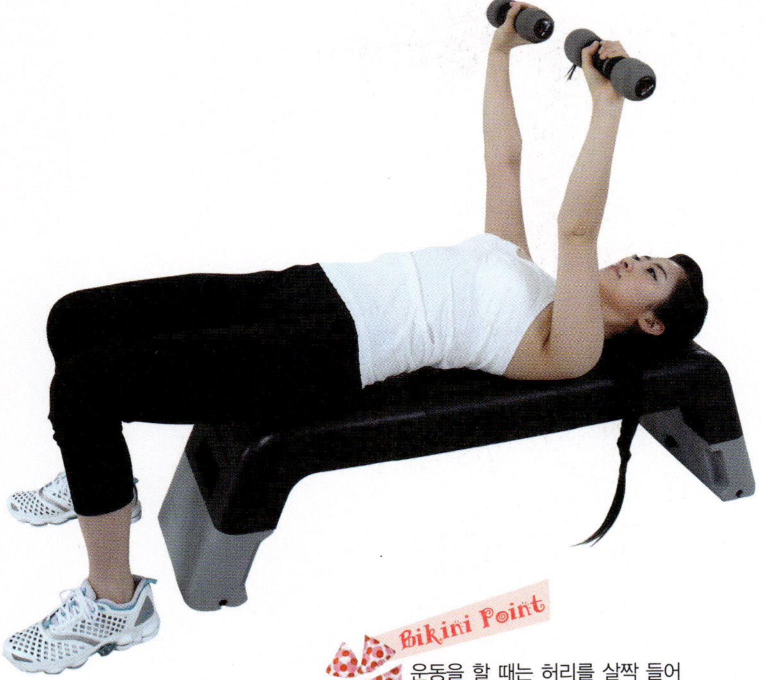

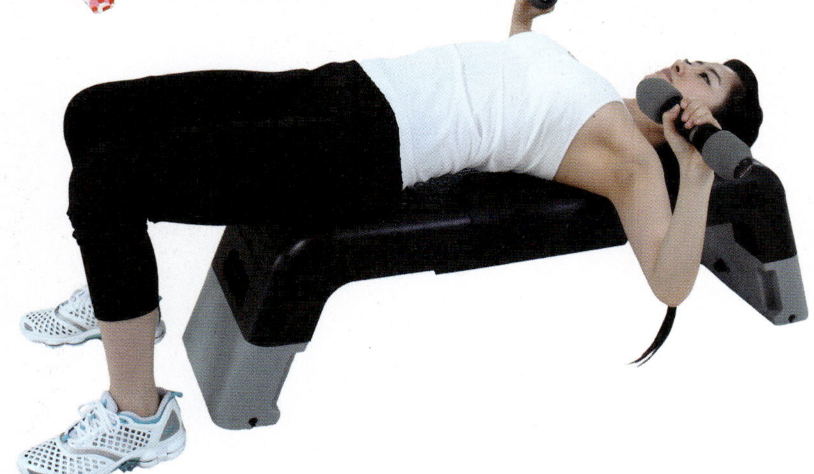

운동을 할 때는 허리를 살짝 들어
아치 모양이 되도록 합니다.

인클라인 덤벨 플라이

운동 부위	가슴
난이도	Hard
운동 포인트	어깨 관절만으로 운동을 하여 가슴 바깥쪽 근육이 최대한 자극을 받도록 한다.

1 인클라인 벤치에 누워 덤벨을 든 양손이 머리 앞쪽에 위치하도록 팔을 쭉 뻗습니다.

2 두 팔이 반원을 그리도록 양쪽으로 벌립니다.

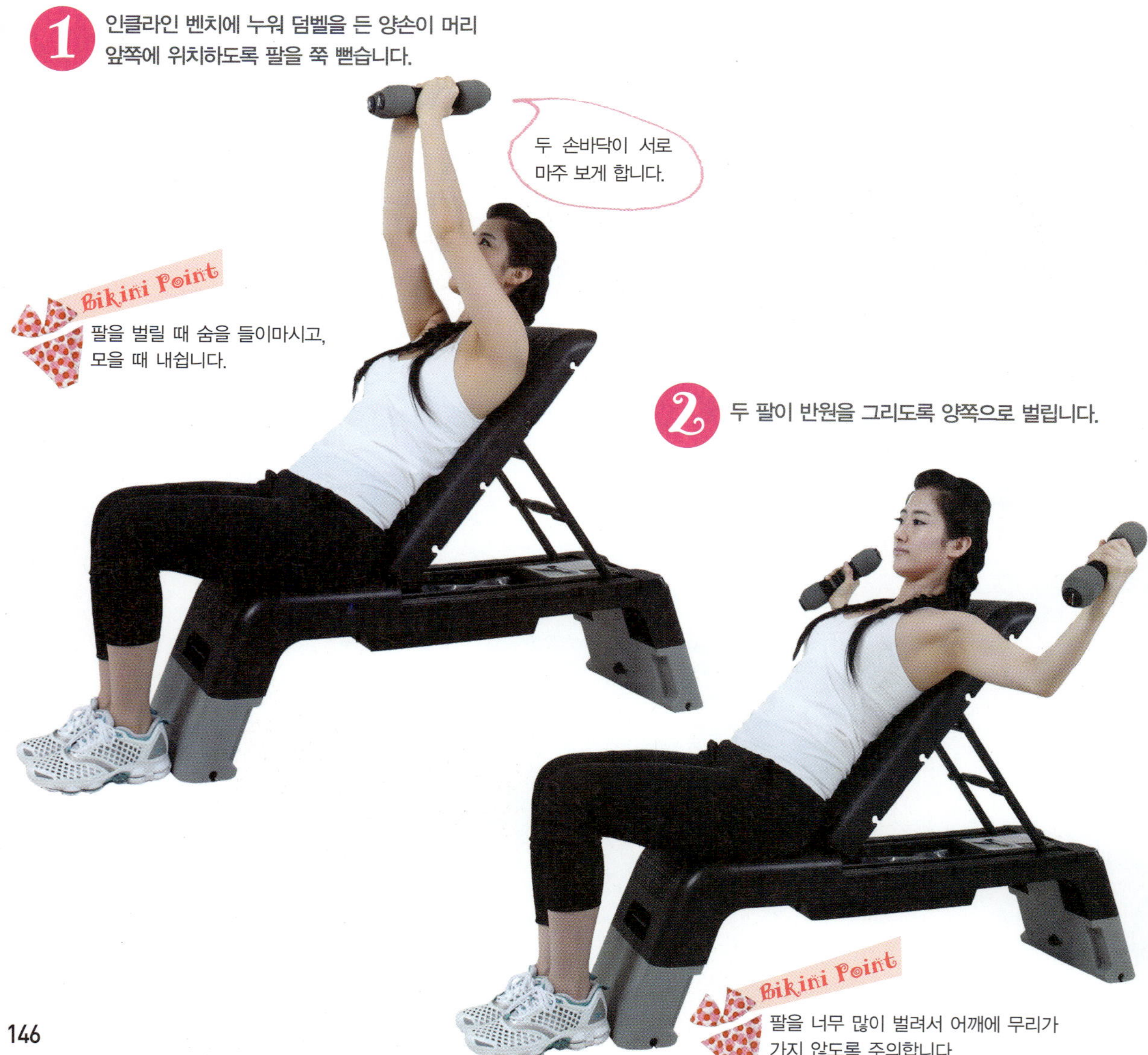

벤치 높이를 수평으로 조절해 누운 상태에서 같은
동작을 실시합니다.

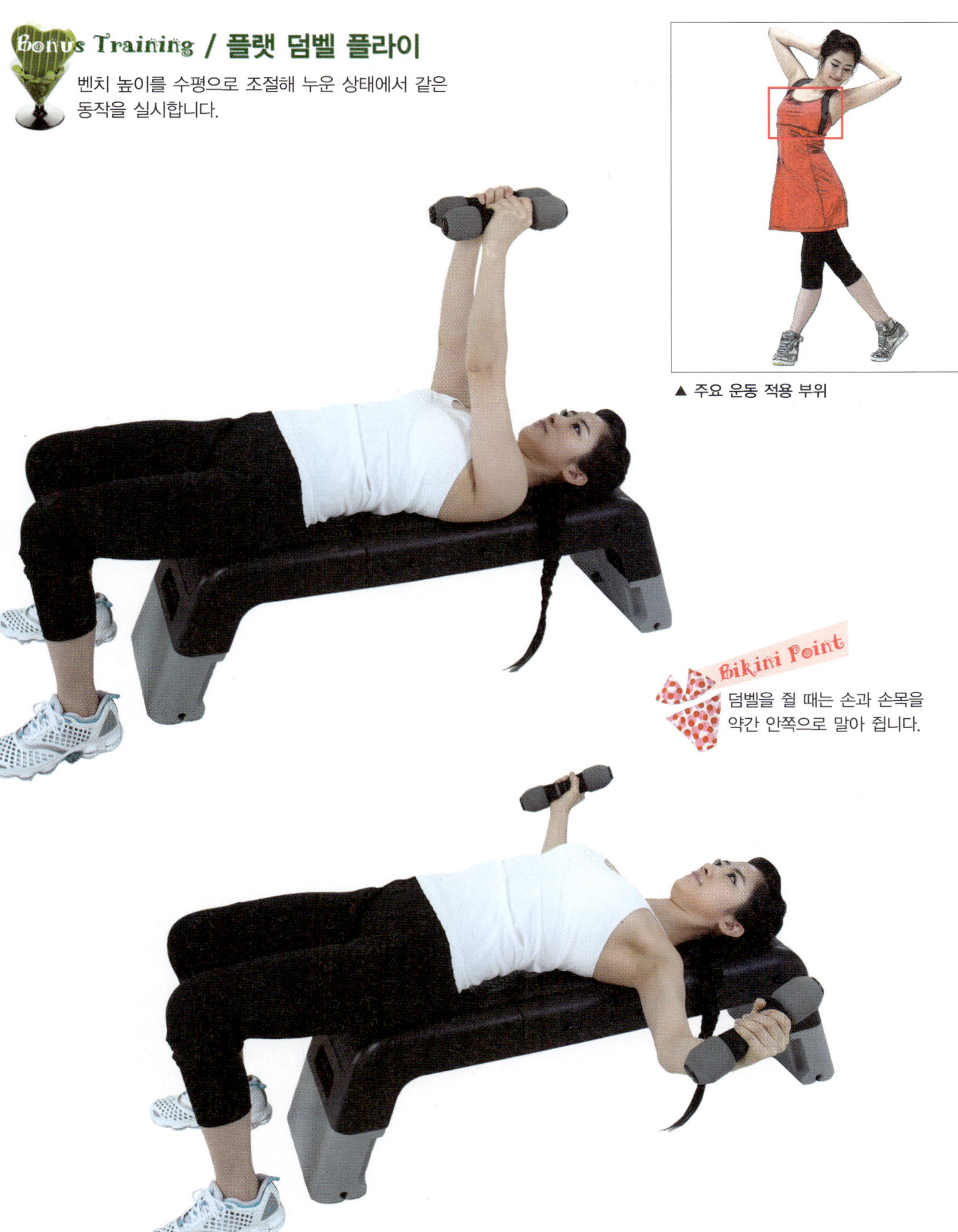

▲ 주요 운동 적용 부위

Bikini Point

덤벨을 쥘 때는 손과 손목을
약간 안쪽으로 말아 쥡니다.

풀오버

운동 부위	가슴
난이도	Nomal
운동 포인트	덤벨을 머리 위로 넘길 때 팔꿈치가 벌어지지 않도록 주의한다.

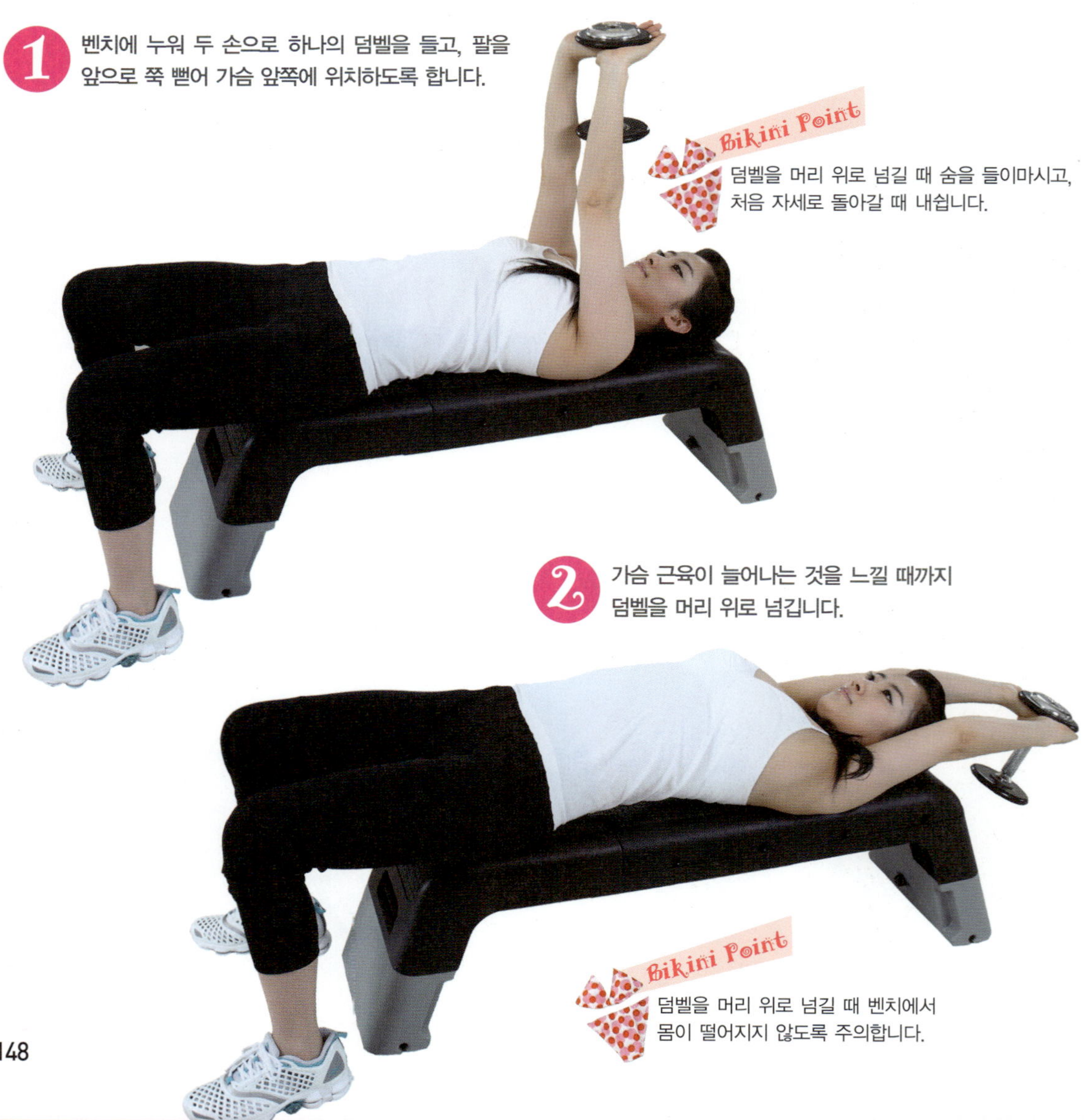

1 벤치에 누워 두 손으로 하나의 덤벨을 들고, 팔을 앞으로 쭉 뻗어 가슴 앞쪽에 위치하도록 합니다.

Bikini Point
덤벨을 머리 위로 넘길 때 숨을 들이마시고, 처음 자세로 돌아갈 때 내쉽니다.

2 가슴 근육이 늘어나는 것을 느낄 때까지 덤벨을 머리 위로 넘깁니다.

Bikini Point
덤벨을 머리 위로 넘길 때 벤치에서 몸이 떨어지지 않도록 주의합니다.

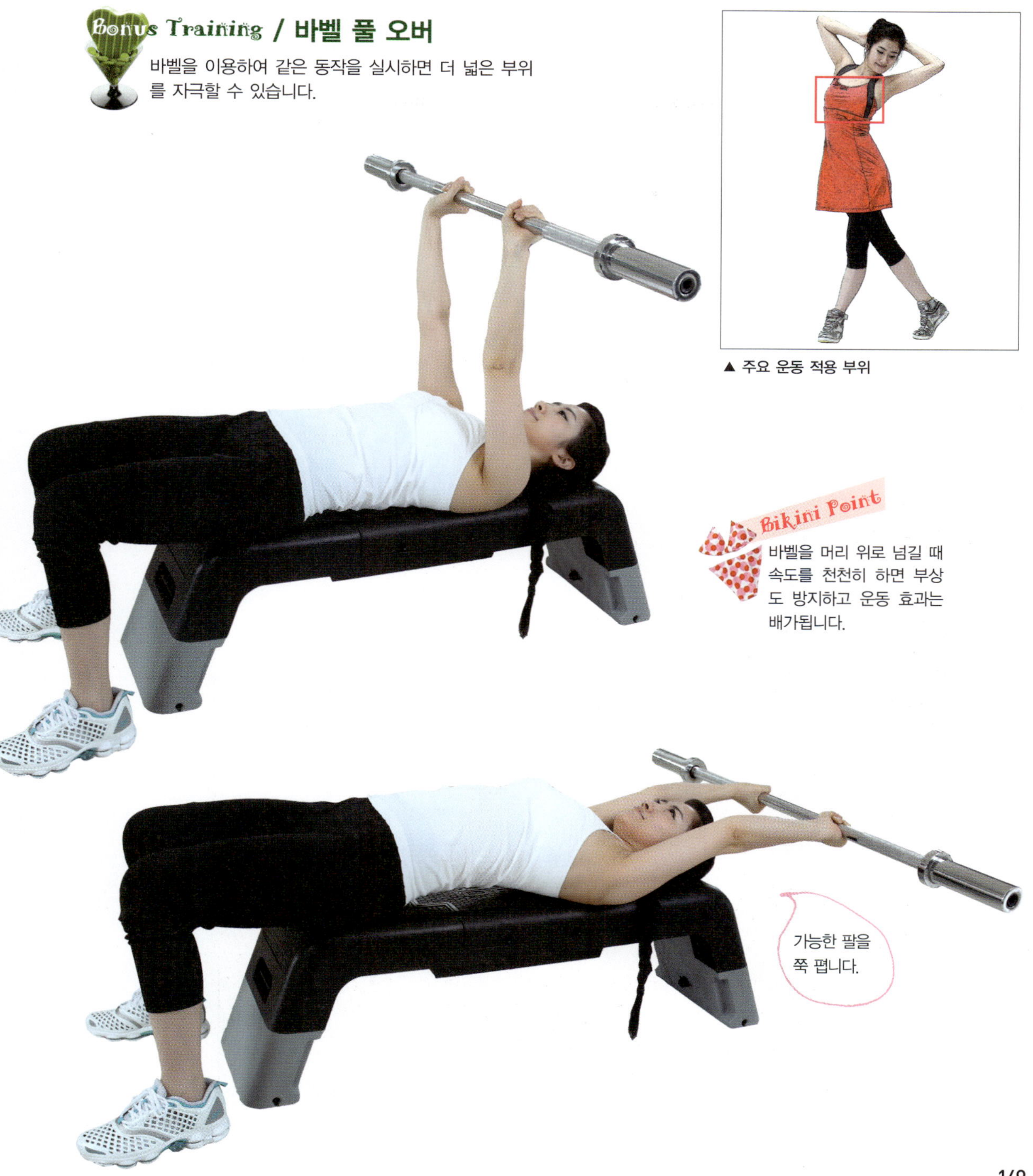

바벨을 이용하여 같은 동작을 실시하면 더 넓은 부위
를 자극할 수 있습니다.

▲ 주요 운동 적용 부위

체스트 프레스

운동 부위	가슴
난이도	Nomal
운동 포인트	등받이에 어깨와 엉덩이를 밀착시키고, 상체는 아치 모양을 유지한다.

1 의자에 앉아 허리를 아치 모양으로 만든 후 팔꿈치가 90도 정도 되도록 그립을 잡습니다.

2 팔을 앞으로 쭉 폅니다.

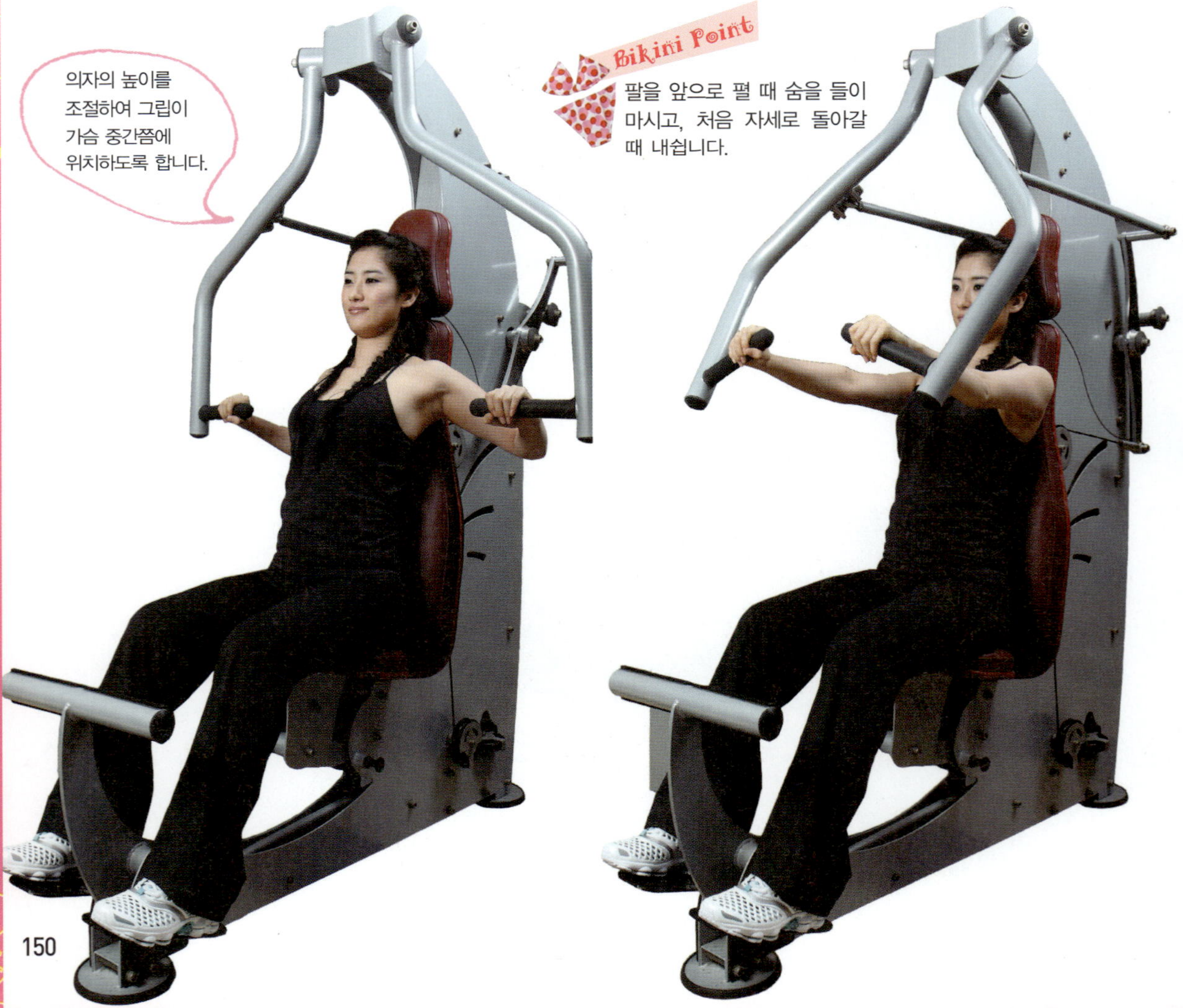

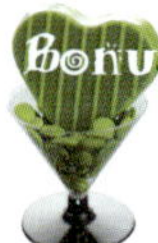 **Bonus Training** / 응용 동작

의자의 높이를 조절하여 그립이 윗가슴까지 위치하도
록 한 후 같은 동작을 실시합니다.

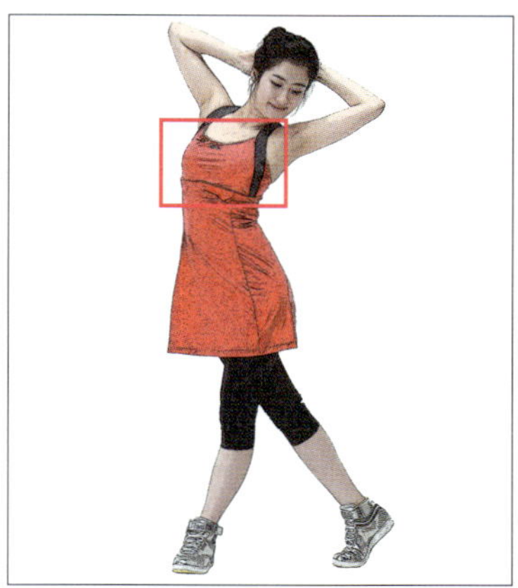

▲ 주요 운동 적용 부위

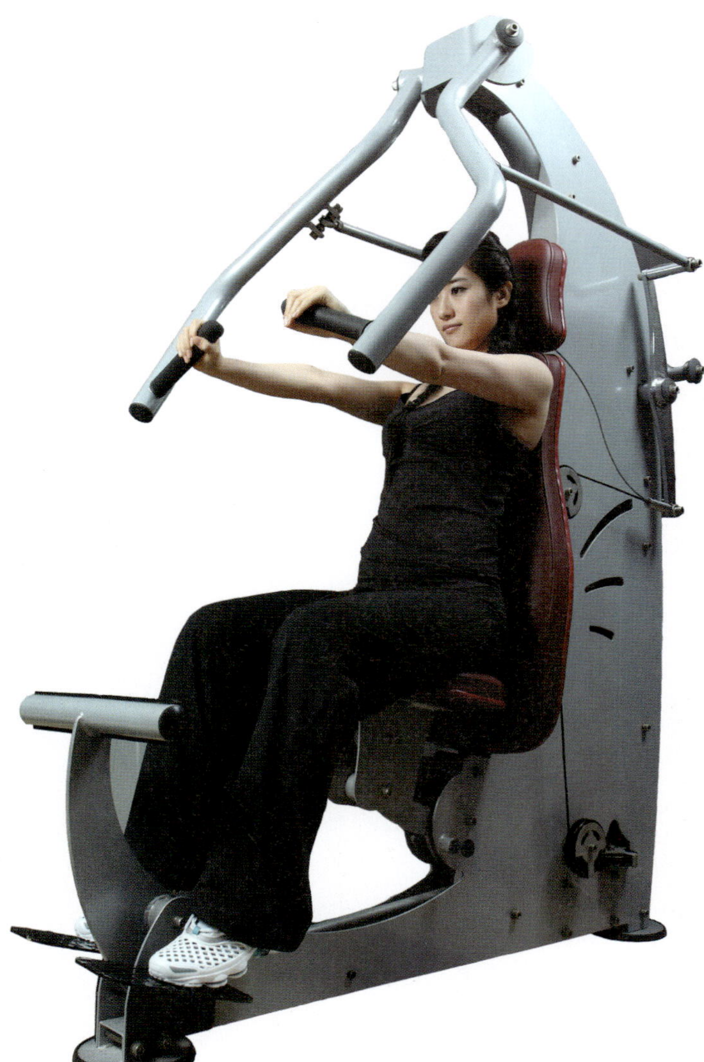

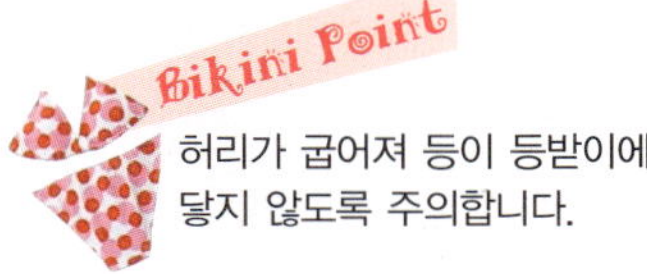

허리가 굽어져 등이 등받이에
닿지 않도록 주의합니다.

한 손에 쏙~ 안기는
옆구리와 골반 만들기

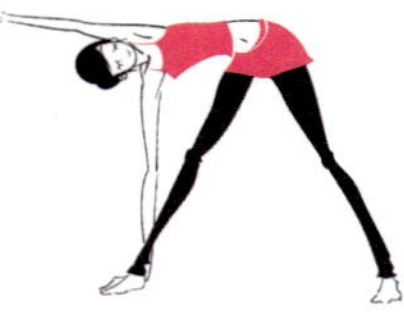

옆구리와 골반 운동 이렇게 해라

목표

약간의 갈비뼈와 골반 라인이 드러나도록 어깨부터 딱 떨어지는 커브를 만듭니다.

운동 포인트

✿ 허리가 구부러지지 않도록 주의할 것.

✿ 허리에 무리가 가지 않도록 무게보다 횟수를 늘릴 것.

✿ 시선은 편안한 곳을 바라볼 것.

휴식 노하우

힘의 세기가 달라 좌측과 우측에 똑같은 자극이 전달되지 않으므로 운동 후에는 반드시 허리 스트레칭을 실시합니다.

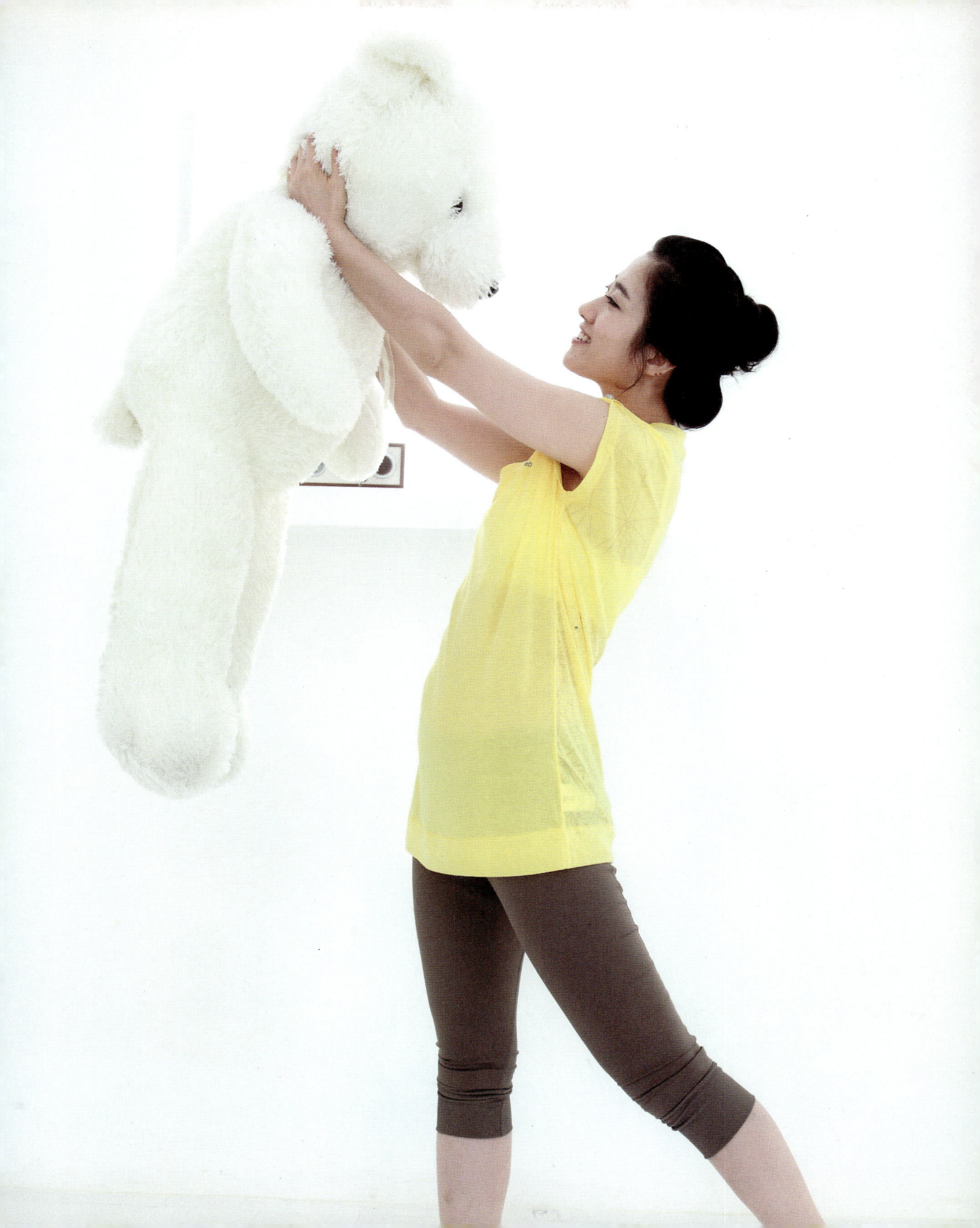

토로소 로테이션

운동 부위	옆구리
난이도	Easy
운동 포인트	복부에 힘을 주어 수축과 이완을 반복한다.

 의자에 바르게 앉아 팔걸이에 팔을 올리고 시선은 정면을 바라봅니다.

 시선은 그대로 둔 상태에서 허리와 복부의 힘으로 상체를 왼쪽으로 틉니다.

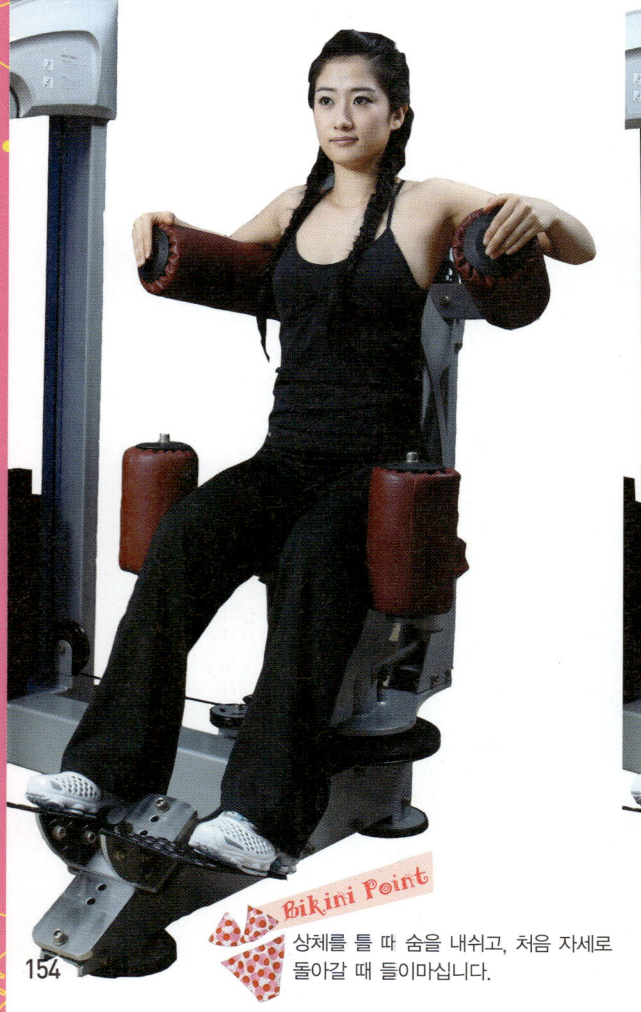

Bikini Point

상체를 틀 따 숨을 내쉬고, 처음 자세로 돌아갈 때 들이마십니다.

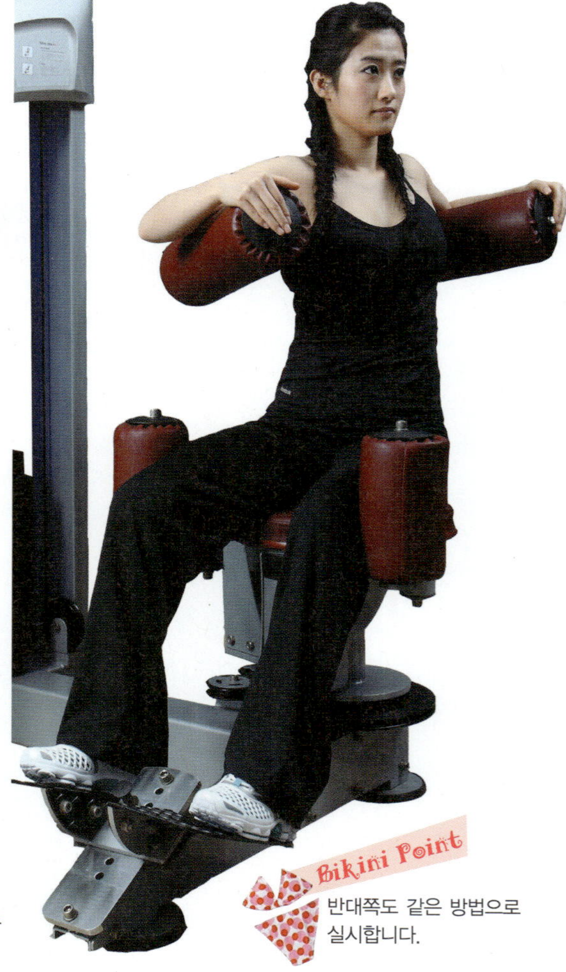

Bikini Point

반대쪽도 같은 방법으로 실시합니다.

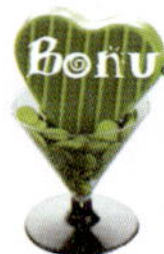

Bonus Training / 덤벨을 이용한 응용 동작

무릎과 팔이 구부러지지 않도록 주의하고 하체는
움직이지 않게 고정합니다.

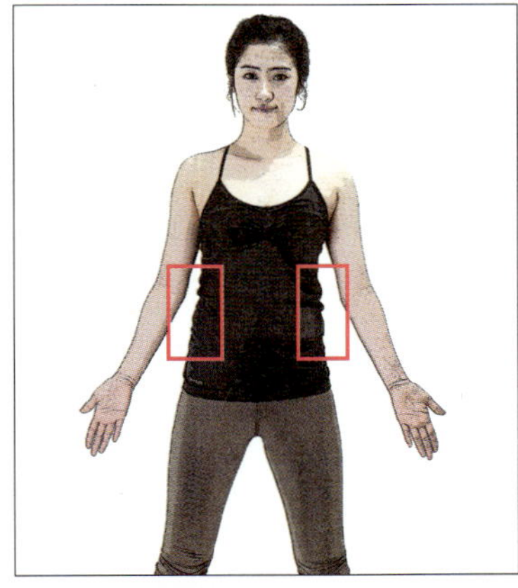

▲ 주요 운동 적용 부위

1 양손에 덤벨을 들고 두 팔을 벌립니다.

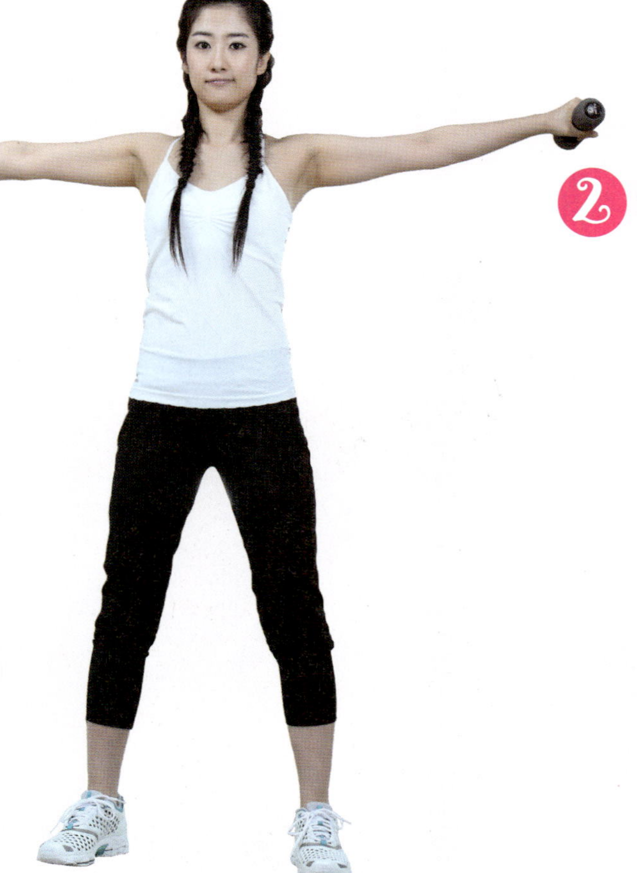

2 상체를 좌우로 틀어 옆구리에 자극을 줍니다.

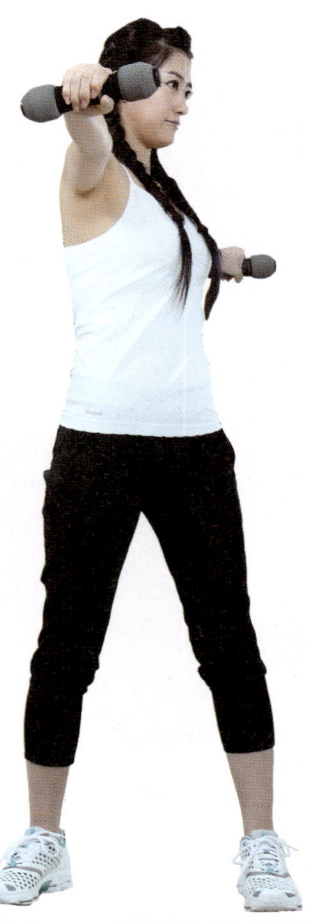

사이드 익스텐션

운동 부위	옆구리
난이도	Hard
운동 포인트	복부에 힘을 주고, 가동 범위를 넓게 함으로써 운동 효과를 높인다.

1 골반을 기구에 밀착시켜 몸을 지탱하고 다리를 앞뒤로 벌려 중심을 잡습니다.

2 골반이 기구와 닿지 않은 왼쪽으로 옆구리를 최대한 당깁니다. 옆구리를 왼쪽으로 최대한 당기면 상체는 오른쪽 아래로 자연스럽게 기울어집니다.

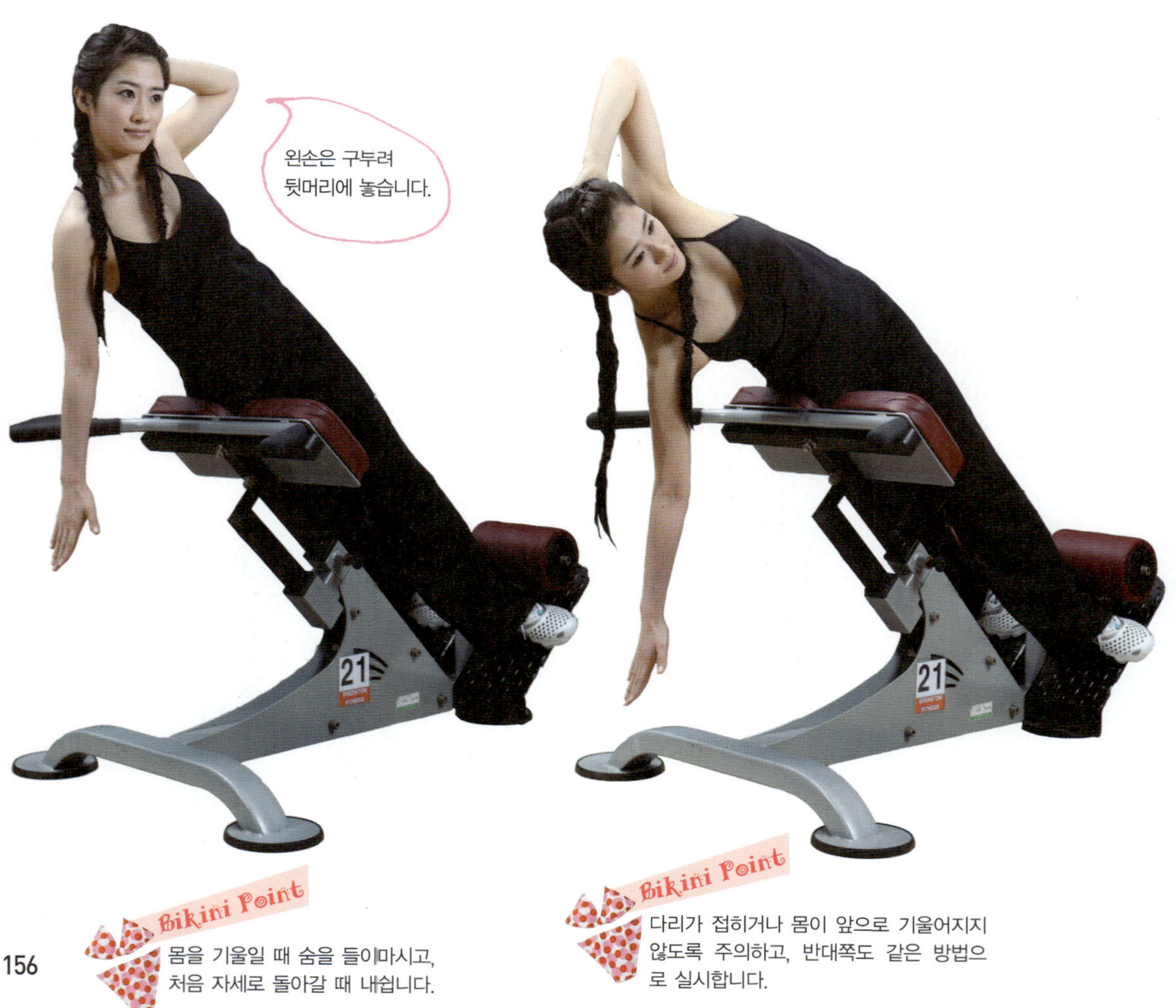

Bikini Point 몸을 기울일 때 숨을 들이마시고, 처음 자세로 돌아갈 때 내쉽니다.

Bikini Point 다리가 접히거나 몸이 앞으로 기울어지지 않도록 주의하고, 반대쪽도 같은 방법으로 실시합니다.

덤벨이 바지 옆선을 따라 내려와야 하고, 몸은 틀어지지 않도록
합니다. 또한 시선이 바닥을 향하지 않게 주의합니다.

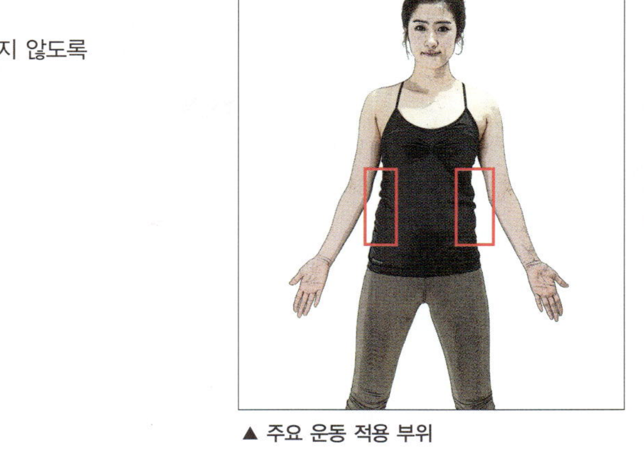

▲ 주요 운동 적용 부위

1 왼손에 덤벨을 들고 오른손은 뒷머리에
놓습니다.

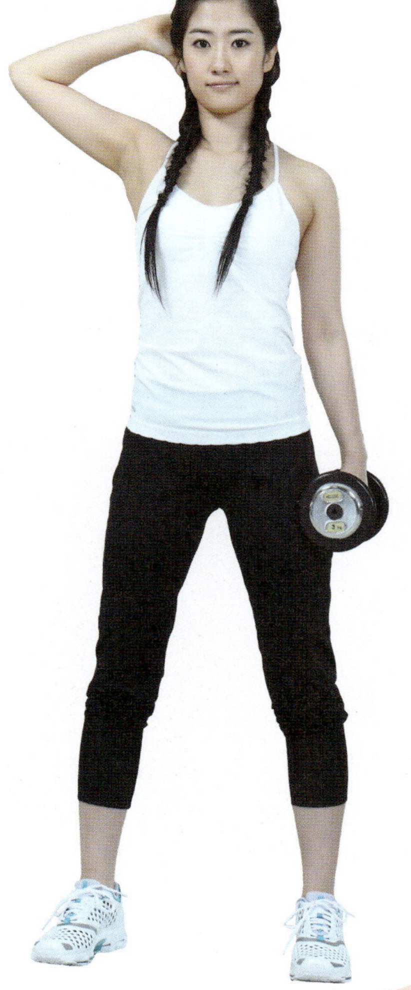

2 덤벨을 든 쪽으로 상체를 기울여 옆구리에 자극을 줍니다.

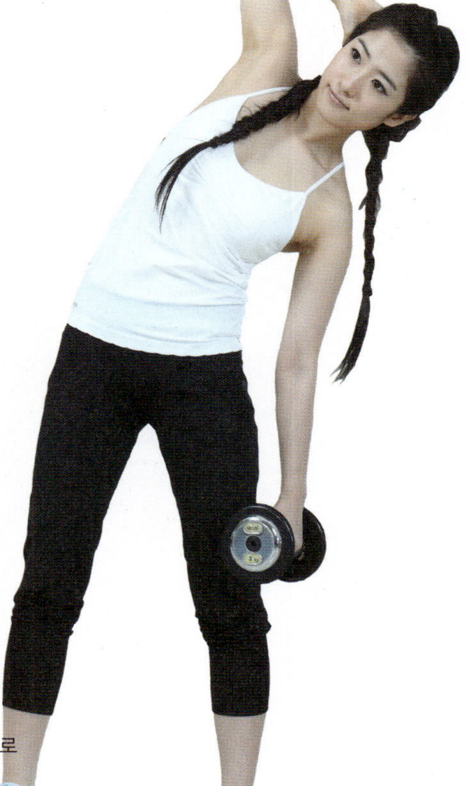

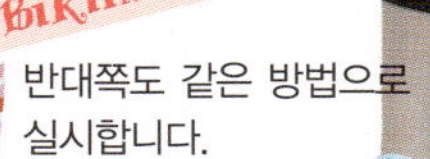

반대쪽도 같은 방법으로
실시합니다.

157

이너 타이

운동 부위	골반, 안쪽 허벅지
난이도	Nomal
운동 포인트	다리를 조이는 운동을 반복하는데, 엉덩이까지 자극을 받도록 한다.

1 의자에 앉아 다리를 기구의 바깥쪽에 위치시킵니다.

2 다리를 안쪽으로 최대한 조입니다.

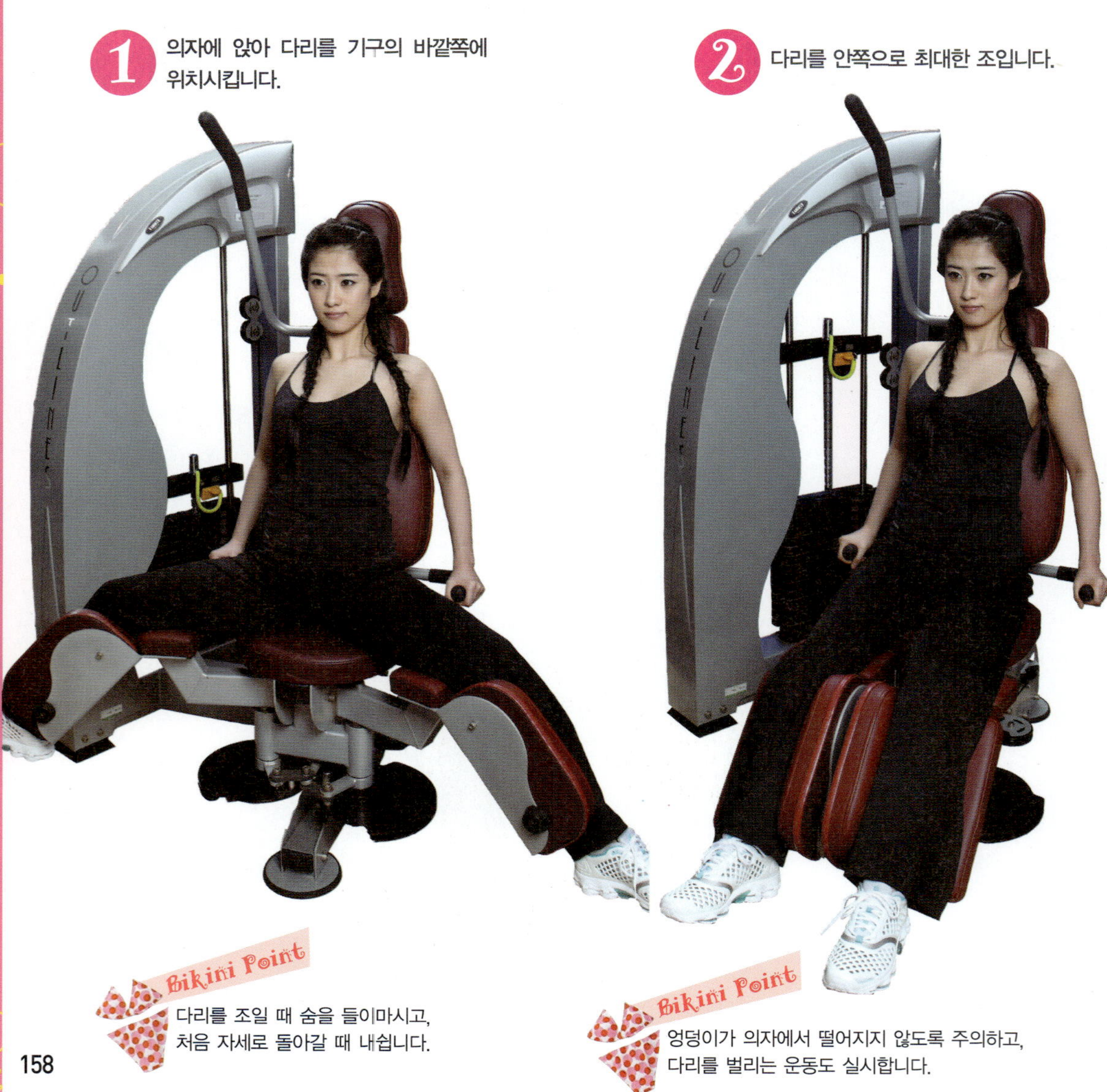

Bikini Point
다리를 조일 때 숨을 들이마시고, 처음 자세로 돌아갈 때 내쉽니다.

Bikini Point
엉덩이가 의자에서 떨어지지 않도록 주의하고, 다리를 벌리는 운동도 실시합니다.

Bonus Training / 응용 동작

팔과 어깨를 수직으로 고정시키고, 무릎과 발목의
높이를 같게 하여 천천히 들어 올립니다.

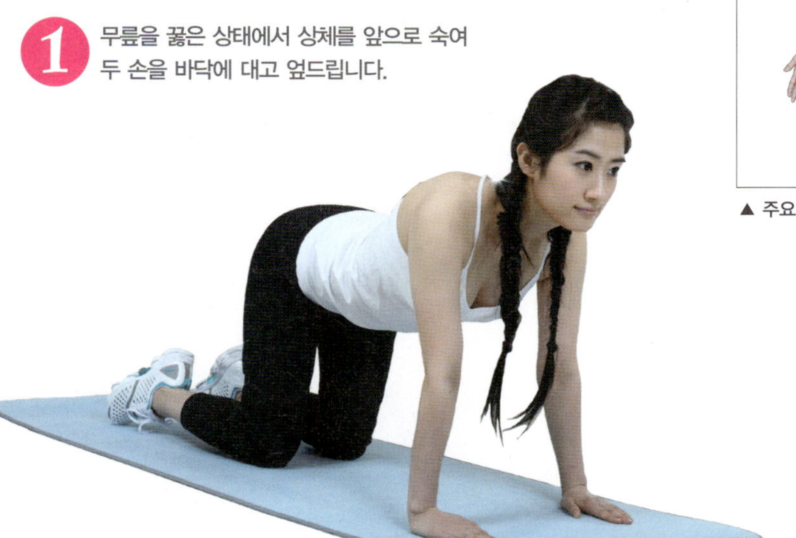

▲ 주요 운동 적용 부위

1 무릎을 꿇은 상태에서 상체를 앞으로 숙여
두 손을 바닥에 대고 엎드립니다.

2 오른쪽 무릎을 옆으로 들어 골반과 엉덩이에
자극을 줍니다.

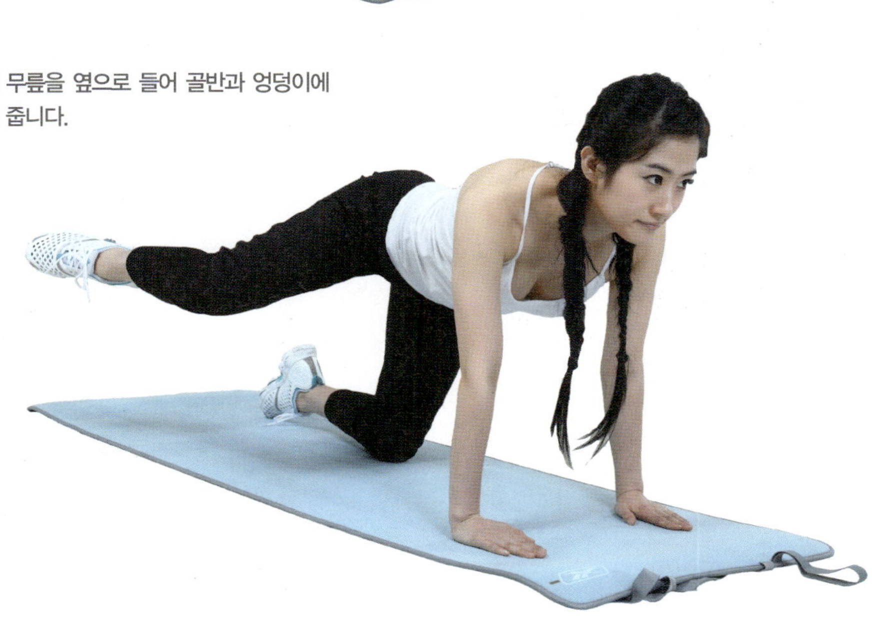

체인징 히프 밸런스

운동 부위	옆구리
난이도	Nomal
운동 포인트	옆구리를 좌우로 틀 때 상체는 흔들리지 않도록 중심을 잡은 상태에서 운동을 진행한다.

1 바닥에 엉덩이와 두 손을 대고 앉아 다리를 살짝 듭니다.

Bikini Point

옆구리를 비틀 때 숨을 들이마시고 처음 자세로 돌아갈 때 내쉽니다.

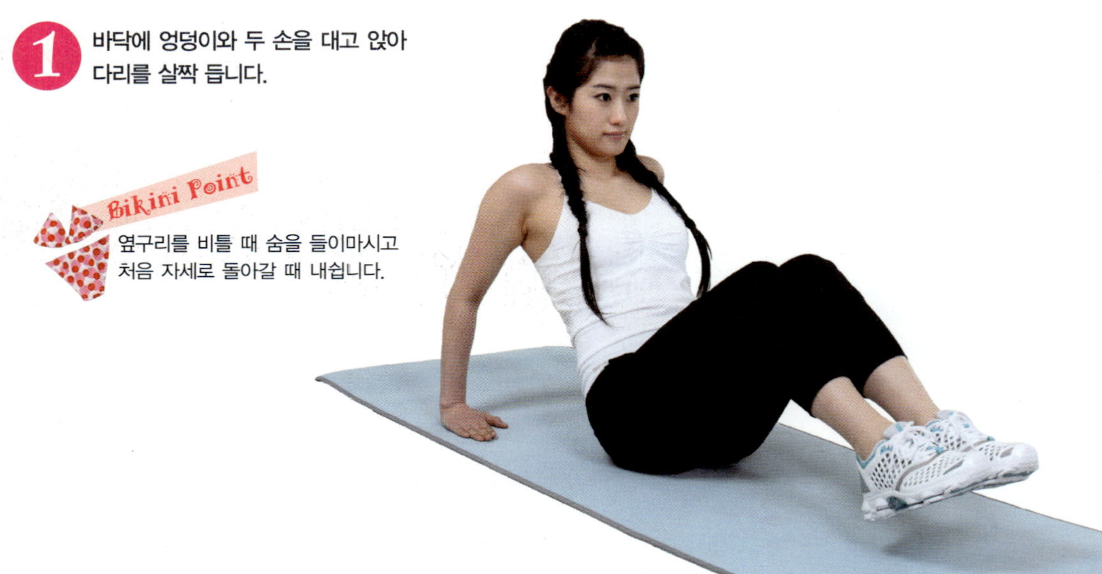

2 왼쪽 엉덩이만 땅에 닿도록 옆구리를 왼쪽으로 비틉니다.

Bikini Point

손을 등 뒤로 너무 깊게 짚어 몸이 눕지 않도록 주의하고, 반대쪽도 같은 방법으로 실시하여 좌우 옆구리에 골고루 자극이 가도록 합니다.

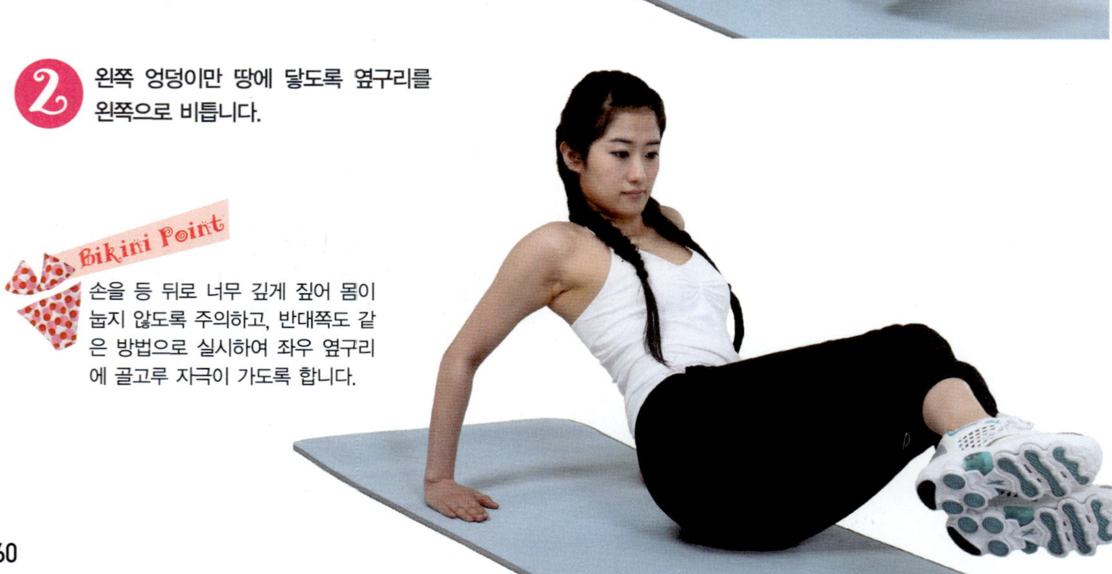

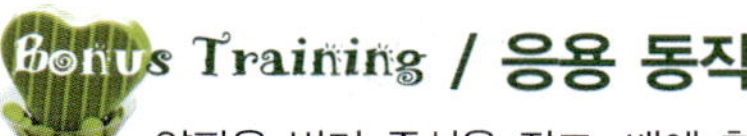

양팔을 벌려 중심을 잡고, 배에 힘을 주어 발이
바닥에 닿지 않도록 주의합니다.

1 양팔을 좌우로 펼치고 엉덩이만 바닥에
대고 앉아 다리를 들어 올립니다.

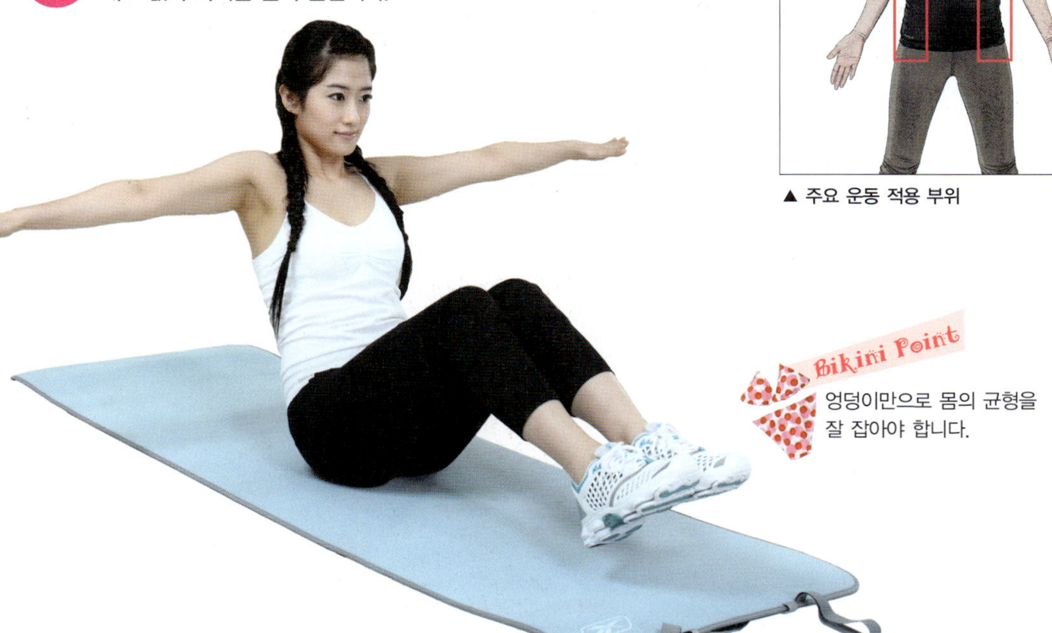

▲ 주요 운동 적용 부위

엉덩이만으로 몸의 균형을
잘 잡아야 합니다.

2 한쪽 엉덩이씩 바닥에 닿도록 하며 다리를 비틉니다.

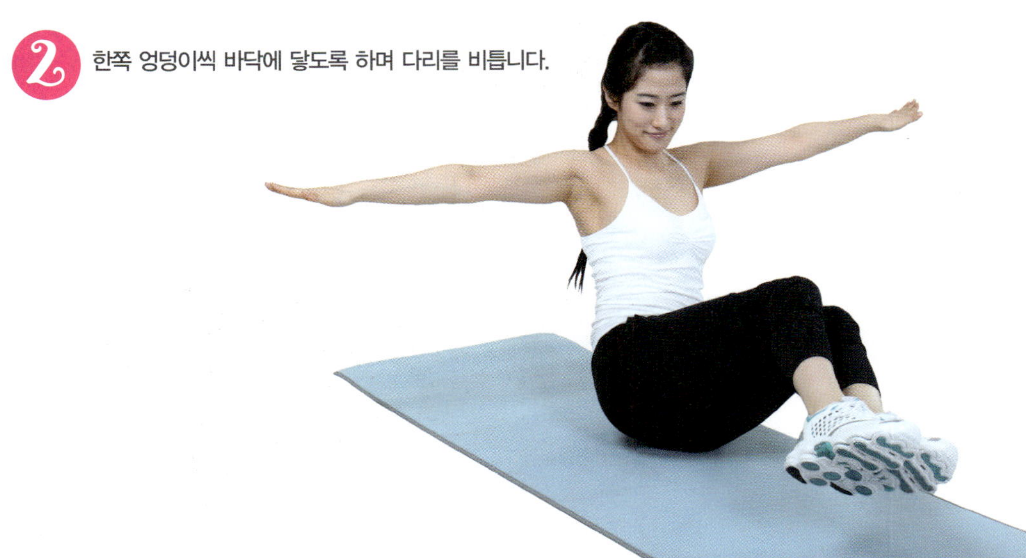

매혹지수를 높이는
등과 허리 라인 만들기

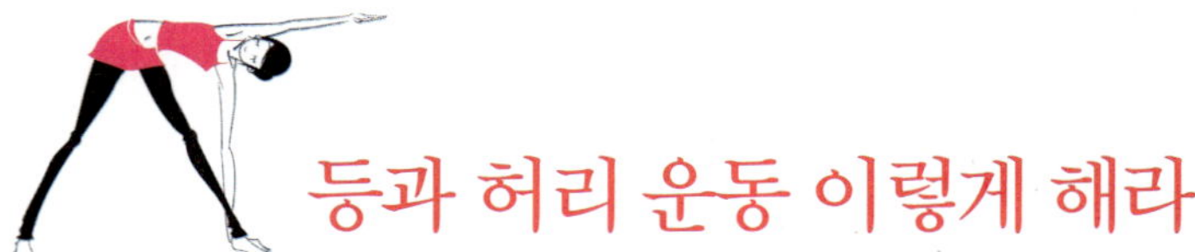

등과 허리 운동 이렇게 해라

● 목표

등에서 골반까지 매끈하게 떨어지는 뒤태를 만듭니다.

● 운동 포인트

✿ 등이 굽지 않도록 가슴을 활짝 펼 것.

✿ 등이 접히는 느낌을 받도록 운동할 것.

✿ 허리를 굽히지 않도록 신경 쓸 것.

● 휴식 노하우

운동이 끝나면 반드시 허리 스트레칭을 실시하는데, 팔이 지칠 수 있으므로 팔 스트레칭도 병행
합니다.

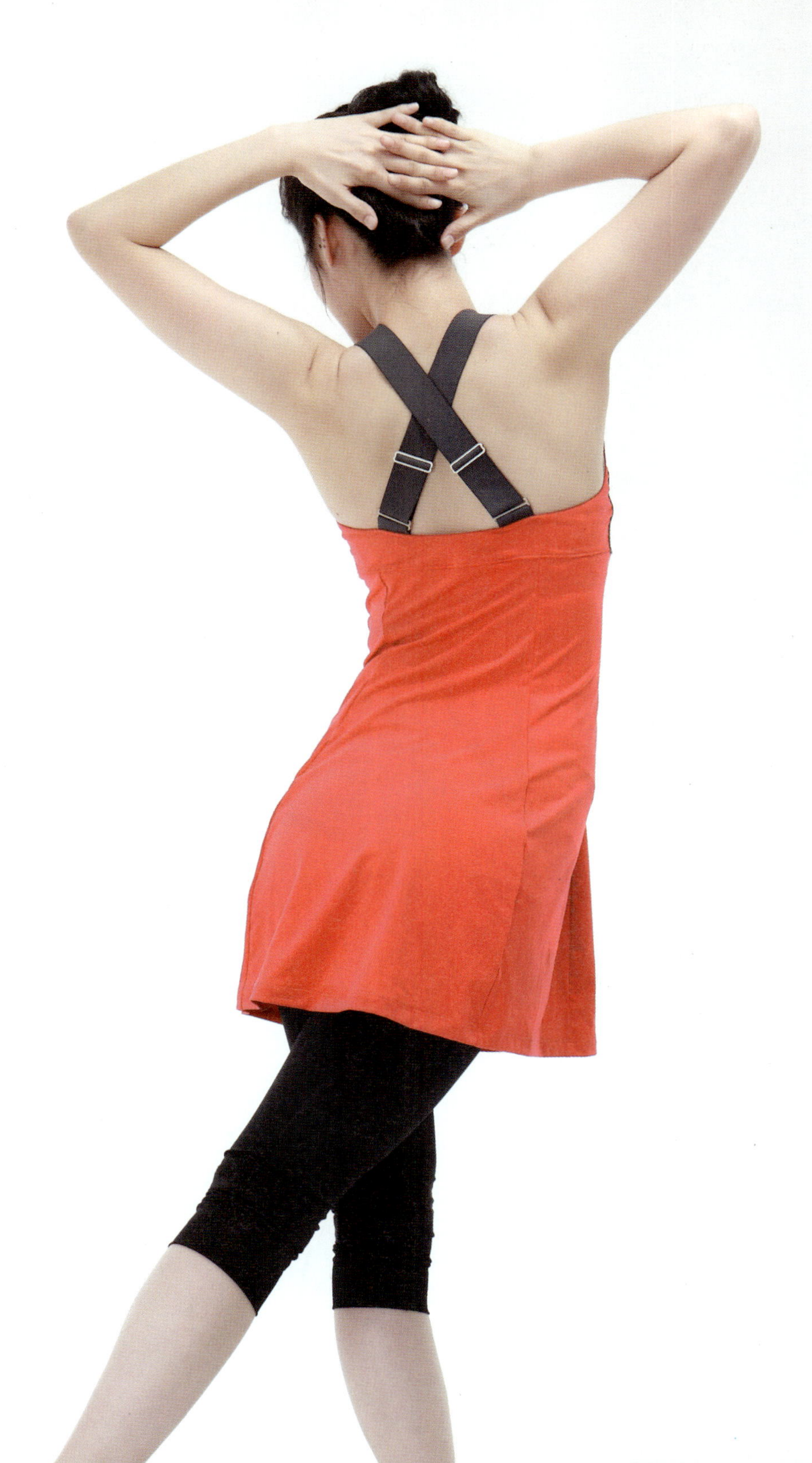

풀다운

운동 부위	등
난이도	Easy
운동 포인트	운동을 할 때 복부에 힘을 주면 강한 자극을 느낄 수 있다.

① 기구에 앉아 허리를 곧게 펴고 그립을 잡습니다.

② 팔을 굽히며 손잡이를 최대한 당깁니다.

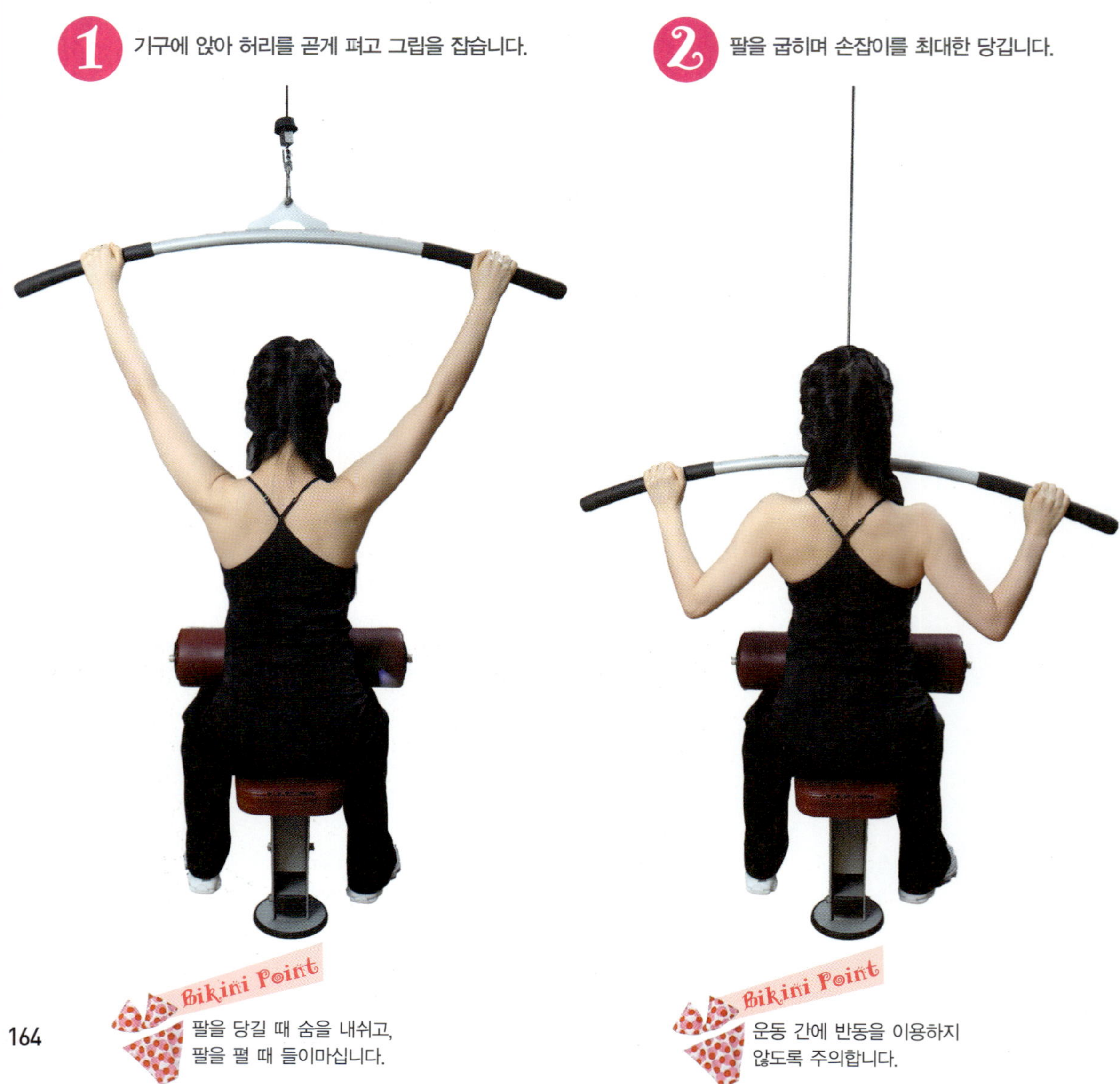

Bikini Point
팔을 당길 때 숨을 내쉬고,
팔을 펼 때 들이마십니다.

Bikini Point
운동 간에 반동을 이용하지
않도록 주의합니다.

허리가 굽지 않도록 곧게 펴고, 바를 윗가슴까지
당깁니다.

1 손잡이를 언더 그립으로 잡습니다.

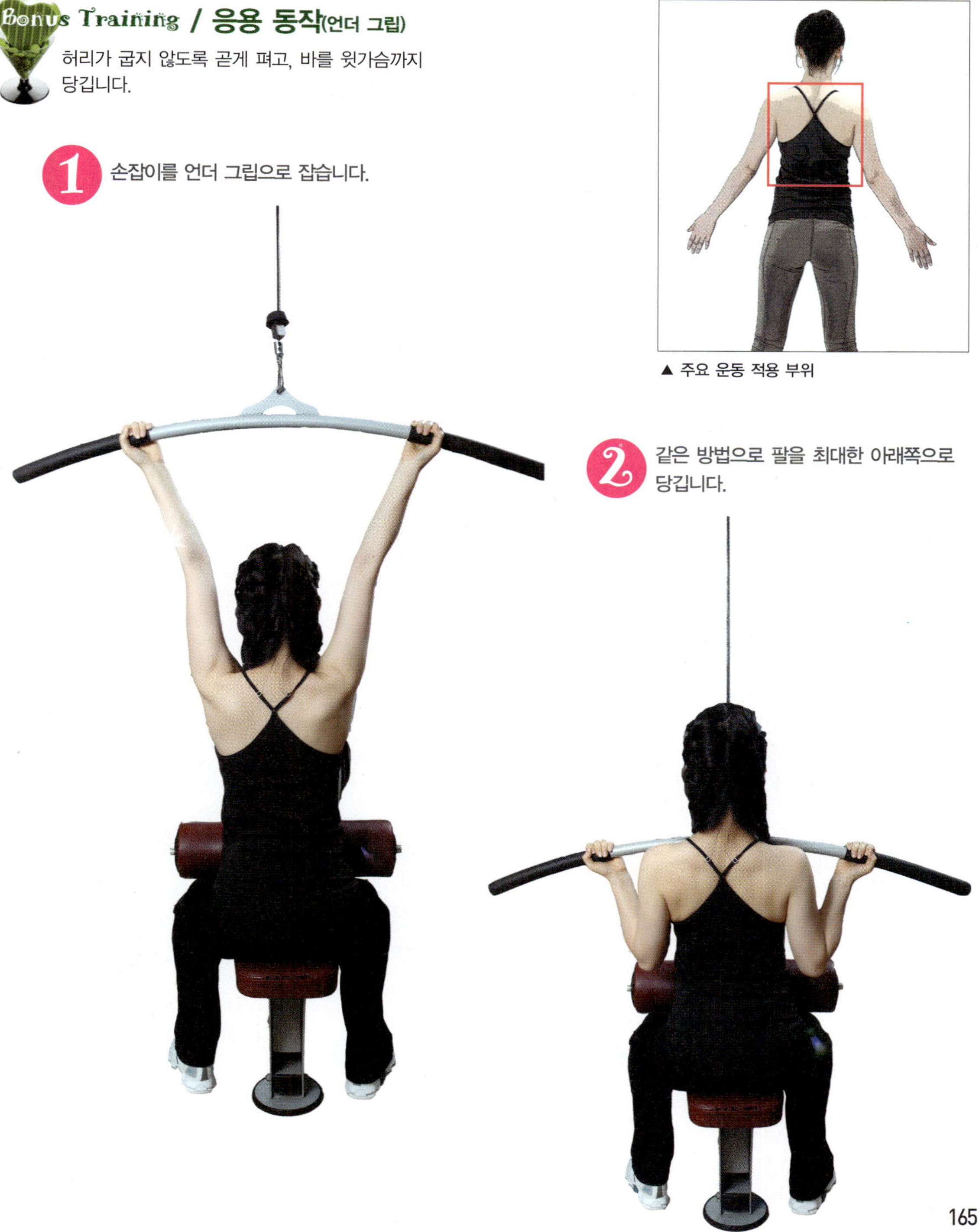

▲ 주요 운동 적용 부위

2 같은 방법으로 팔을 최대한 아래쪽으로
당깁니다.

로우

운동 부위	등
난이도	Easy
운동 포인트	팔로 그립을 당길 때 이두박근이 아닌 등 근육을 사용하도록 한다.

1 기구에 앉아 허리와 가슴을 펴고 팔을 뻗어 그립을 잡습니다.

2 상체는 움직이지 않게 고정한 상태에서 팔을 몸 쪽으로 끌어당깁니다.

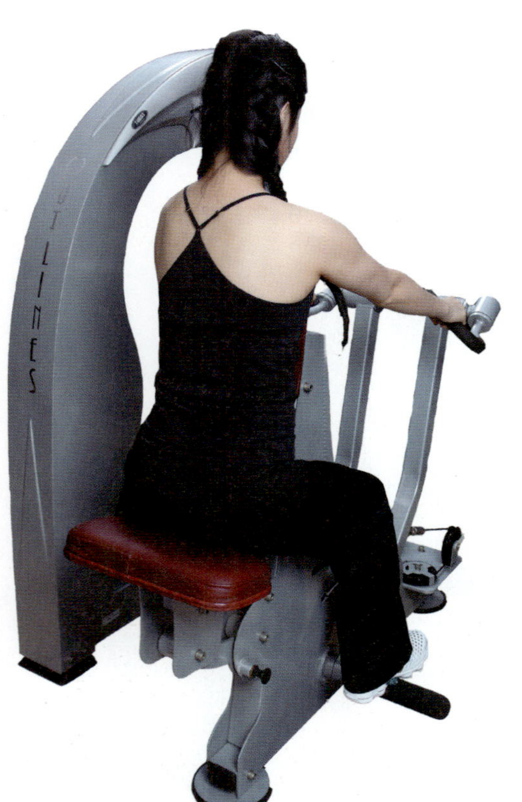

Bikini Point

팔을 당길 때 숨을 내쉬고, 팔을 펼 때 들이마십니다.

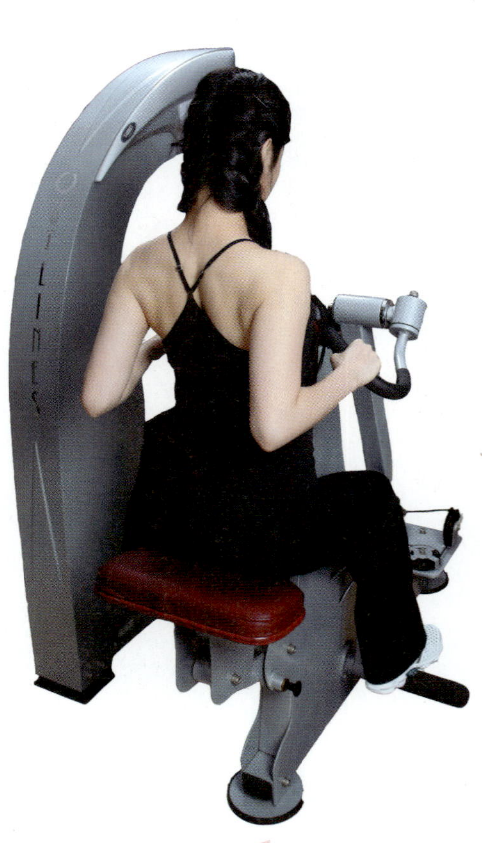

Bikini Point

팔을 당길 때나 펼 때 팔꿈치가 몸에서 벌어지지 않게 주의합니다.

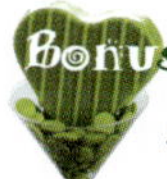

Bonus Training / 응용 동작

팔을 펼 때 등을 동그랗게 만들어 등 근육이 최대한
이완되도록 하면 등에 강한 자극을 줄 수 있습니다.

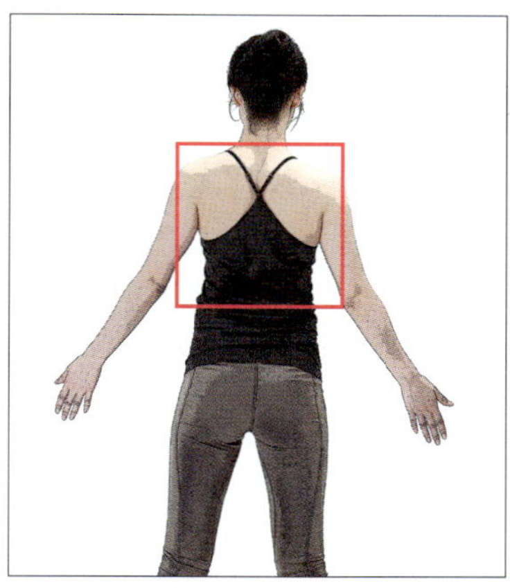

▲ 주요 운동 적용 부위

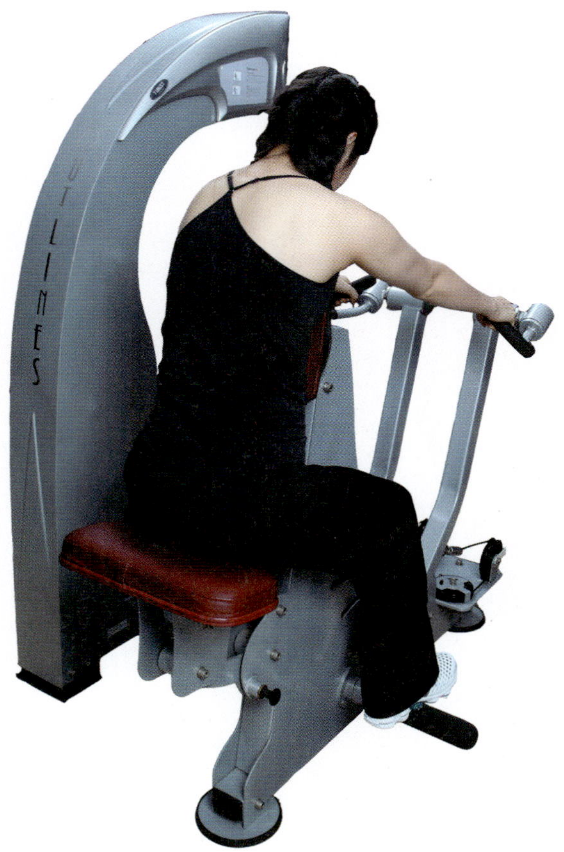

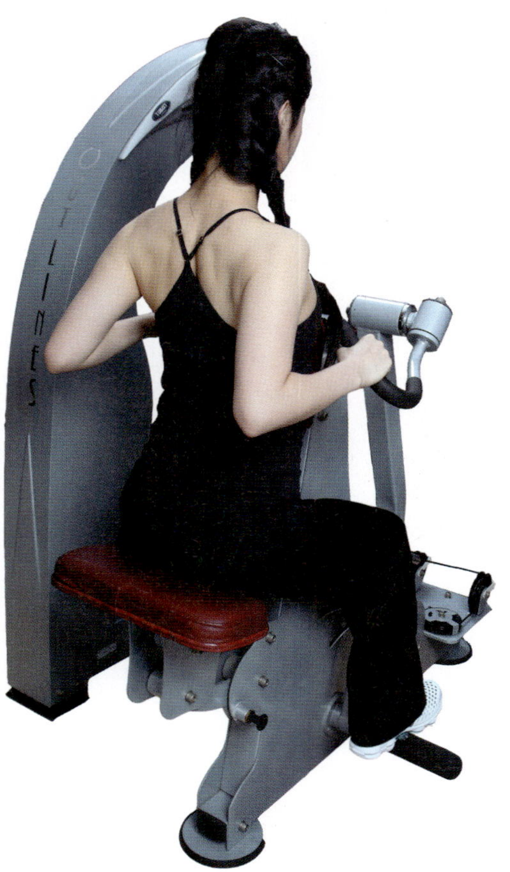

바벨 로우

운동 부위	등
난이도	Hard
운동 포인트	바벨을 당겼다가 천천히 내리면 강한 자극을 줄 수 있다.

1 바벨을 들고 다리를 살짝 벌려 편하게 섭니다.

Bikini Point

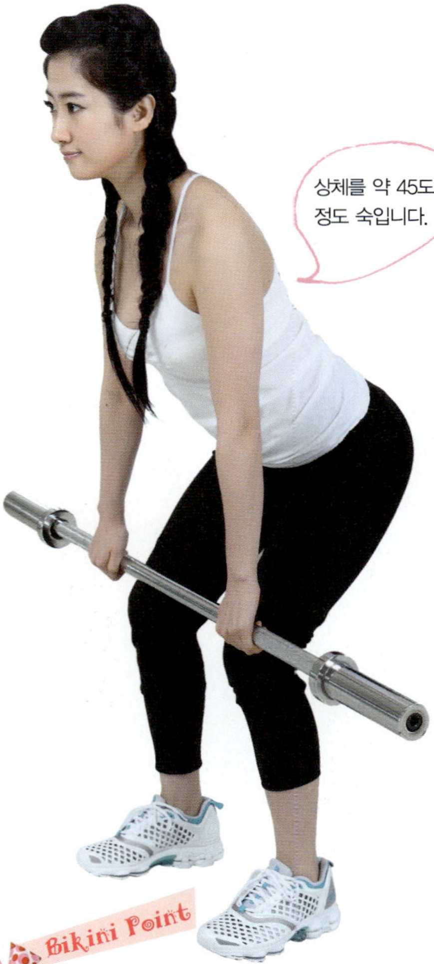

허리는 아치 형태가 되도록 하고, 바벨을 어깨 너비로 잡은 후 팔을 쭉 폅니다. 바벨을 들어 올릴 때 숨을 내쉬고, 팔을 펼 때 들이마십니다.

2 등이 접히는 느낌이 들 정도로 바벨을 들어 올립니다.

Bikini Point

바벨을 들어 올릴 때 허리를 굽히지 않도록 주의합니다.

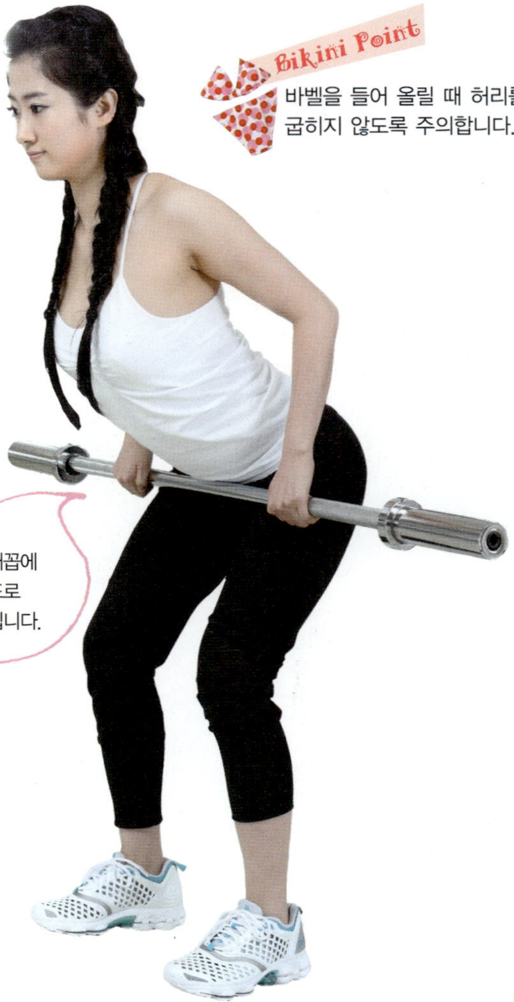

바벨 대신 덤벨을 이용하여 실시하면 더욱 세밀한 자
극을 줄 수 있습니다.

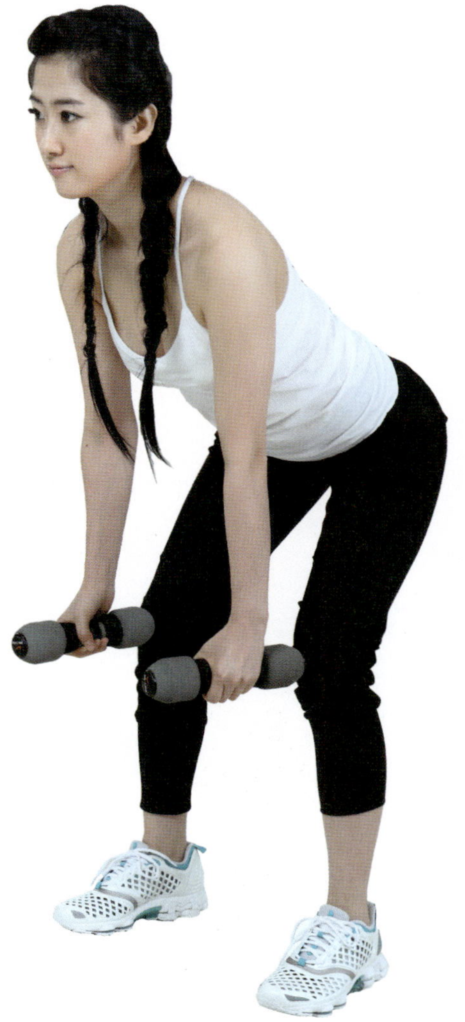

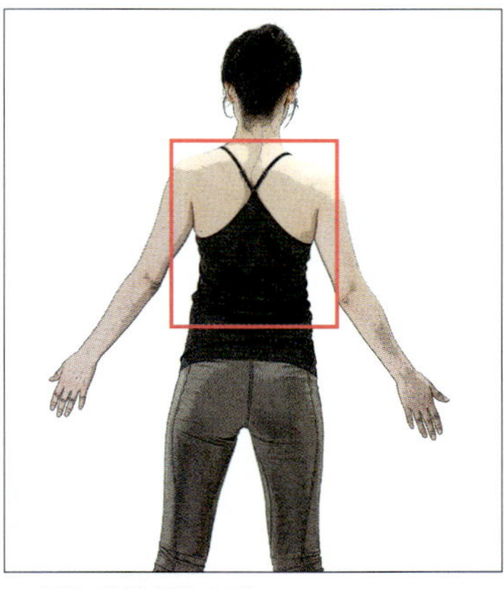

▲ 주요 운동 적용 부위

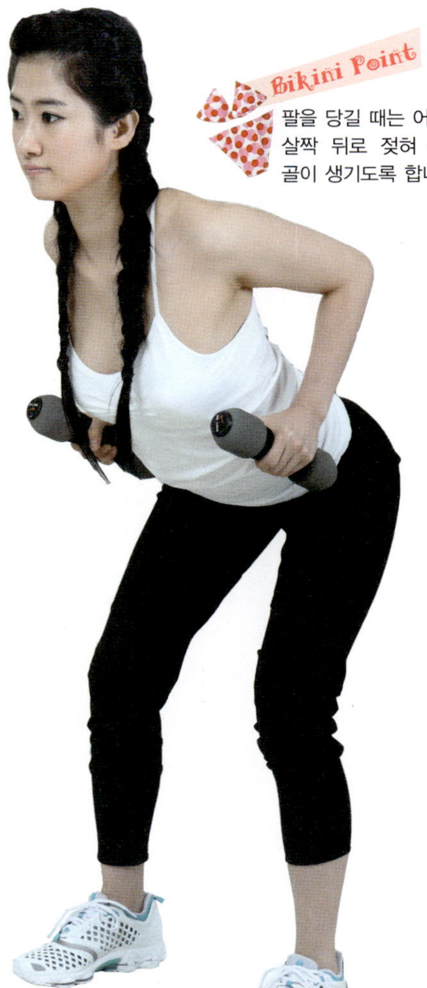

팔을 당길 때는 어깨를
살짝 뒤로 젖혀 등에
골이 생기도록 합니다.

데드 리프트

운동 부위	등, 허리, 하체
난이도	Nomal
운동 포인트	몸을 앞으로 숙일 때 허리를 굽히지 않아야 정확한 동작을 할 수 있다.

1 다리를 어깨 너비로 벌린 후 바벨을 들고 똑바로 섭니다.

2 상체를 앞으로 숙여 허리는 아치 모양을 유지한 상태에서 바벨이 무릎 아래까지 내려오도록 합니다.

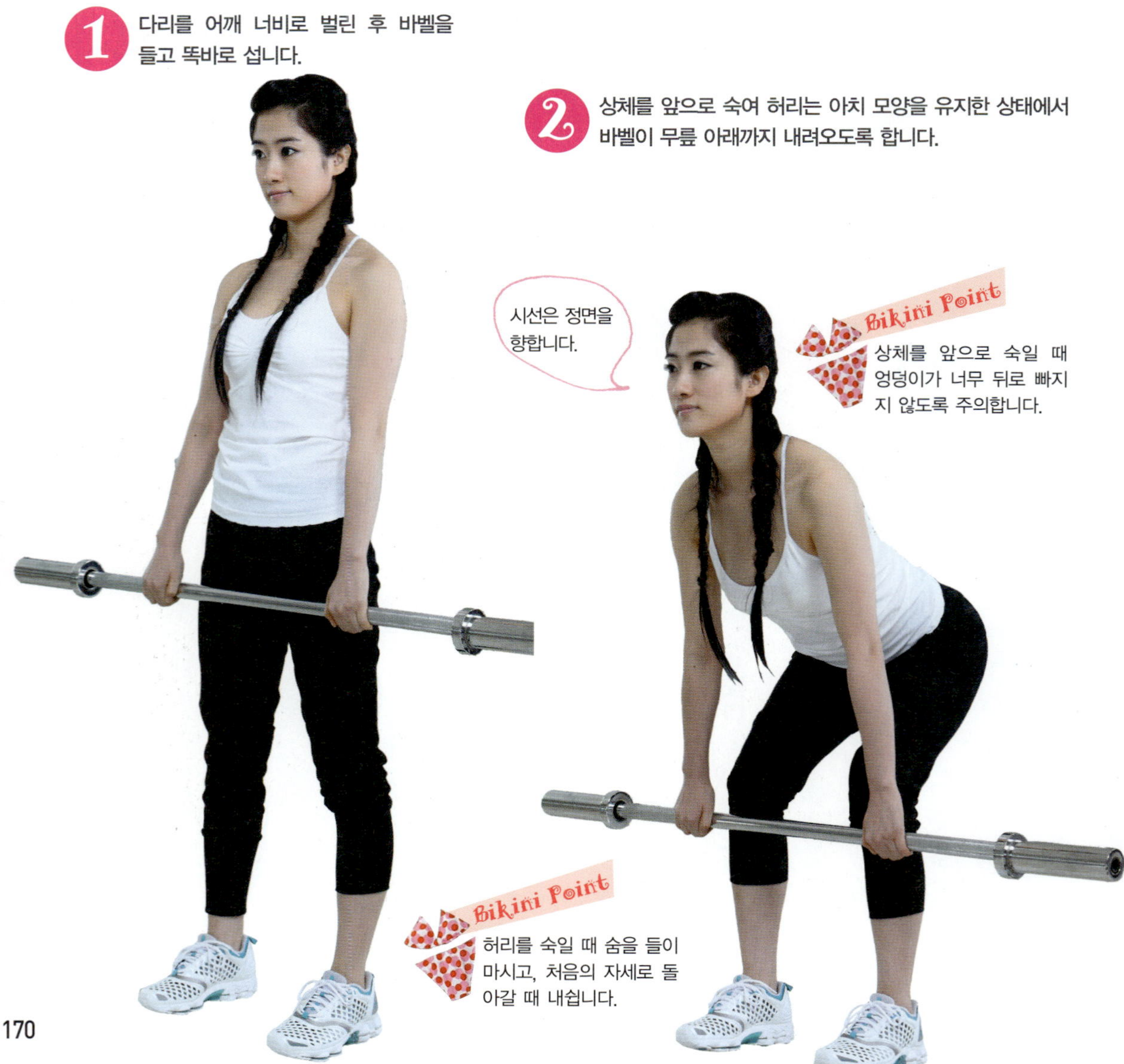

Bonus Training / 스티프 데드 리프트

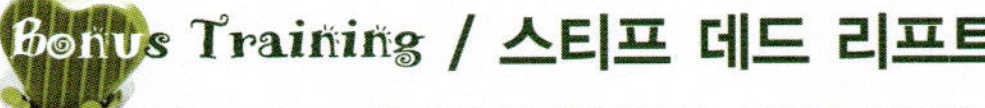

데드 리프트와 비슷한 동작으로 상체를 앞으로 숙일 때 무릎이 구부러지지 않도록 합니다. 또한 상체를 더 깊게 숙여 바벨이 정강이까지 내려오도록 합니다.

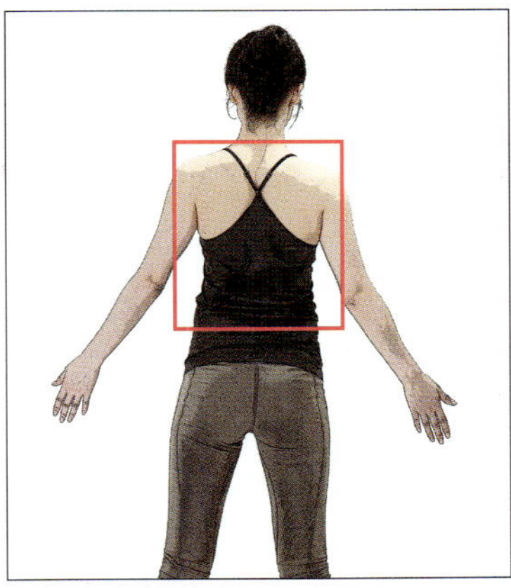

▲ 주요 운동 적용 부위

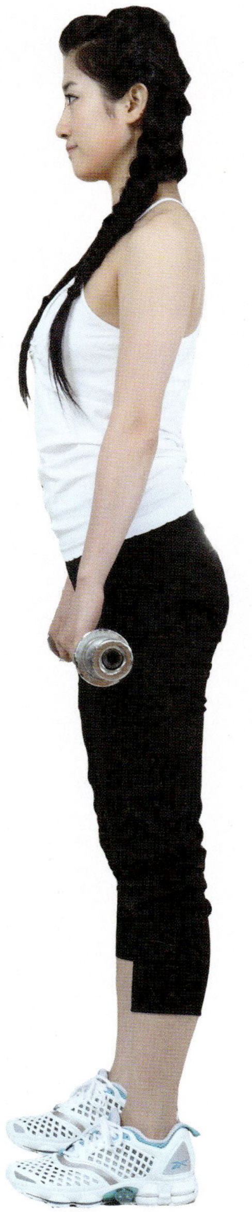

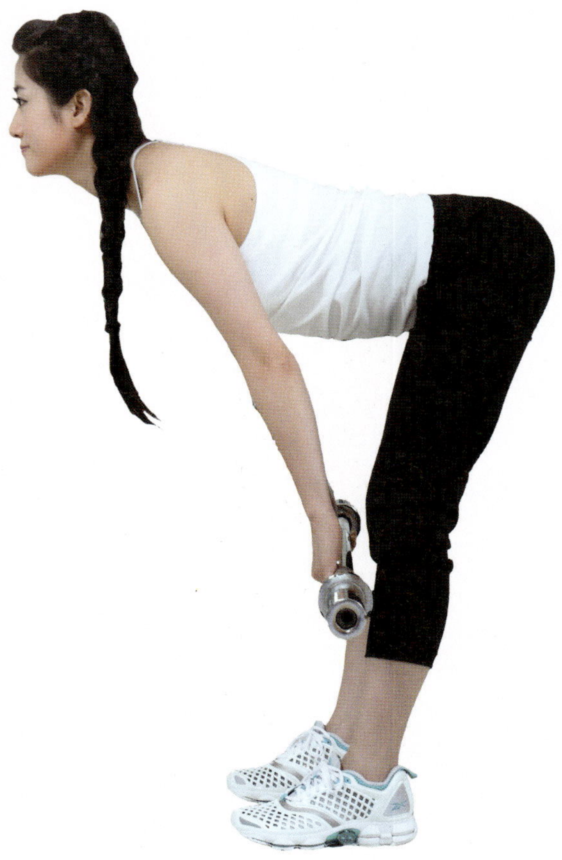

탱탱하게 솟아 오른 W라인의 엉덩이 만들기

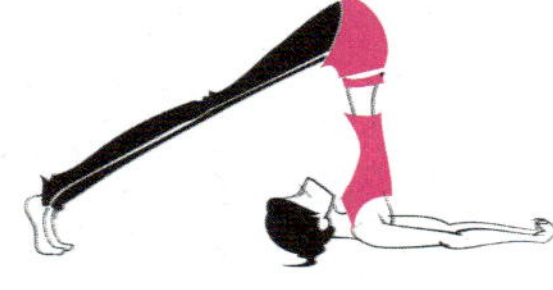

엉덩이 운동 이렇게 해라

목표

탄력 있게 솟아오른 엉덩이 라인을 만듭니다.

운동 포인트

✿ 하체 운동이 아닌 엉덩이 운동이 되도록 신경 쓸 것.

✿ 천천히 진행하여 엉덩이 근육이 조여지는 느낌을 받을 것.

✿ 몸이 틀어지지 않게 중심을 잡을 것.

휴식 노하우

엉덩이 운동이 끝나면 휴식을 취하지 말고 바로 하체 스트레칭을 실시합니다.

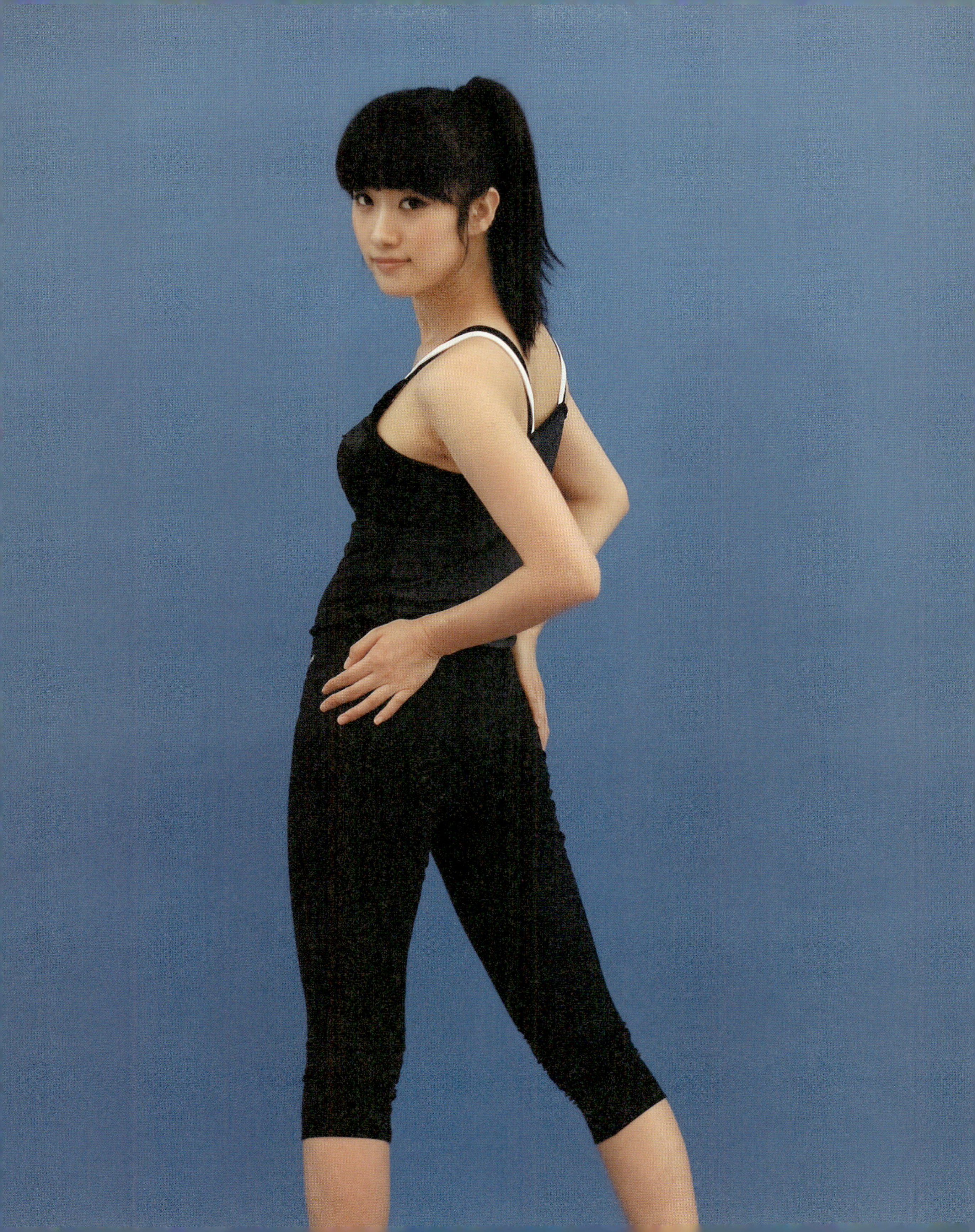

백－토털 히프

운동 부위	엉덩이
난이도	Nomal
운동 포인트	엉덩이에 힘을 주며 운동을 하고 다리는 최대한 뒤로 차올린다.

1 양손으로 손잡이를 잡고, 패드에 왼쪽 다리를 올립니다.

2 왼쪽 다리를 뒤로 차며 쭉 뻗습니다.

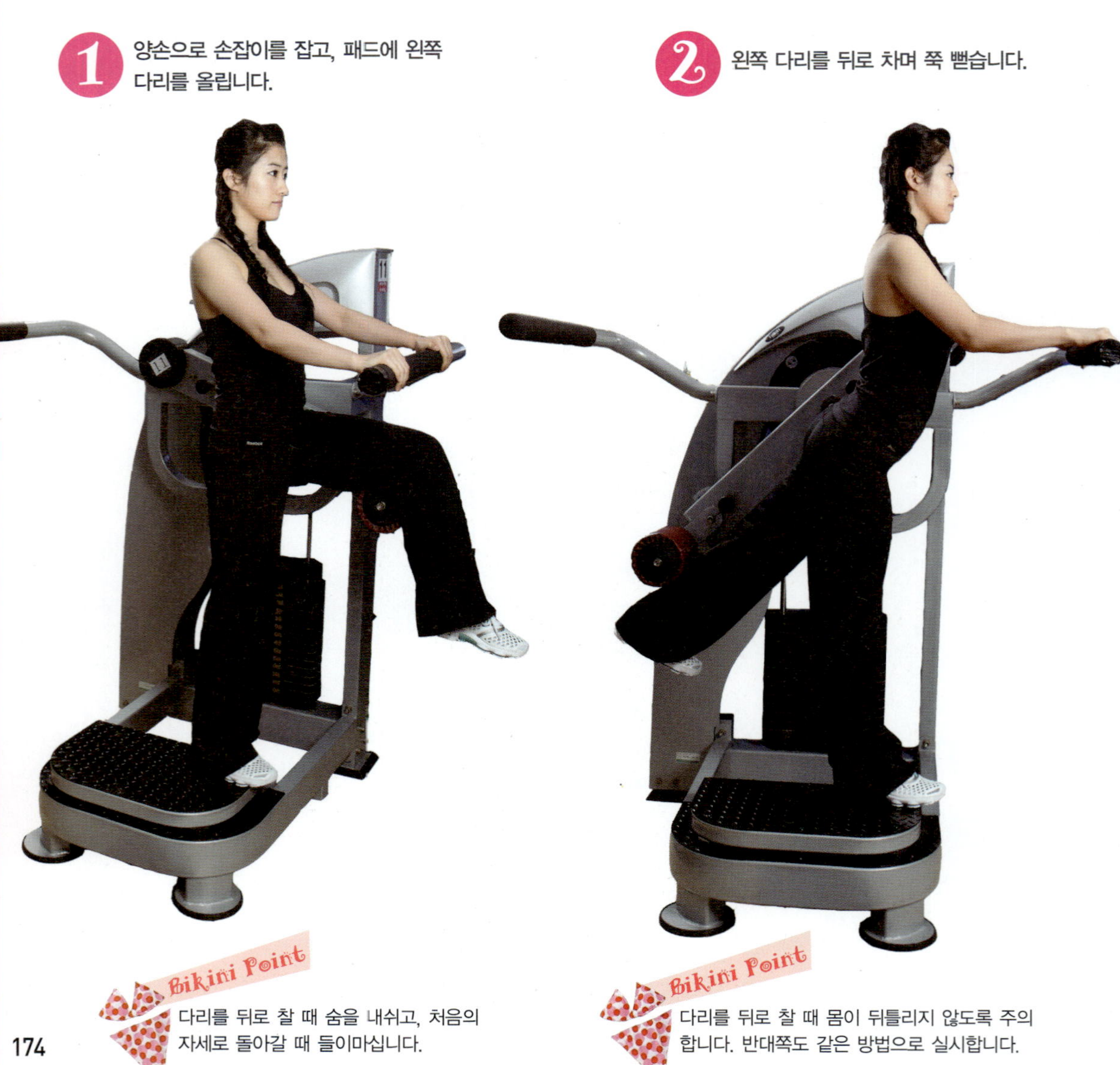

Bikini Point
다리를 뒤로 찰 때 숨을 내쉬고, 처음의 자세로 돌아갈 때 들이마십니다.

Bikini Point
다리를 뒤로 찰 때 몸이 뒤틀리지 않도록 주의 합니다. 반대쪽도 같은 방법으로 실시합니다.

 / 응용 동작

다리를 위로 차는 순간 팔이 구부러지지 않도록 팔꿈치와
어깨에 힘을 주어 상체를 고정합니다.

1 두 손과 왼쪽 무릎을 바닥에 댄 채로 엎드립니다. 그런 다음
오른쪽 다리를 바닥에 닿지 않게 하여 뒤로 뻗습니다.

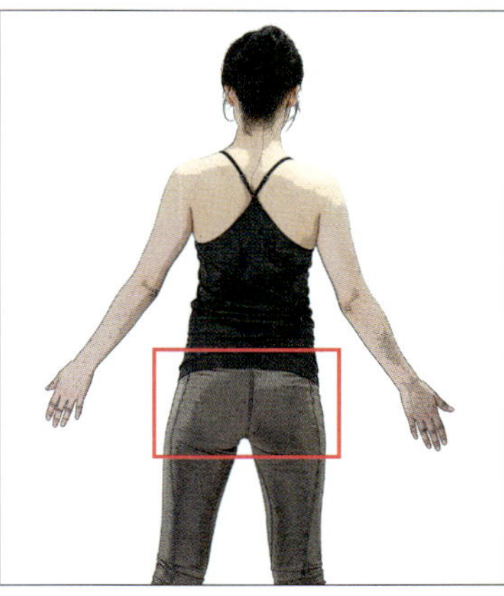

▲ 주요 운동 적용 부위

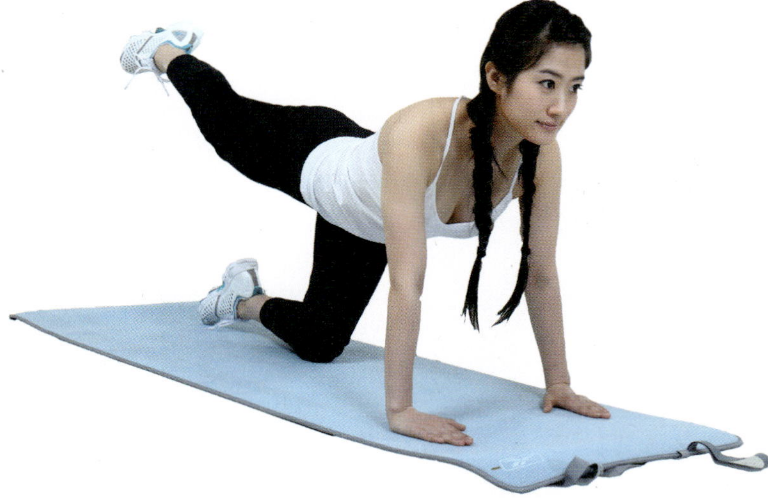

2 오른쪽 다리를 위로 차올려 엉덩이에
자극이 가도록 합니다.

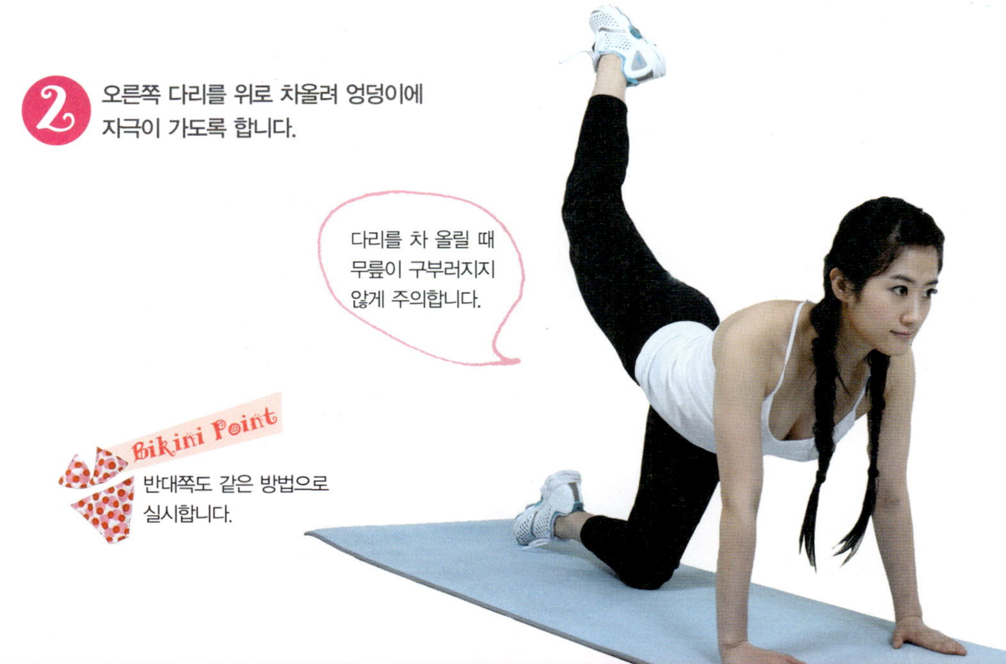

반대쪽도 같은 방법으로
실시합니다.

175

사이드 킥

운동 부위	엉덩이
난이도	Easy
운동 포인트	다리를 옆으로 찰 때 발끝을 몸 쪽으로 당기면 더 많은 자극을 줄 수 있다.

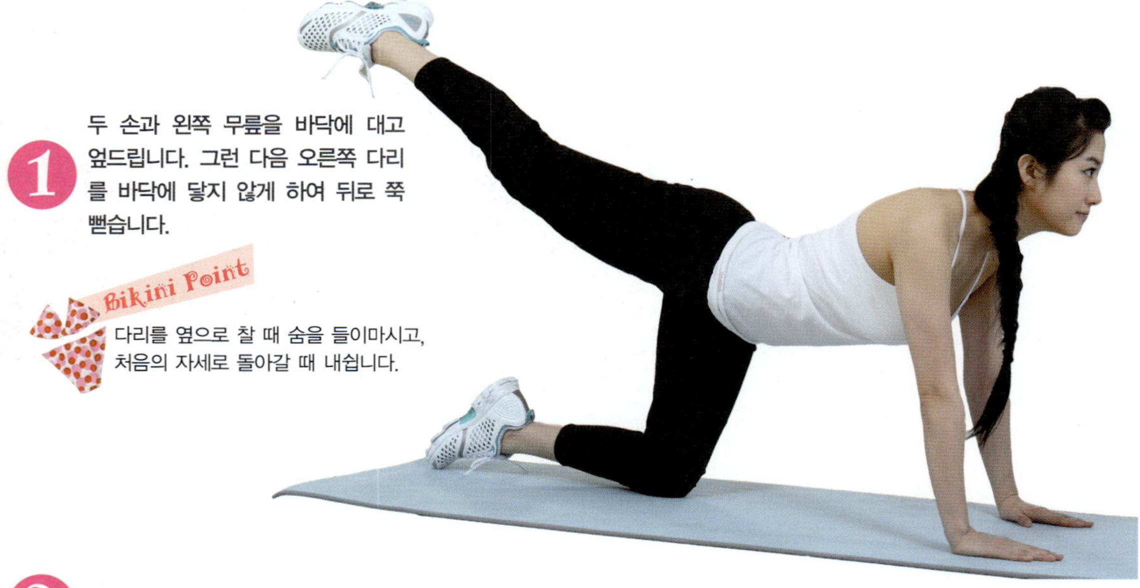

1 두 손과 왼쪽 무릎을 바닥에 대고 엎드립니다. 그런 다음 오른쪽 다리를 바닥에 닿지 않게 하여 뒤로 쭉 뻗습니다.

Bikini Point

다리를 옆으로 찰 때 숨을 들이마시고, 처음의 자세로 돌아갈 때 내쉽니다.

2 뒤로 뻗은 오른쪽 다리를 옆으로 찹니다.

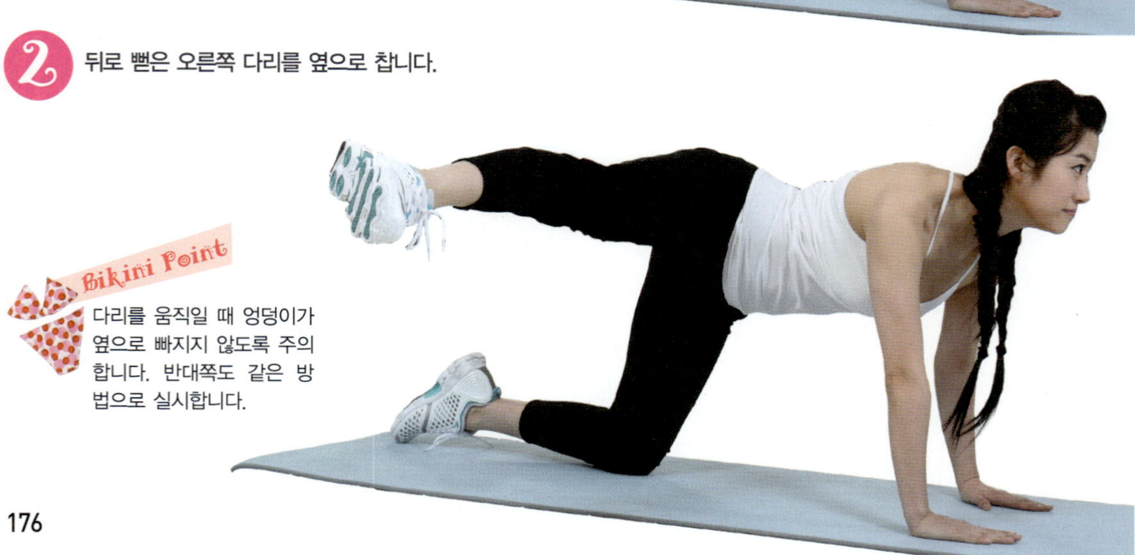

Bikini Point

다리를 움직일 때 엉덩이가 옆으로 빠지지 않도록 주의합니다. 반대쪽도 같은 방법으로 실시합니다.

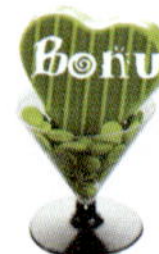

Bonus Training / 응용 동작

사이드 킥에서 응용한 조금 쉬운 동작으로 다리를
옆으로 찰 때 무릎을 굽힙니다.

주요 운동 적용 부위 ▶ 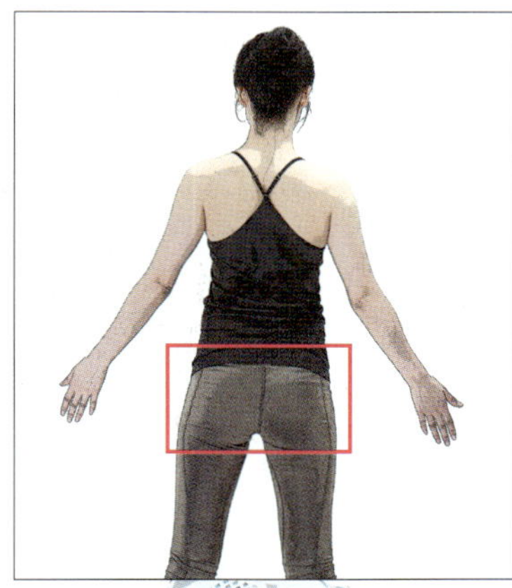

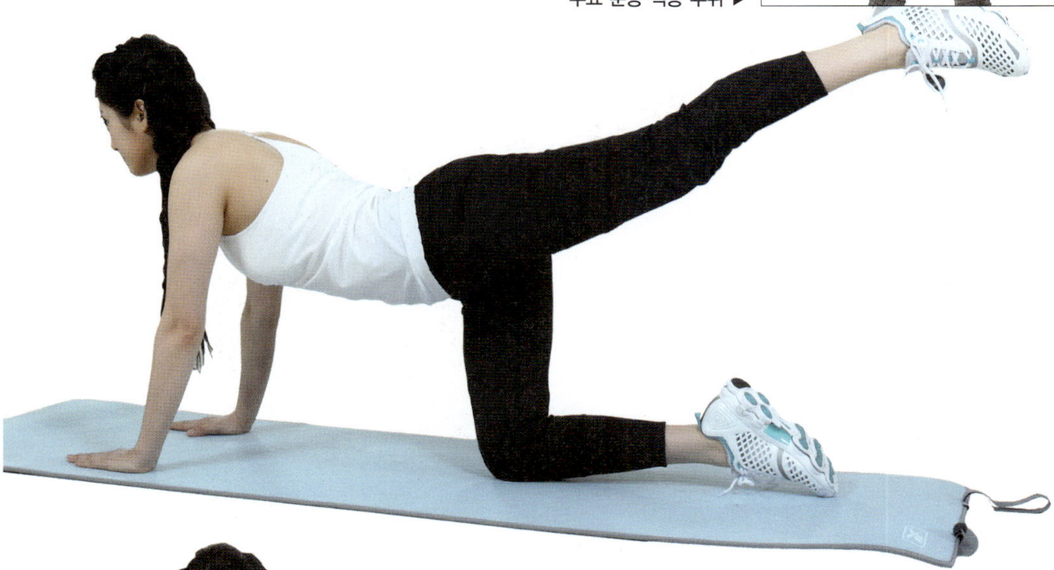

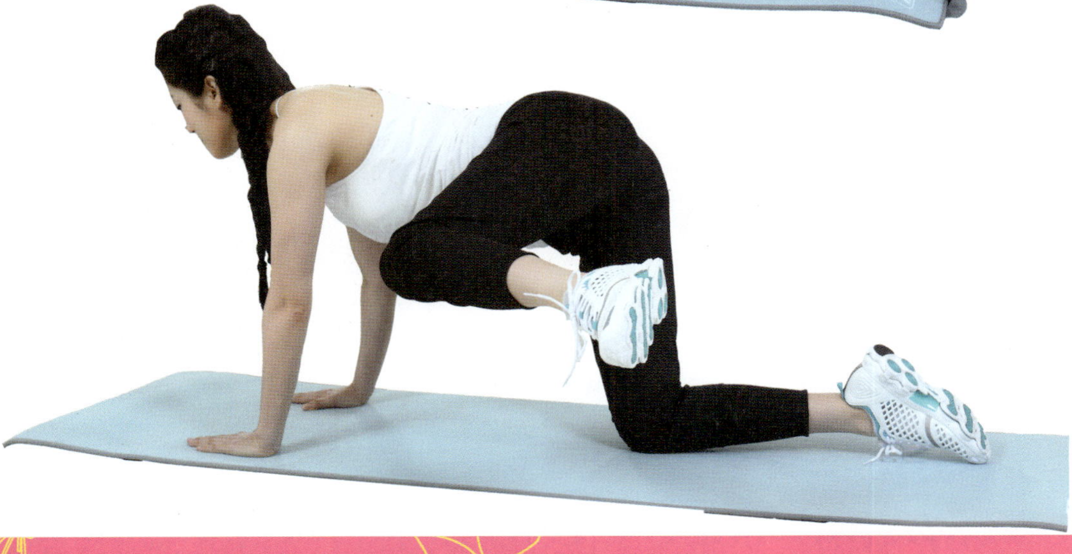

짐볼 브리지

운동 부위	엉덩이
난이도	Nomal
운동 포인트	무릎이 벌어지지 않도록 하고, 엉덩이를 들 때는 몸이 수평이 될 때까지 최대한 올린다.

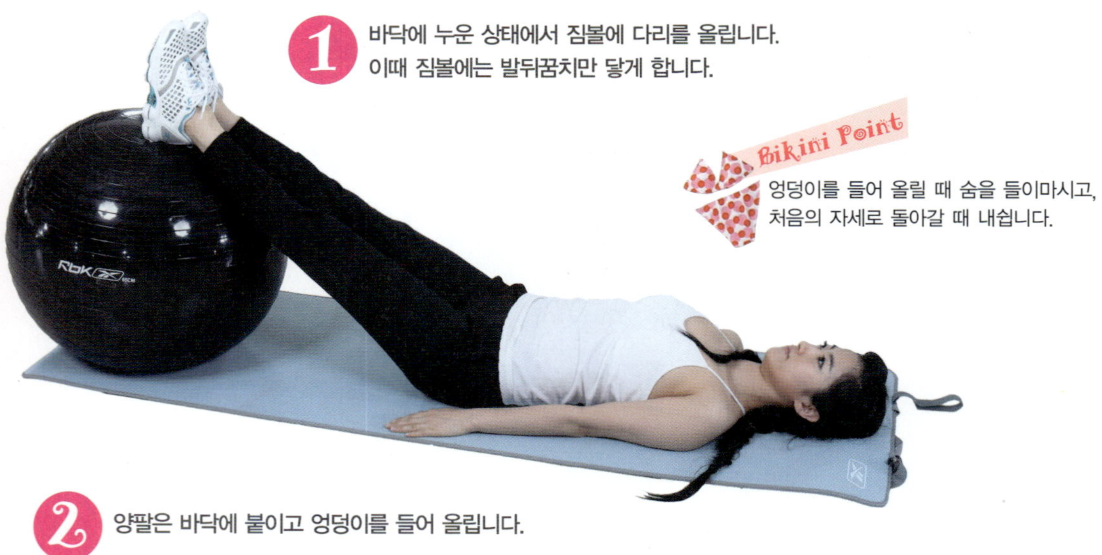

1 바닥에 누운 상태에서 짐볼에 다리를 올립니다. 이때 짐볼에는 발뒤꿈치만 닿게 합니다.

엉덩이를 들어 올릴 때 숨을 들이마시고, 처음의 자세로 돌아갈 때 내쉽니다.

2 양팔은 바닥에 붙이고 엉덩이를 들어 올립니다.

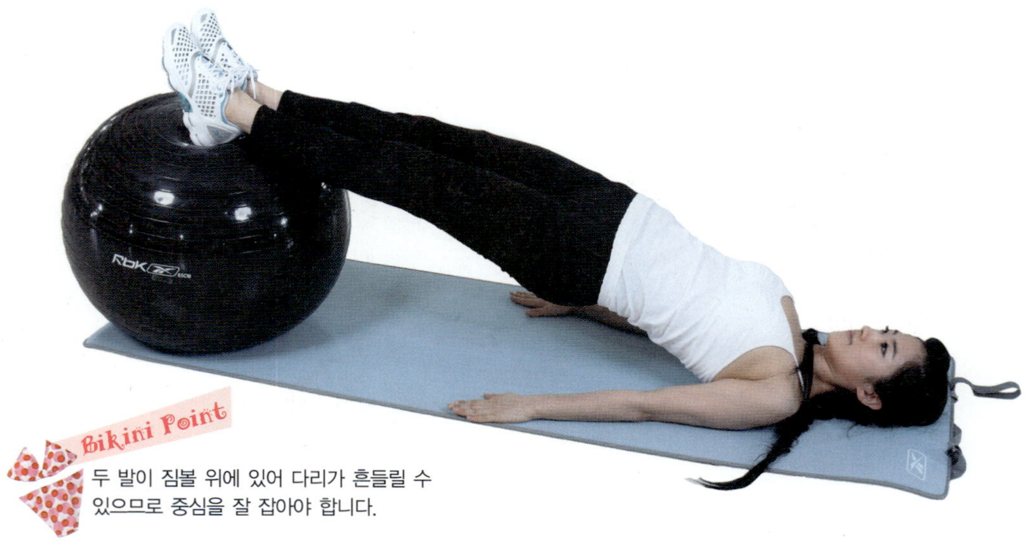

두 발이 짐볼 위에 있어 다리가 흔들릴 수 있으므로 중심을 잘 잡아야 합니다.

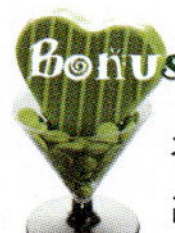
Bonus Training / 응용 동작

짐볼에 발뒤꿈치가 아니라 발바닥을 댄 상태에서 허리를 들어 올립니다.

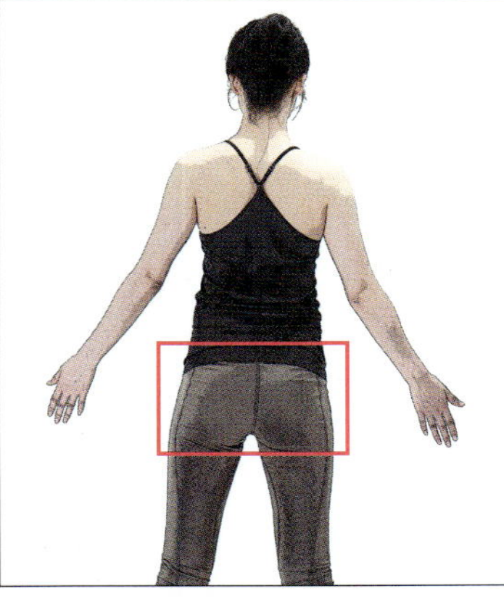

▲ 주요 운동 적용 부위

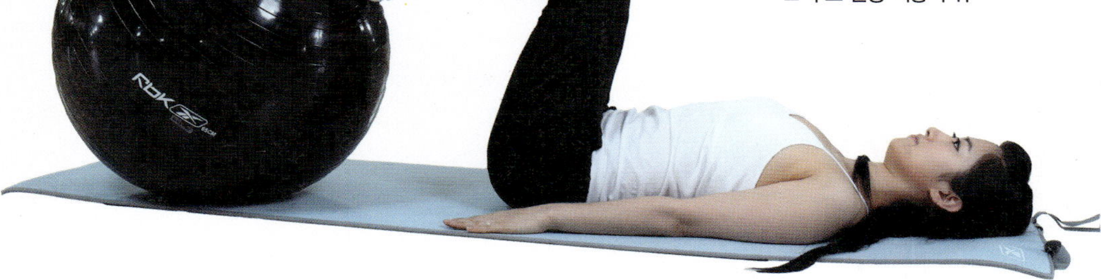

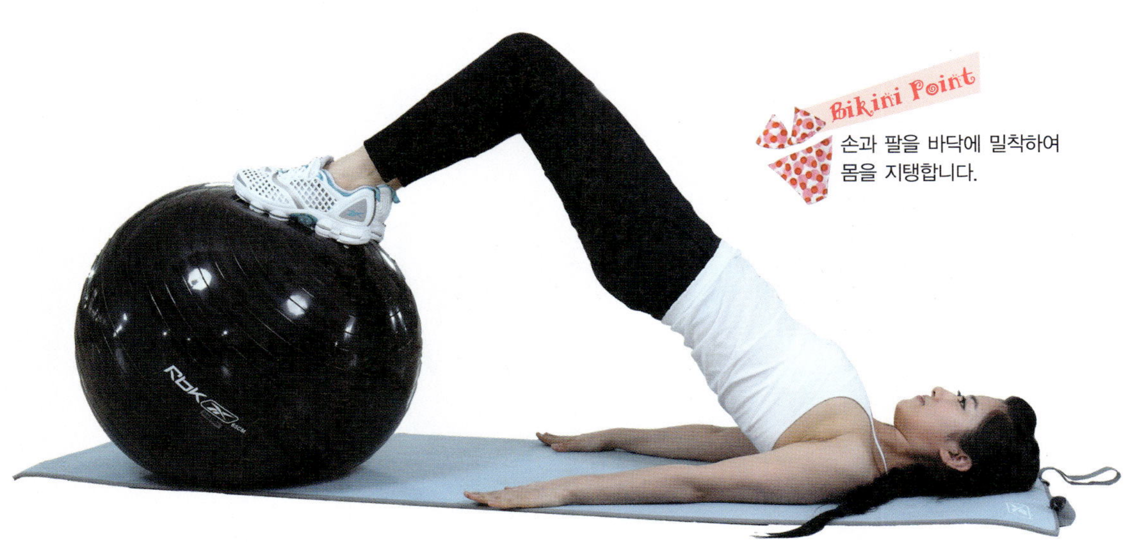

디아고날 백워드 런지

운동 부위	엉덩이, 허벅지
난이도	Hard
운동 포인트	몸은 정면을 바라보고 엉덩이를 뒤쪽으로 밀며 무릎을 굽히면 엉덩이에 더 큰 자극을 줄 수 있다.

1 두 손을 허리에 올리고 서서 오른쪽 다리를 대각선 45도 뒤쪽으로 이동합니다. 정면에서 봤을 때 오른쪽 다리가 왼쪽 다리보다 더 왼쪽으로 빠져 나오도록 합니다. 이렇게 하면 왼쪽 대둔부에 자극을 줄 수 있습니다.

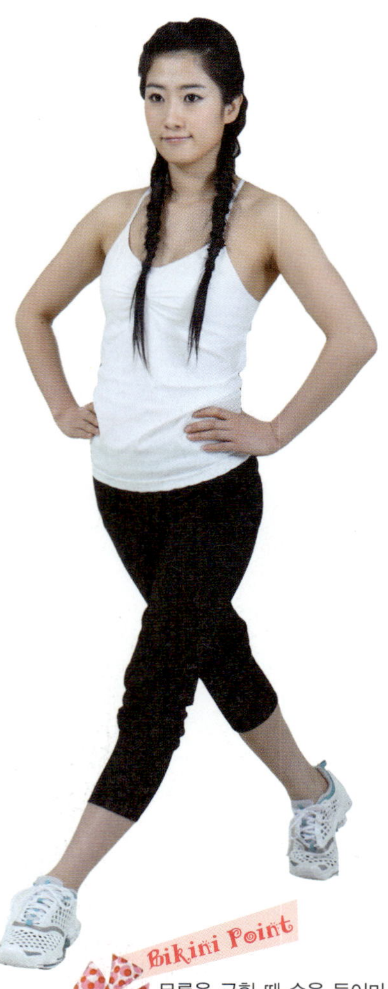

2 가볍게 무릎을 굽히는데, 이때 골반이 돌아가지 않도록 하고 시선은 정면을 응시합니다.

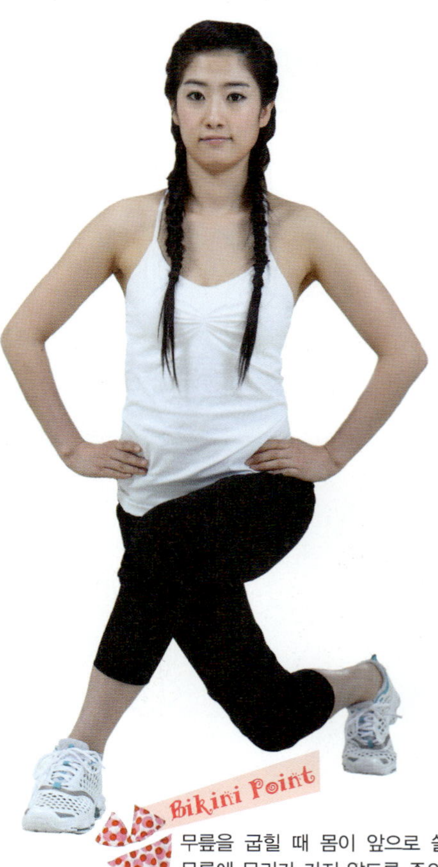

무릎을 굽힐 때 숨을 들이마시고, 처음의 자세로 돌아갈 때 내쉽니다.

무릎을 굽힐 때 몸이 앞으로 쏠리거나 무릎에 무리가 가지 않도록 주의합니다. 반대쪽도 같은 방법으로 실시합니다.

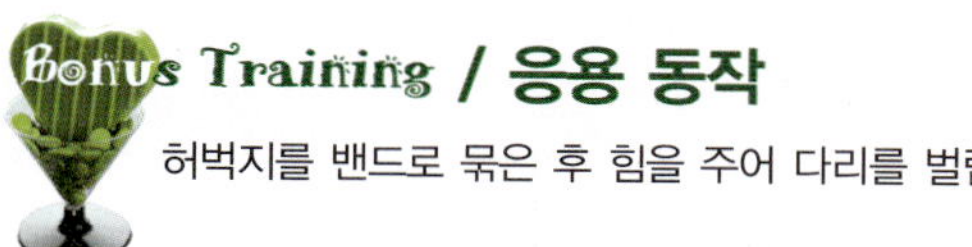

Bonus Training / 응용 동작

허벅지를 밴드로 묶은 후 힘을 주어 다리를 벌립니다.

1 짐볼에 앉아 밴드로 허벅지를 묶어 고정합니다.

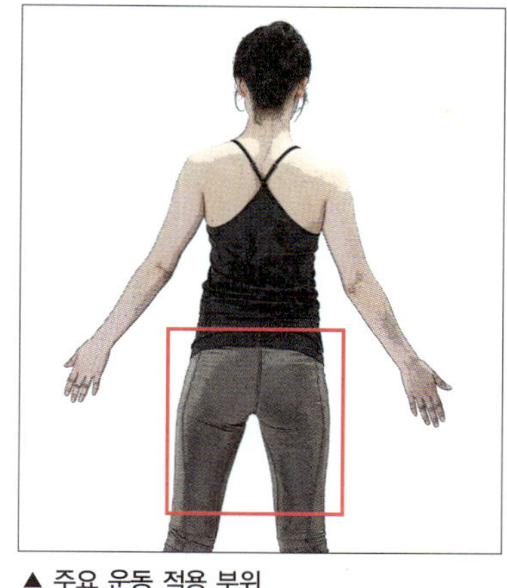

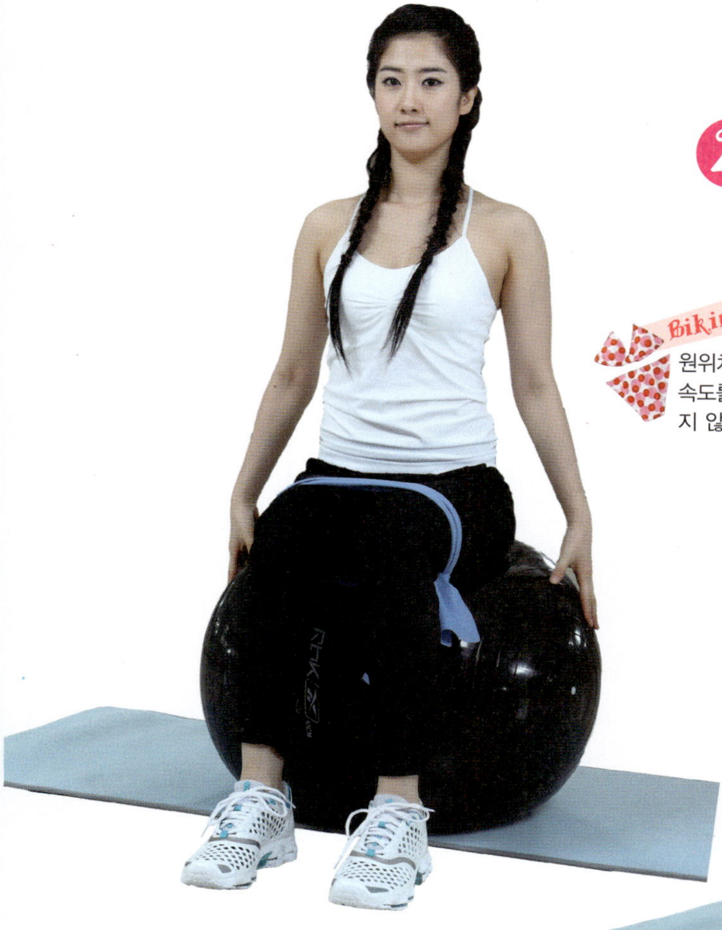

▲ 주요 운동 적용 부위

2 무릎을 바깥으로 벌려 엉덩이에 자극이 가도록 합니다.

Bikini Point

원위치로 돌아갈 때는 속도를 늦춰 무릎이 닿지 않도록 주의합니다.

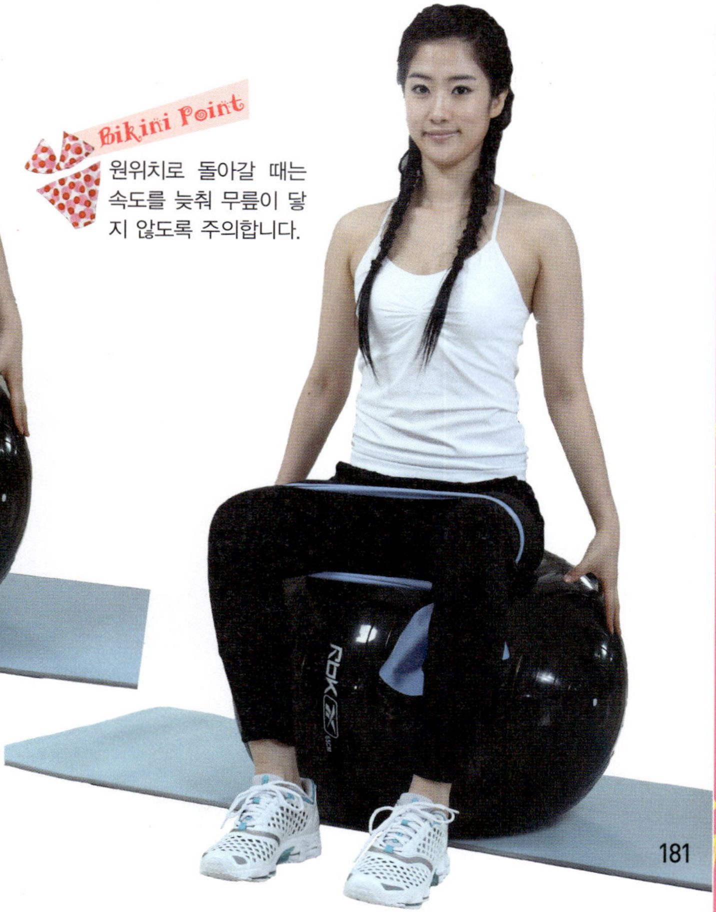

각선미 넘치는 명품 다리 만들기

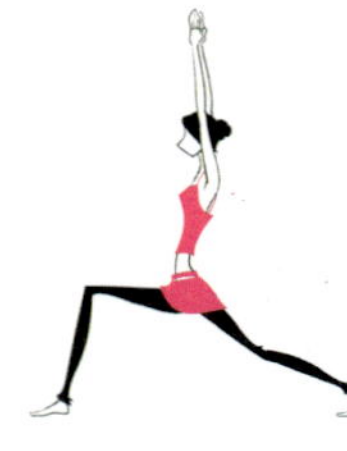

다리 운동 이렇게 해라

● 목표

보험을 들어야 할 만큼 미끈한 명품 다리 라인을 만듭니다.

● 운동 포인트

🌸 운동을 할 때 무릎에 힘이 실리지 않도록 할 것.

🌸 힘이 한쪽으로 쏠리지 않게 중심을 잘 잡을 것.

● 휴식 노하우

다리 근육이 뭉치는 느낌이 들 수 있으므로 물을 자주 섭취하고, 스트레칭을 실시합니다.

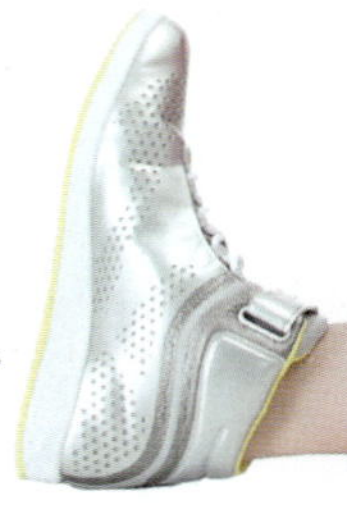

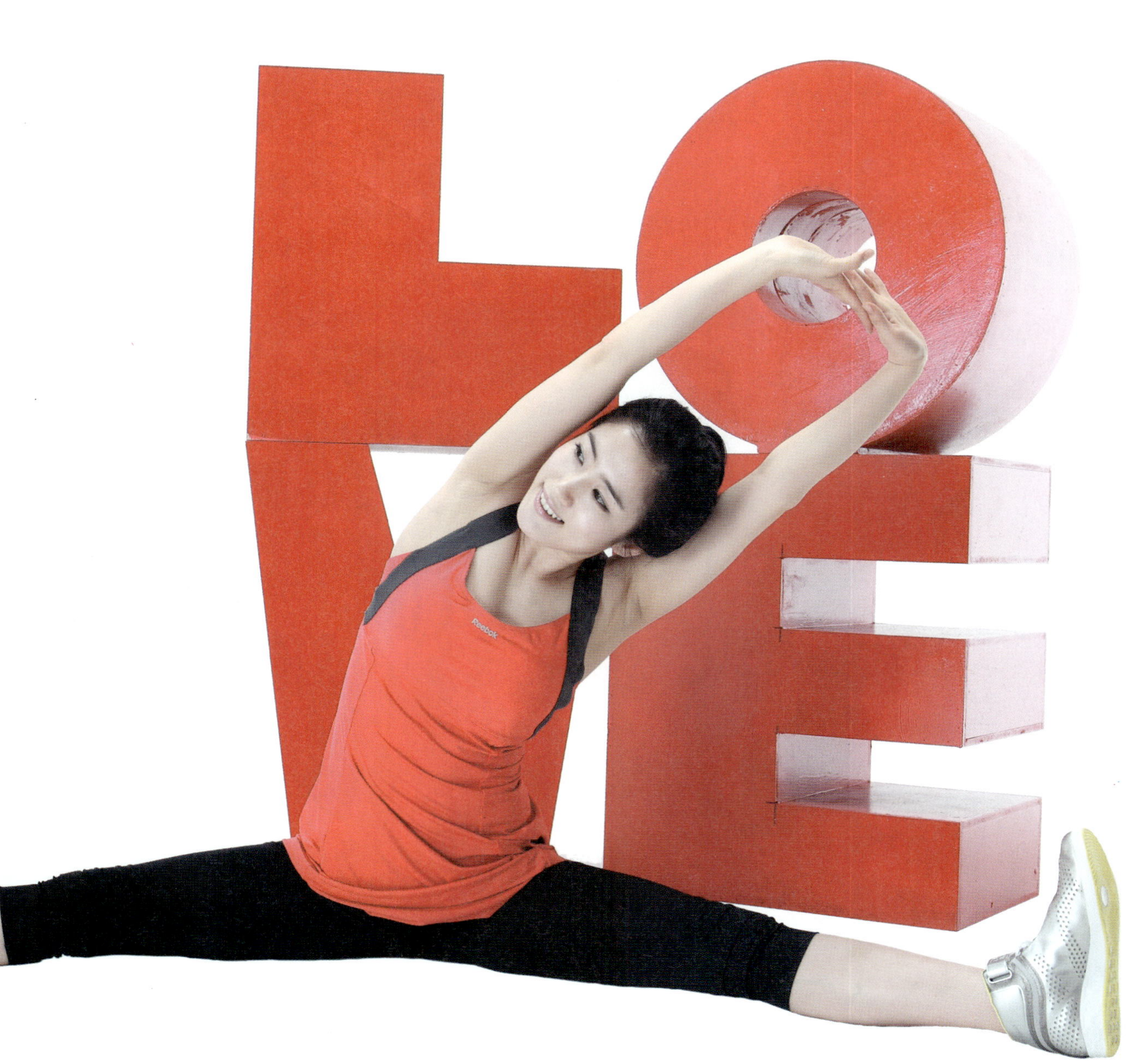

레그 익스텐션

운동 부위	하체
난이도	Easy
운동 포인트	발끝을 몸 쪽으로 당기며 원상태로 돌아갈 때는 기구를 천천히 내린다.

 기구에 앉아 패드를 발목 쪽에 위치시킵니다.

 숨을 내쉬면서 무릎을 부드럽게 펴서 다리가 수평이 될 때까지 들어 올립니다.

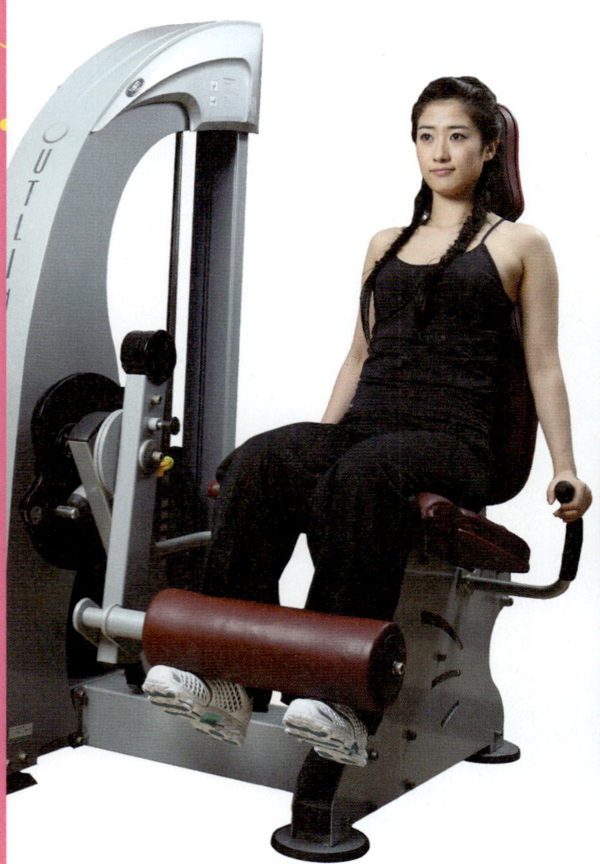

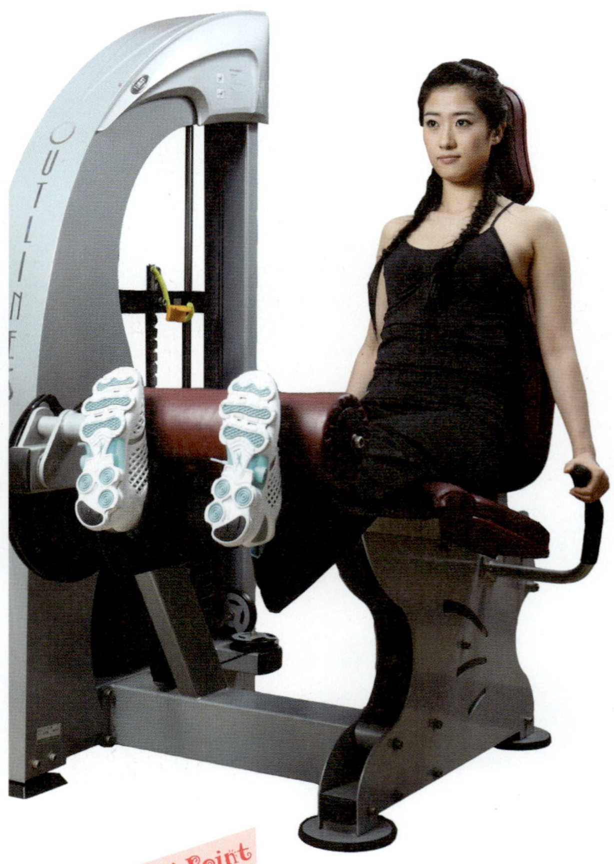

Bikini Point
다리를 들 때 반동을 이용하거나 엉덩이가 들리지 않도록 주의합니다.

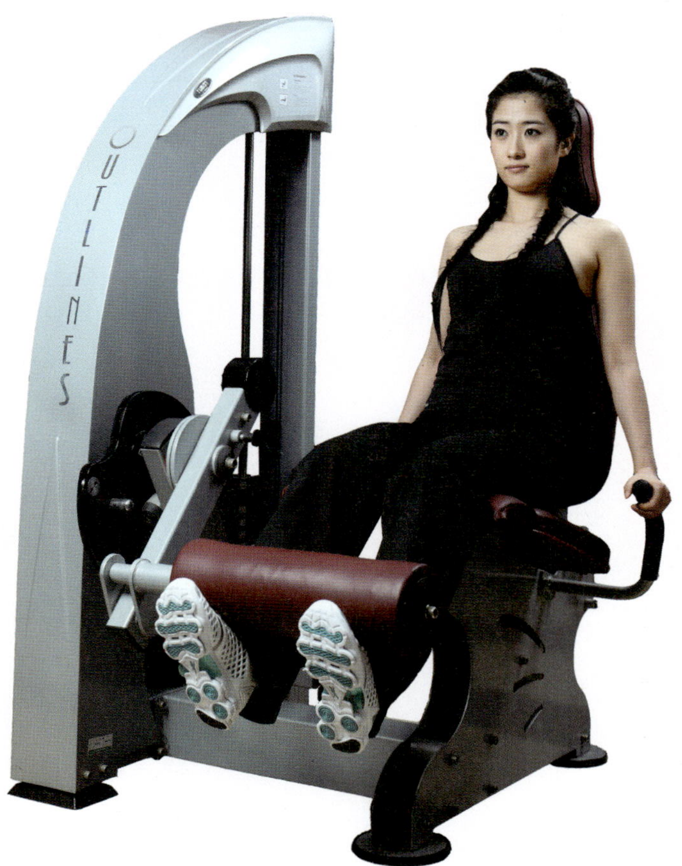

3 숨을 들이마시며 천천히 처음의 자세로 돌아옵니다.

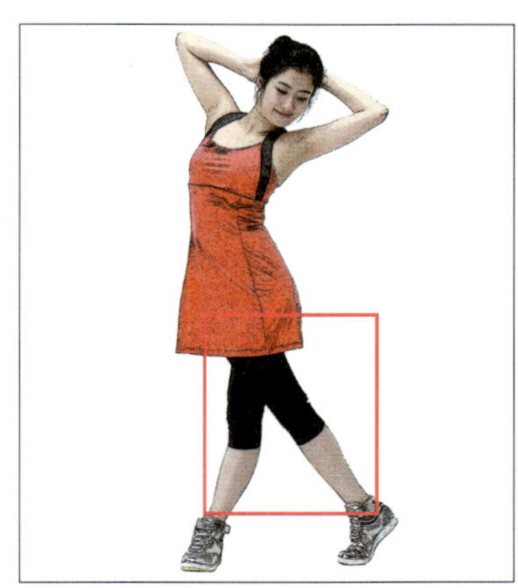

▲ 주요 운동 적용 부위

기구에 엎드려 발목 패드를 아킬레스건에 위치시킨 후 운동하는
'레그 컬' 동작도 하체 운동으로 좋습니다. 이때는 패드에서 발
목이 빠지지 않도록 각별히 주의하세요.

스쿼트

운동 부위	하체
난이도	Nomal
운동 포인트	허리를 아치형으로 유지하여 자극이 허리까지 가도록 한다.

1 다리는 어깨 너비만큼 벌리고 바르게 서서 바벨을 머리 뒤로 넘겨 어깨에 걸칩니다.

2 등은 곧게 편 상태에서 무릎을 90도로 굽혀 앉습니다.

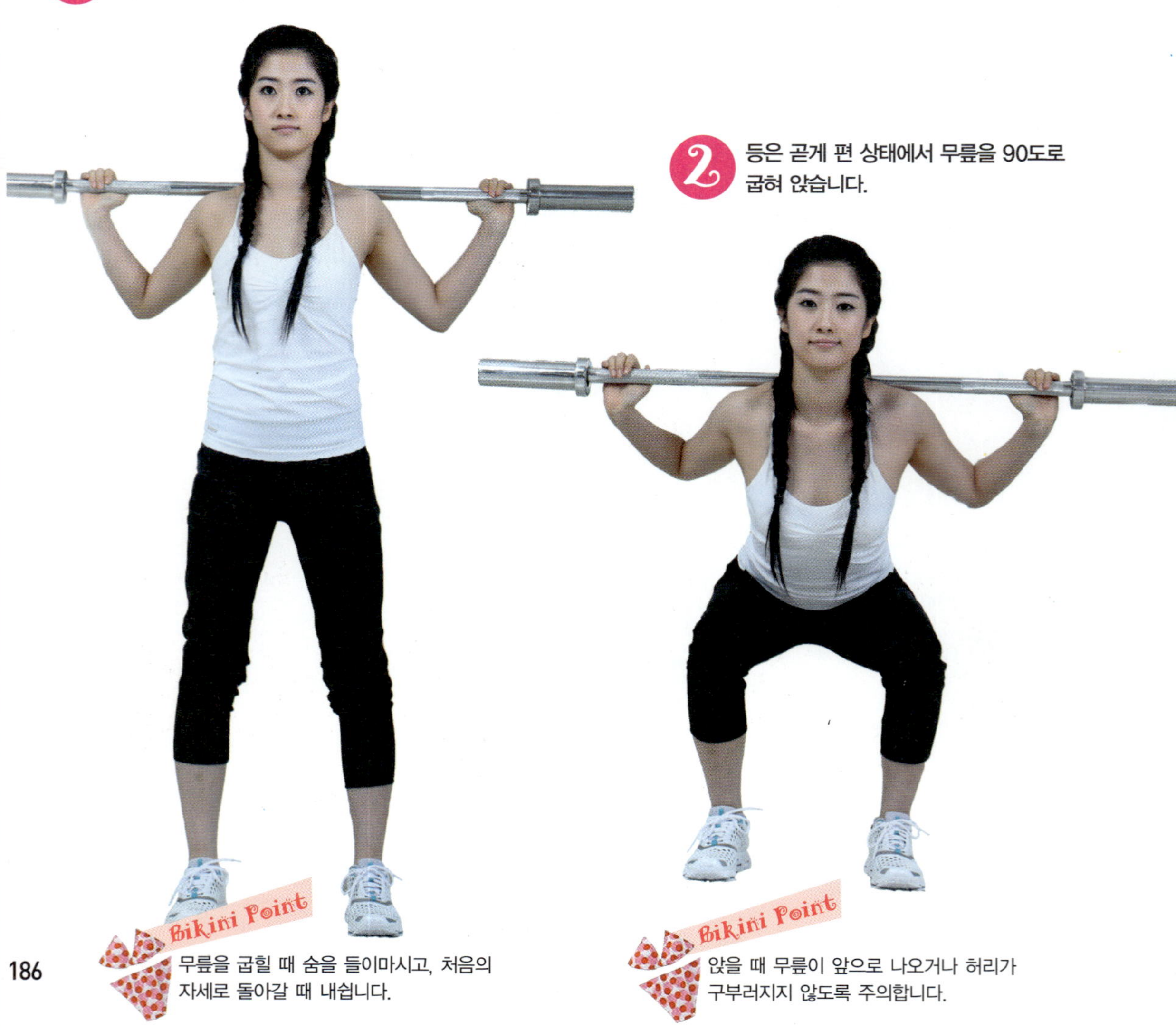

무릎을 굽힐 때 숨을 들이마시고, 처음의 자세로 돌아갈 때 내쉽니다.

앉을 때 무릎이 앞으로 나오거나 허리가 구부러지지 않도록 주의합니다.

Bonus Training / 스모 스쿼드

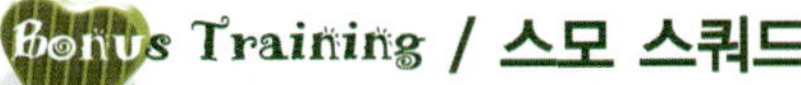

스모 경기의 준비 자세처럼 허리는 곧게 펴고,
엉덩이는 뒤로 빼고 앉아 동작을 실시합니다.

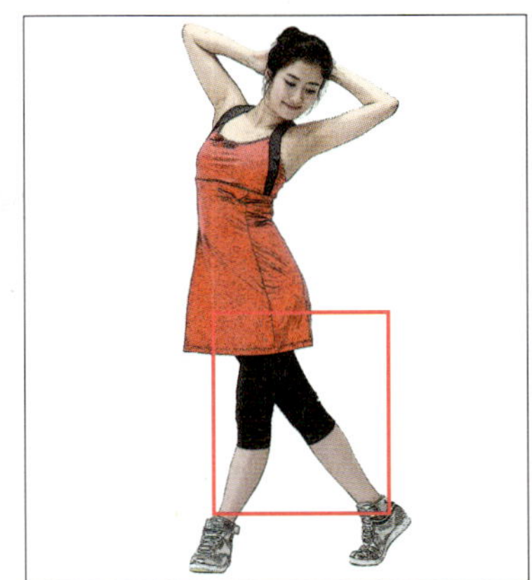

▲ 주요 운동 적용 부위

1 양손에 덤벨을 들고, 다리를 어깨 너비보다
넓게 벌린 후 바르게 섭니다.

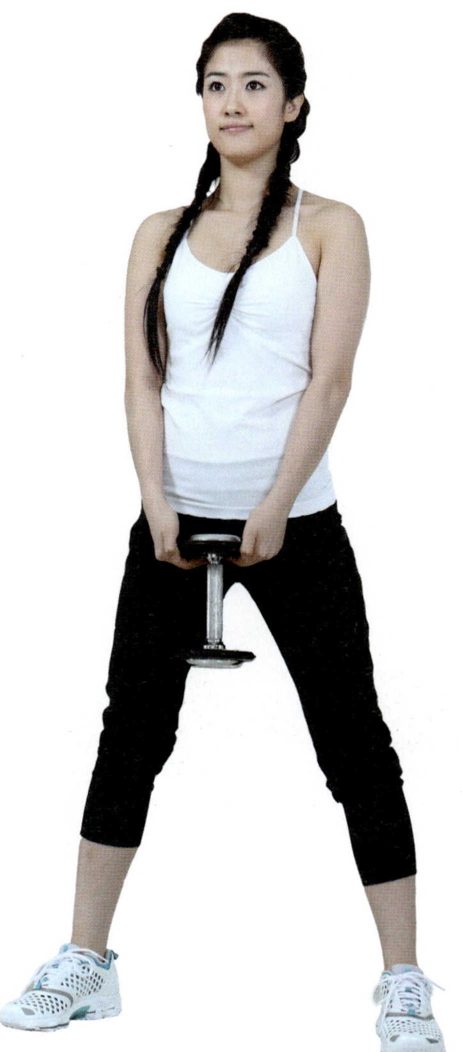

2 무릎을 굽혀 골반의 좌우 균형을 맞춥니다.

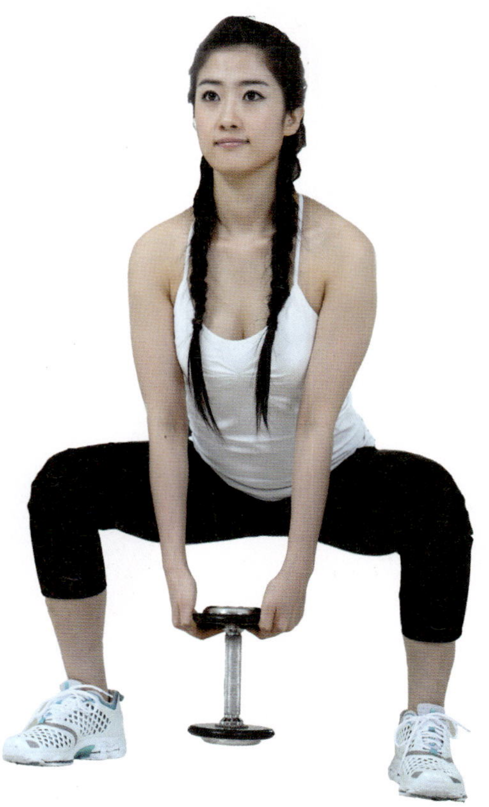

바벨 와이드 스쿼트

운동 부위	하체
난이도	Nomal
운동 포인트	무릎을 굽힐 때 허리를 세우면 허리, 엉덩이, 다리의 안쪽에 자극을 줄 수 있다.

1 다리는 어깨 너비보다 넓게 벌리고 서서 바벨을 머리 뒤로 넘겨 어깨에 걸칩니다. 이때 양발 끝이 각각 바깥쪽을 향하도록 합니다.

2 무릎을 90도로 굽히는데, 이때 양 무릎이 좌우 바깥쪽을 보게 합니다.

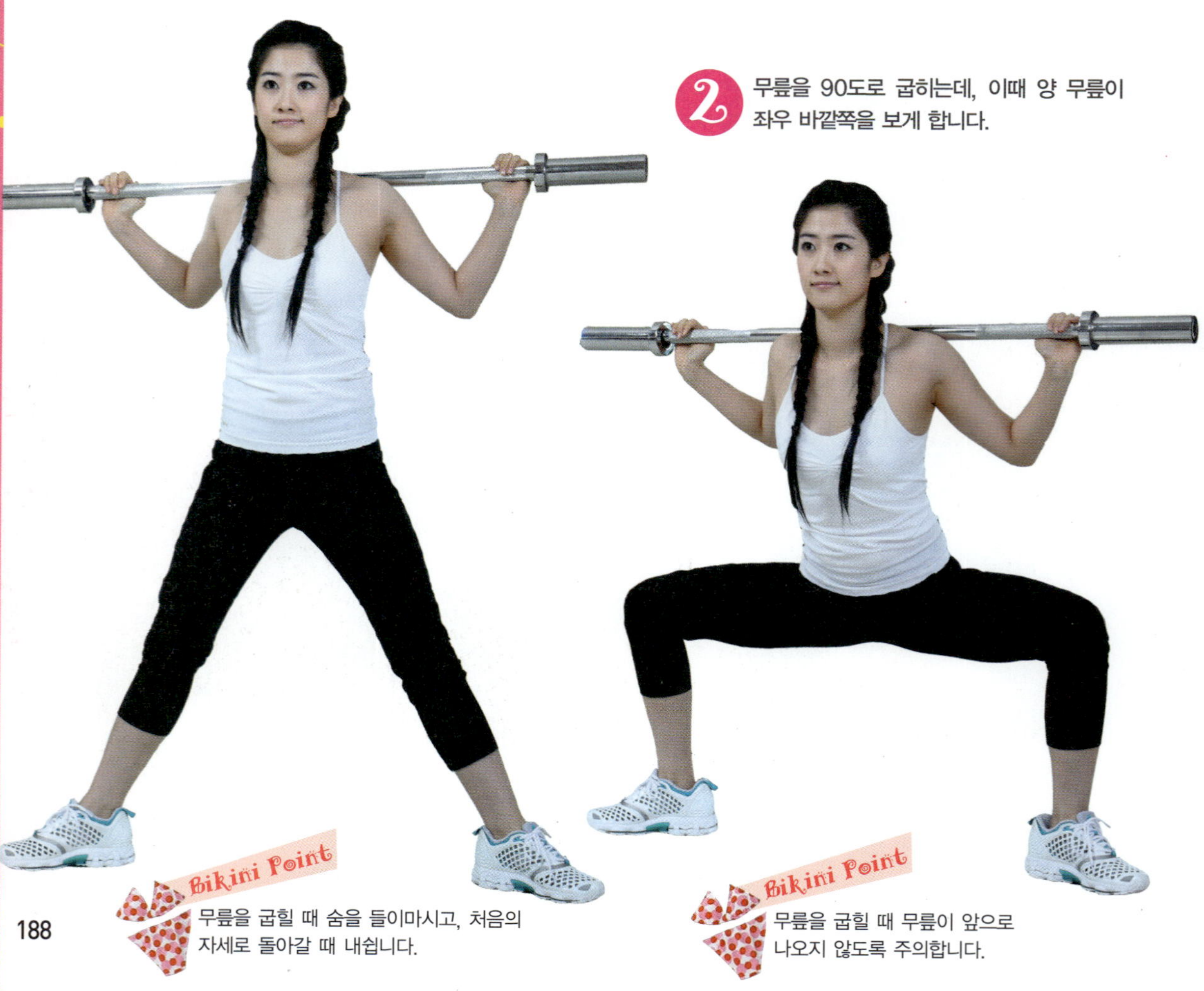

Bikini Point
무릎을 굽힐 때 숨을 들이마시고, 처음의 자세로 돌아갈 때 내쉽니다.

Bikini Point
무릎을 굽힐 때 무릎이 앞으로 나오지 않도록 주의합니다.

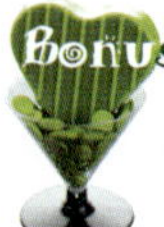

Bonus Training / 점프 체인징 와이드 스쿼트

와이드 스쿼트와 점핑 동작을 결합한 운동으로
리듬을 타듯이 연속 실시합니다.

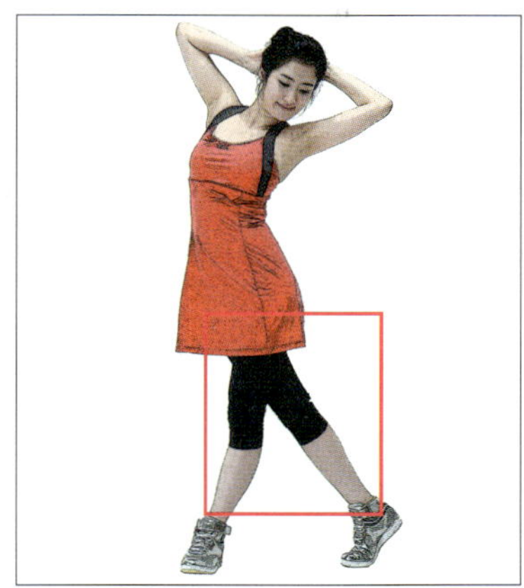

▲ 주요 운동 적용 부위

1 와이드 스쿼트의 2번 자세에서 점프하여 왼쪽 다리와
오른쪽 다리를 교차합니다. 이때 두 손은 허리에 올리
고 바벨은 들지 않습니다.

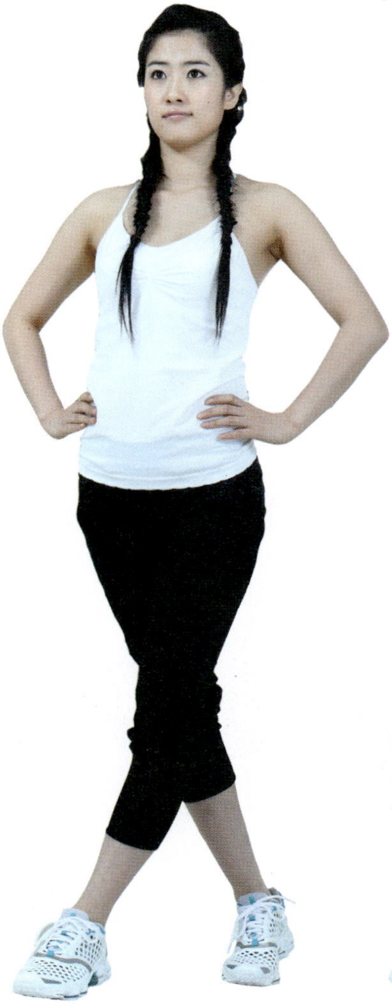

2 다시 점프하며 와이드 스쿼트의 2번
자세로 돌아갑니다.

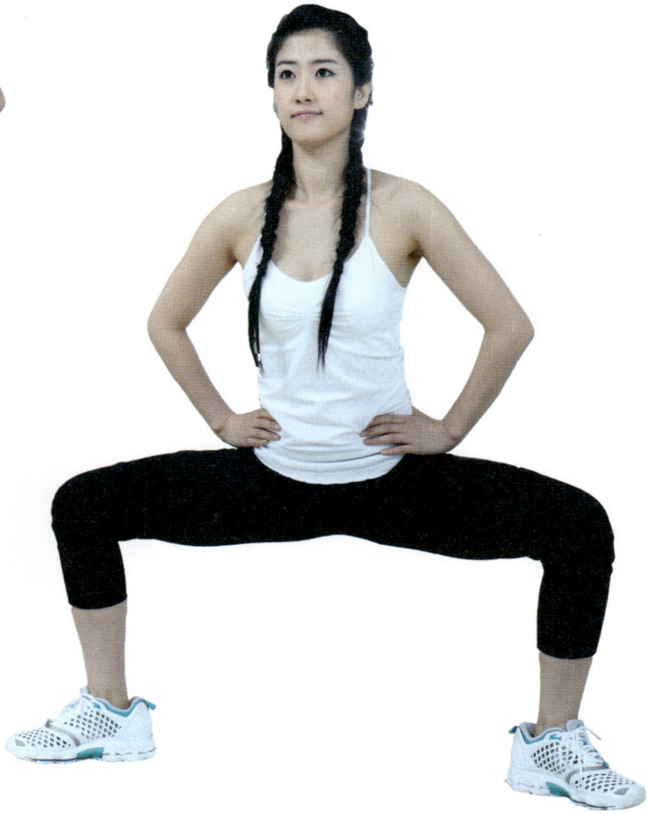

런지

운동 부위	하체
난이도	Nomal
운동 포인트	다리를 굽힐 때 자극을 느끼며 천천히 운동을 진행한다.

1 두 손을 허리에 올린 후 다리를 앞뒤로 벌리고 섭니다.

2 허리는 곧게 세우고 무릎을 굽힙니다. 이때 두 무릎의 각도는 90도가 되도록 합니다. 그런 다음 두 다리를 모으며 똑바로 일어섭니다.

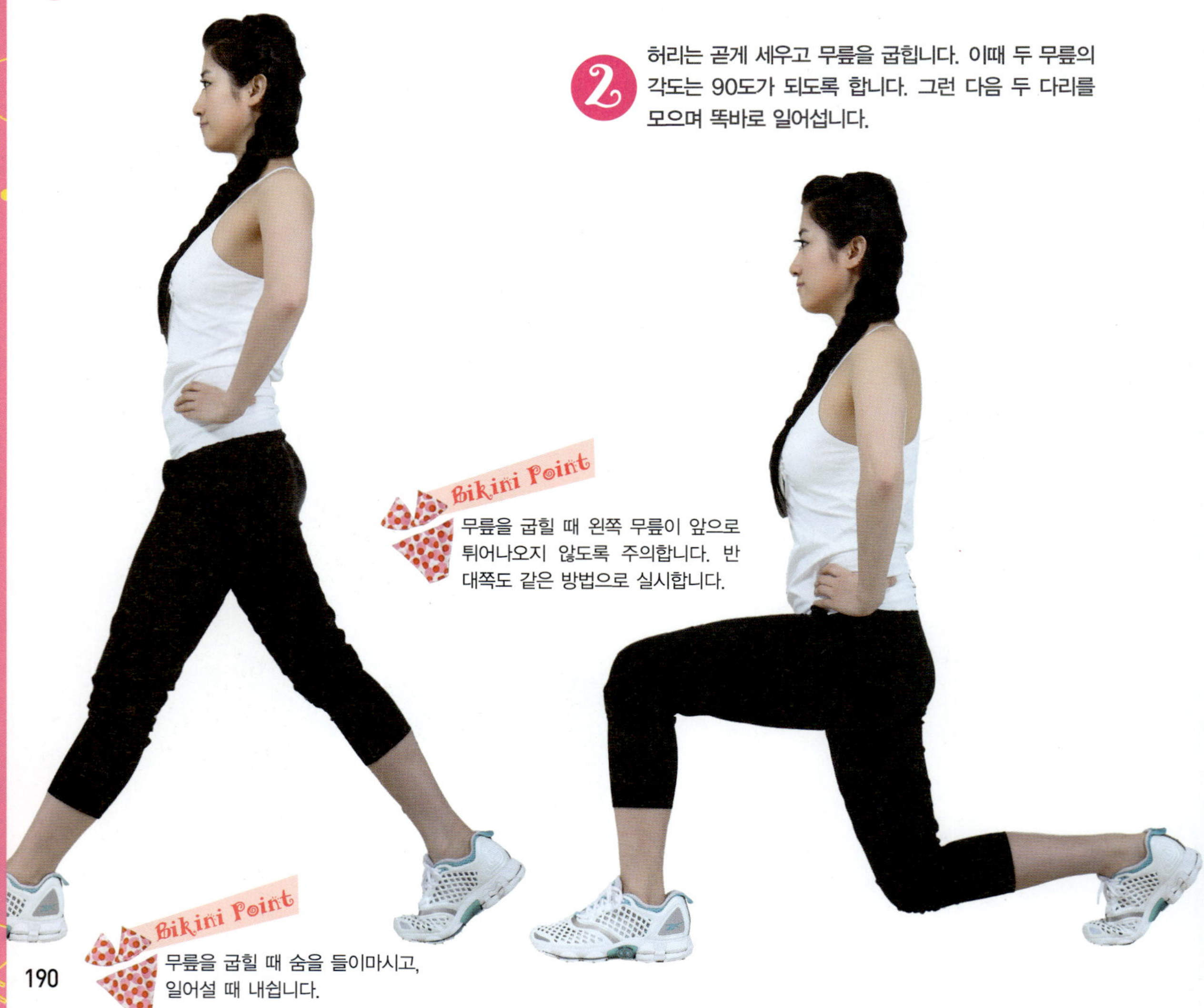

Bikini Point
무릎을 굽힐 때 왼쪽 무릎이 앞으로 튀어나오지 않도록 주의합니다. 반대쪽도 같은 방법으로 실시합니다.

Bikini Point
무릎을 굽힐 때 숨을 들이마시고, 일어설 때 내쉽니다.

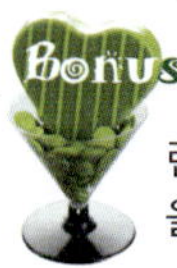

Bonus Training / 응용 동작

런지 2번 동작에서 일어설 때 뒤쪽 다리를 앞으로 차
올립니다.

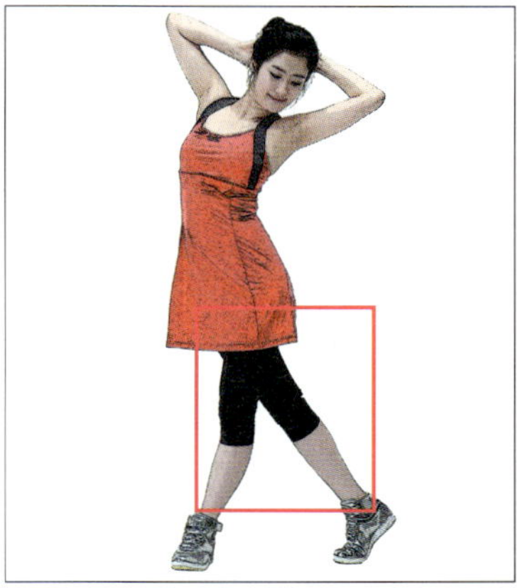

▲ 주요 운동 적용 부위

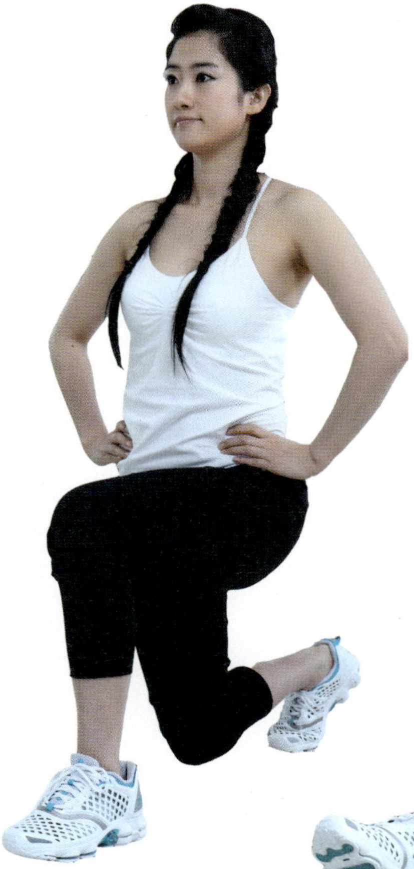

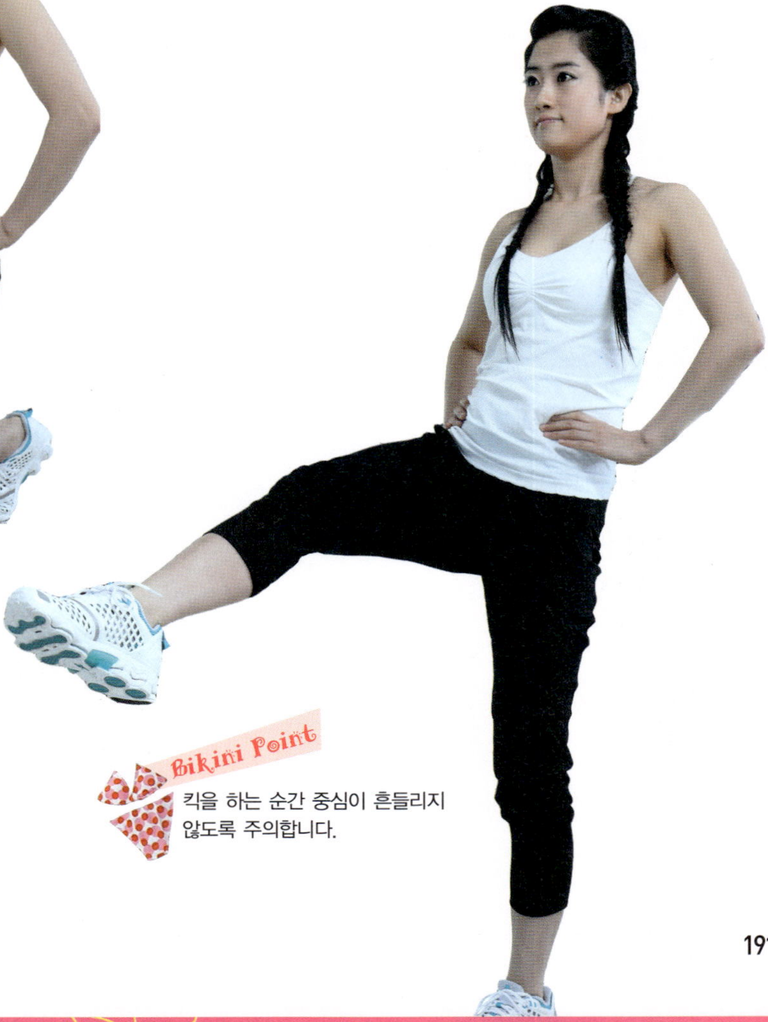

Bikini Point

킥을 하는 순간 중심이 흔들리지
않도록 주의합니다.

물이 고일 정도의 쇄골 라인 만들기

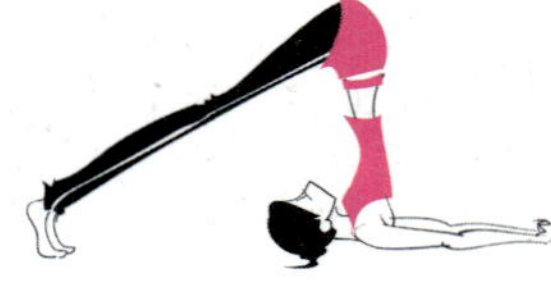

쇄골 운동 이렇게 해라

● 목표

여성미의 상징인 가냘프고 우아한 쇄골을 만듭니다.

● 운동 포인트

❀ 쇄골이 아닌 목 밑의 승모근이 자극을 받지 않도록 최대한
　운동 부위에 집중할 것.

❀ 팔을 들어 올리는 시간보다 내릴 때의 시간을 길게 할 것.

❀ 좌우 대칭에 신경 쓸 것.

● 휴식 노하우

쇄골 운동은 어깨 근육을 사용하게 되므로 어깨
를 자주 풀어주고 목에 부담이 가지 않게 스트레
칭도 병행하도록 합니다.

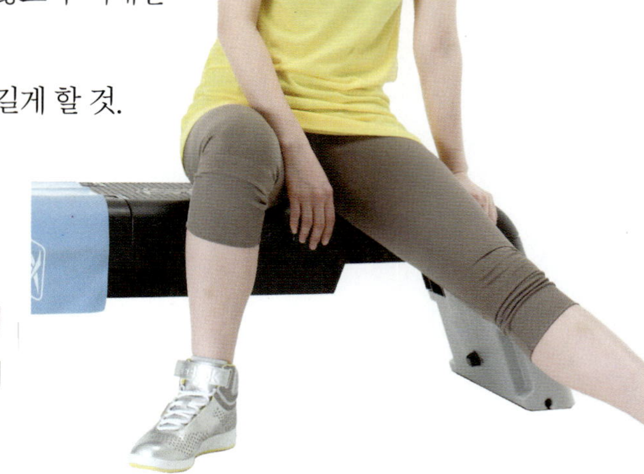

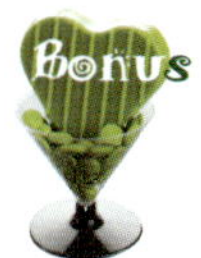

프론트 레이즈

1 두 손에 덤벨을 들고 바르게 섭니다. 이때 손등은 정면을 보게 합니다.

2 두 팔을 수평으로 들어 올립니다.

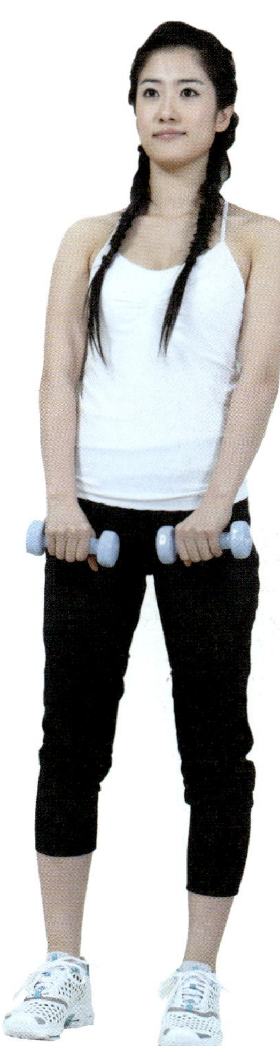

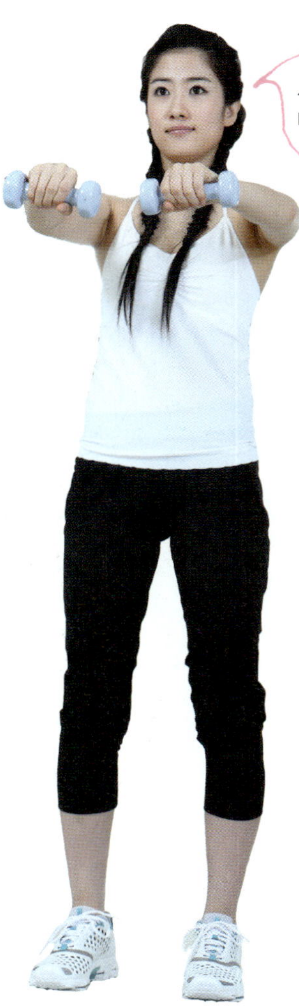

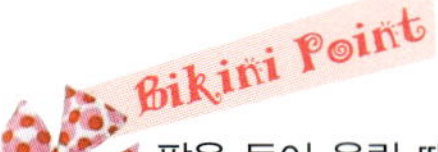

팔을 들어 올릴 때 숨을 내쉬고, 처음의 자세로 돌아갈 때 들이마십니다.

손에 힘을 빼 가볍게 쥐고, 어깨와 쇄골에 힘을 주어 덤벨을 들어 올립니다.

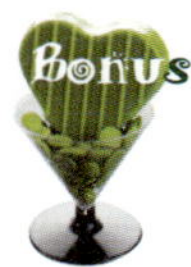

사이드 레터럴 레이즈

1 두 손에 덤벨을 들고 바르게 서서 팔을
약간 구부립니다.

2 팔을 양옆으로 들어 올려 수평이 되게 합니다.

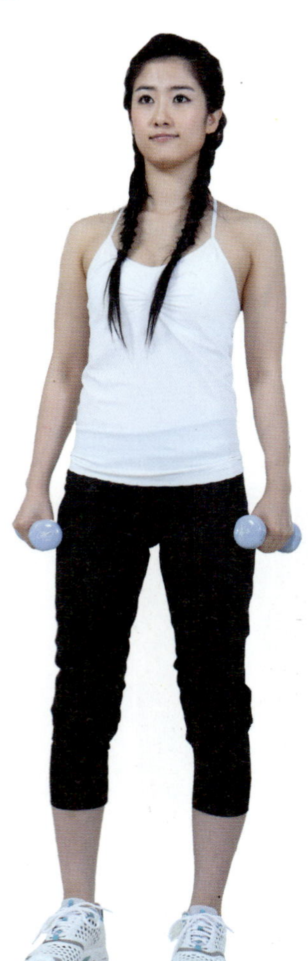

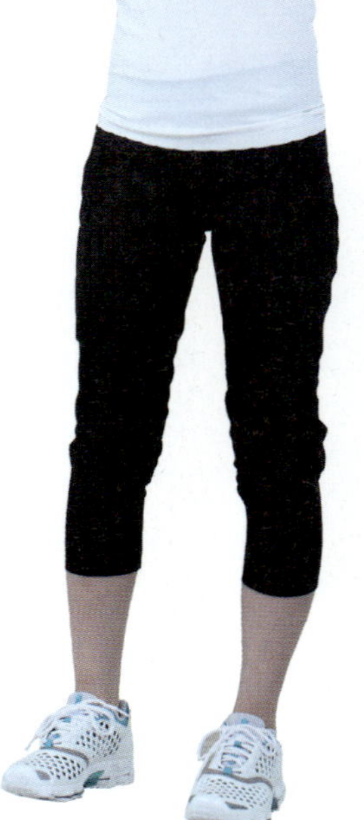

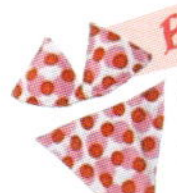

팔을 들어 올릴 때 숨을 내쉬고, 처음의
자세로 돌아갈 때 들이마십니다.

팔을 옆으로 들어 올릴 때는 팔꿈치가
어깨보다 위로 올라오도록 합니다.

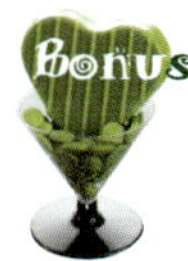

업라이트 로우

1 두 손에 덤벨을 들고 바르게 섭니다. 손은 허벅지 앞에 위치시키고, 손등은 정면을 바라보게 합니다.

2 몸을 쓸듯이 하여 덤벨을 가슴 높이까지 들어 올립니다.

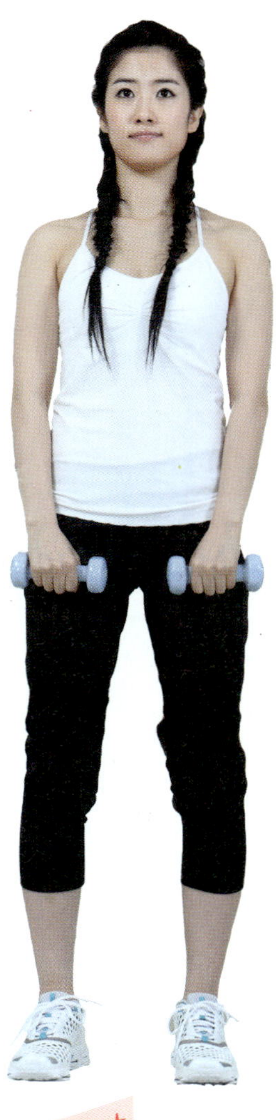

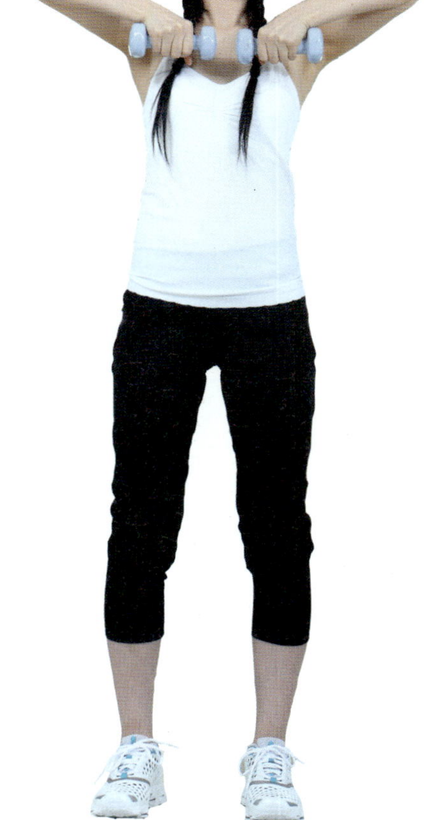

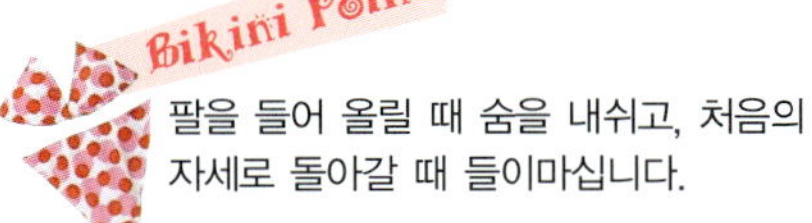

팔을 들어 올릴 때 숨을 내쉬고, 처음의 자세로 돌아갈 때 들이마십니다.

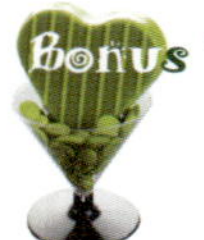

Bonus Training

숄더 복싱

1 무릎을 살짝 굽히고 상체는 90도가 되도록 앞으로 숙입니다.

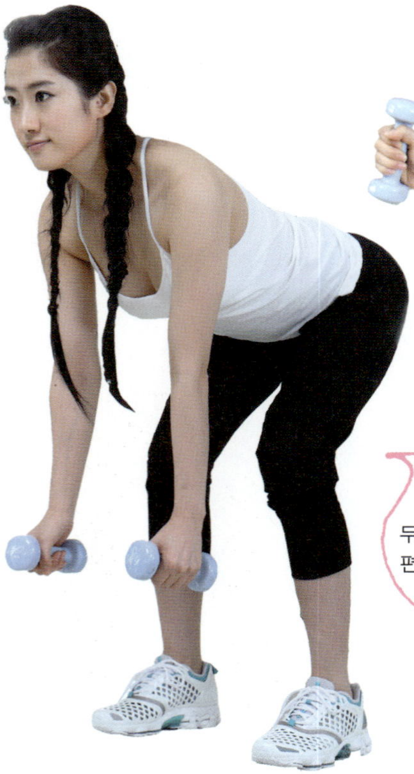

두 팔은 다리 옆으로 편하게 내립니다.

Bikini Point

팔을 들어 올릴 때 적당한 타이밍에 숨을 내쉬고, 들이쉬기를 반복하면 됩니다.

2 오른팔은 앞으로, 왼팔은 뒤로 들어 올려 상체와 수평이 되도록 합니다. 팔을 바꿔가며 실시합니다.

허리가 구부러지지 않도록 자세를 유지하고, 시선은 앞쪽을 향합니다.

Bikini Point

앞뒤로 팔을 들어 올릴 때 팔의 높이가 너무 낮지 않게 합니다.

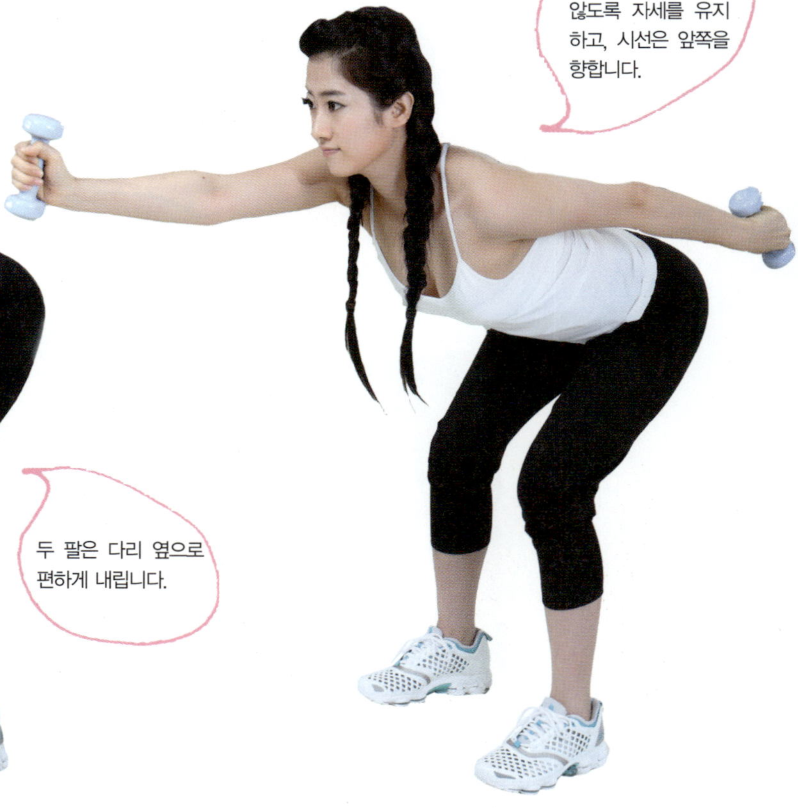

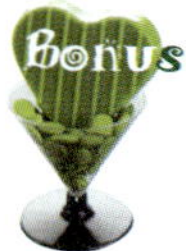

덤벨 숄더 서클

1 하나의 덤벨을 양손으로 맞잡고 얼굴 앞쪽에 위치시킵니다.

2 머리를 중심으로 덤벨을 오른쪽으로 한 바퀴 돌립니다.

3 이번에는 머리를 중심으로 왼쪽으로도 한 바퀴 돌립니다.

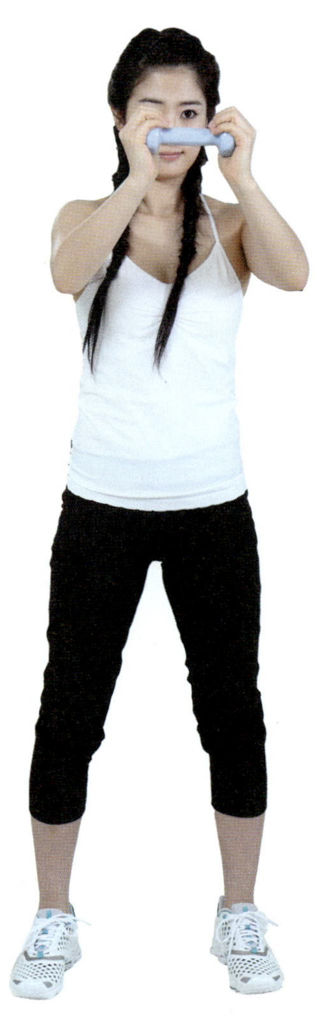

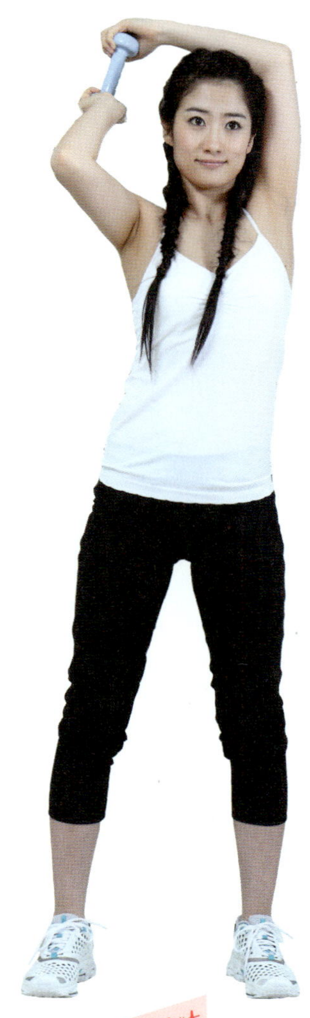

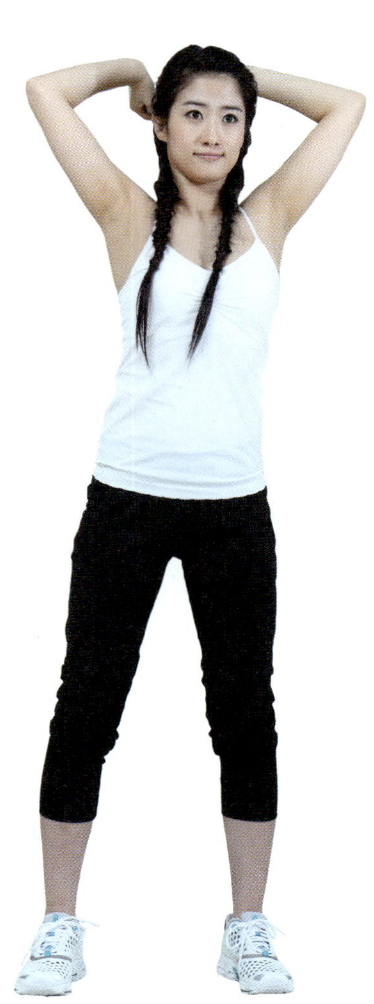

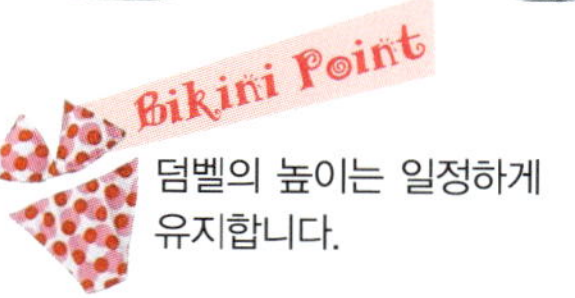

덤벨의 높이는 일정하게 유지합니다.

여성이라 더욱 섹시한 복근 만들기

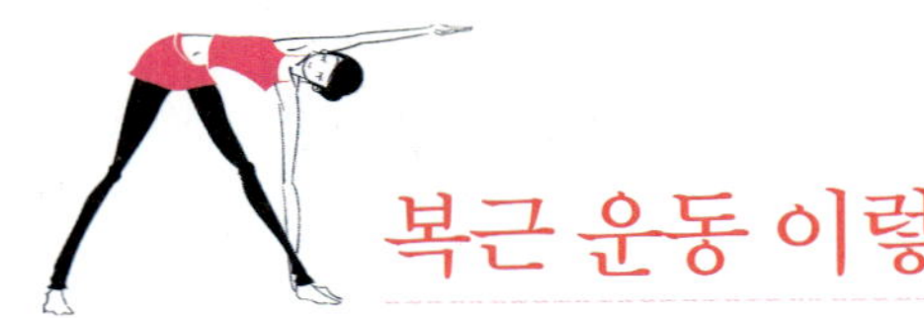

복근 운동 이렇게 해라

목표

남자처럼 선명한 식스 팩보다는 보일 듯 말 듯한 복부 라인을 만듭니다.

운동 포인트

✿ 허리에 무리가 가지 않는 범위에서 운동을 실시할 것.

✿ 운동을 하는 동안 편안한 호흡을 유지할 것.

✿ 목에는 힘을 빼고 배에 힘을 줄 것.

휴식 노하우

복부 운동을 할 때 세트를 마칠 때마다 허리 운동과 허리 스트
레칭을 실시합니다.

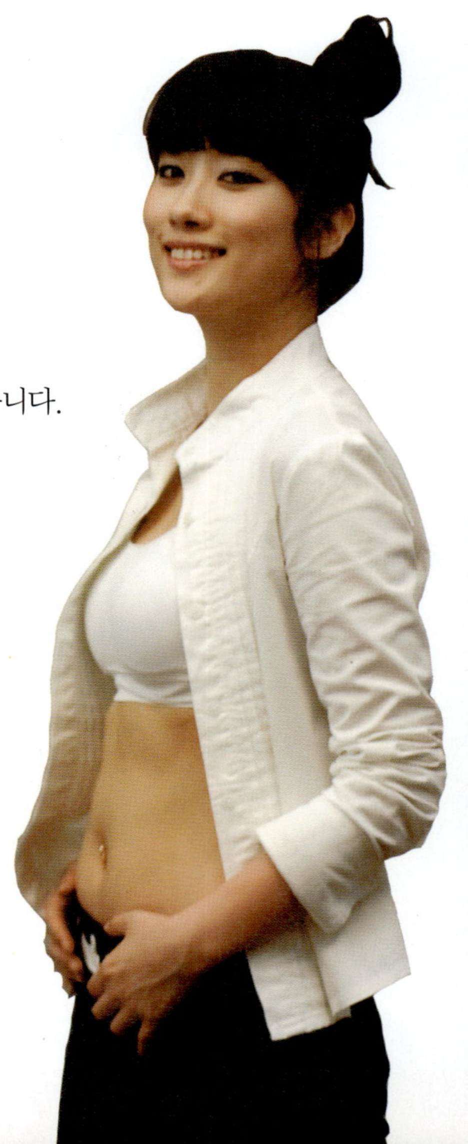

W 크런치

1 바닥에 누운 후 팔다리를 모두 뻗어
짐볼을 받칩니다.

2 왼팔과 오른쪽 다리는 위아래로 쭉 뻗고,
오른팔과 왼쪽 다리로 짐볼을 고정합니다.

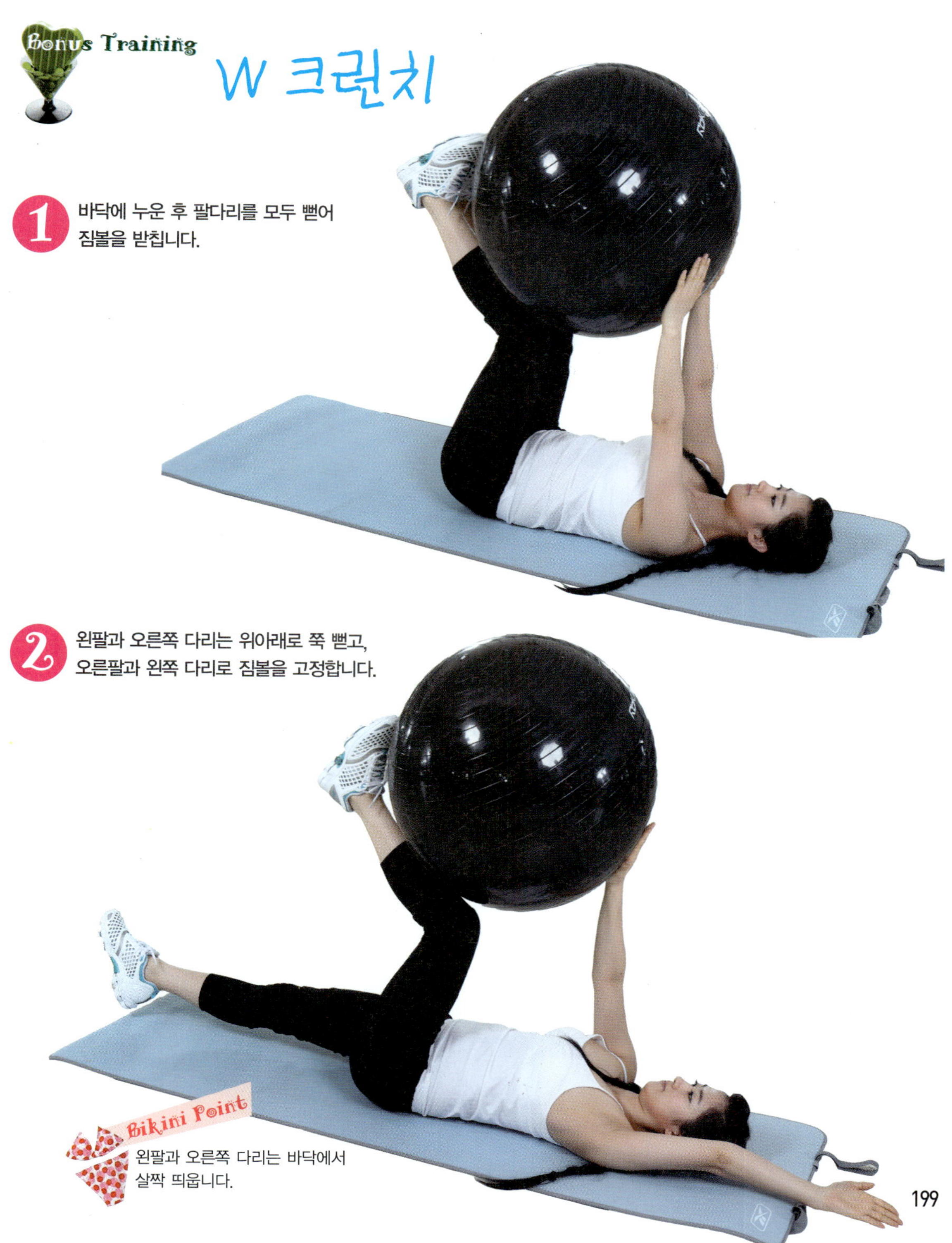

왼팔과 오른쪽 다리는 바닥에서
살짝 띄웁니다.

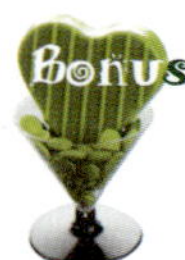

교차 크런치

1 바닥에 누운 상태에서 왼쪽 무릎을 세우고, 왼팔은
바닥에 닿지 않게 하여 위로 쭉 뻗습니다.

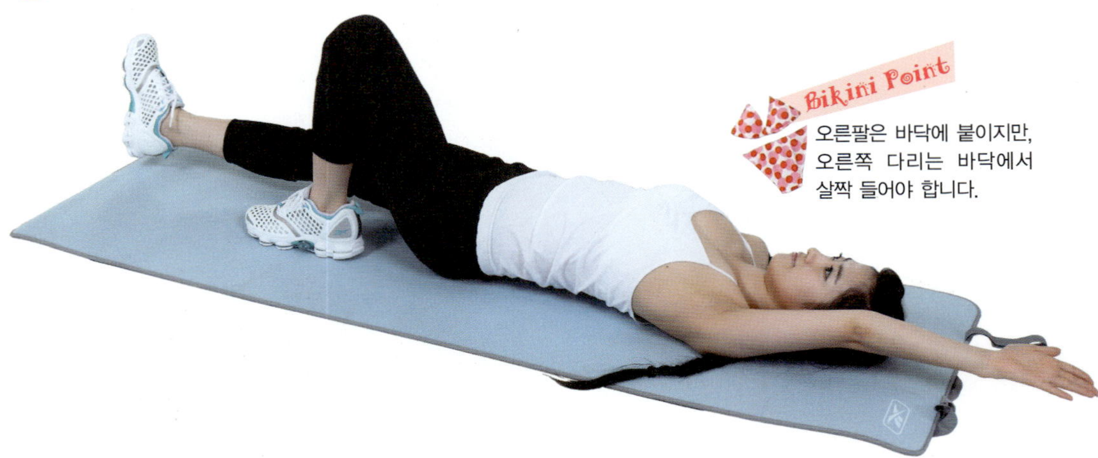

2 오른쪽 다리와 왼팔이 몸의 중앙에서 만나도록 합니다.

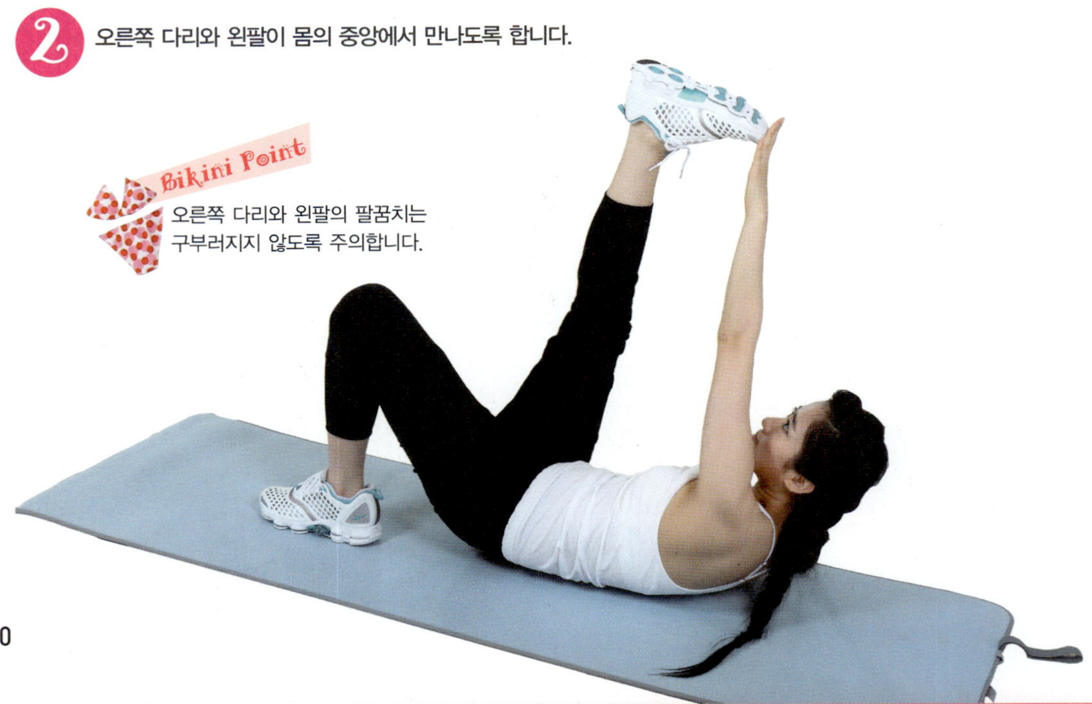

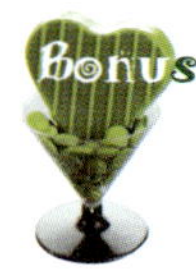

짐볼 리프팅

1 무릎은 바닥에, 팔꿈치는 짐볼에 대고
상체를 비스듬히 세웁니다.

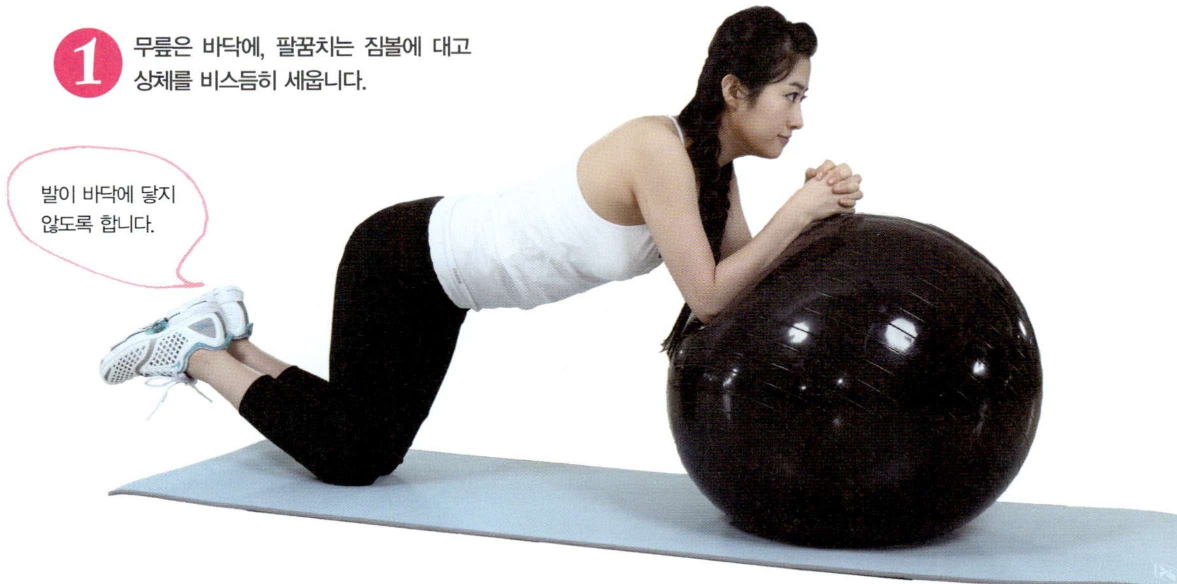

2 팔꿈치를 밀어서 짐볼을 앞으로 굴려
복부에 자극을 줍니다.

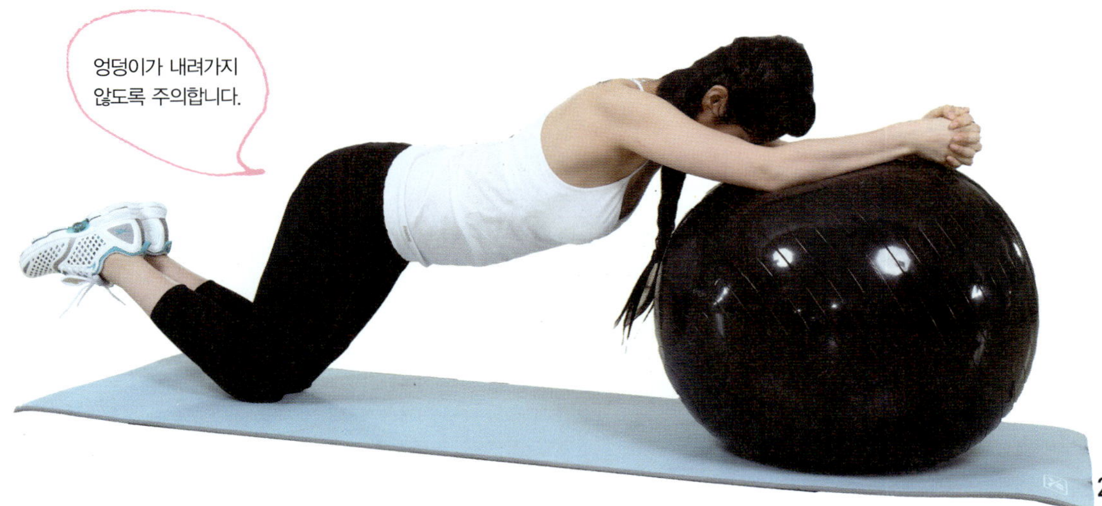

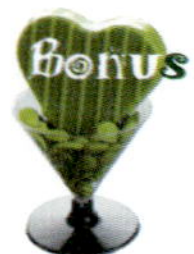

크런치

1 바닥에 누운 후 두 손을 머리 뒤에서 깍지 낍니다. 그런 다음 다리를 가지런히 모으고, 무릎을 세웁니다.

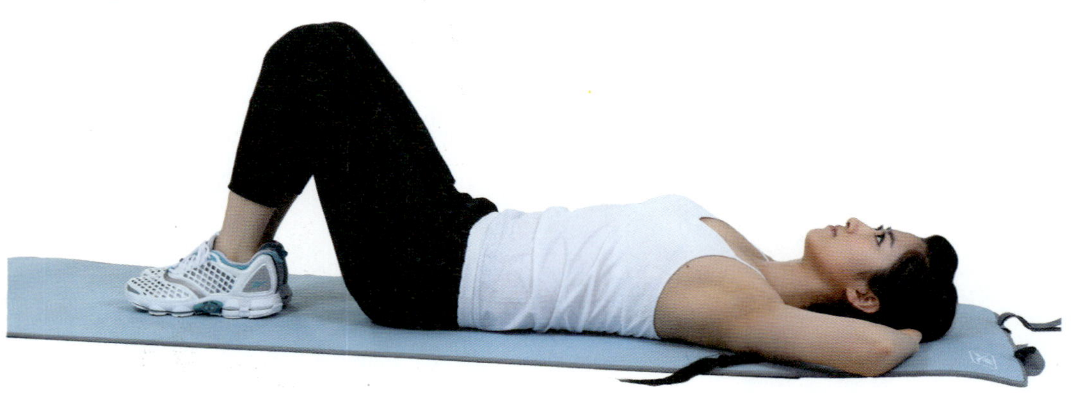

2 무릎과 팔꿈치가 닿도록 몸을 최대한 웅크립니다.

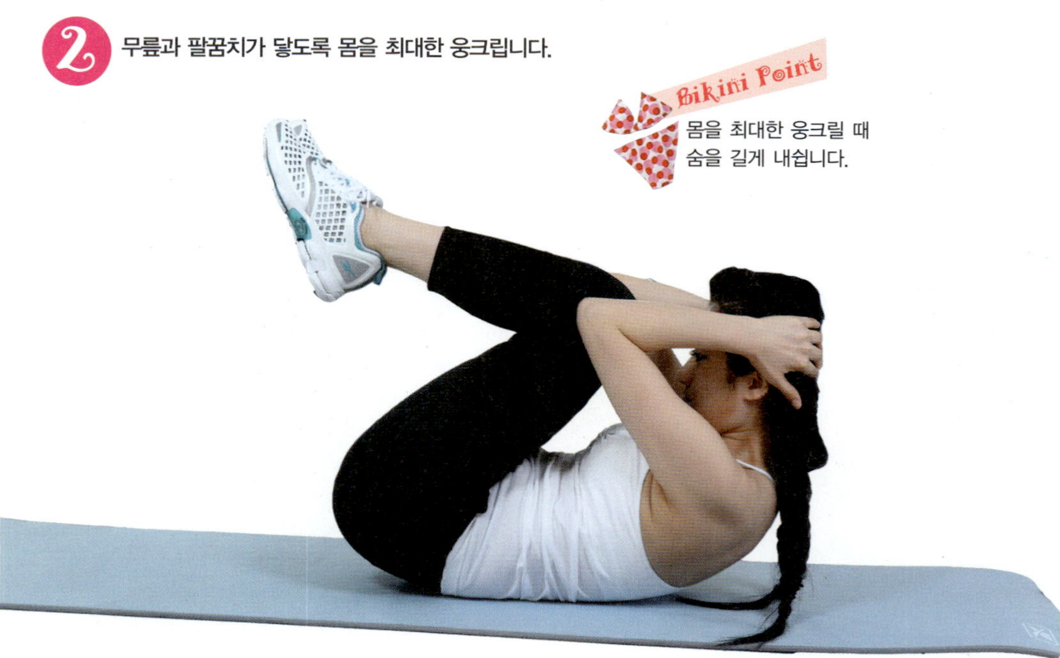

Bonus Training

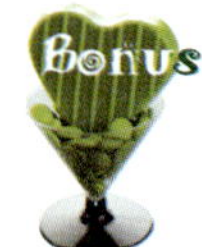

킥 레이즈

1 바닥에 누워 두 다리를 살짝 들어 올립니다.

무릎이 구부러지지 않도록 주의합니다.

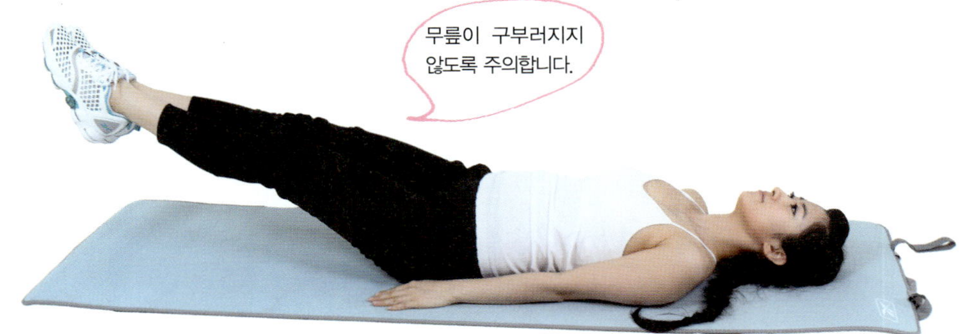

2 몸과 수직이 되도록 다리를 곧게 세웁니다.

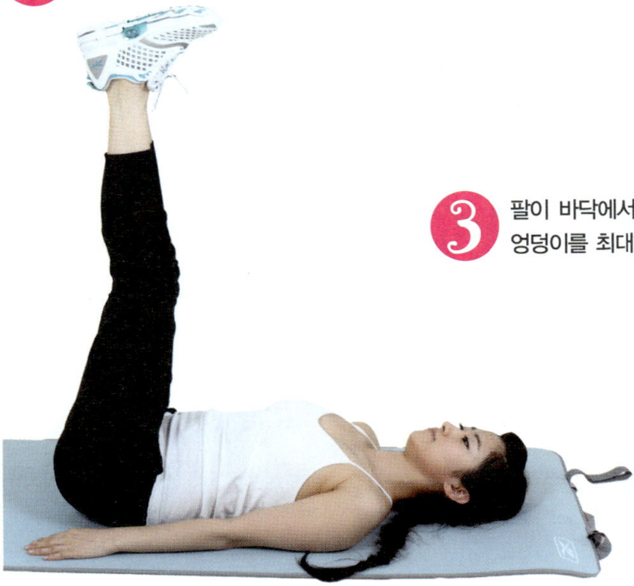

3 팔이 바닥에서 떨어지지 않도록 주의하며 엉덩이를 최대한 들어 올립니다.

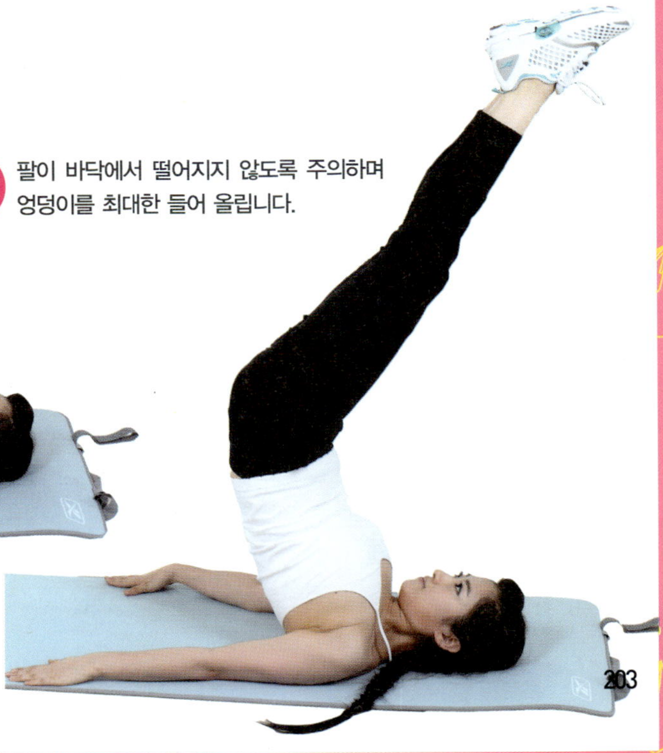

Bikini Point

허리에 통증이 있는 사람의 경우 이 운동을 하지 않는 것이 좋습니다.

건강미 넘치는 팔 만들기

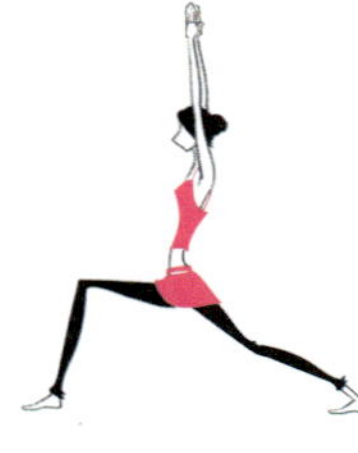

팔 운동 이렇게 해라

목표

길고 탄력이 넘치는 슬림한 팔을 만듭니다.

운동 포인트

❀ 팔꿈치는 최대한 고정되도록 할 것.

❀ 트레이닝을 진행하며 근육의 수축과 이완 범위를
점차 크게 할 것.

❀ 가벼운 무게로 15회 이상 반복 운동할 것.

휴식 노하우

이두박근과 삼두박근 운동을 구분하여 실시하고, 스트레칭을 통해
근육의 피로를 풀어줍니다.

푸시다운

1 다리를 어깨 너비로 벌린 후 기구 앞에 서서 양손으로 케이블의 손잡이를 잡습니다.

2 손잡이를 아래쪽으로 당기며 팔을 완전히 폅니다.

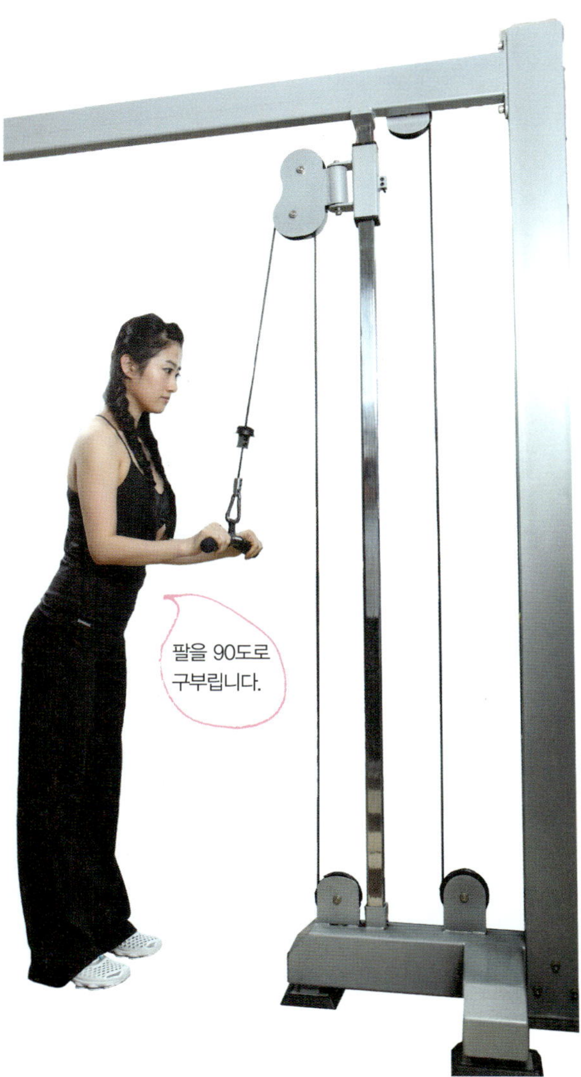

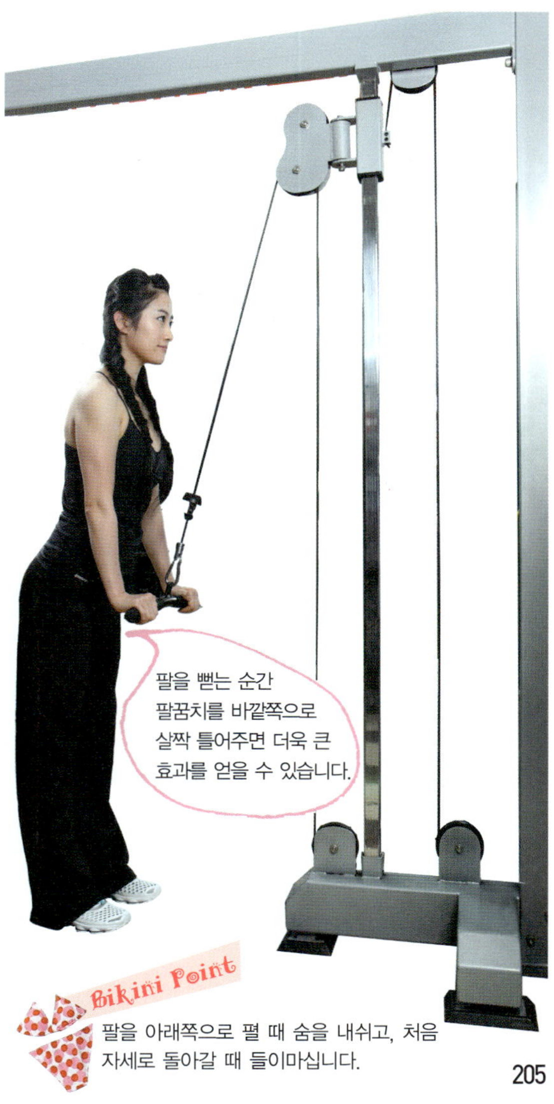

Bikini Point

팔을 아래쪽으로 펼 때 숨을 내쉬고, 처음 자세로 돌아갈 때 들이마십니다.

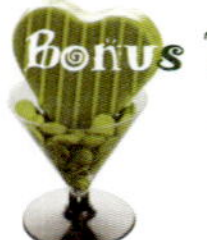

킥백

① 양손에 덤벨을 들고 상체는 앞으로 가볍게 숙이며, 무릎은 살짝 굽힌 채 섭니다. 이때 두 팔의 팔꿈치는 90도가 되도록 몸 쪽으로 당깁니다.

② 팔꿈치를 뒤쪽으로 쭉 펴서 바닥과 수평이 되도록 합니다.

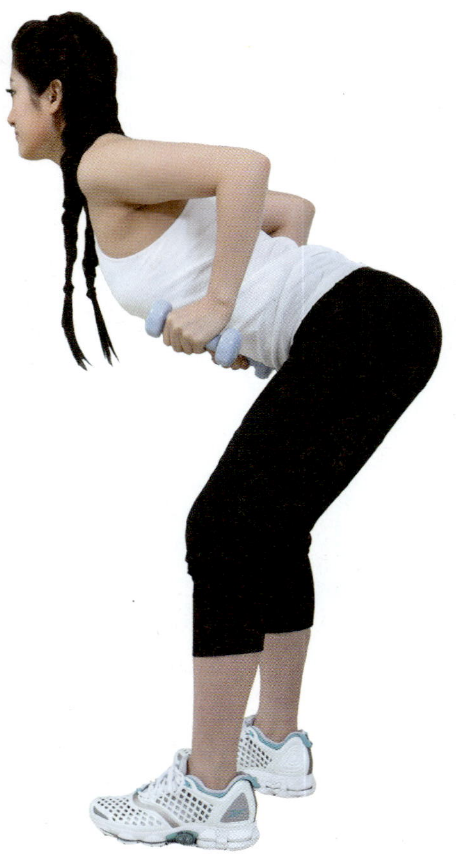

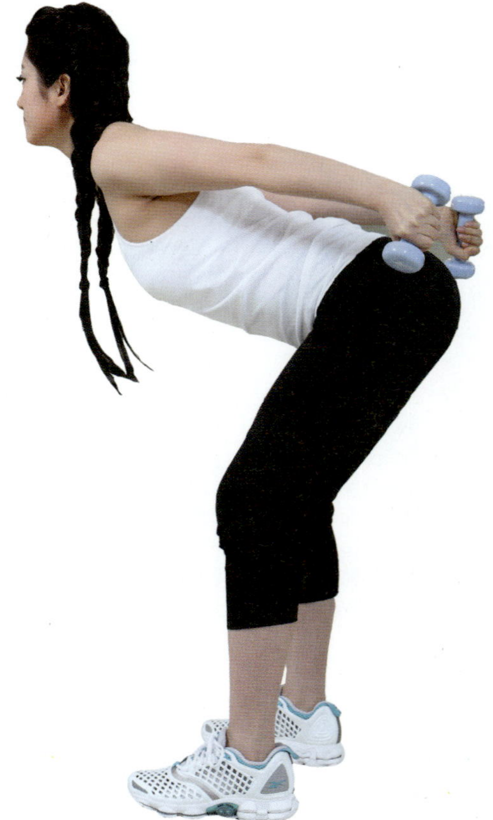

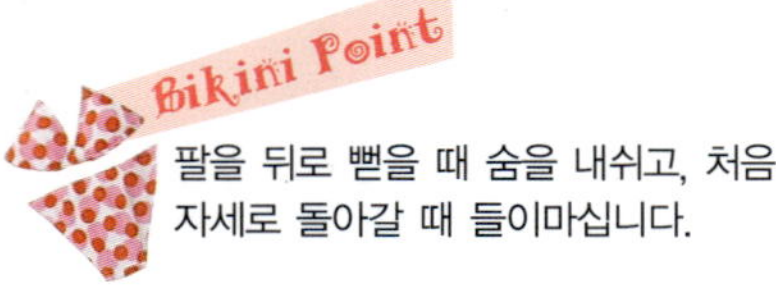

팔을 뒤로 뻗을 때 숨을 내쉬고, 처음 자세로 돌아갈 때 들이마십니다.

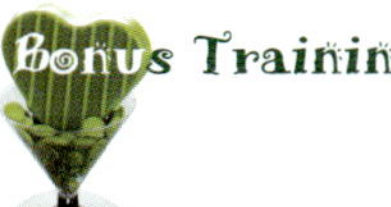

라잉 덤벨 트라이셉스 익스텐션

1 양손에 덤벨을 들고 벤치에 누워 허리를 아치 모양으로
만든 다음 양손을 앞으로 쭉 뻗습니다.

Bikini Point

팔꿈치를 구부릴 때 숨을 내쉬고,
처음 자세로 돌아갈 때 들이마십
니다.

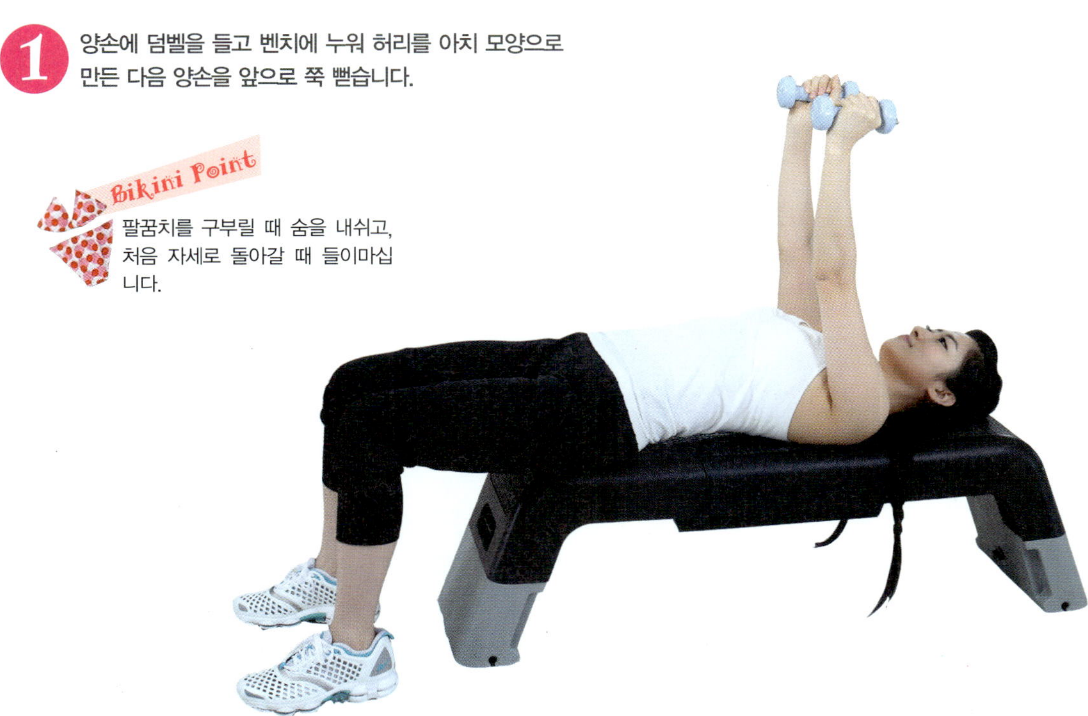

2 팔꿈치를 고정한 후 양팔을 가지런히 하여
90도로 구부립니다.

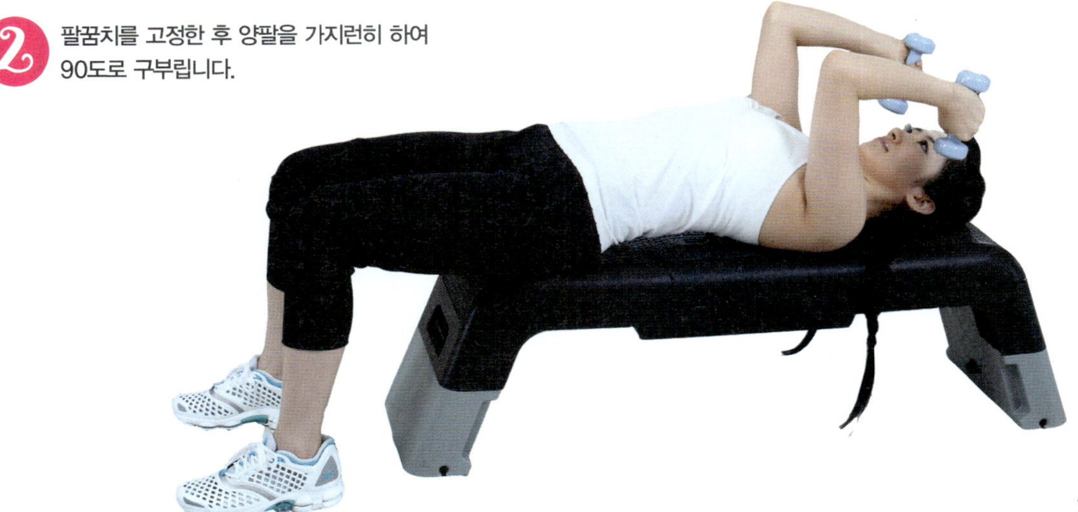

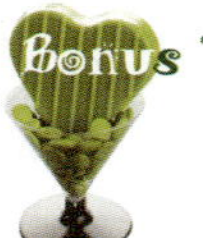

암 컬

1 기구에 앉아 삼두박근 면을 받쳐 고정시킨 상태에서 손잡이를 잡습니다.

2 손잡이를 당기며 팔을 최대한 굽힙니다.

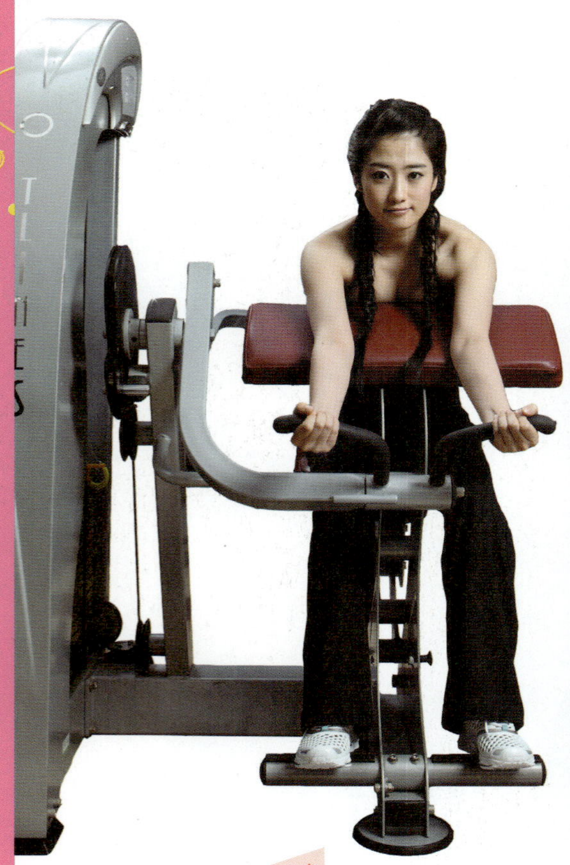

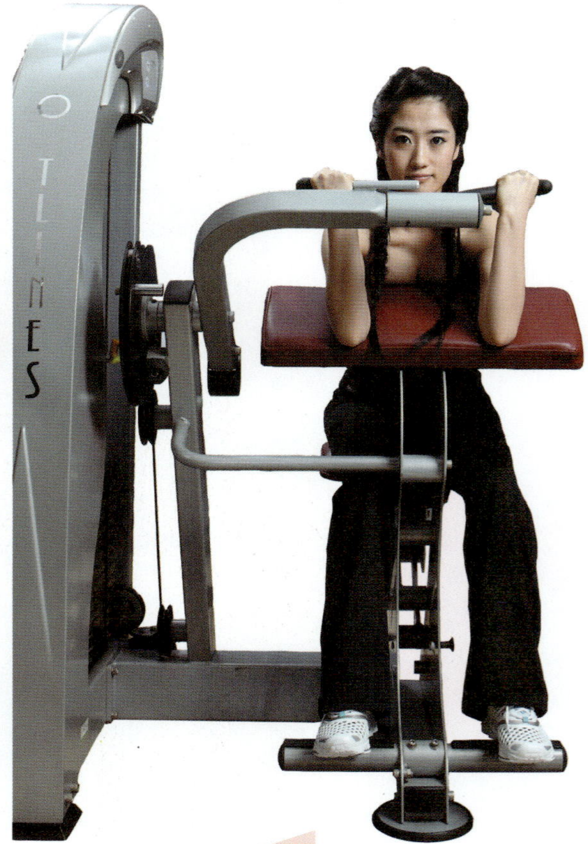

Bikini Point

팔을 구부릴 때 숨을 내쉬고, 처음 자세로 돌아갈 때 들이마십니다.

Bikini Point

하체 고정 발판에 다리를 고정하여 자세가 헝클어지지 않도록 주의합니다.

해머 컬

 **1** 양손에 덤벨을 들고 바르게 섭니다.

 **2** 팔을 굽혀 덤벨을 가슴 쪽으로 들어 올립니다.

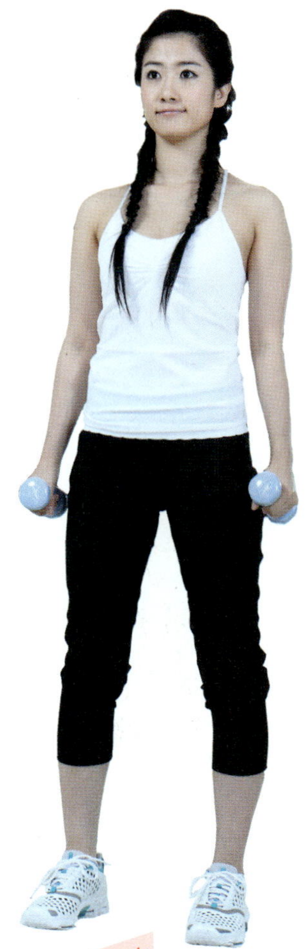

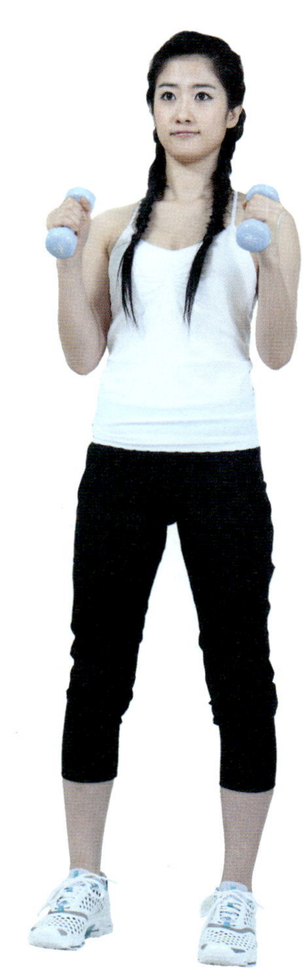

Bikini Point

이두박근과 삼두박근 사이의 상완근을
발달시키는 운동으로, 상완근은 팔의
탄력을 높여줍니다.

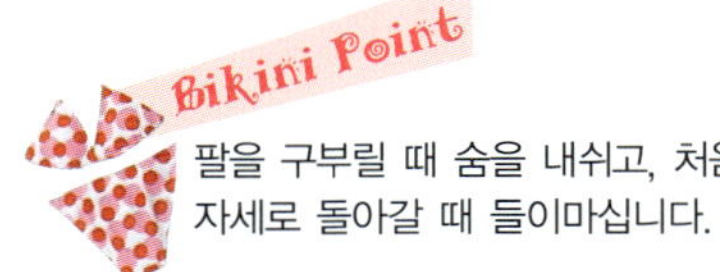

Bikini Point

팔을 구부릴 때 숨을 내쉬고, 처음
자세로 돌아갈 때 들이마십니다.

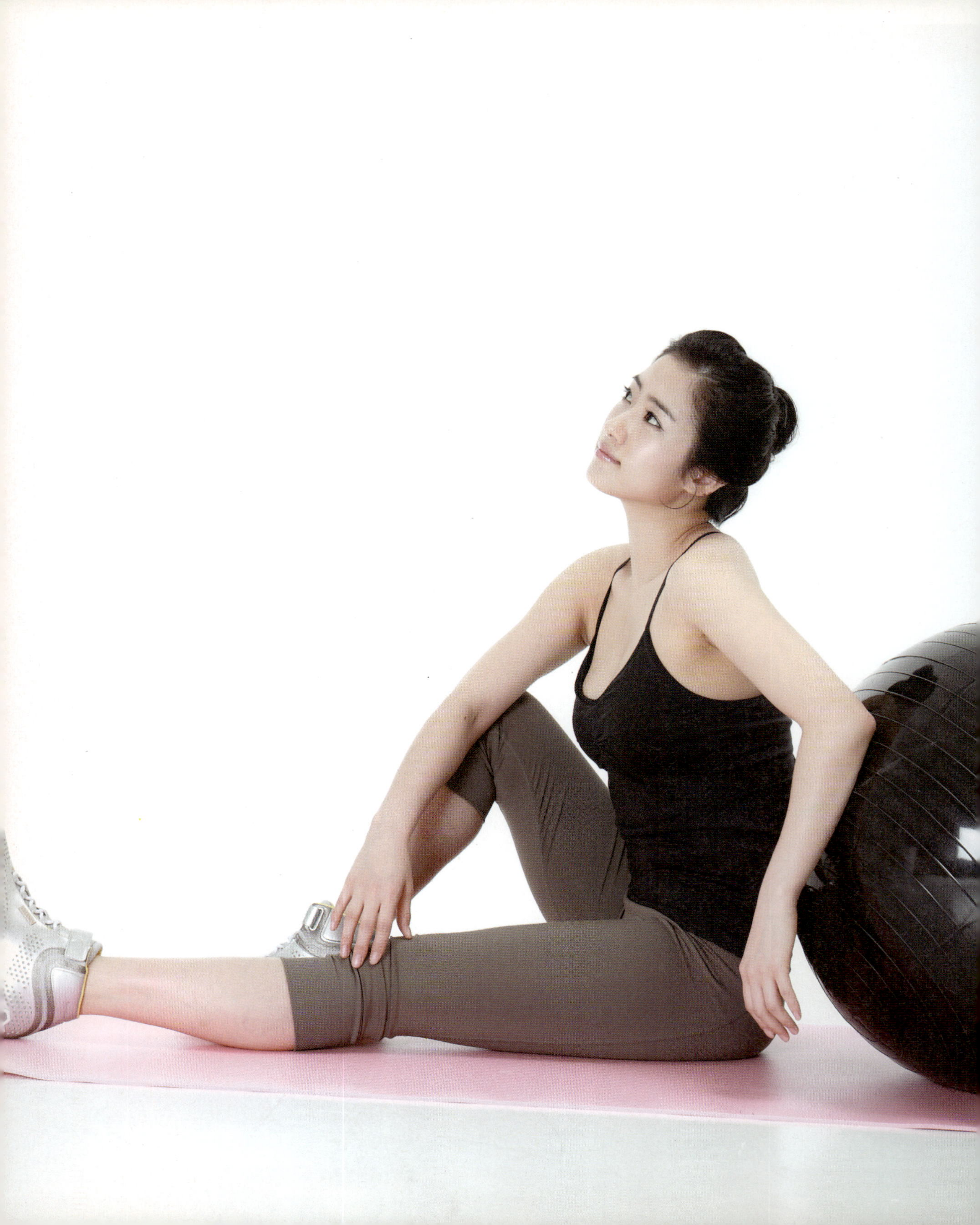

모든 운동을 정리하는 FINISH 스트레칭 (짐볼과 바)

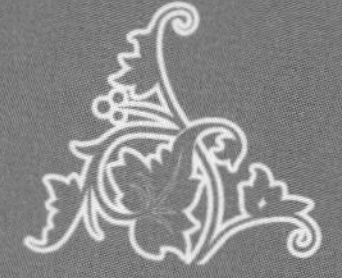

피트니스 센터 등에서 운동을 배우다 보면 스트레칭에도 여러 종류가 있다는 것을 알게 됩니다. 어차피 같은 부위에 적용되는 것인데 여러 종류의 스트레칭을 할 필요가 있을까 하는 생각이 들 때가 있어요. 하지만 운동은 다양할수록 좋다는 것을 머릿속에 담아두는 것이 좋습니다. 같은 부위에 적용되는 스트레칭도 각도, 도구, 동작에 따라 자극을 받는 부위가 세밀하게 달라지기 때문이죠. 피트니스 클럽이라면 어디라도 짐볼과 바를 구비해 놓고 있는데, 이 도구들을 이용하면 맨손 스트레칭으로는 불가능한 균형감과 안정감을 증가시킬 수 있고, 어깨 결림, 좌우 비대칭, 허리 통증에서 탈출할 수 있습니다.

짐볼을 이용한 Finish 스트레칭 10

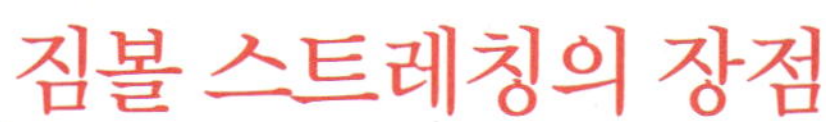

짐볼 스트레칭의 장점

❀ 상체, 하체 비만으로 무너진 밸런스를 바로잡을 수 있습니다.

❀ 몸의 균형감과 안정성을 높여 몸이 편안해집니다.

❀ 말랑거리는 짐볼의 탄성이 근육의 이완을 돕습니다.

❀ 통증으로 힘을 줄 수 없었던 부위의 근력을 높여줍니다.

❀ 중심 이동을 쉽게 만듭니다.

❀ 운동 후 지쳐 있는 신체를 풀어줍니다.

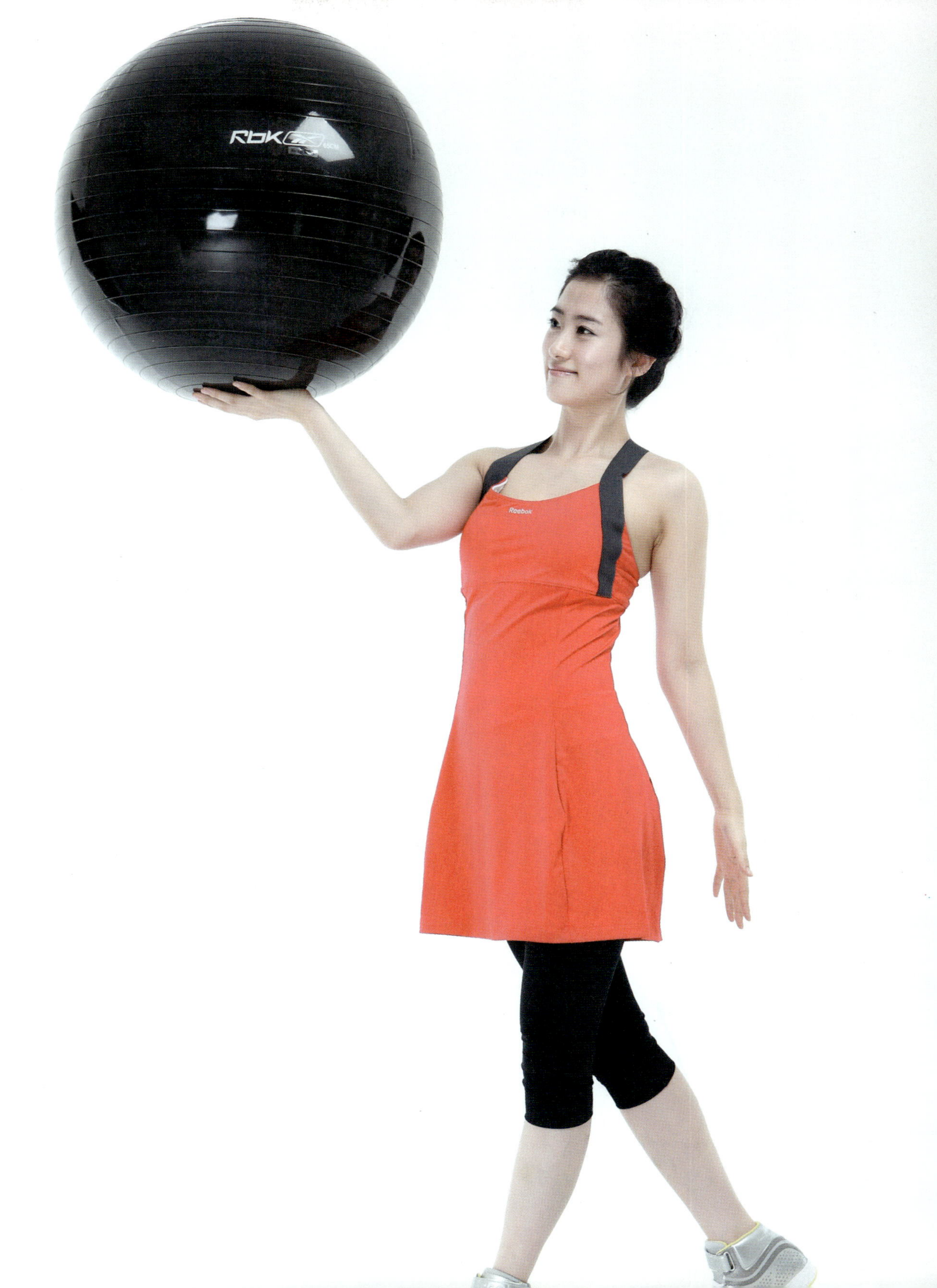

Gym Ball Stretching

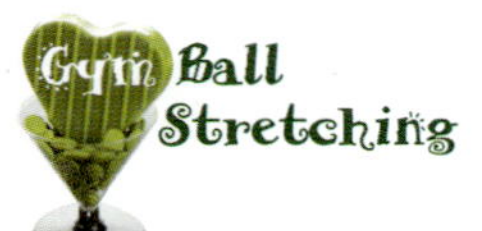

다리와 옆구리 스트레칭

1 스쿼트 자세에서 양손으로 짐볼을 듭니다.

시선은 짐볼을
바라봅니다.

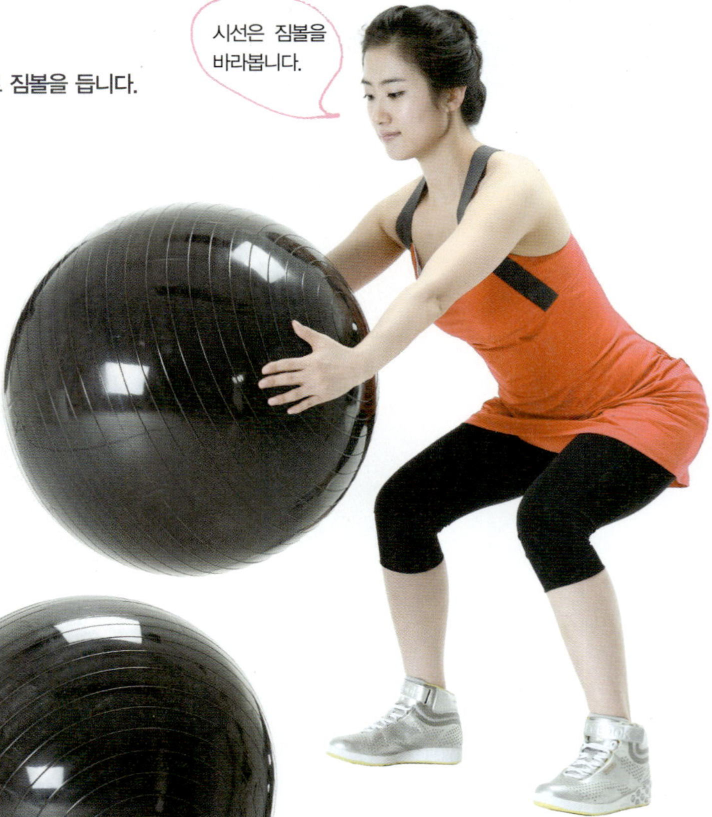

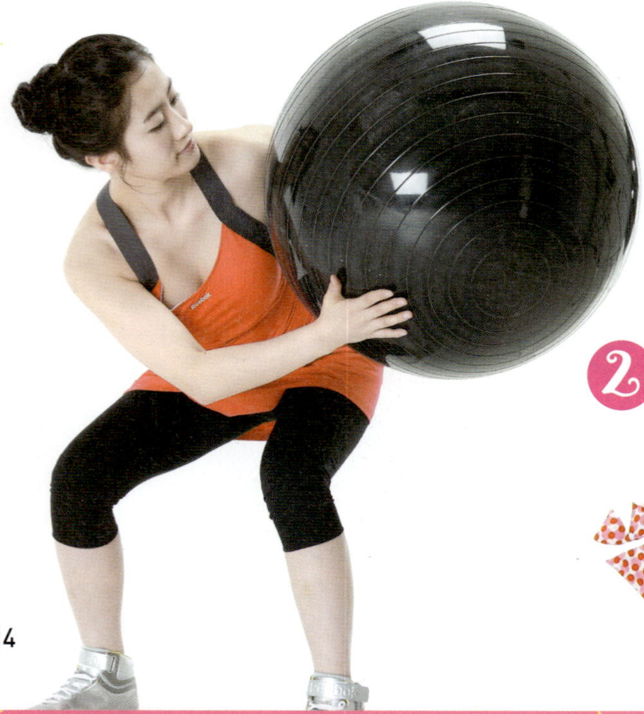

2 옆구리의 자극이 최대한 느껴지도록 상체와 함께 짐볼을 좌우로 비틉니다.

Bikini Point

몸의 중심이 한쪽 다리로 쏠리지 않도록 하체의 균형을 잘 잡습니다.

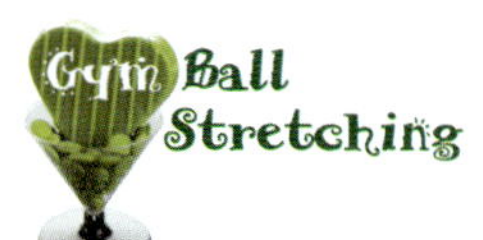

Gym Ball Stretching

허리 스트레칭 I

1 짐볼을 골반과 배 사이에 대고 엎드립니다. 이때 발바닥은 벽에 대어 몸이 흔들리지 않도록 고정합니다.

Bikini Point
등이 굽지 않도록 가슴을 활짝 폅니다.

2 상체를 좌우로 비틀어 허리를 늘려줍니다.

Bikini Point
하체가 고정되도록 두 발을 벽에 대고 운동하는 것이 좋습니다.

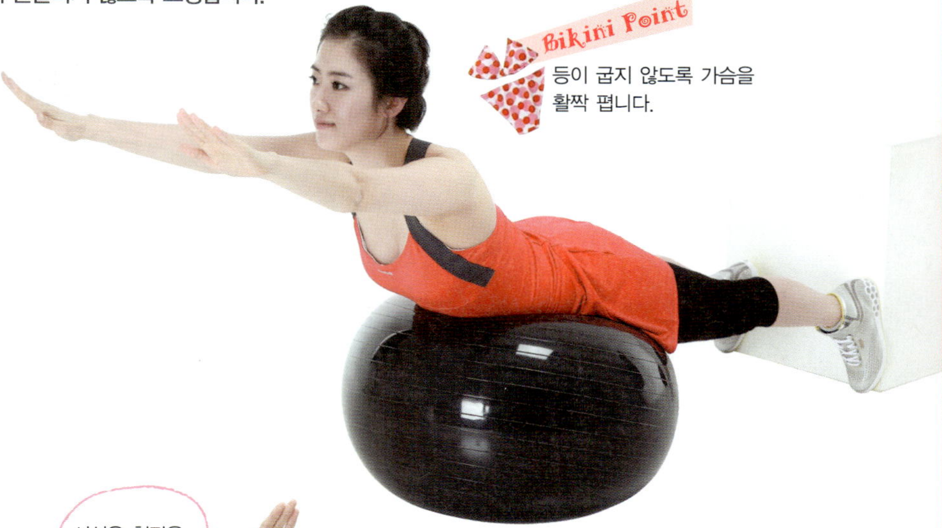

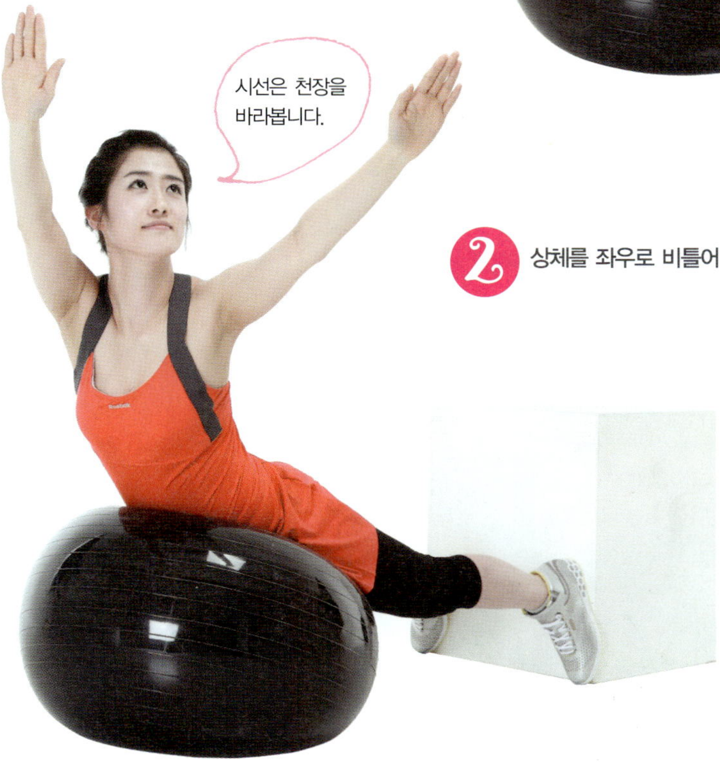

Gym Ball Stretching

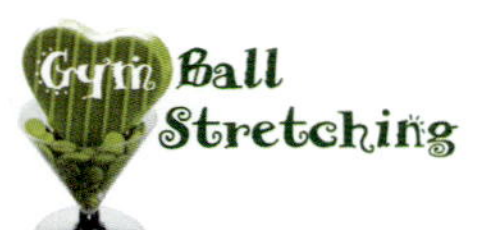

허리 스트레칭 2

1 짐볼에 등을 대고 눕습니다. 이때 상체를 최대한 뒤쪽으로 젖혀 허리 근육을 풀어줍니다.

Bikini Point

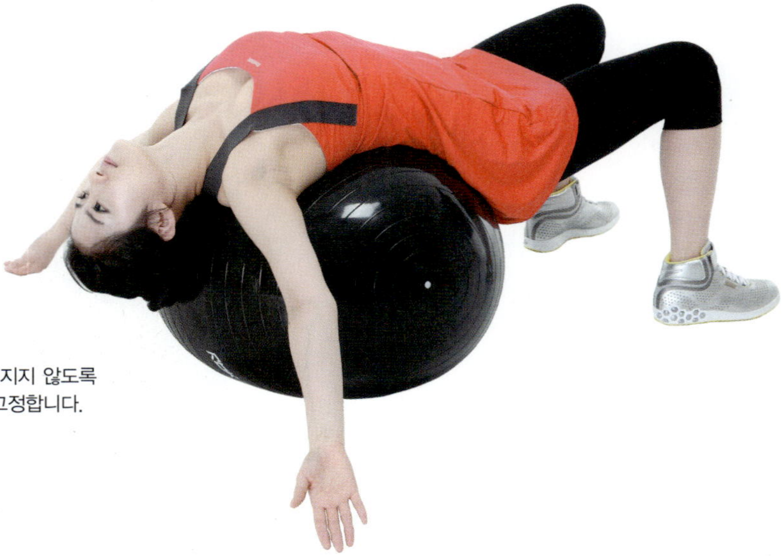

몸이 위쪽으로 뒤집어지지 않도록 양발을 바닥에 붙여 고정합니다.

2 상체를 잠시 세웠다가 다시 젖히기를 천천히 반복합니다.

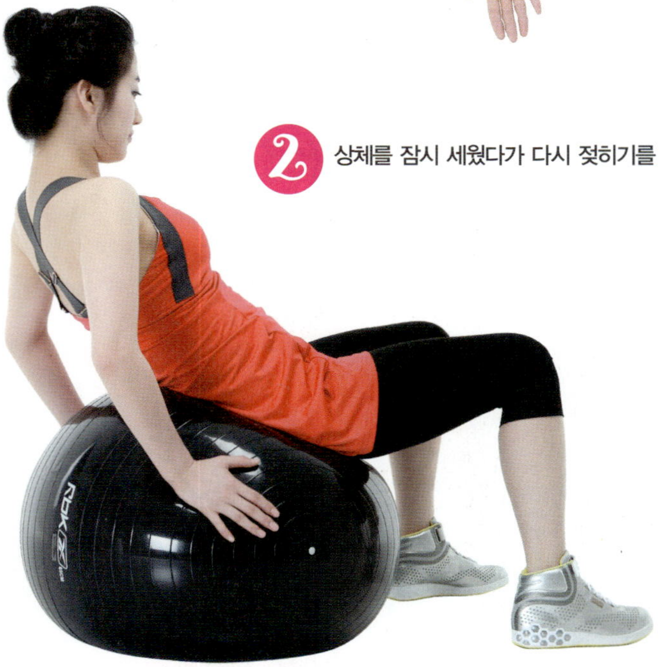

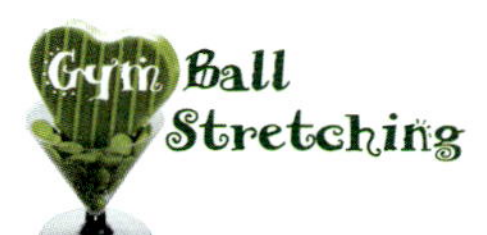

하체의 뒤쪽 스트레칭

1 바닥에 앉은 후 왼쪽 다리를 짐볼에
올립니다.

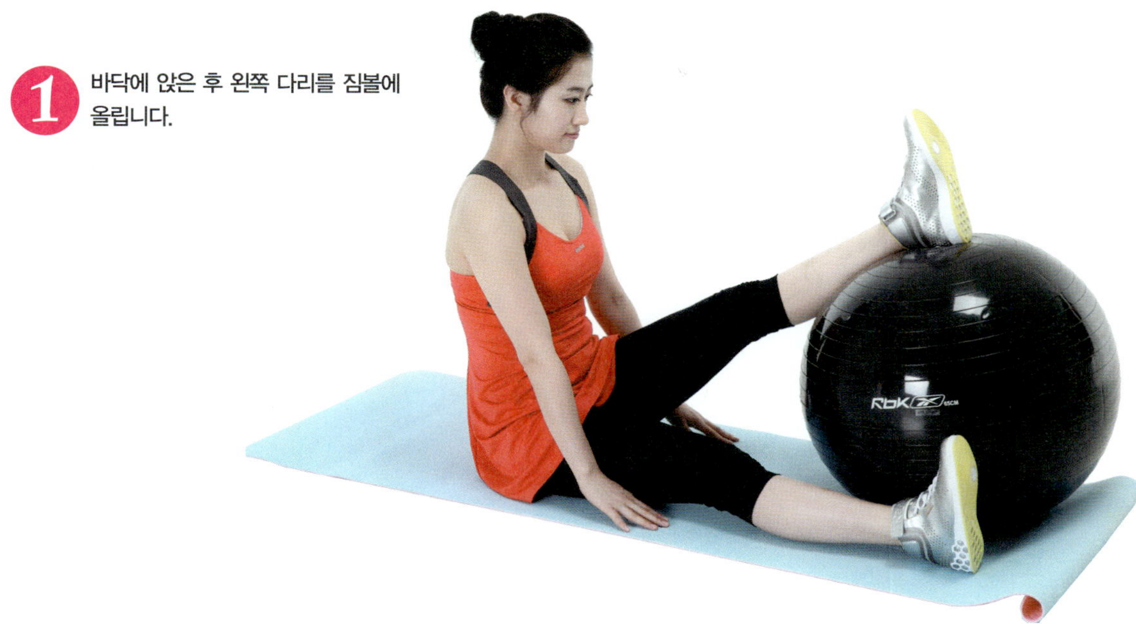

2 상체를 짐볼에 올린 다리와 닿을 정도로 깊숙이
숙입니다.

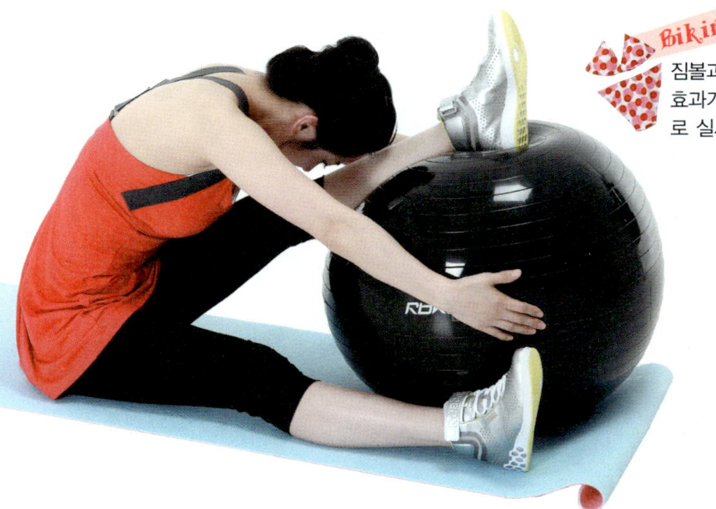

짐볼과 몸의 간격이 멀수록 스트레칭
효과가 큽니다. 반대쪽도 같은 방법으
로 실시합니다.

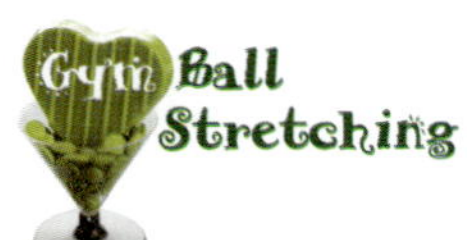

Gym Ball Stretching 다리 스트레칭

1 양팔과 왼쪽 다리는 쭉 펴서 바닥에 닿게 하고, 오른쪽 다리는 무릎을 굽혀 짐볼 위에 올립니다.

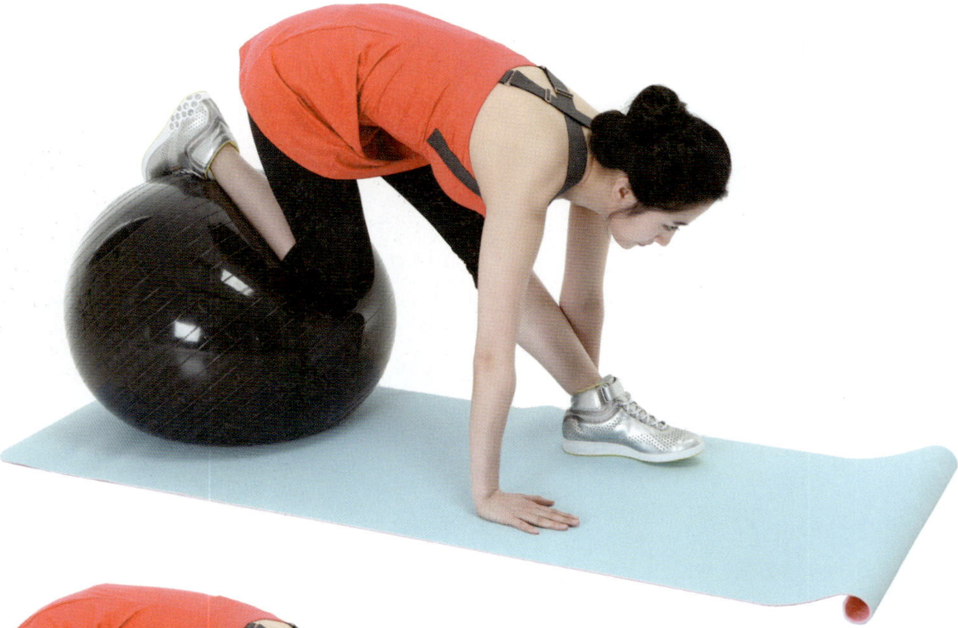

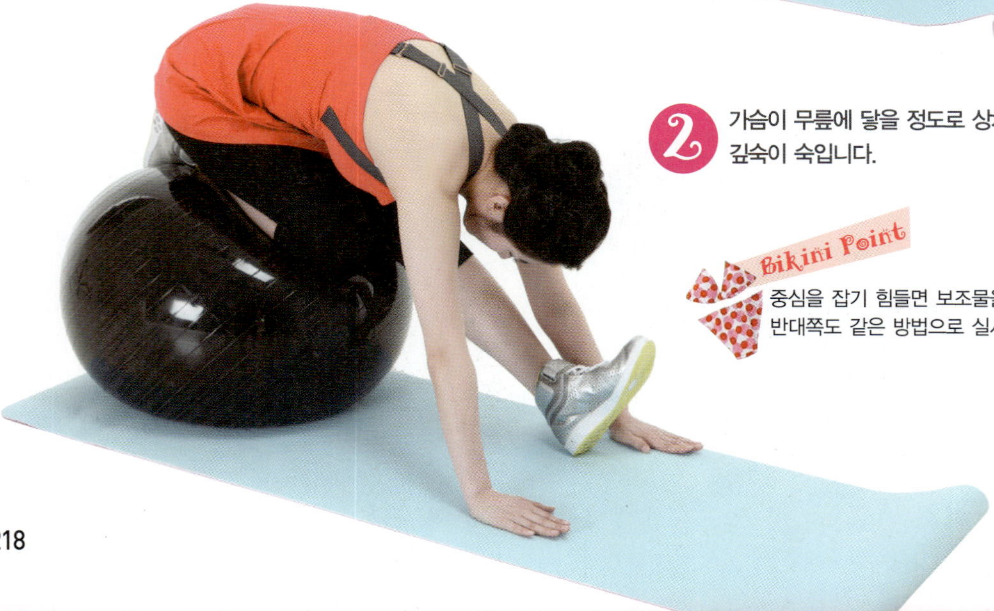

2 가슴이 무릎에 닿을 정도로 상체를 깊숙이 숙입니다.

Bikini Point

중심을 잡기 힘들면 보조물을 활용하고, 반대쪽도 같은 방법으로 실시합니다.

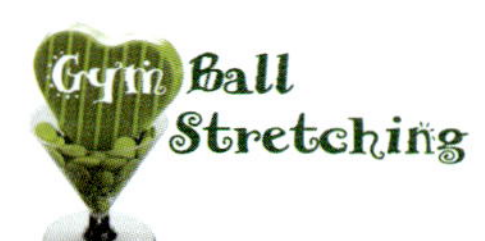

골반 스트레칭

1 왼쪽 다리는 직각이 되도록 구부리고, 오른쪽 다리는 뒤로 쭉 뻗어 짐볼 위에 올립니다.

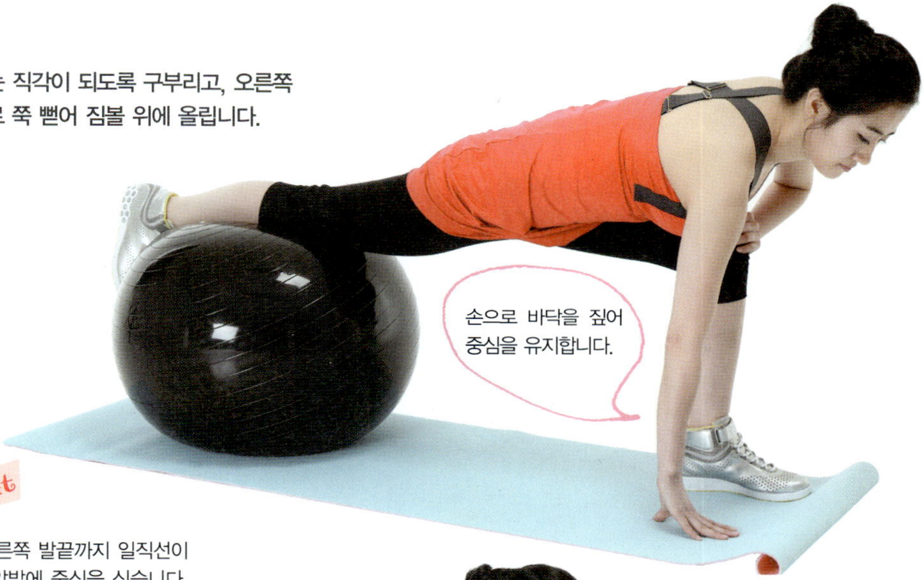

Bikini Point

머리끝부터 오른쪽 발끝까지 일직선이 되도록 하고, 앞발에 중심을 싣습니다.

2 두 손으로 왼쪽 무릎을 짚으며 상체를 곧게 세웁니다.

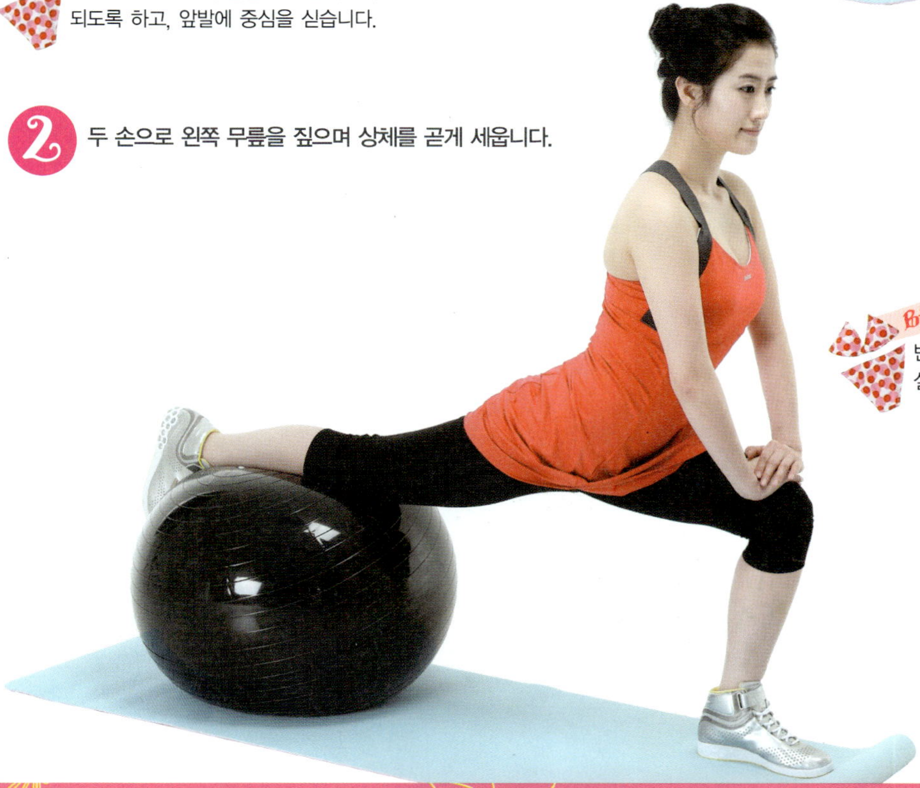

Bikini Point

반대쪽도 같은 방법으로 실시합니다.

다리와 골반 스트레칭

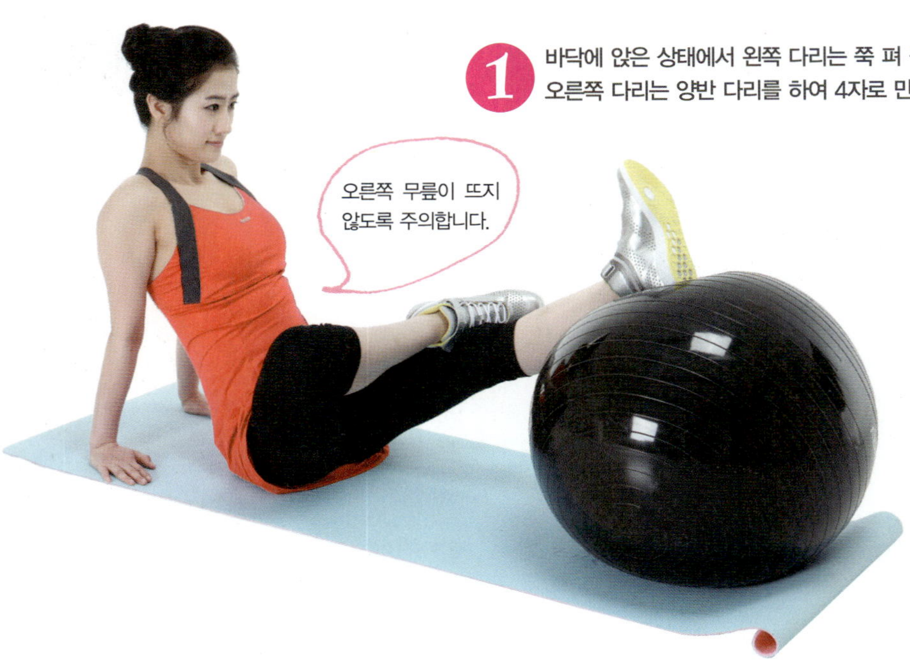

1 바닥에 앉은 상태에서 왼쪽 다리는 쭉 펴 짐볼 위에 올리고,
오른쪽 다리는 양반 다리를 하여 4자로 만듭니다.

2 양팔을 앞으로 뻗어 짐볼을 잡고 다리에 가슴이
닿을 정도로 상체를 깊숙이 숙입니다.

반대쪽 다리도 같은 방법으로
실시합니다.

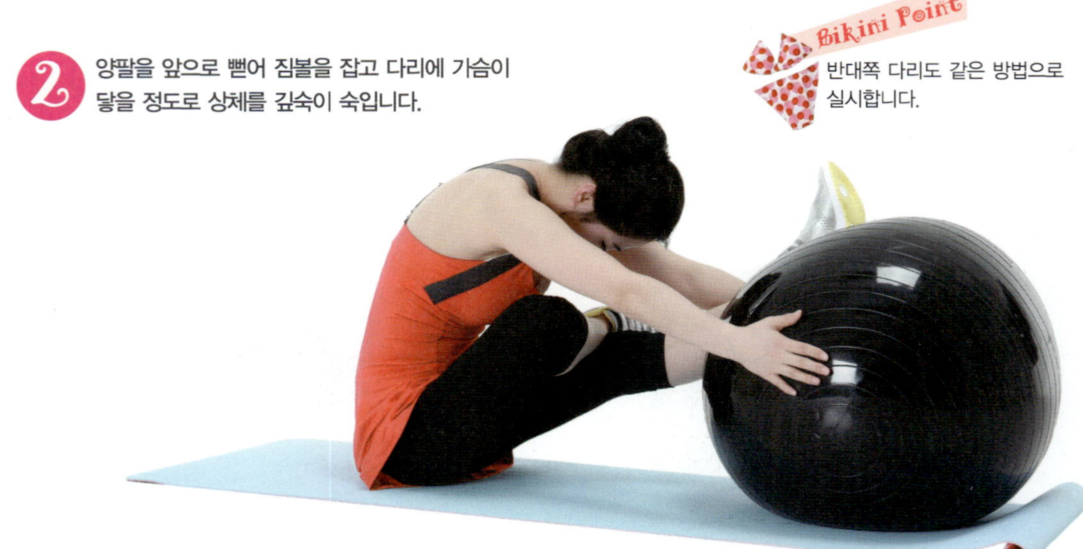

Gym Ball Stretching

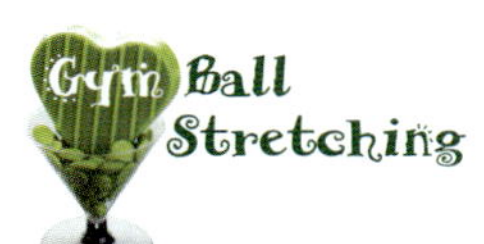

골반과 상체 스트레칭

1 오른쪽 다리는 직각이 되게 하고 왼쪽 다리는 뒤로 뻗습니다. 그런 다음 두 손으로 짐볼을 머리 위로 들어 올립니다.

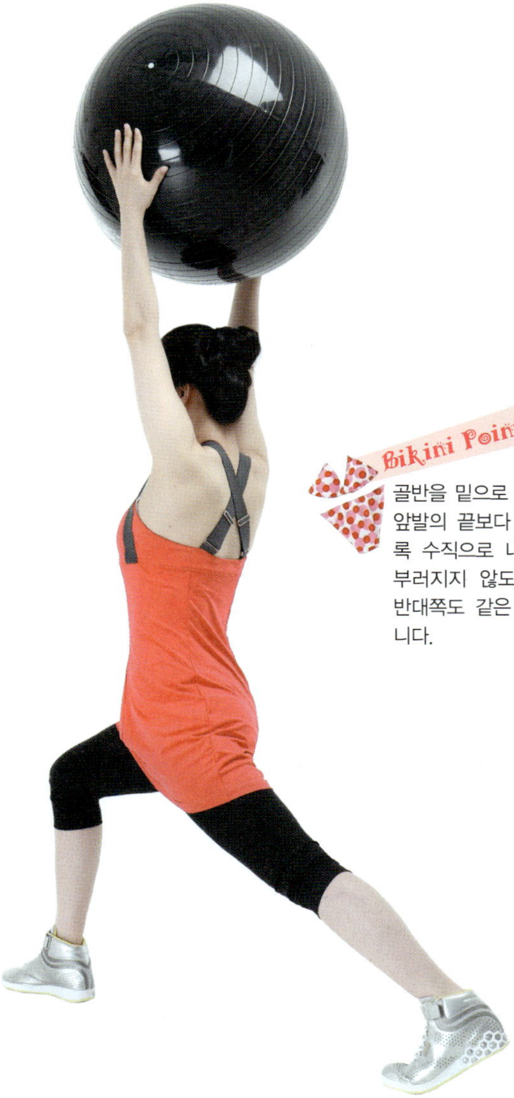

2 골반을 천천히 아래로 누르며 허리를 뒤로 젖힙니다.

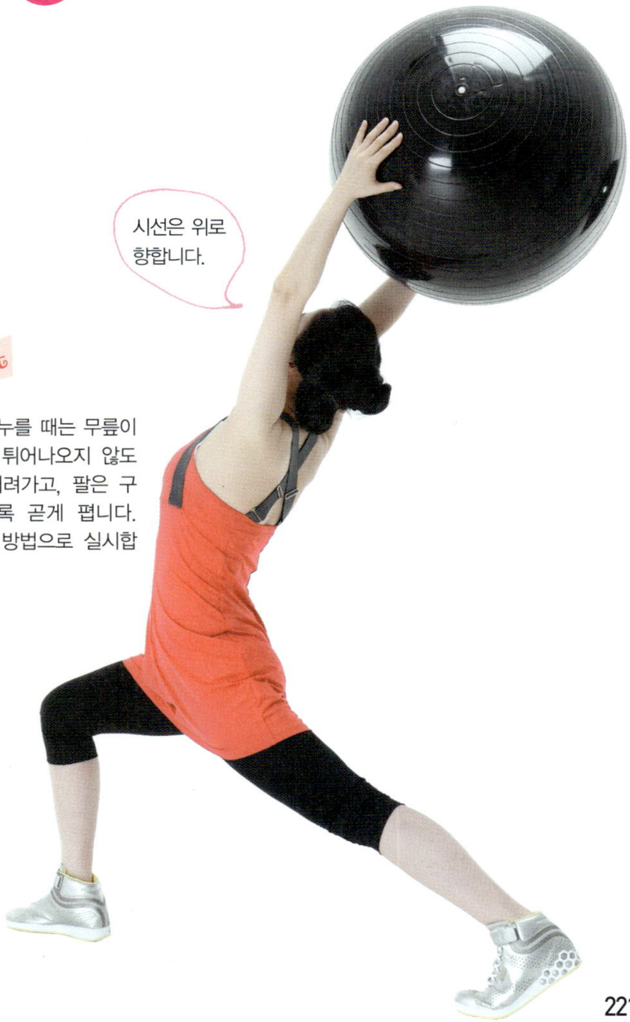

Bikini Point

골반을 밑으로 누를 때는 무릎이 앞발의 끝보다 튀어나오지 않도록 수직으로 내려가고, 팔은 구부러지지 않도록 곧게 폅니다. 반대쪽도 같은 방법으로 실시합니다.

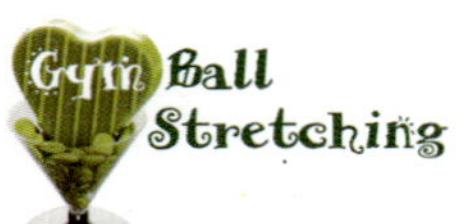

어깨 스트레칭

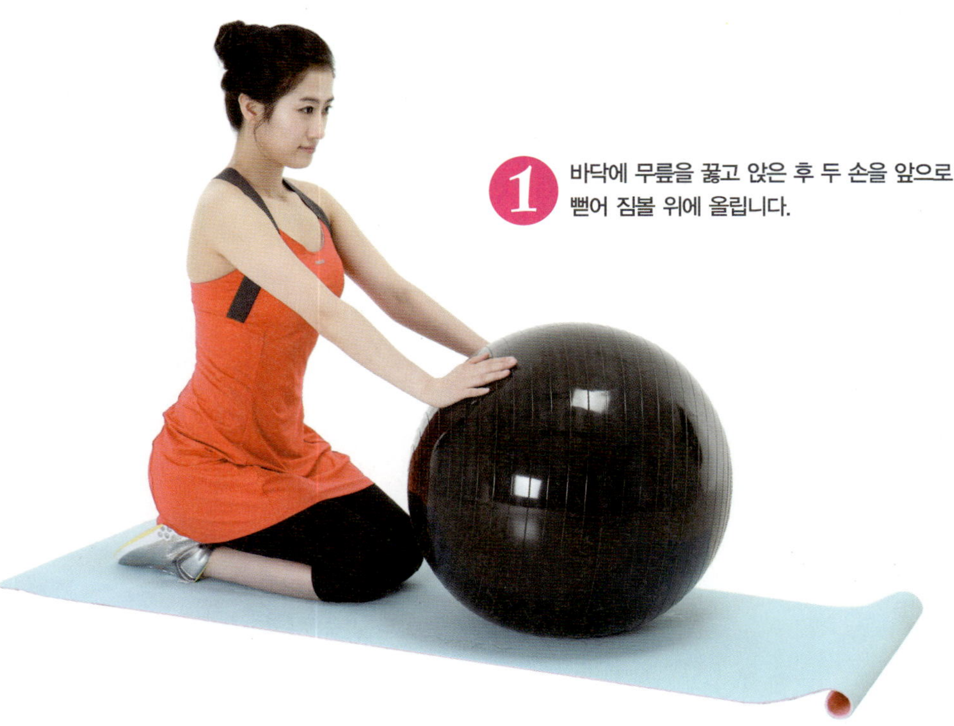

1 바닥에 무릎을 꿇고 앉은 후 두 손을 앞으로 뻗어 짐볼 위에 올립니다.

2 상체를 숙이면서 양손으로 짐볼을 밀어 고양이 자세를 취한 뒤 어깨를 아래쪽으로 누릅니다.

Bikini Point

어깨를 누를 때는 중심을 손에 두고, 머리가 손보다 아래까지 내려가도록 합니다.

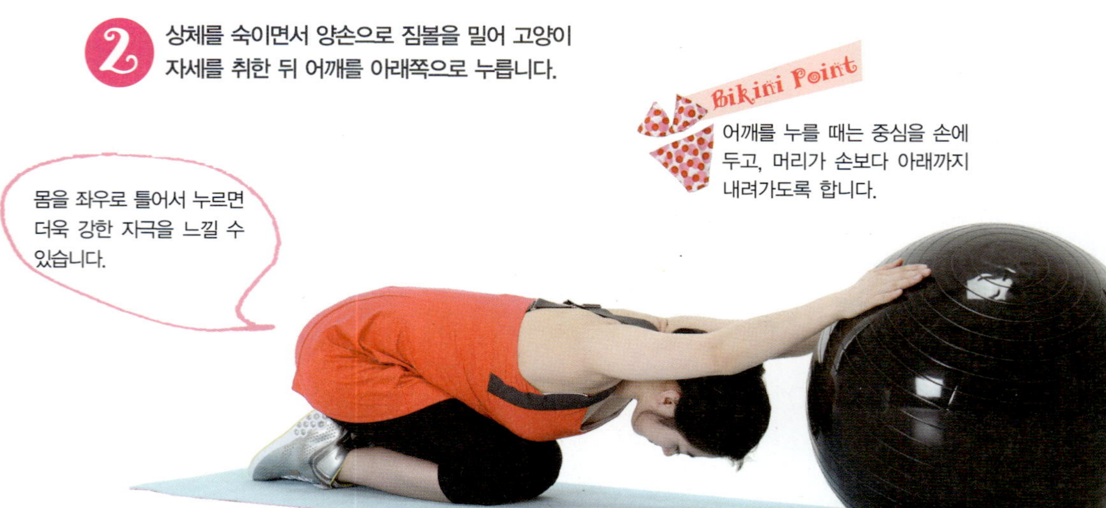

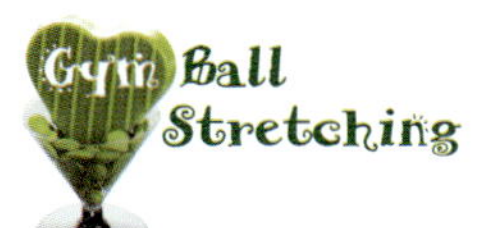

Gym Ball Stretching 어깨와 하체 스트레칭

1 두 다리를 어깨 너비만큼 벌리고 선 상태에서 상체를 숙여 두 손으로 짐볼을 잡습니다.

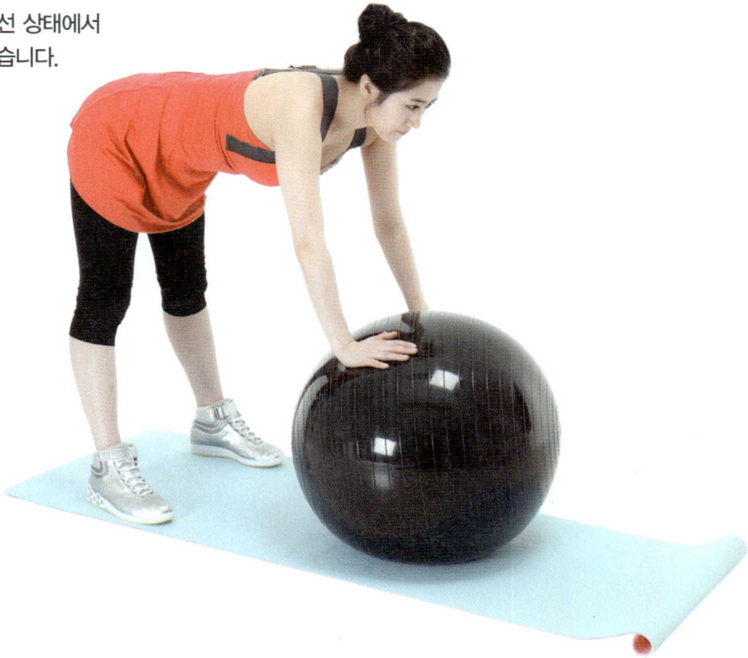

Bikini Point

엉덩이가 뒤로 빠질 수 있게 하여 어깨와 다리 뒤쪽이 동시에 자극을 받도록 합니다.

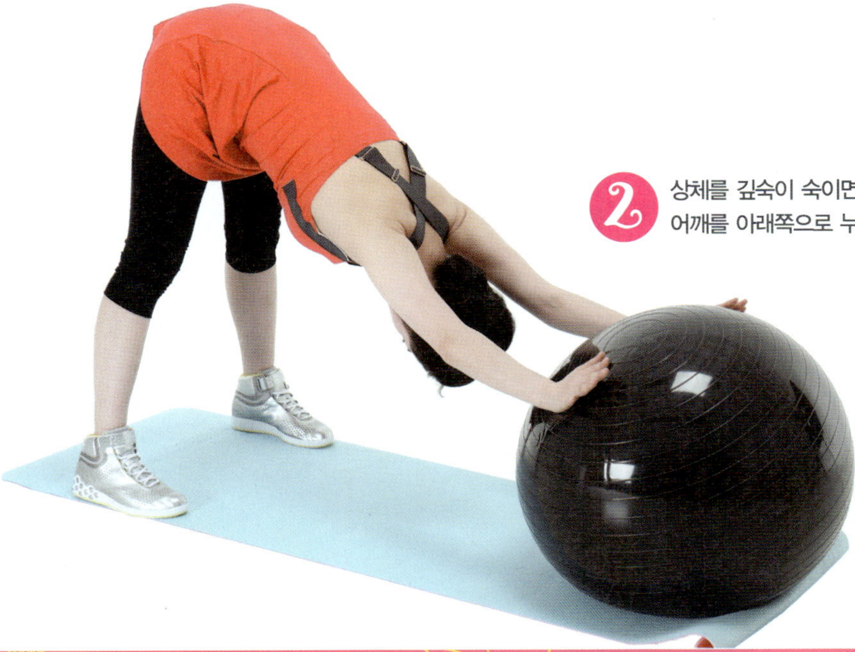

2 상체를 깊숙이 숙이면서 양손으로 짐볼을 밀고 어깨를 아래쪽으로 누릅니다.

바를 이용한 Finish 스트레칭 10

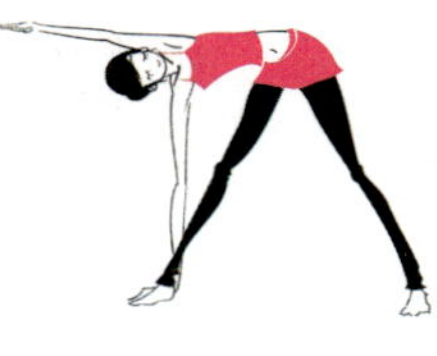

바 스트레칭의 장점

❀ 자칫 소홀하기 쉬운 등 부위의 스트레칭을 효과적으로 할 수 있습니다.

❀ 몸 좌우의 비대칭을 맞추고, 유연성을 기를 때 축 역할을 합니다.

❀ 어깨가 결리는 통증을 치료하는 스트레칭을 할 수 있습니다.

❀ 항상 앞으로 쏠려 있는 상체를 바로 세울 수 있습니다.

❀ 스트레칭을 할 때 지렛대 역할을 하여 관절과 근육의 이완을 쉽게 해줍니다.

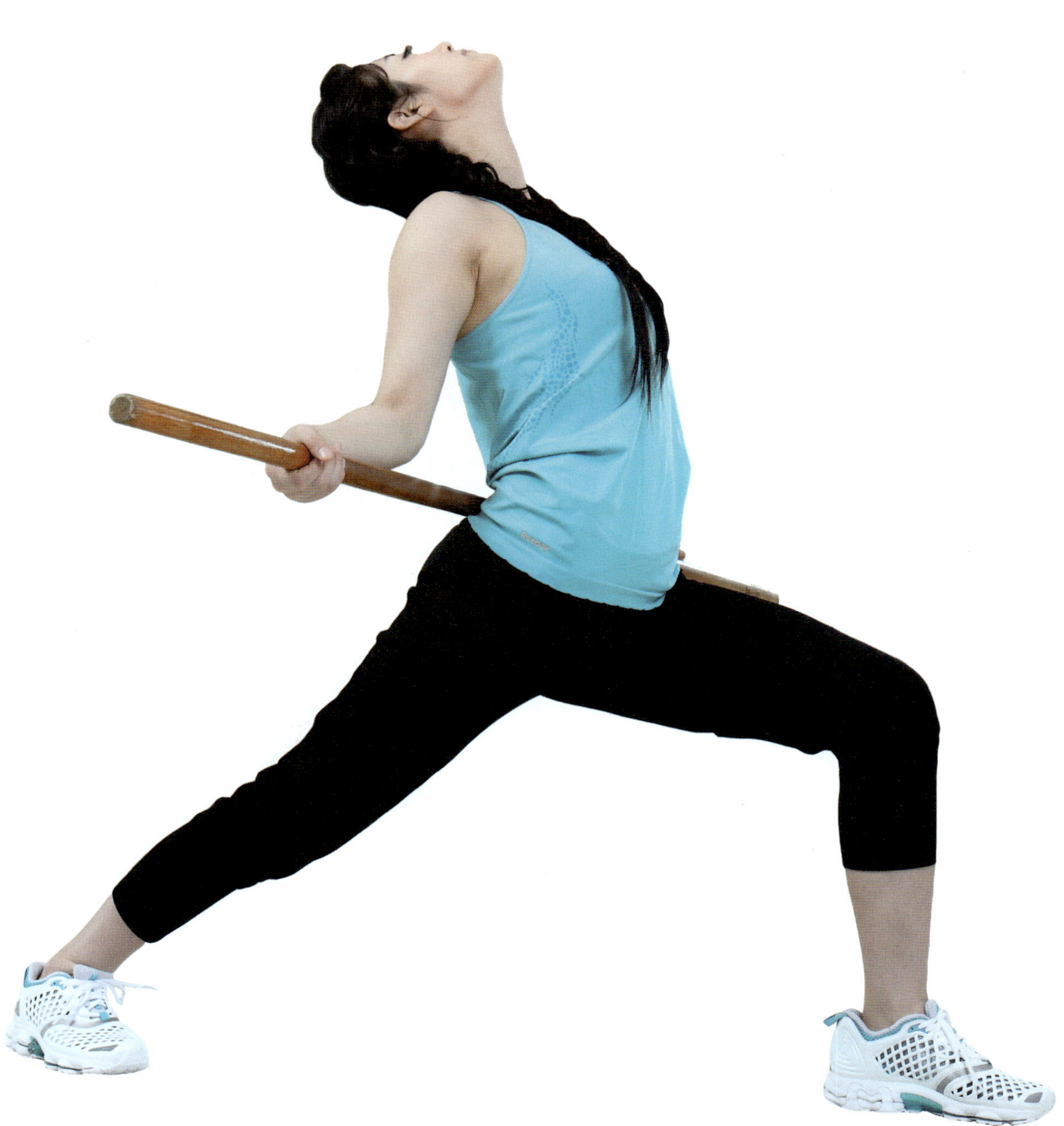

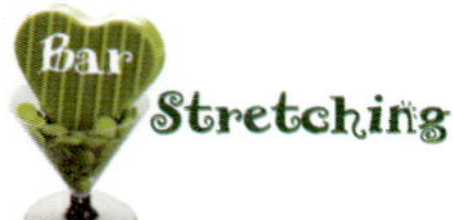

Bar Stretching 옆구리와 골반 스트레칭

1 다리를 어깨 너비보다 넓게 벌린 후 바를 어깨에 걸치고 바르게 섭니다.

2 왼쪽 무릎을 90도로 굽히며 바의 왼쪽 끝이 바닥에 닿도록 상체를 기울입니다.

시선은 천장을 향합니다.

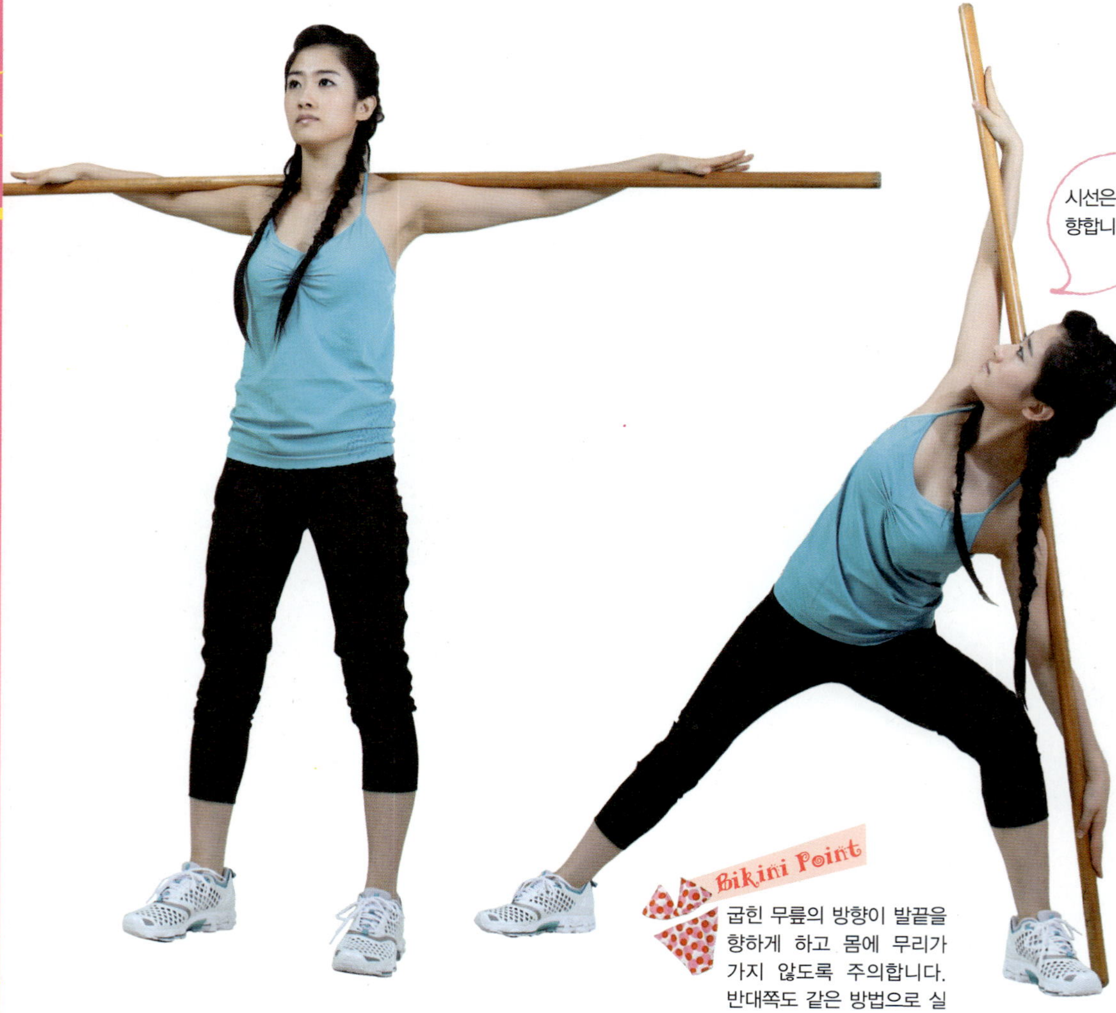

Bikini Point

굽힌 무릎의 방향이 발끝을 향하게 하고 몸에 무리가 가지 않도록 주의합니다. 반대쪽도 같은 방법으로 실시합니다.

Bar Stretching

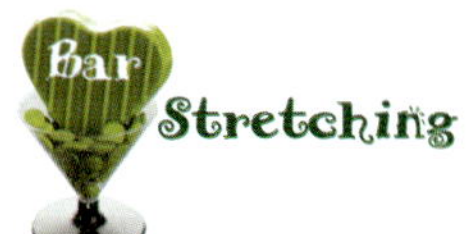

옆구리 스트레칭 I

1 다리를 어깨 너비보다 넓게 벌린 후 바를 어깨에 걸치고 바르게 섭니다.

2 바의 왼쪽 끝을 오른쪽 발뒤꿈치에 닿게 기울여 옆구리 근육을 늘입니다.

무릎이 구부러지지 않도록 합니다.

Bikini Point

상체가 너무 뒤로 젖혀지지 않게 주의하고, 반대쪽도 같은 방법으로 실시합니다.

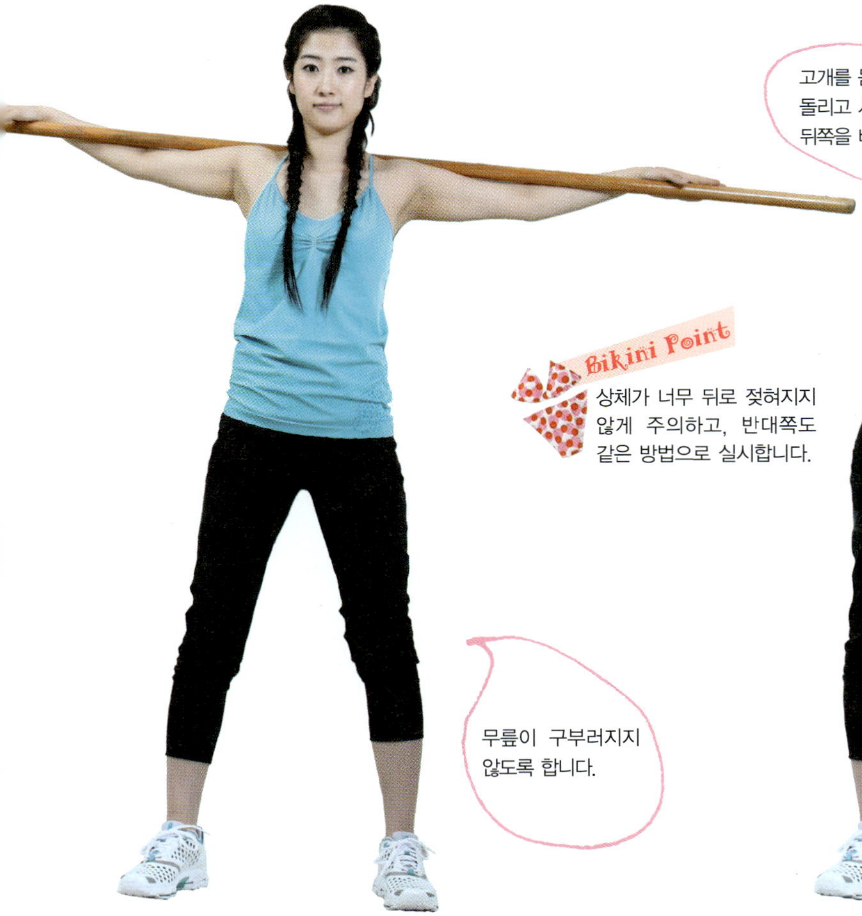

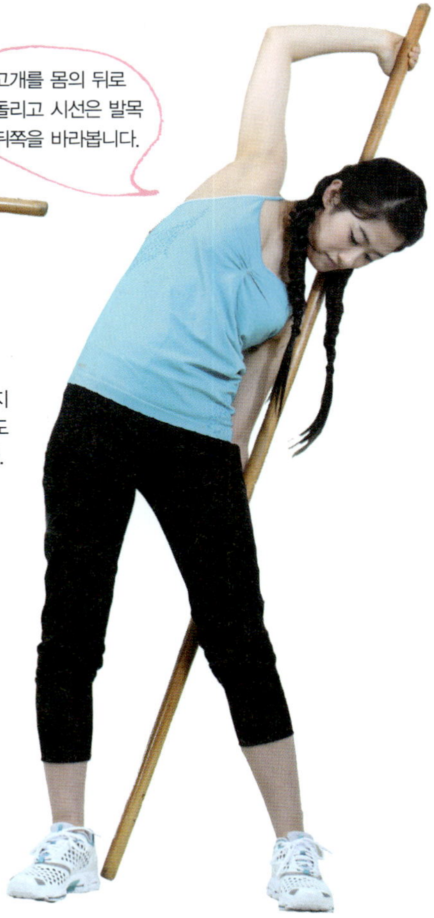

고개를 몸의 뒤로 돌리고 시선은 발목 뒤쪽을 바라봅니다.

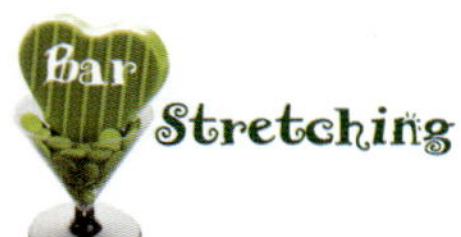

옆구리 스트레칭 2

1 다리를 어깨 너비보다 넓게 벌리고 바를 어깨에
걸친 후 상체를 앞으로 90도 숙입니다.

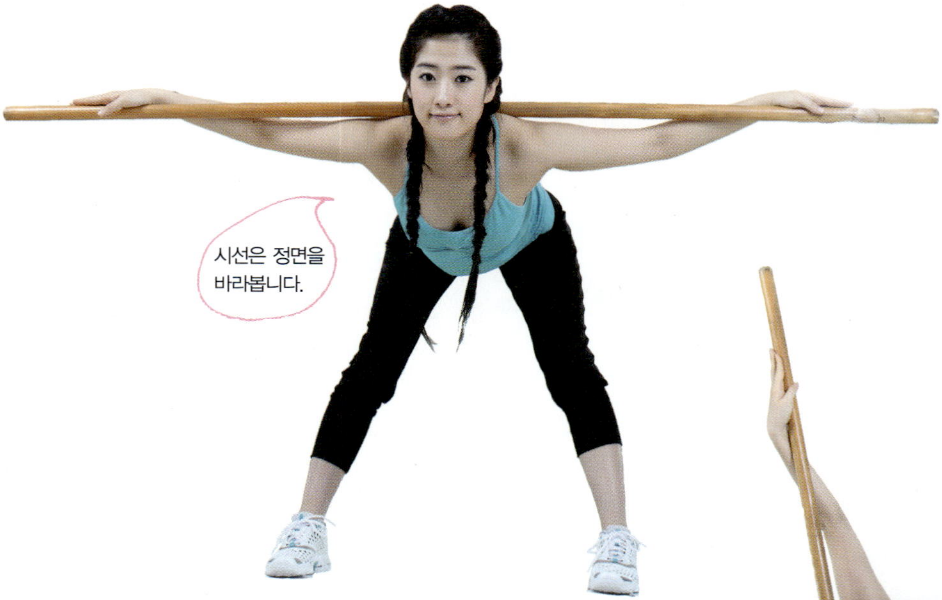

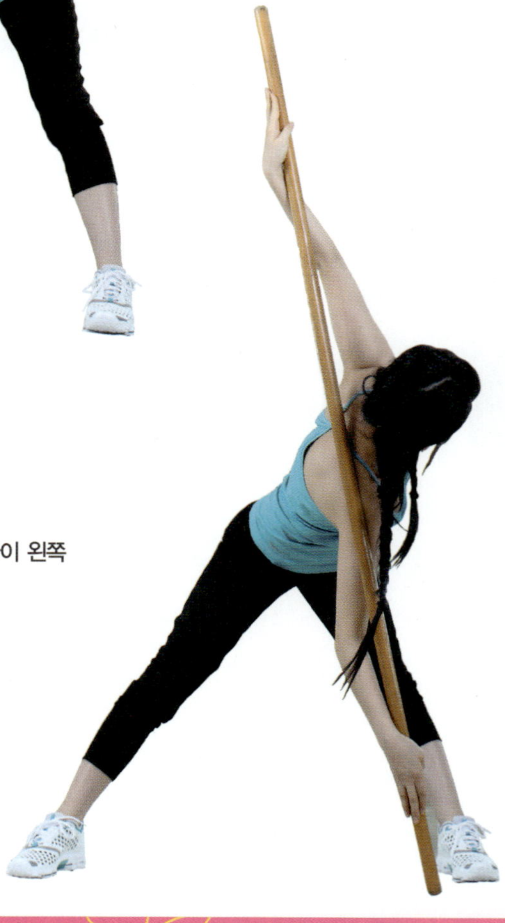

2 상체를 깊게 틀어 바의 오른쪽 끝이 왼쪽
앞발 끝에 위치하도록 합니다.

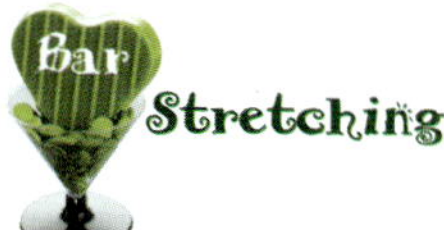

Bar Stretching 옆구리와 엉덩이 스트레칭

1 다리를 어깨 너비보다 넓게 벌린 후 바를 어깨에 걸치고 바르게 섭니다.

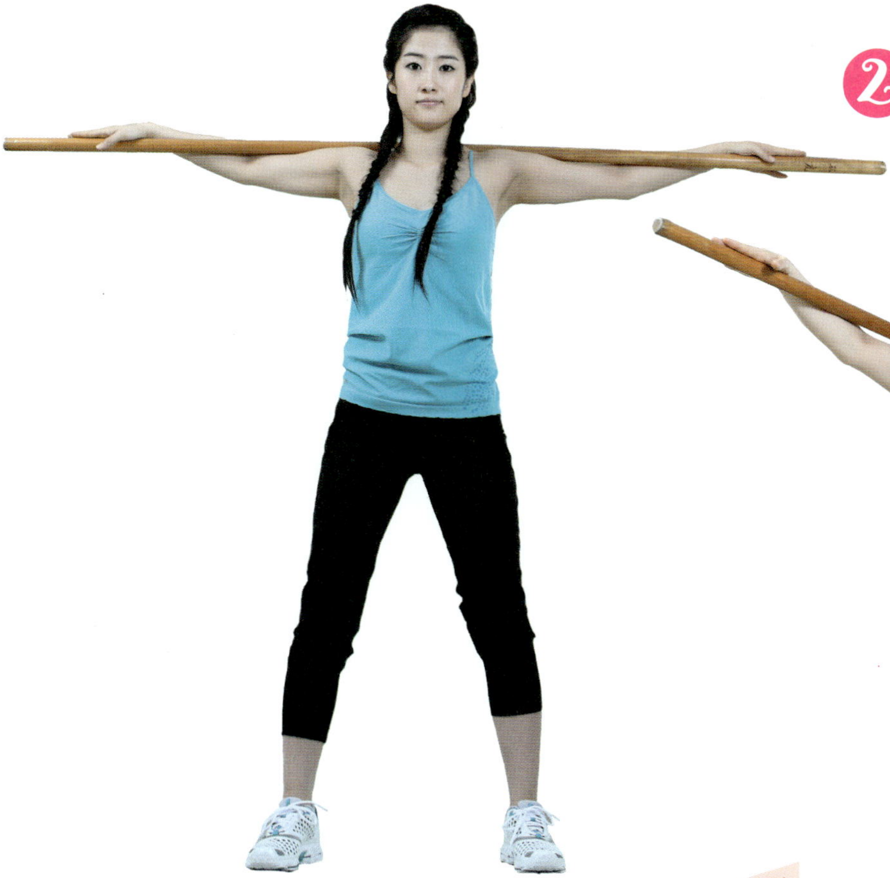

2 왼쪽 무릎을 들어 올리며 상체를 왼쪽으로 비틉니다.

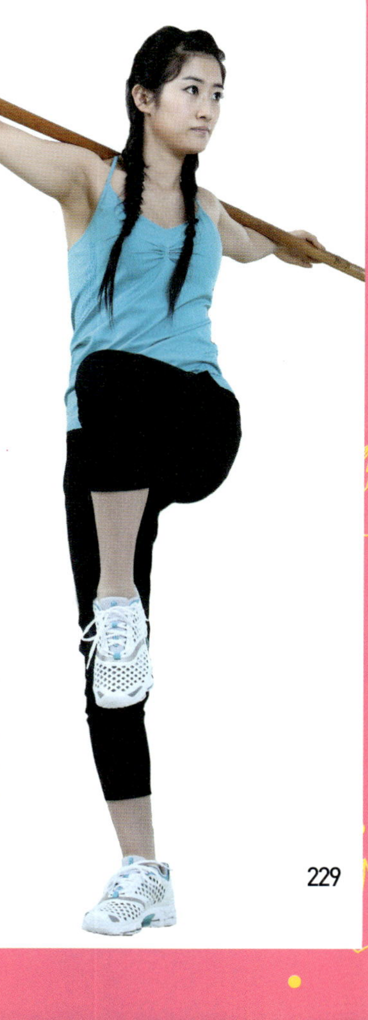

Bikini Point

무릎을 최대한 들어 올려 엉덩이가 자극을 받도록 하고, 중심은 흔들리지 않게 합니다. 반대쪽도 같은 방법으로 실시합니다.

Bar Stretching

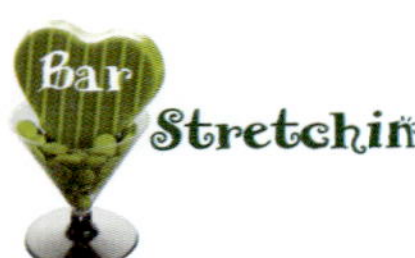

허리와 다리 스트레칭

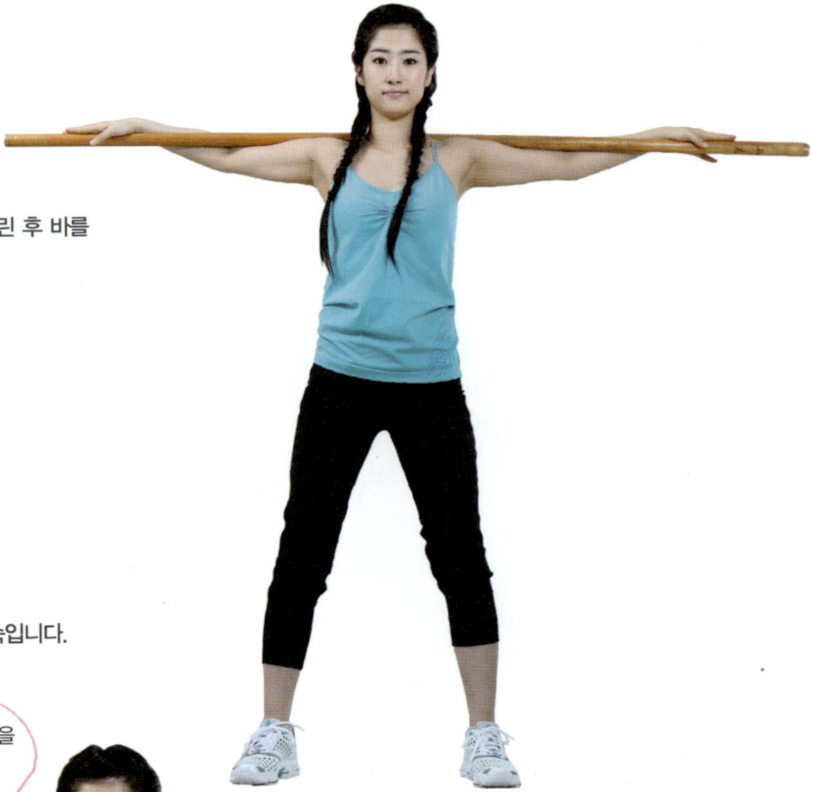

1 다리를 어깨 너비보다 넓게 벌린 후 바를 어깨에 걸치고 바르게 섭니다.

2 상체를 천천히 앞으로 90도 숙입니다.

시선은 정면을 바라봅니다.

Bikini Point

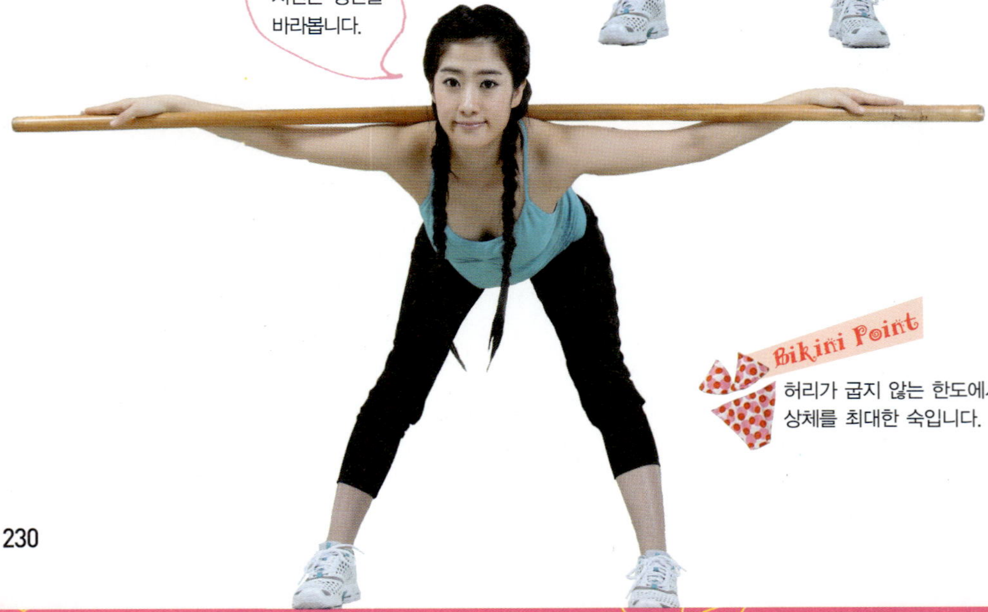

허리가 굽지 않는 한도에서 상체를 최대한 숙입니다.

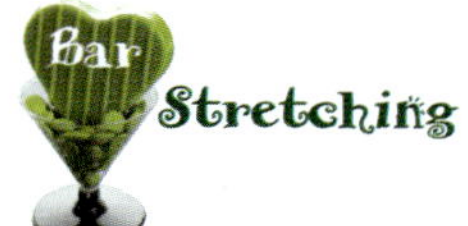

등과 허리 스트레칭

1 다리를 앞뒤로 넓게 벌리고 바는 허리 뒤쪽에 댑니다. 이때 왼쪽 다리는 앞으로 굽히며 오른쪽 다리는 뒤로 쭉 뻗습니다.

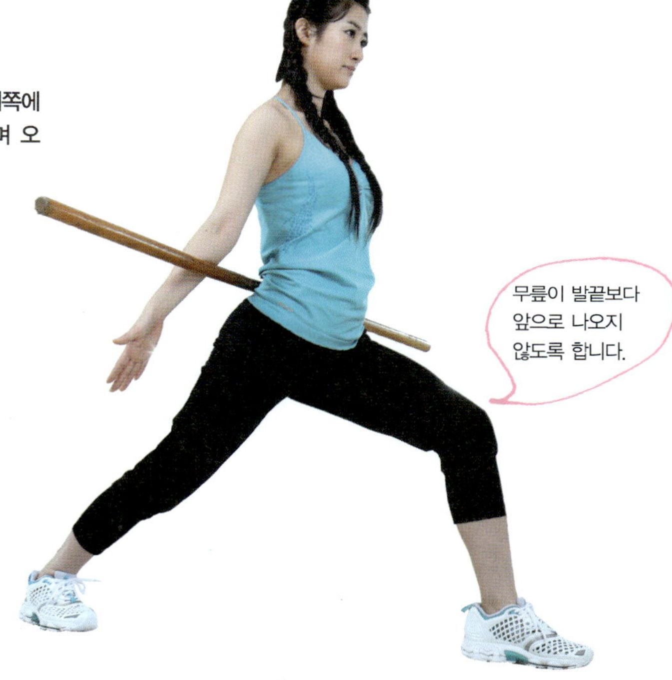

2 고개를 뒤로 젖혀 배는 앞으로 내밀고, 등은 아치 모양으로 만듭니다.

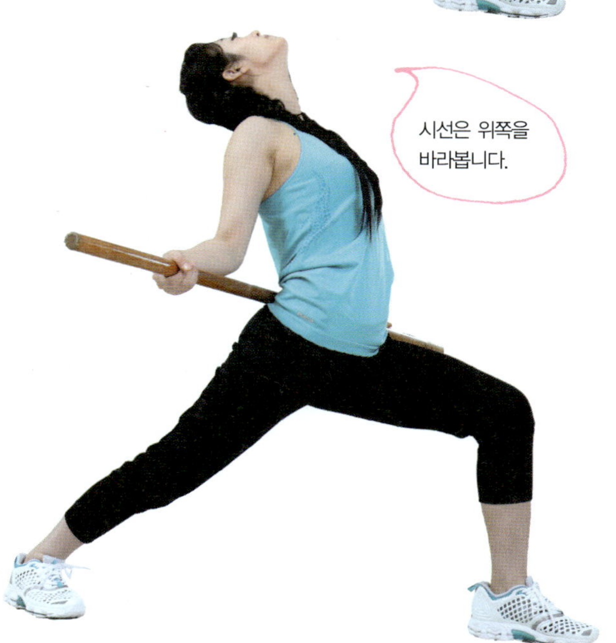

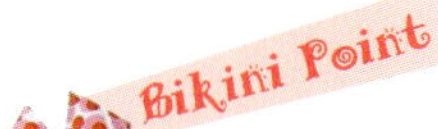

Bikini Point

등에 무리가 가지 않도록 상체를 너무 많이 젖히지 않습니다. 반대쪽도 같은 방법으로 실시합니다.

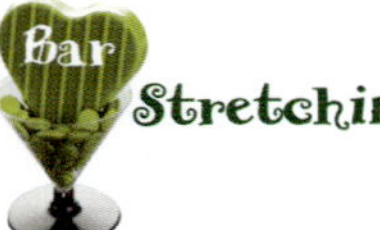

허벅지 스트레칭

1 양손으로 바를 어깨 너비보다 넓게 잡은 후 왼쪽
다리를 들어 오금 사이에 끼웁니다.

2 바를 최대한 가슴 쪽으로 당깁니다.

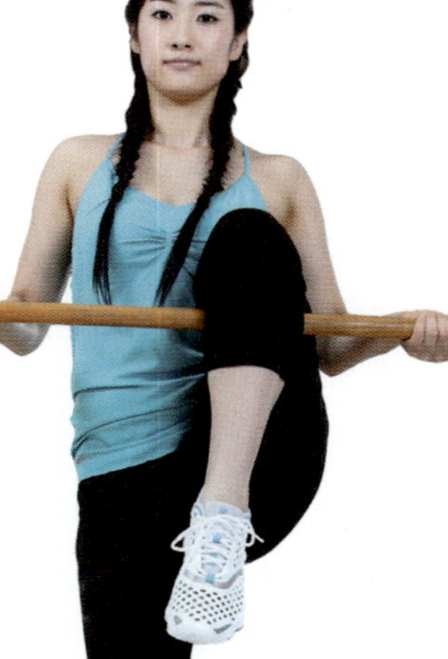

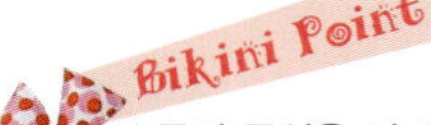

몸의 중심을 잘 잡아 바가
수평을 유지하도록 합니다.

축이 되는 다리는
흔들리지 않도록
중심을 잘 잡습니다.

Bikini Point

반대쪽도 같은 방법으로
실시합니다.

종아리 스트레칭

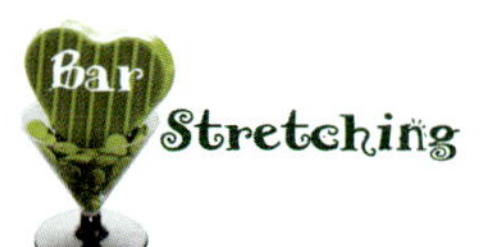

1 두 다리의 오금 사이에 바를 끼우고 쪼그려 앉습니다.

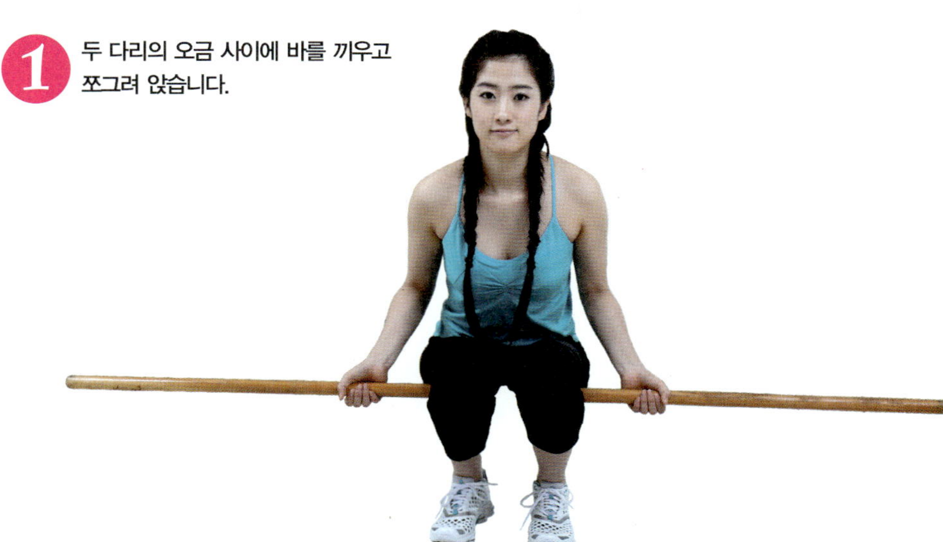

2 천천히 반동을 주어 바를 위아래로 조금씩 움직이면 마사지 효과를 얻을 수 있습니다.

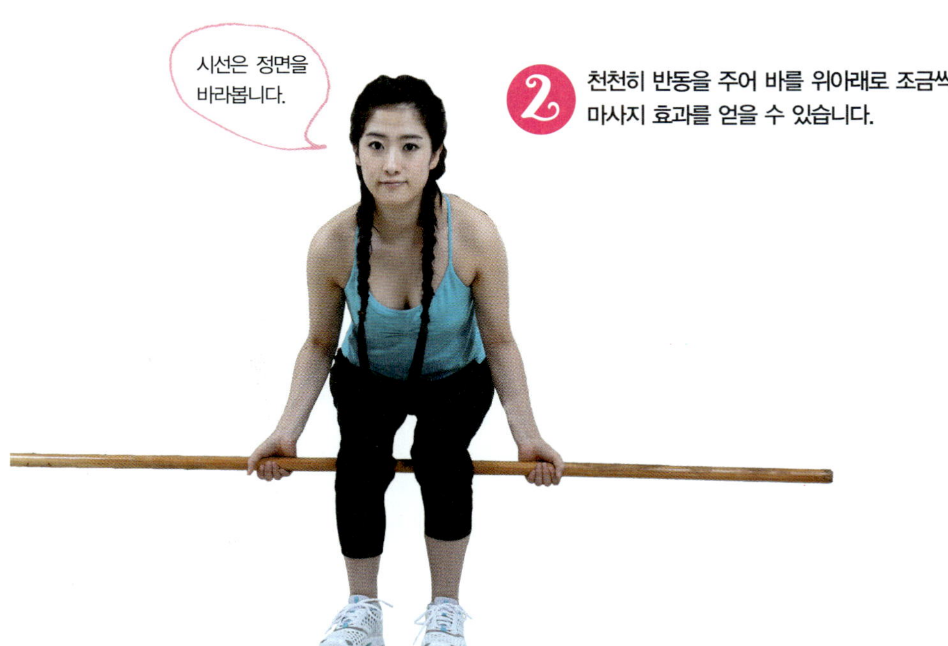

Bar Stretching

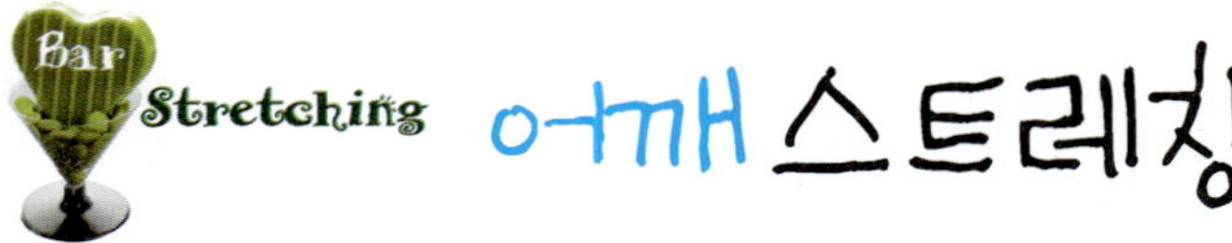

어깨 스트레칭

1 팔을 좌우로 넓게 벌려 바를 잡고 가슴 앞에 위치합니다.

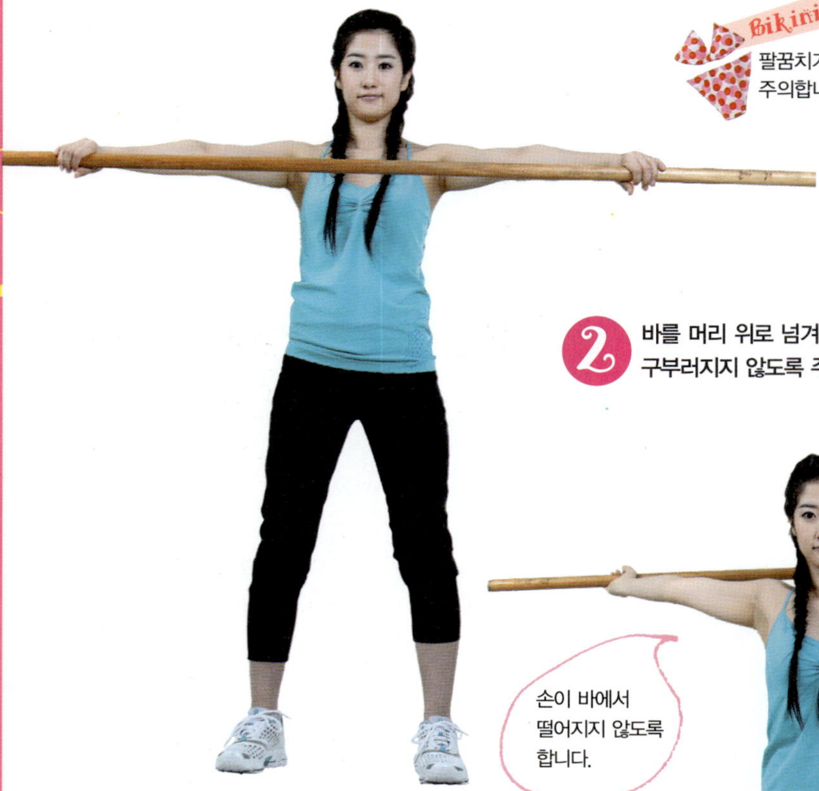

Bikini Point
팔꿈치가 구부러지지 않도록 주의합니다.

2 바를 머리 위로 넘겨 뒤로 돌립니다. 이때 팔꿈치가 구부러지지 않도록 주의합니다.

손이 바에서 떨어지지 않도록 합니다.

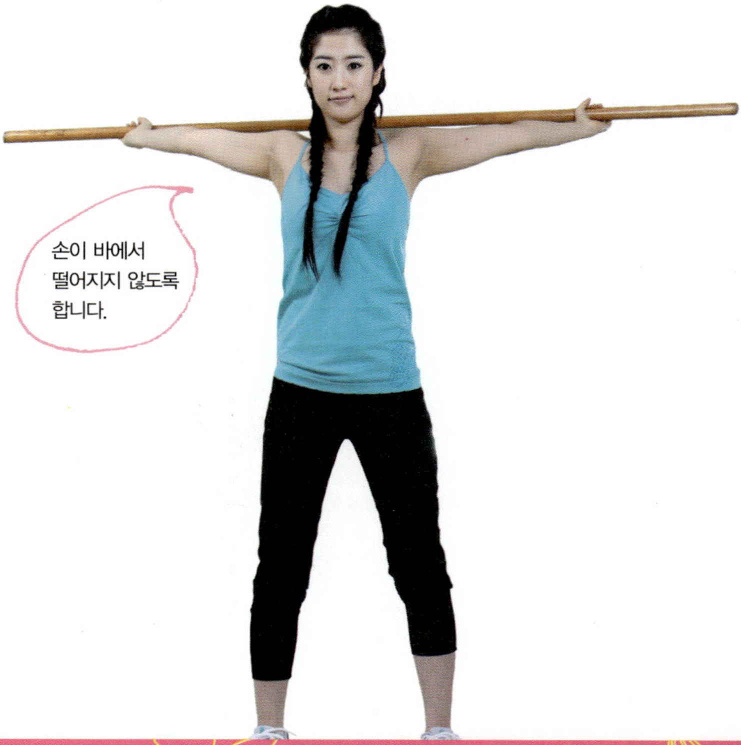

Bar Stretching

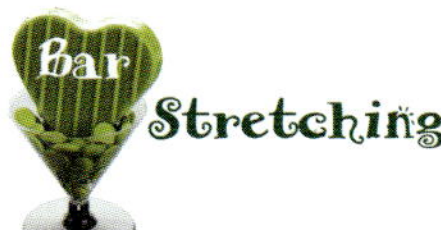

팔 스트레칭

1 두 팔을 몸의 뒤로 돌린 후 바를 수직으로 세워 잡습니다. 이때 왼손은 등에, 오른손은 머리 위에 위치시킵니다.

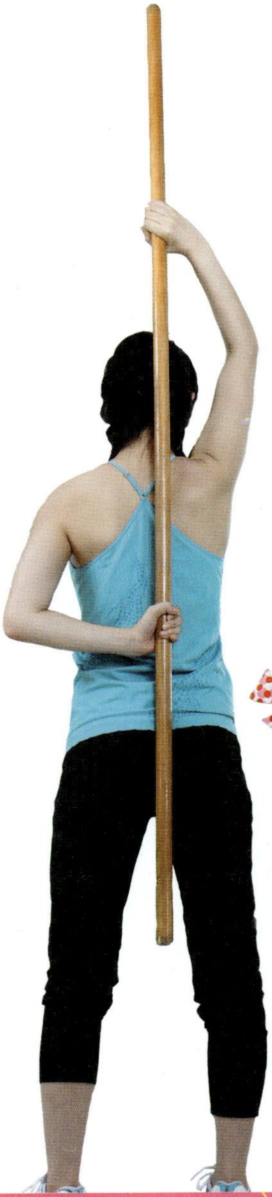

2 팔을 위아래로 움직여 스트레칭합니다.

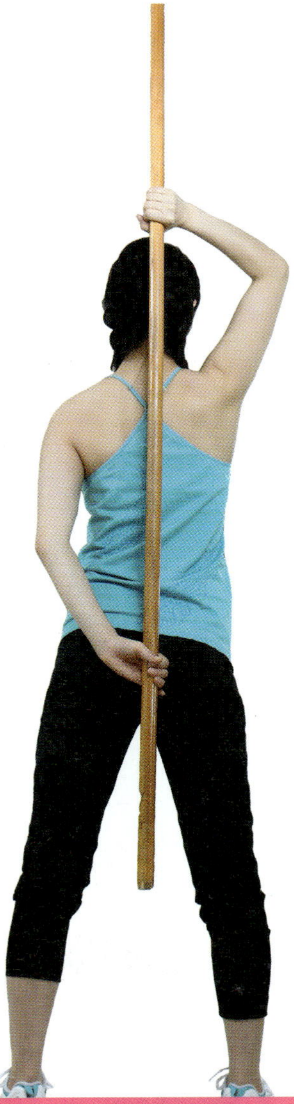

Bikini Point

팔을 위아래로 움직일 때는 몸이 틀어지지 않도록 고정하고, 두 팔의 위치를 바꿔 가며 실시합니다.

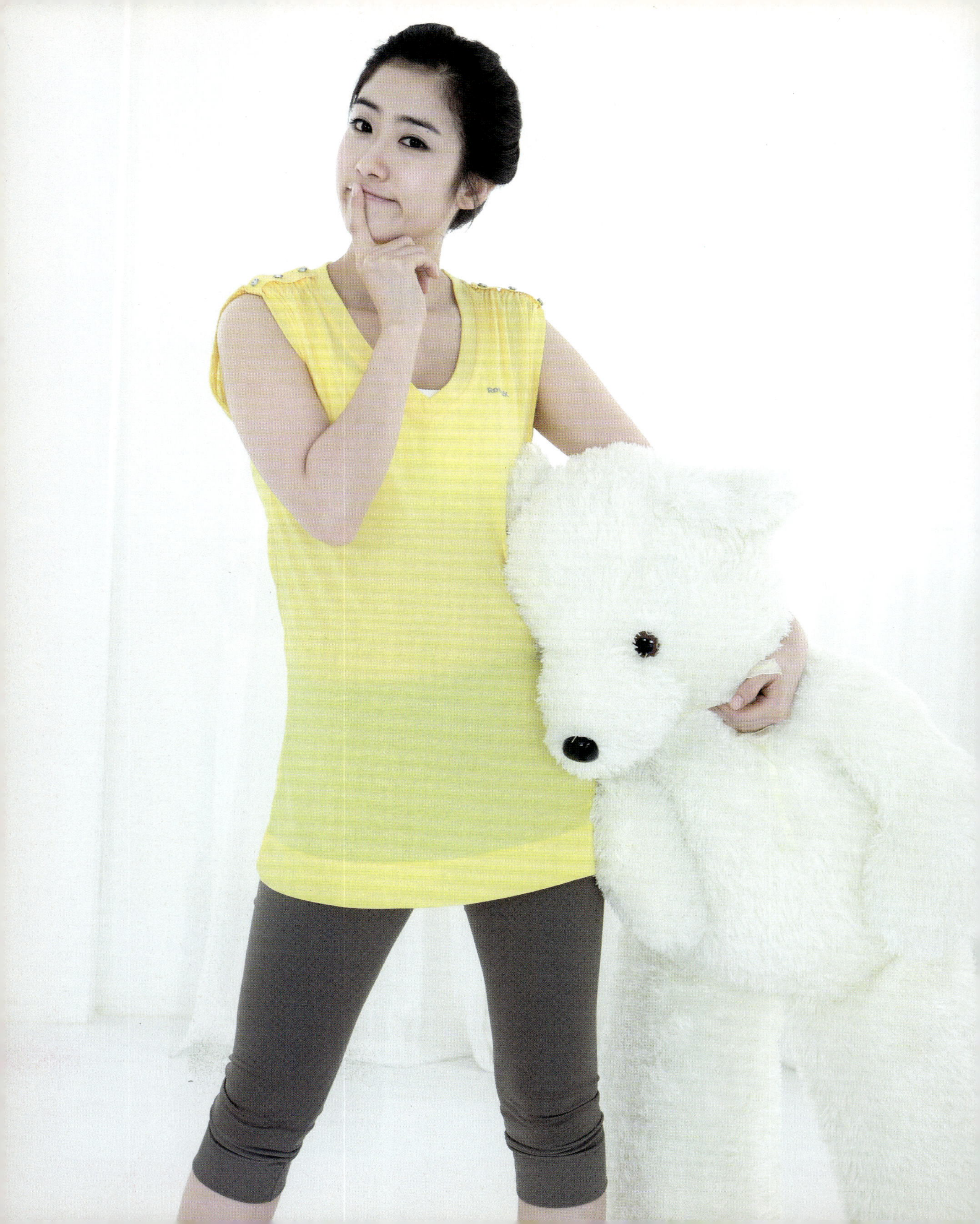

여성들의 3대 악몽인 변비, 생리통, 부종의 고통에서 벗어나는 좋은 습관

여성들에게는 남성들이 절대 이해할 수 없는 은밀한 고통이 있으니, 바로 변비, 생리통, 부종의 고통입니다. 특히 부종은 뼈를 깎는 고통으로 만들어낸 '착한 몸매'를 물거품으로 만들기 때문에 반드시 해결해야만 하는 문제이죠. 또한 생리통과 변비는 밀접한 관계가 있는데, 약간의 노력만으로 쉽게 고통에서 자유로워질 수 있습니다. STORY 05에서는 여성들에게 악몽과 같은 이 3가지 고통을 효과적으로 관리하는 방법에 대해 살펴보겠습니다.

변비가 특히 여성에게 잦은 이유

대변을 보는 횟수가 주 2회 이하이거나 양이 극히 적을 경우, 또는 4번 중 1번 이상 딱딱하고 굵은 변을 보거나 과도한 힘을 필요로 하는 경우를 흔히 변비라고 합니다. 특히 여성들 중에 변비에 걸려 고생하는 경우가 많고, 여성의 변비는 월경 주기와 밀접한 관계가 있습니다. 배란 후부터 월경 전까지 여성의 체내에서는 황체 호르몬(프로게스테론)이 분비되는데, 이 호르몬에는 장의 운동을 억제하여 유산을 막는 기능이 있습니다. 장의 운동이 활발하지 않으니 당연히 변비가 생기기 쉽겠죠. 또한 황체 호르몬은 수정란이 밖으로 흘러나가지 않도록 장에 있는 수분을 흡수하는 역할도 합니다. 그러나 월경이 시작되면 이런 문제들이 자연적으로 해소되는 반면, 임신 기간 중에는 황체 호르몬의 분비가 더욱 왕성해지기 때문에 자주 변비에 걸리게 됩니다.

변비에 걸리면 얼굴색이 어두워지고 복통으로 고생을 하기도 하는데, 대부분의 여성들은 약의 힘을 빌려 문제를 해결하곤 합니다. 그러나 어떤 약이든 몸에 100% 좋은 것은 없으니, 이제부터 변비에 좋은 몇 가지 운동과 식이 요법을 통해 변비에서 영원히 벗어나 보세요.

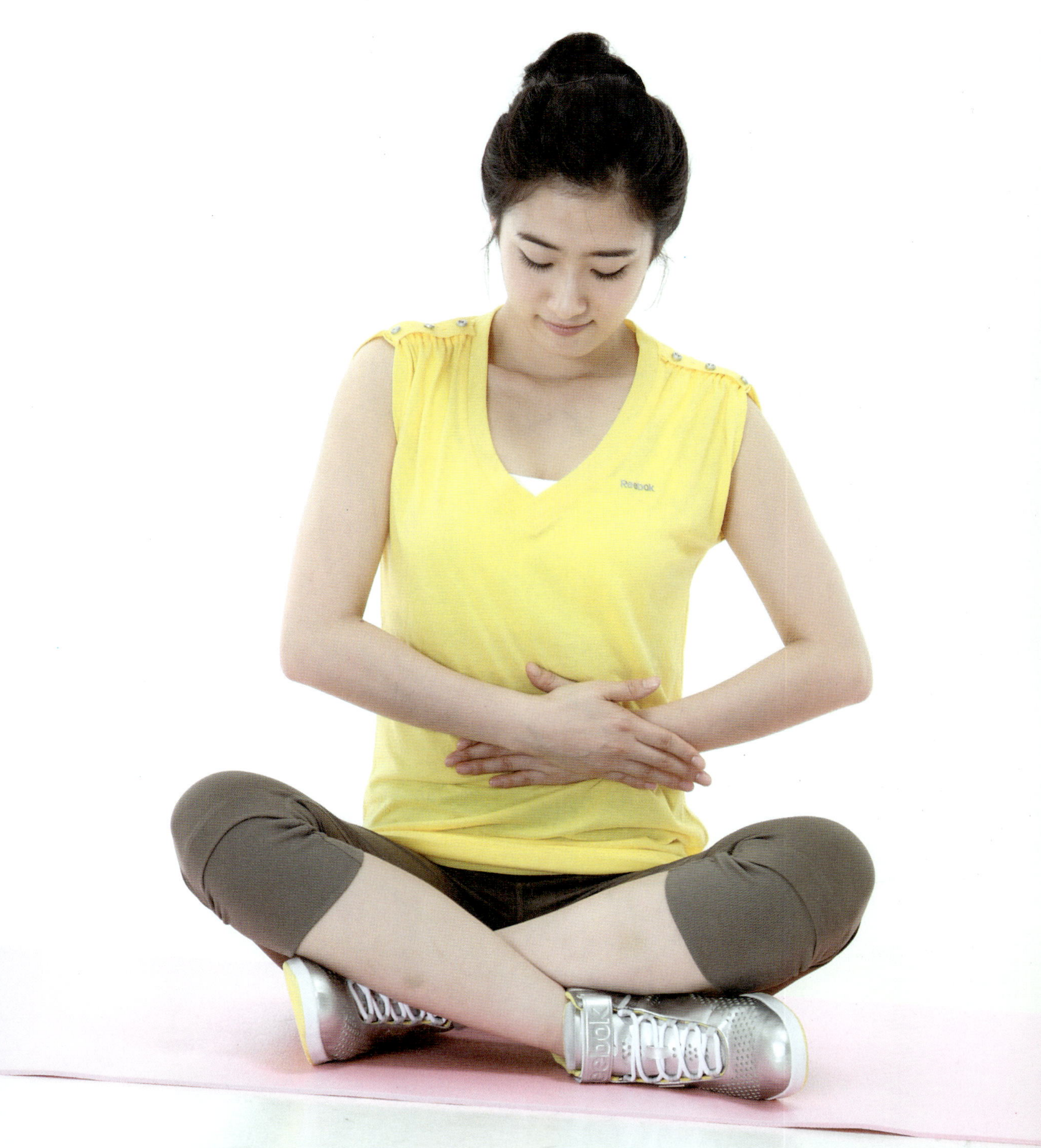

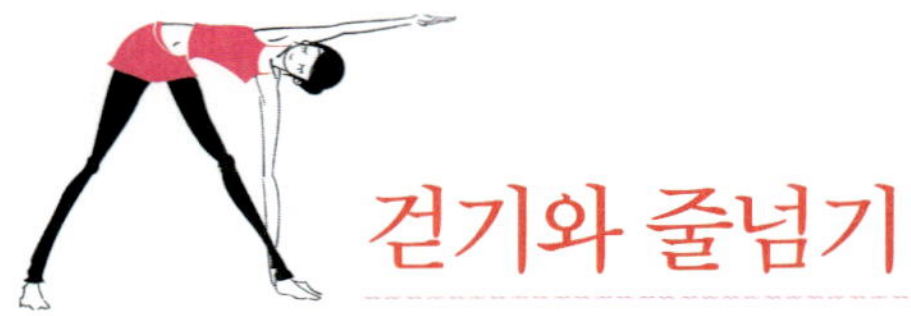# 걷기와 줄넘기

변비를 이겨내기 위한 최고의 운동법은 걷기입니다. 산책, 조깅 등 몸에 땀이 배일 정도의 유산소 운동은 신체의 각 기관을 순환시키는 데 큰 도움이 되고, 둔해질 수 있는 장 기능을 촉진시킵니다. 특히 사무실, 도서관, 학교 등에서 오랜 시간 움직이지 않고 앉아 있는 생활을 하는 여성의 경우 변비가 심해질 수 있는데, 이들은 반드시 시간 내어 걷기 운동을 하는 것이 좋습니다.

변비에 좋은 또 다른 운동으로 줄넘기가 있습니다. 줄넘기는 연속 점프를 통해 장에 자극을 주어 배변 활동을 돕고, 장 사이에 끼어 있는 지방을 바깥쪽으로 밀어냅니다.

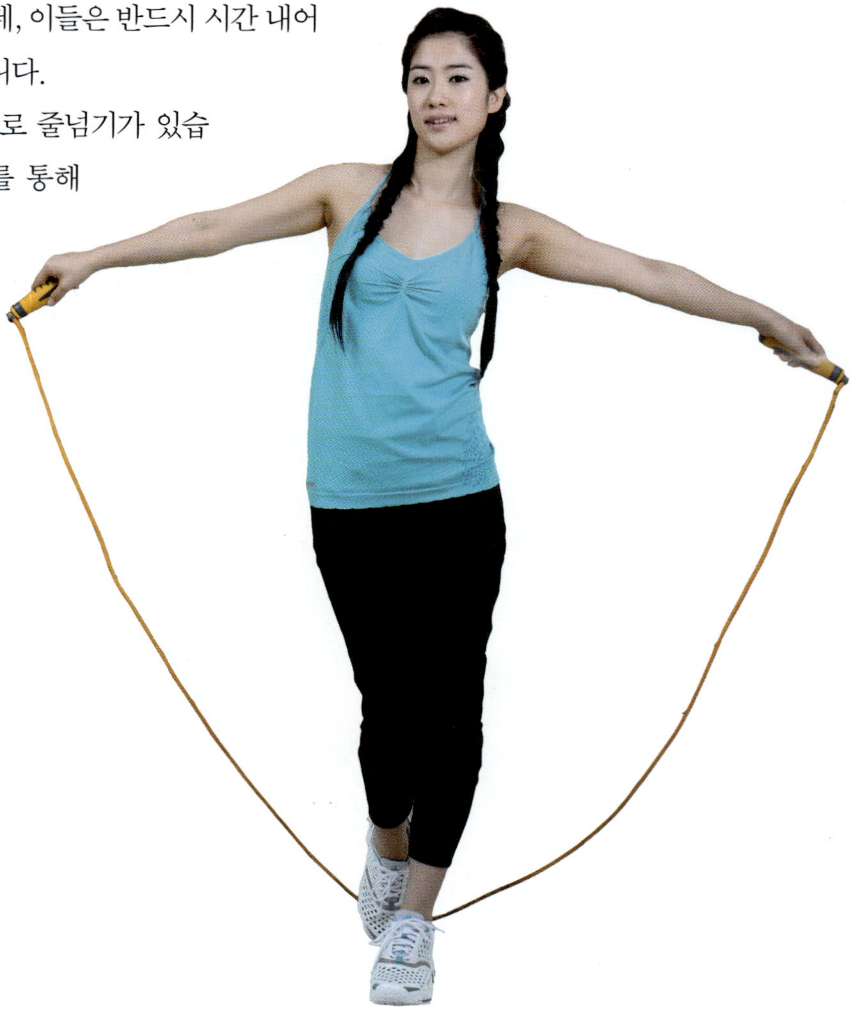

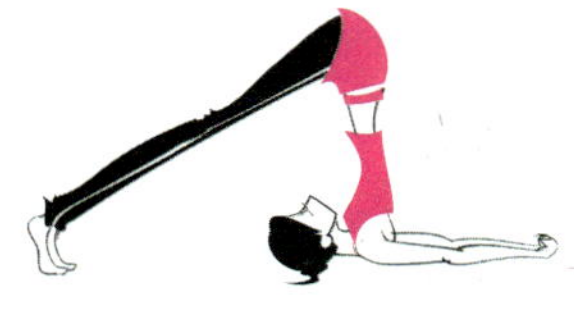

복부와 허리 근육 강화 운동

복부, 허리 근육 강화 운동은 대장의 활동을 활발하게 하므로 변비에서 벗어나는 데 큰 도움이 됩니다.

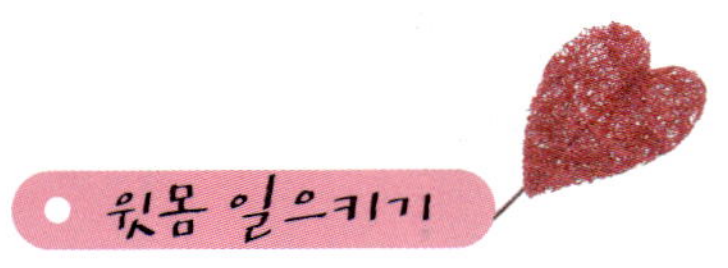

1 바닥에 누운 상태에서 다리를 들어 무릎을 90도로 만듭니다.
이때 두 손은 머리 뒤에서 깍지를 끼웁니다.

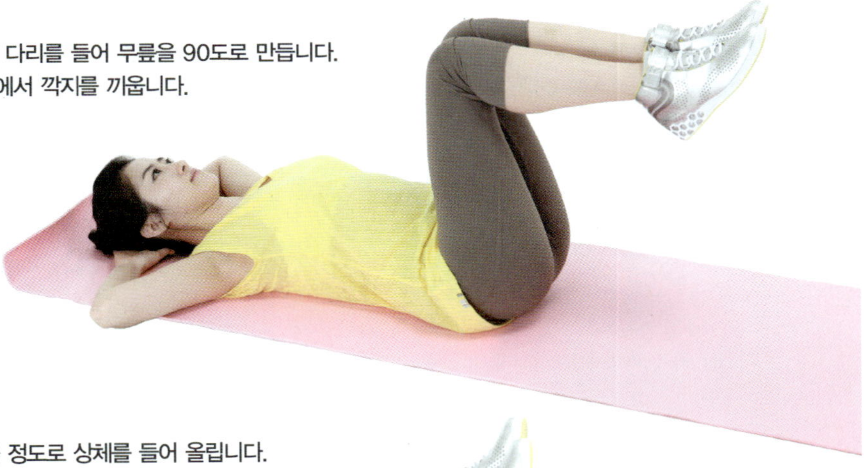

2 팔꿈치가 무릎에 닿을 정도로 상체를 들어 올립니다.

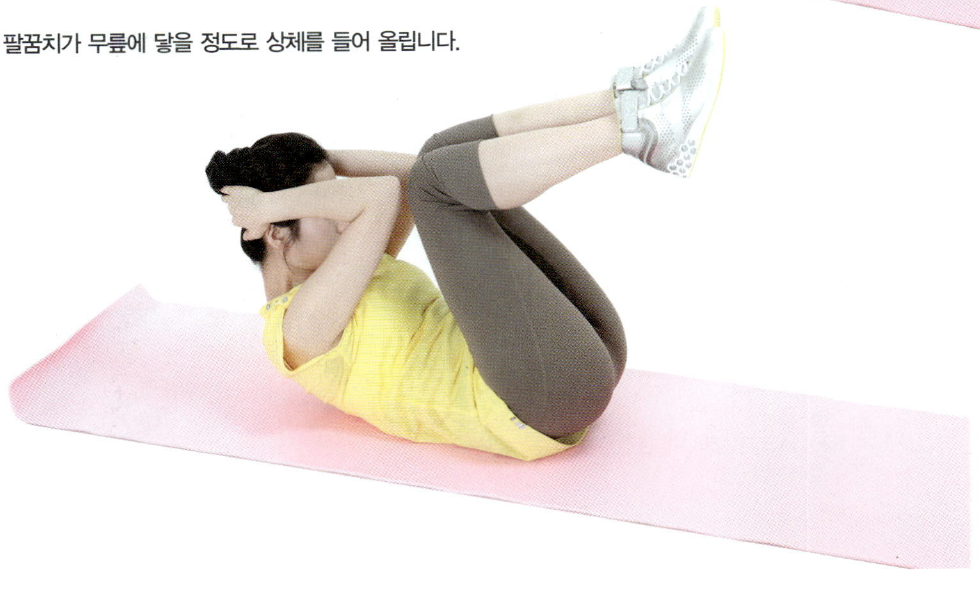

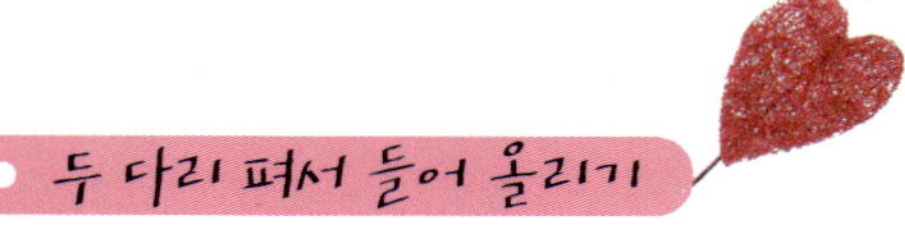

1 바닥에 누워 두 다리를 모읍니다.

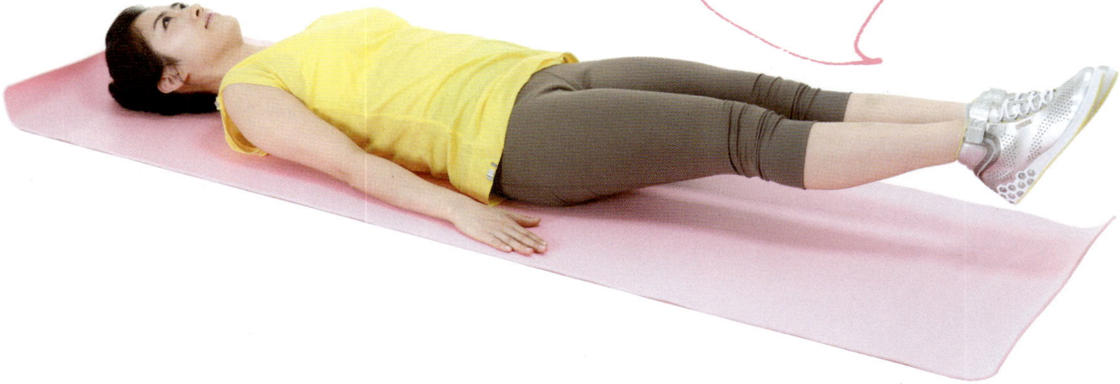

2 두 다리를 곧게 펴서 60도까지 들어 올립니다.

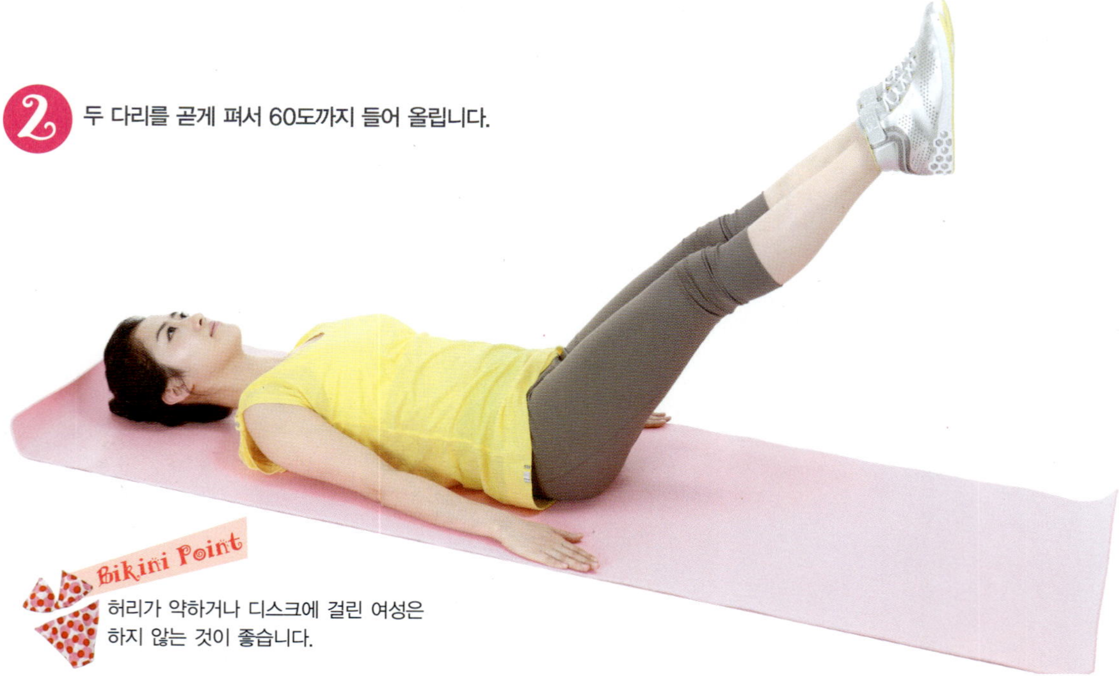

Bikini Point
허리가 약하거나 디스크에 걸린 여성은
하지 않는 것이 좋습니다.

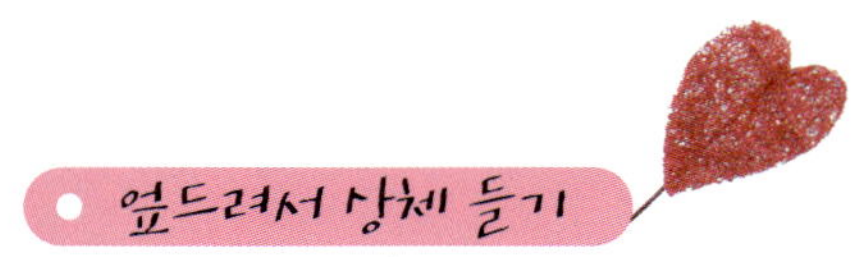

1 두 손과 턱을 바닥에 대고 엎드립니다.

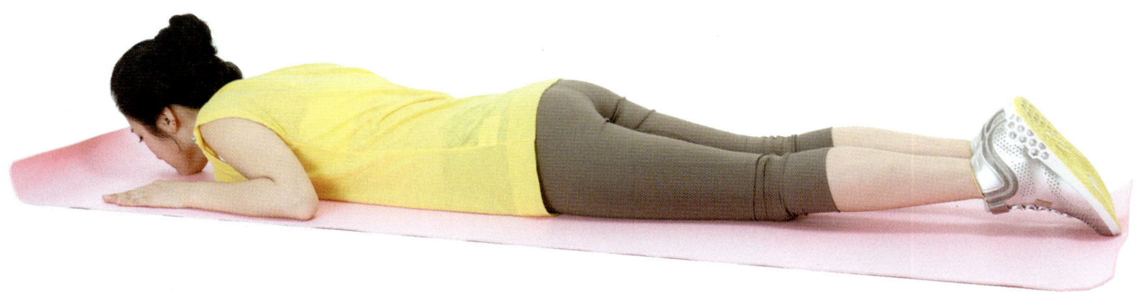

2 다리가 벌어지지 않게 주의하며 상체를 들어
올립니다.

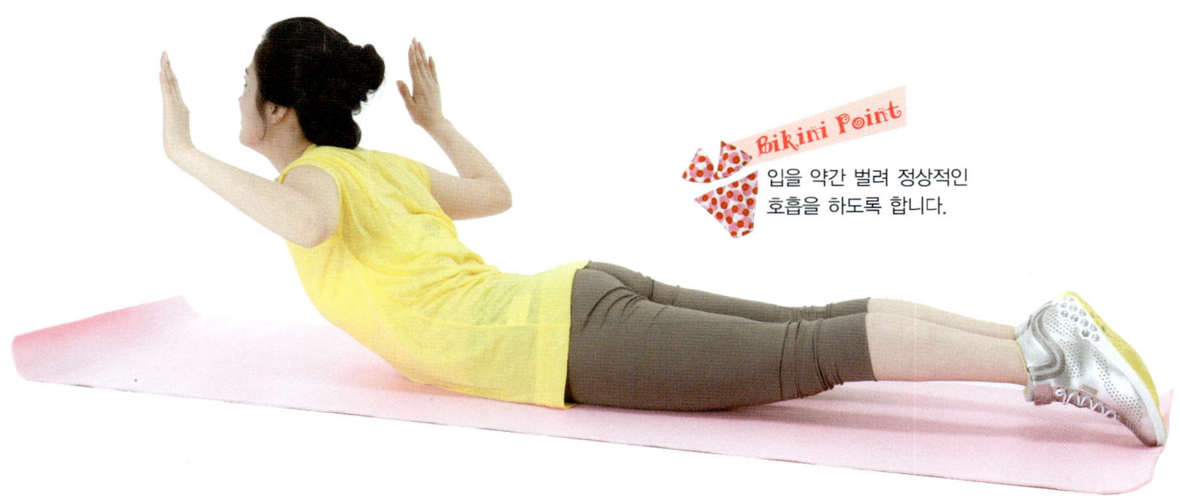

입을 약간 벌려 정상적인
호흡을 하도록 합니다.

고양이 등(새우 등) 운동

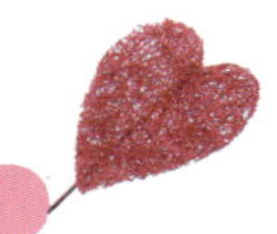

1 두 손과 무릎을 바닥에 대고 엎드립니다.

2 고개는 숙이고 어깨는 들어 올려 등을 동그랗게 만듭니다.

Bikini Point

이 자세를 6~8초간 유지합니다.

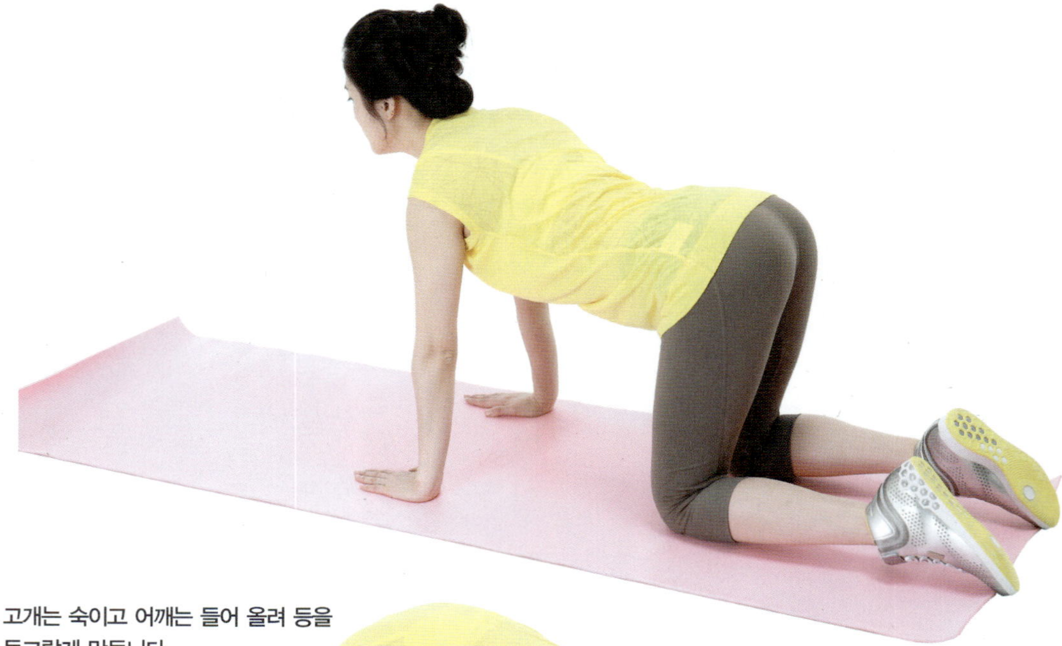

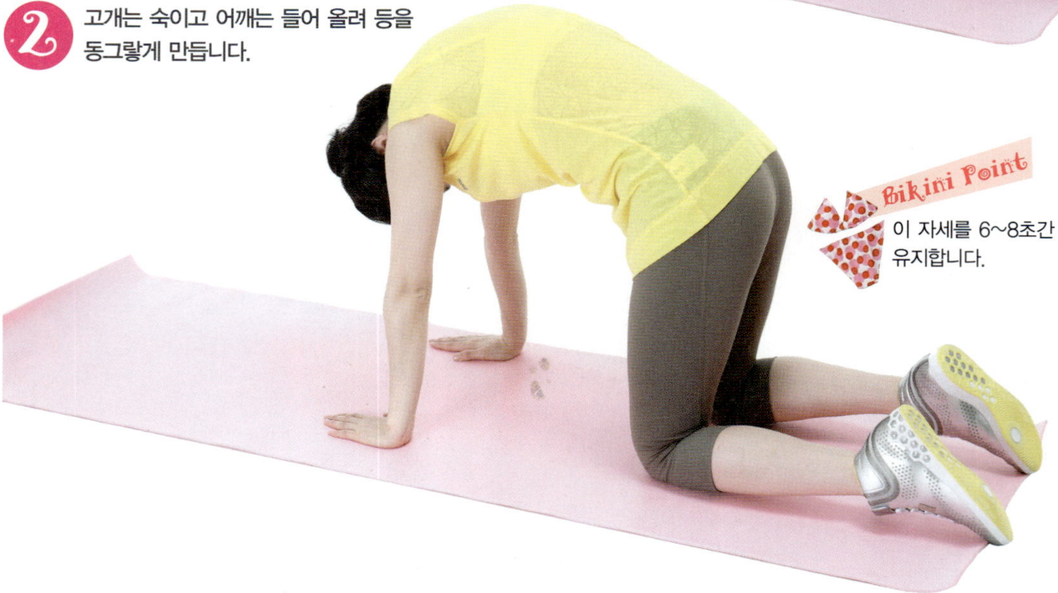

말 등 운동

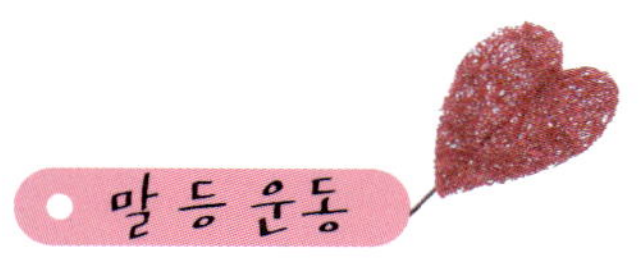

1 두 손과 무릎을 바닥에 대고 엎드립니다.

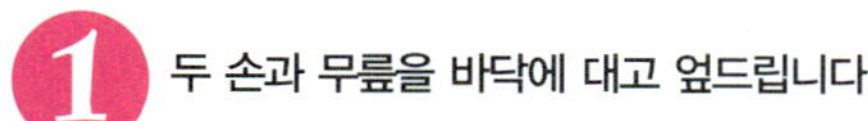

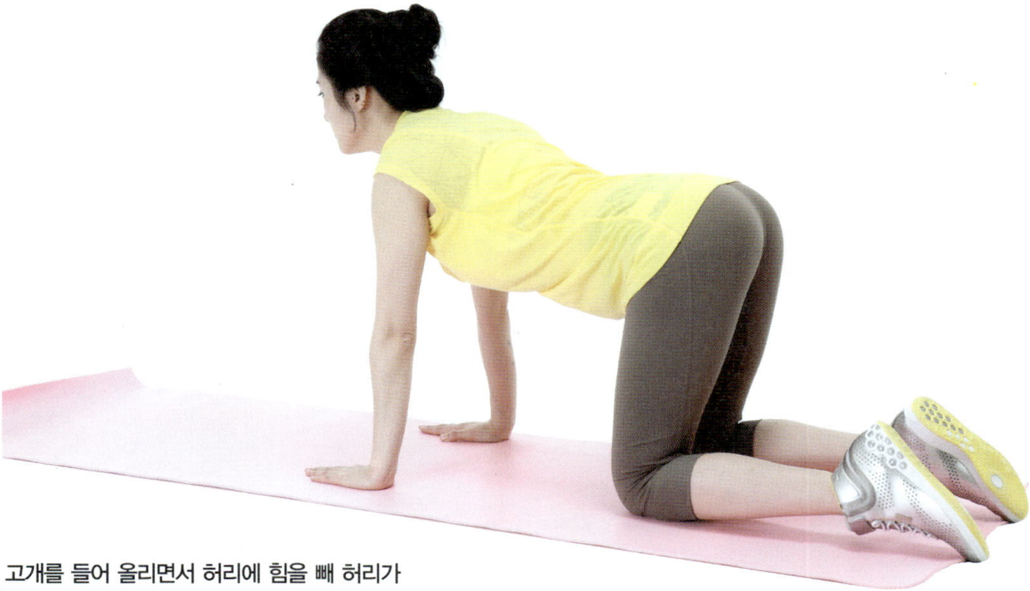

2 고개를 들어 올리면서 허리에 힘을 빼 허리가 오목하게 들어가도록 합니다.

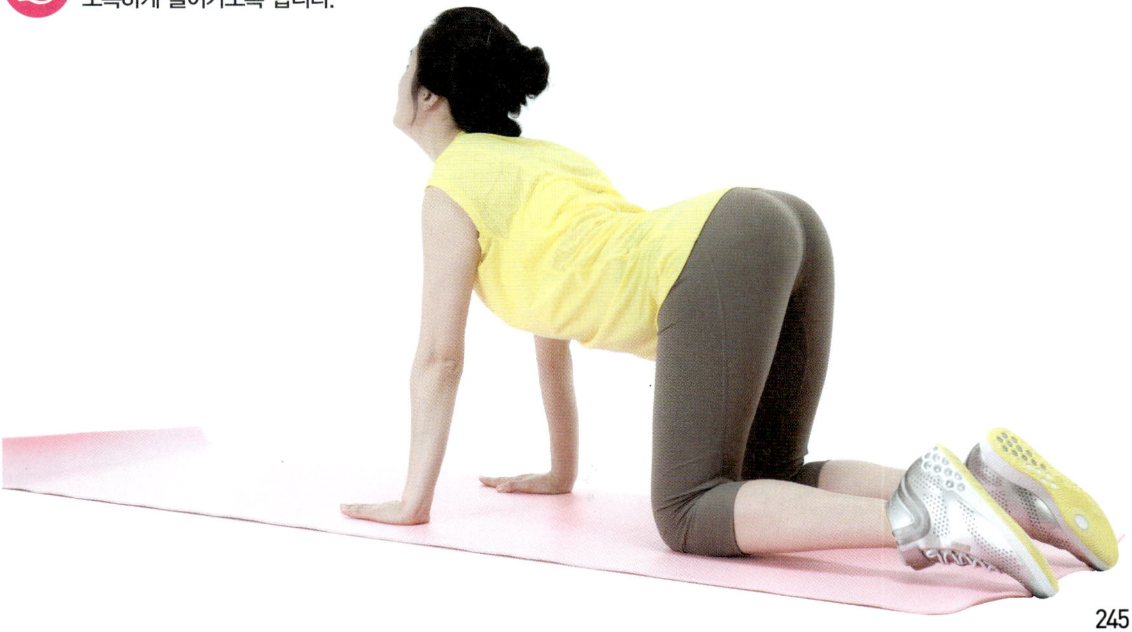

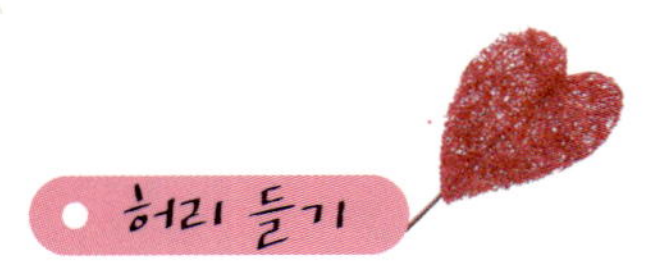

1 바닥에 등을 대고 누운 후 무릎을 세웁니다.

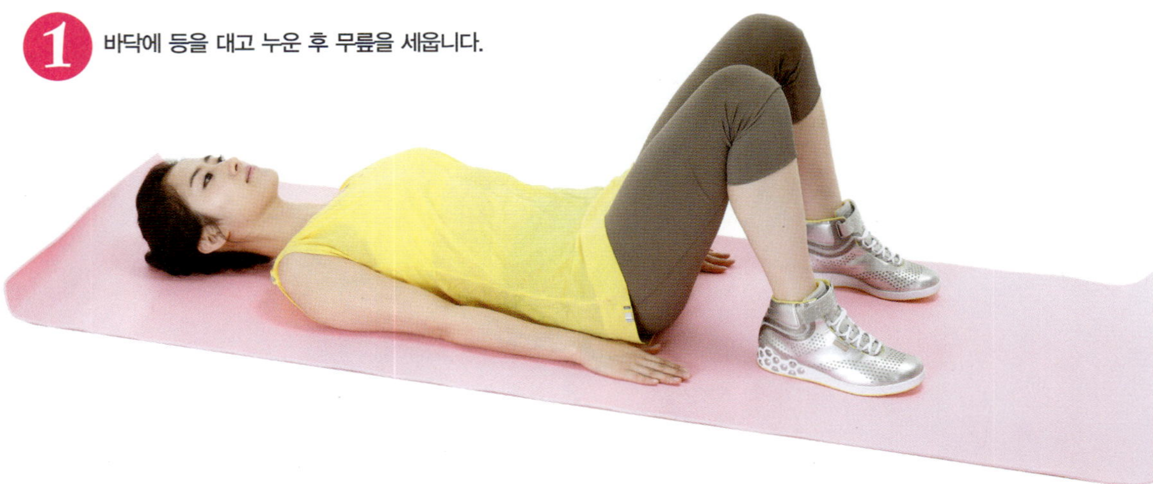

2 손으로 바닥을 누르며 허리를 들어 올립니다.
이때 정상적으로 호흡을 하며 정확한 자세로
운동하면 골반이 위쪽으로 향하게 됩니다.

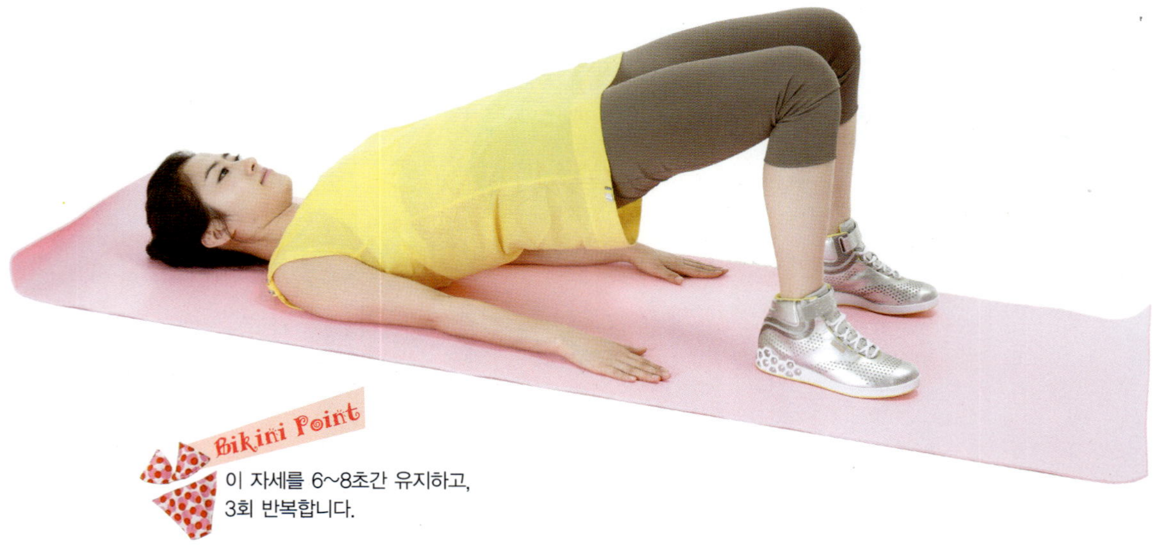

이 자세를 6~8초간 유지하고,
3회 반복합니다.

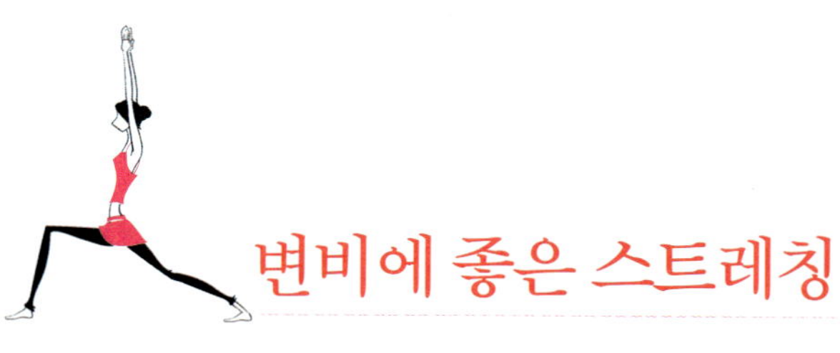

변비에 좋은 스트레칭

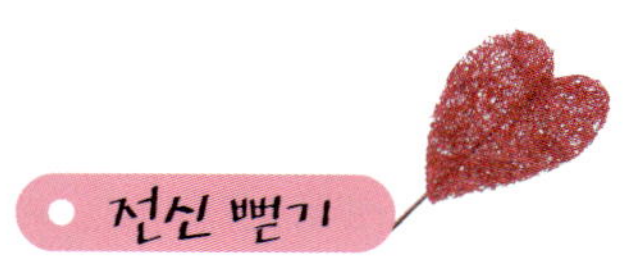

1 바닥에 누운 상태에서 팔은 머리 위로, 다리는 아래쪽으로
기지개를 펴듯 쭉 뻗어 몸을 늘여줍니다.

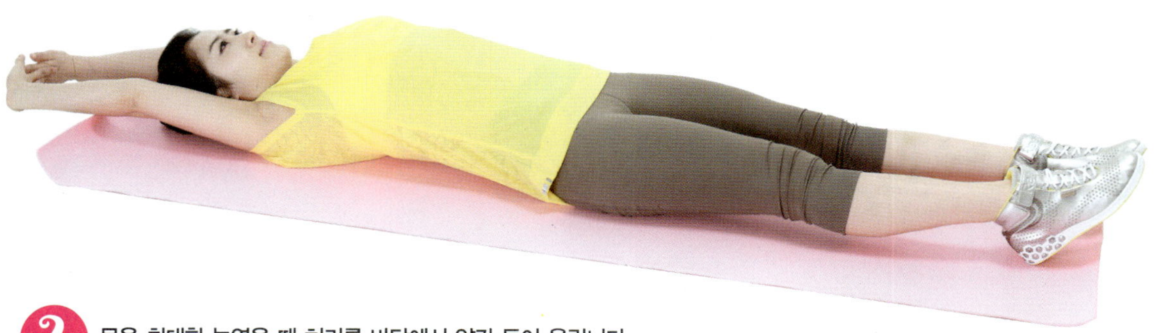

2 몸을 최대한 늘였을 때 허리를 바닥에서 약간 들어 올립니다.

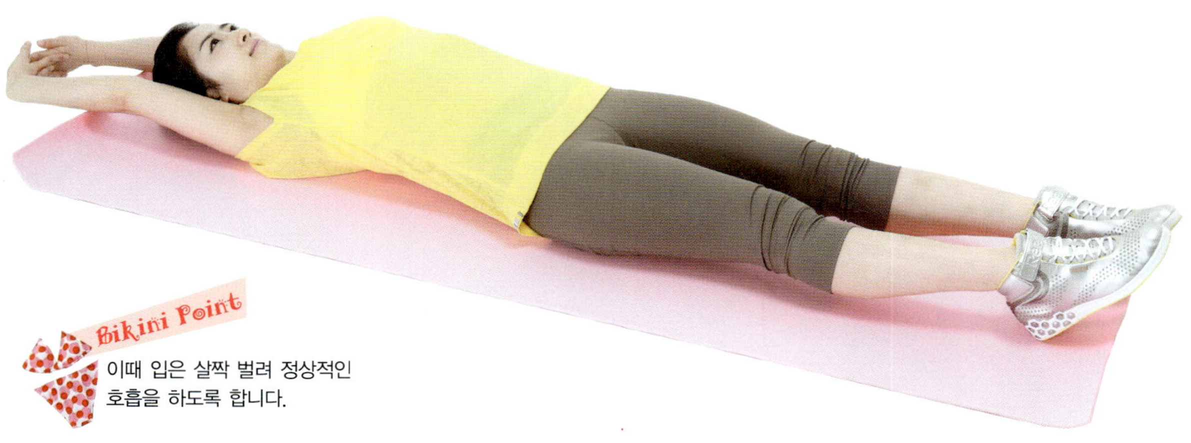

이때 입은 살짝 벌려 정상적인
호흡을 하도록 합니다.

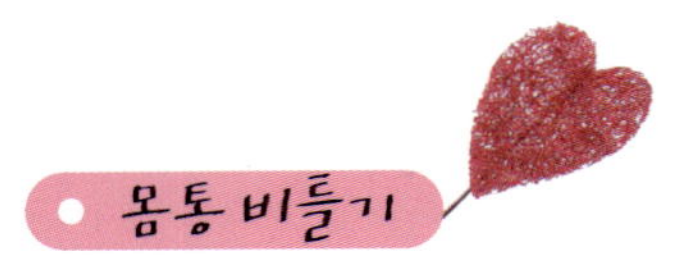

1 바닥에 등을 대고 누운 후 팔다리를 위아래로 쭉 뻗습니다.

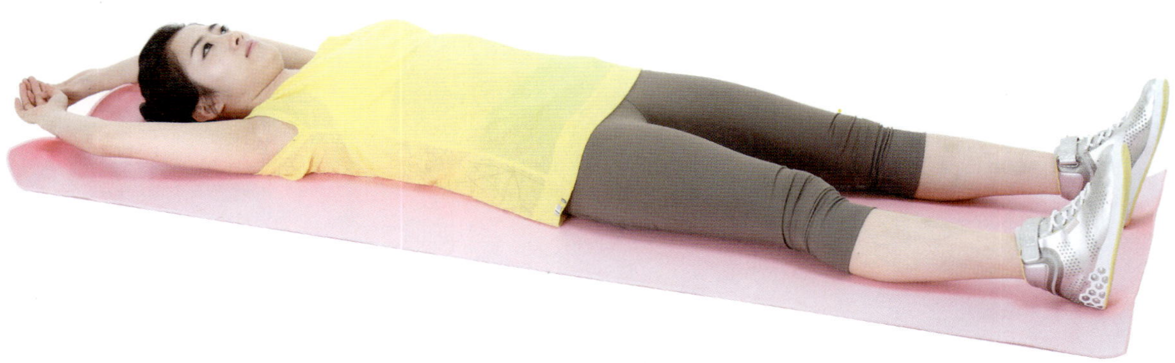

2 양팔을 좌우로 벌리며 몸을 왼쪽으로 비틉니다.
이 자세를 6~8초간 유지합니다.

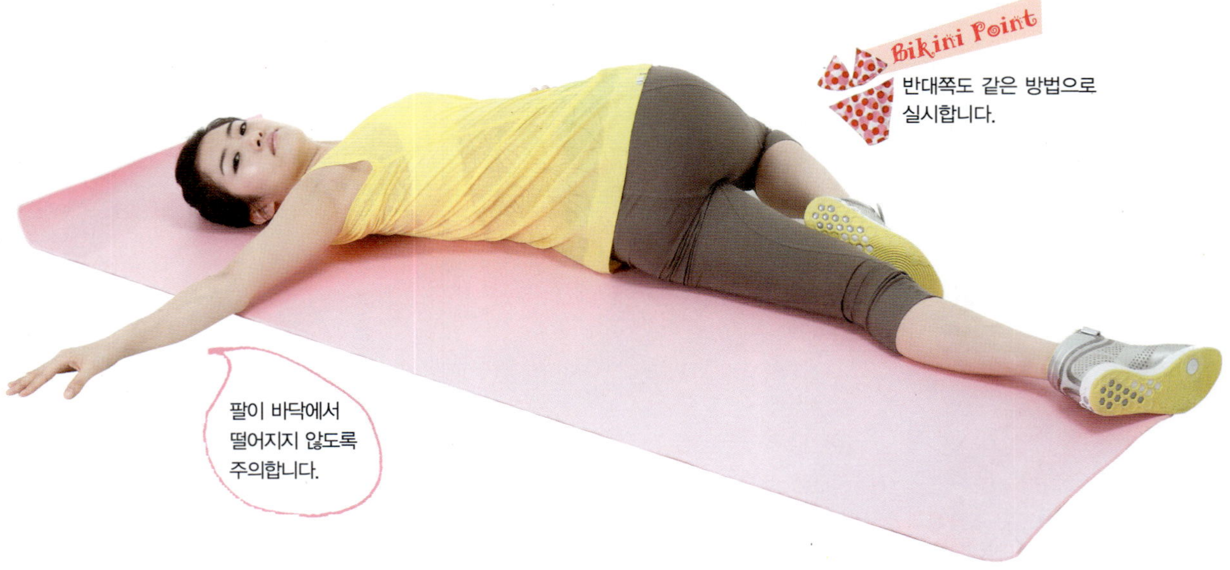

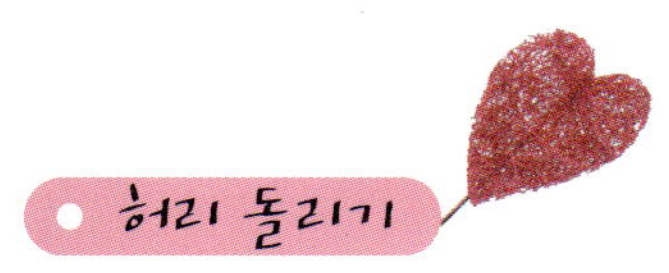

1 다리를 어깨 너비로 벌리고 선 자세에서 골반을 움직이는 느낌으로 천천히 허리를 돌립니다.

2 허리를 숙이거나 젖히는 동작을 병행하면 더 좋습니다.

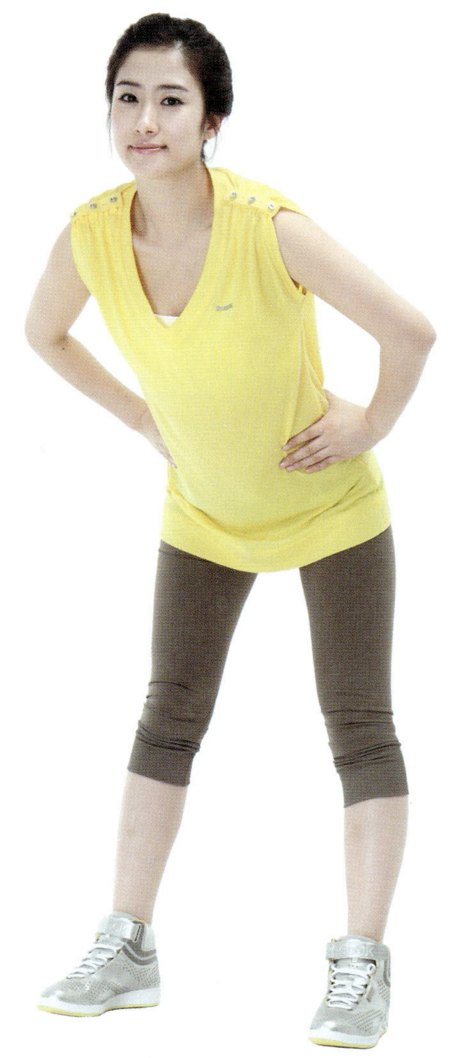

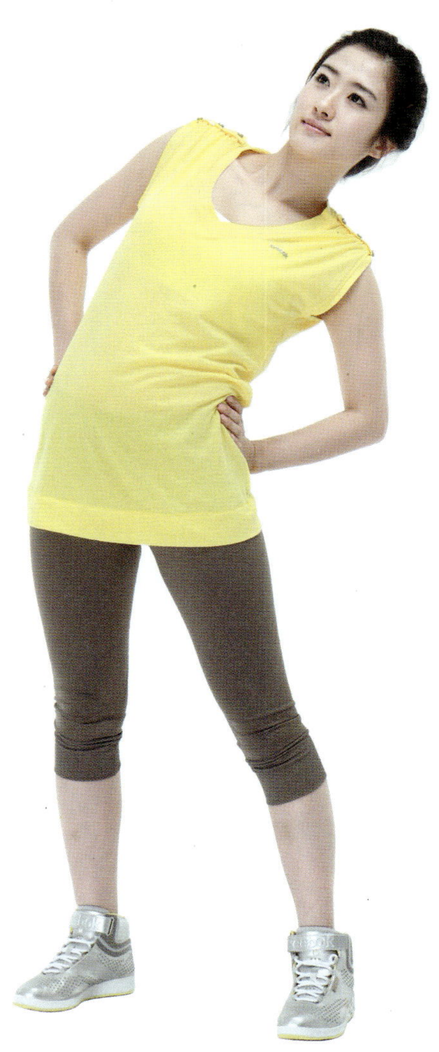

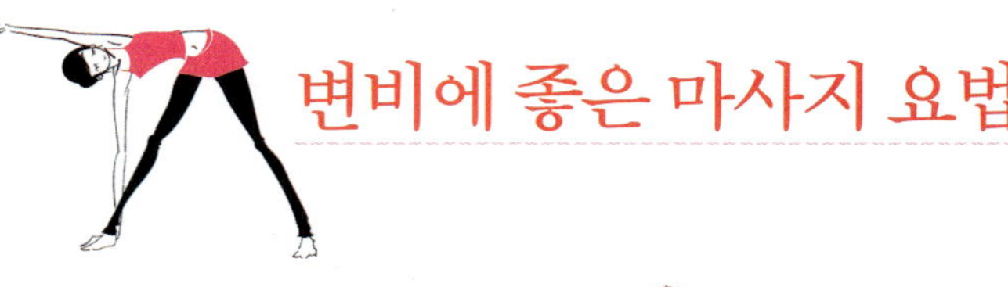

변비에 좋은 마사지 요법

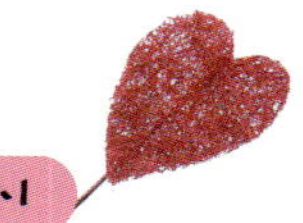

● 배변을 촉진하는 배 마사지

1 두 손을 비벼서 열을 냅니다.

2 오른손으로 왼쪽 손목을 잡은 후 왼쪽 손바닥을 펴서 배꼽 주위를 문지릅니다.

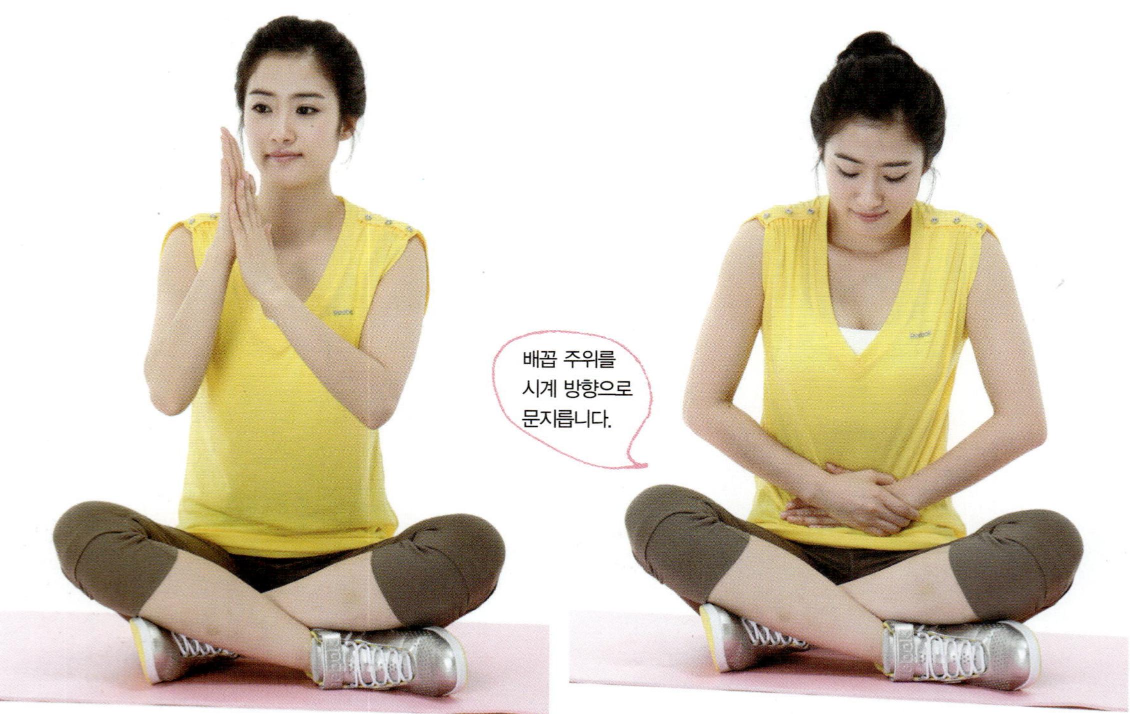

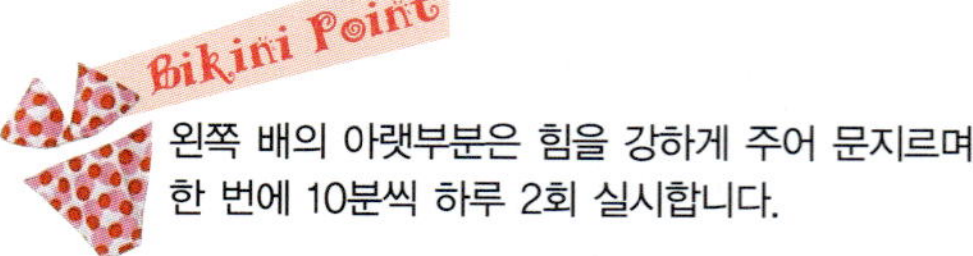

왼쪽 배의 아랫부분은 힘을 강하게 주어 문지르며, 한 번에 10분씩 하루 2회 실시합니다.

배변을 촉진하는 허리 마사지

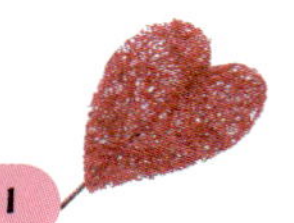

1 의자에 앉아 두 손바닥을 이용하여 허리부터 등 아래까지 계속 문지릅니다.

2 손을 위로 올릴 때는 손가락으로, 내릴 때는 손바닥으로 문지르되 두 손을 교차한 상태에서 실시합니다.

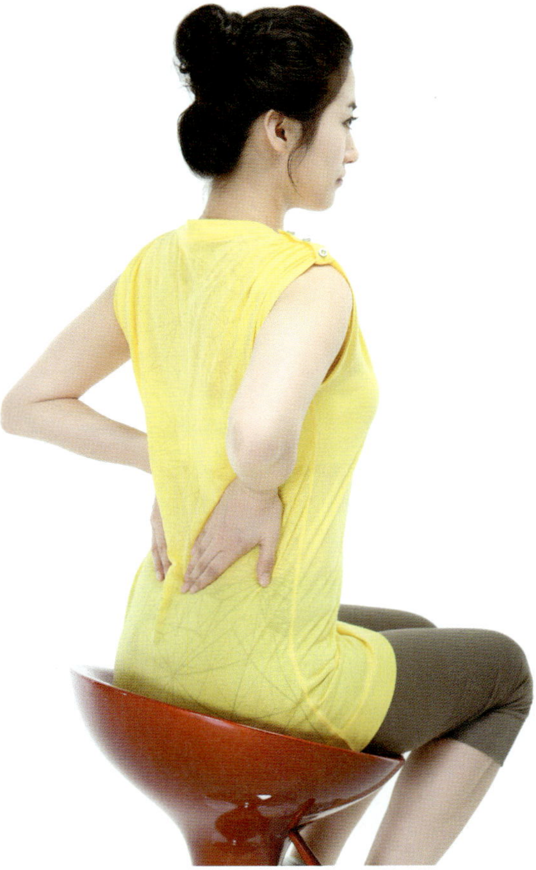

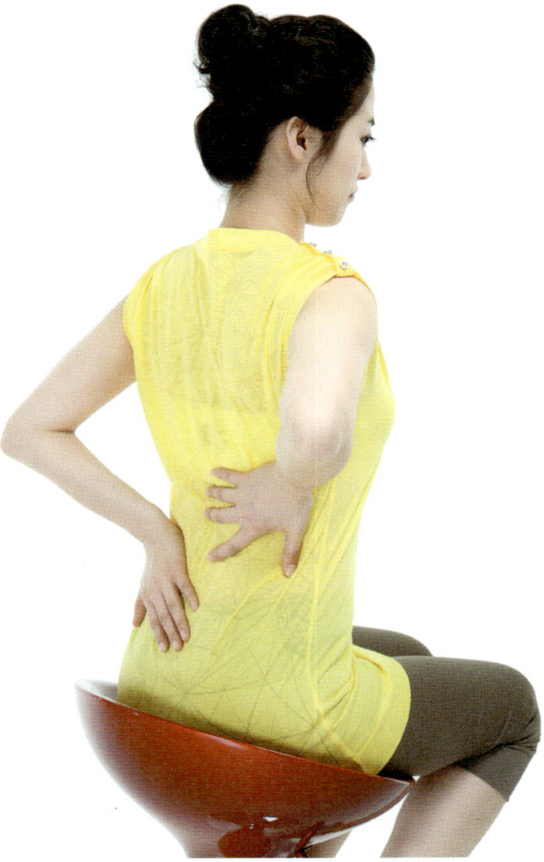

Bikini Point

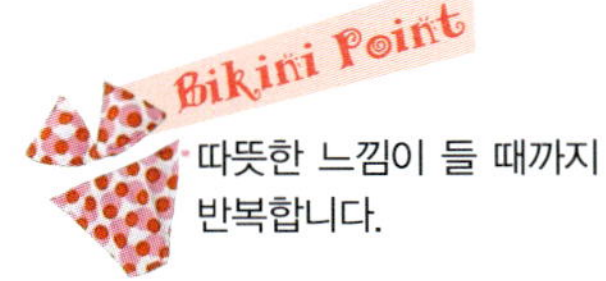

따뜻한 느낌이 들 때까지 반복합니다.

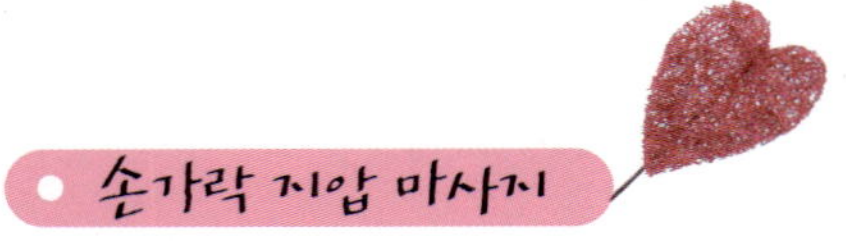

1 엄지와 검지 사이의 오목한 부분을 꼭꼭 눌러줍니다.

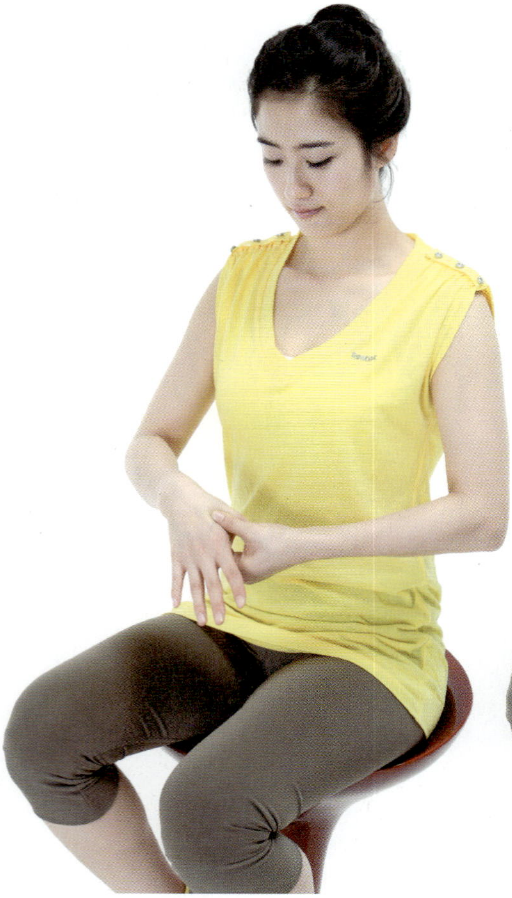

2 양손을 번갈아 가며 실시합니다.

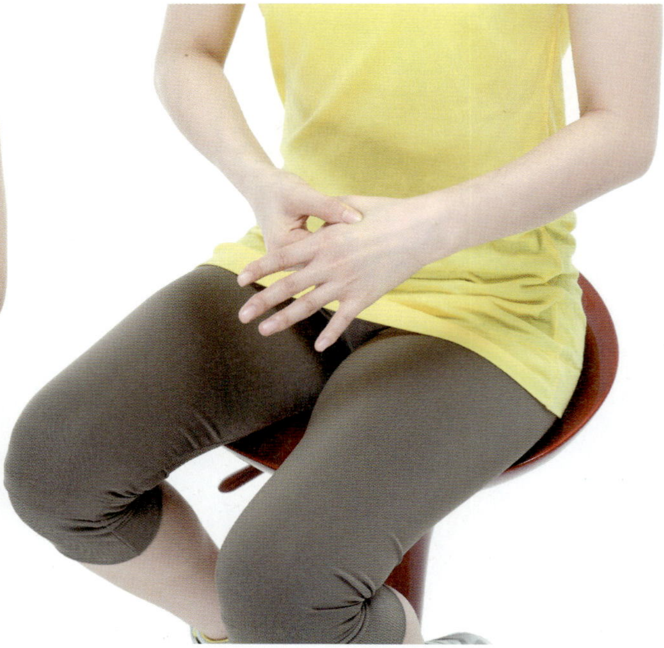

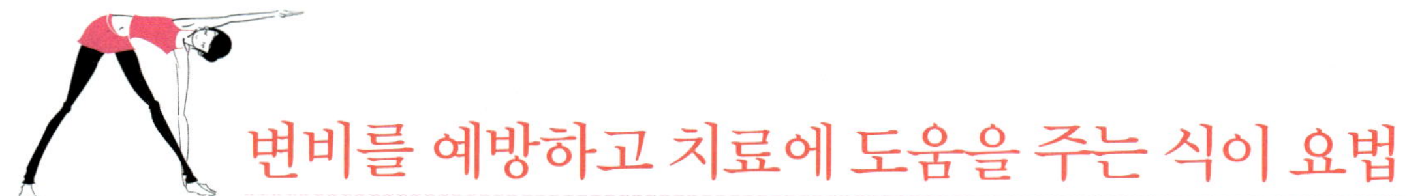

변비를 예방하고 치료에 도움을 주는 식이 요법

변비가 있으면 가뜩이나 튀어나온 배가 더 볼록해 보이므로 변비는 S라인 몸매에 치명적이라고 할 수 있습니다. 우유, 치즈와 같은 유제품이나 녹차, 홍차 등의 카페인 음료가 변비에 좋다고 생각하는 여성들이 간혹 있는데, 이것은 잘못된 상식입니다. 찬 우유 한 사발이면 모든 게 해결된다고 믿는 사람이 있다면 생각을 바꿔야 해요. 특히 유제품(요구르트 제외)은 장을 굳게 만들기 때문에 변비를 더욱 가속화합니다. 변비에는 부드럽게 잘 넘어가는 음식보다 의외로 딱딱하고 수분이 많이 포함된 음식이 좋은데, 셀러리, 견과류, 각종 채소류는 섬유질의 함유량이 높아 장을 깨끗이 하는 최상의 음식이라고 할 수 있습니다. 또한 카페인이 포함된 음료보다는 과일 주스(사과, 당근 등)를 섭취하는 것이 훨씬 좋다는 것을 기억하세요.

양배추, 셀러리, 콩, 해조류 등에 많이 포함되어 있는 섬유소는 인체에 흡수되지 않고 배출되는데, 이때 장에 남아 있는 찌꺼기를 함께 쓸어내리므로 변비를 없애줍니다. 섬유소는 하루 30g 정도 섭취하는 것이 좋고, 채소 위주의 식단에 콩, 현미가 들어간 잡곡밥을 꾸준히 먹으면 변비 예방과 치료에 큰 도움이 됩니다.

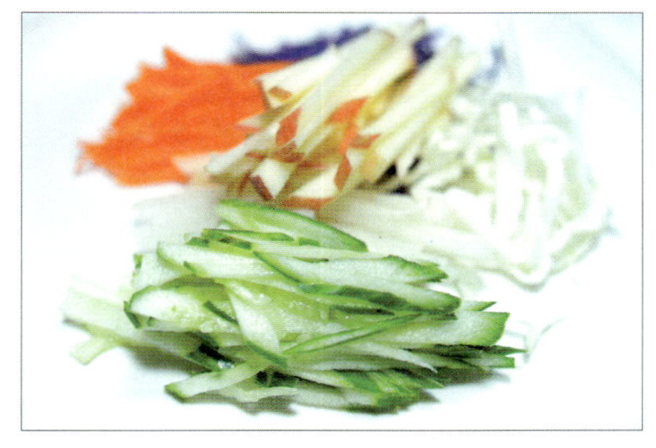

곡류	현미, 보리, 옥수수, 고구마, 감자, 토란 등
두류	팥, 대두, 강낭콩, 완두콩, 녹두 등
견과류	밤, 호두, 은행, 참깨, 들깨, 잣, 땅콩, 아몬드 등
채소류	배추, 무청, 파, 오이, 미나리, 상추, 부추, 풋고추, 도라지 등
해조류	김, 미역, 다시마, 파래 등
과일류	사과, 배, 수박, 참외, 자두, 딸기, 키위 등

남자들은 알지 못하는 여성만의 고통, 생리통과 부종

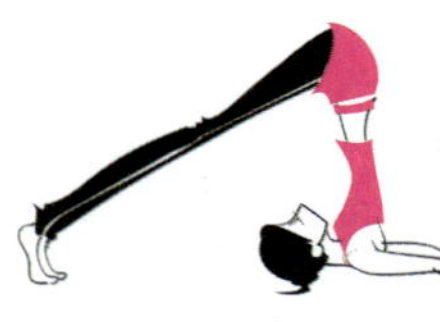

월경 주기에 맞는 운동으로 운동 효과 배가하기

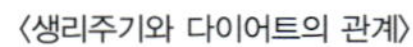

월경 주기에 여성의 몸에서 이루어지는 호르몬 작용을 이해하면 운동 효과를 배가해 그만큼 몸의 변화도 빠르게 할 수 있습니다. 다이어트를 할 때 유독 생리 기간만 되면 몸이 무거워지면서 붓기까지 해 몸매 관리에 어려움을 겪는 여성들이 많습니다. 보통 생리가 시작되면 체력이 저하되어 다이어트에 실패하는 경우가 흔한데, 여기에서는 생리 주기를 28일, 즉 4주로 나누어 주차별로 가장 효과적인 다이어트 방법에 대해 살펴보겠습니다.

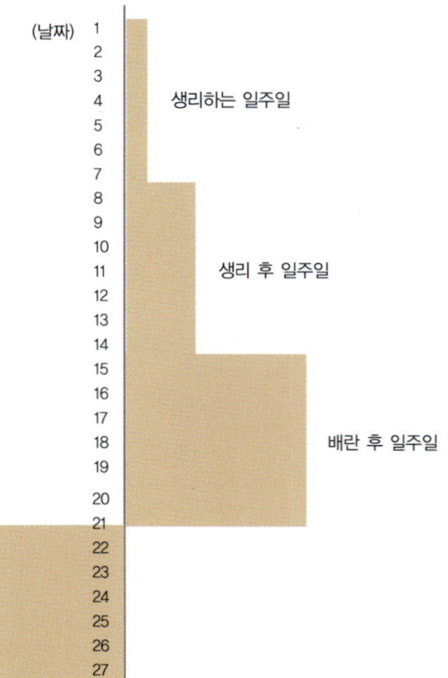

254

● **생리하는 1주일 (1~7일 차)** 재충전이 필요하다

생리 혈이 나오는 시기에는 신진대사가 둔해집니다. 정서적으로 불안하고 체력이 저하되면서 사소한 일에도 스트레스를 받을 수 있으므로 무리한 운동이나 다이어트보다는 체중 유지에 신경을 쓰는 것이 좋습니다. 이 시기에 무리한 운동이나 식사 제한을 하면 몸이 피곤해지고, 붓는 원인이 됩니다. 또한 황체 호르몬의 분비가 줄어드는 시기이니 심신의 안정을 유지하는 것이 중요합니다. 혈이 빠져나가는 이때는 철분 함량이 높은 미역, 살코기, 건포도를 먹도록 합니다.

황체 호르몬(프로게스테론)은 난포 호르몬과 생식 주기를 조절하는 호르몬으로 임신에 맞추어 여성의 자궁벽을 두껍게 하는 역할을 합니다. 또한 식욕을 증가시킬 뿐만 아니라 감정의 기복을 크게 하는데, 여성들이 생리 때 예민해지는 이유는 황체 호르몬의 분비가 왕성해지기 때문입니다.

● **생리 후 일주일 (8~14일 차)** 적극적인 다이어트를 실시하라

이 시기에는 감정의 기복이 없고 신진대사가 활발해져 노폐물의 배출이 쉽습니다. 또 황체 호르몬의 분비가 적어 식욕 조절이 가능하므로 다이어트를 하기에 가장 적절한 때라고 할 수 있어요. 이때는 가벼운 운동만으로도 다이어트가 가능하지만 스트레칭, 줄넘기, 스피닝, 태보 등의 강도 높은 운동을 실시하면 효과를 극대화할 수 있습니다. 특히 식이 요법에 신경을 써야 하는데, 월경 중 손실된 미네랄 영양소는 보충해 주고 탄수화물을 줄여 축적된 피하 지방이 분해되도록 해야 합니다. 콩, 두부, 채소를 많이 섭취하고, 채소에는 올리브 오일을 뿌려 먹으면 더욱 좋습니다.

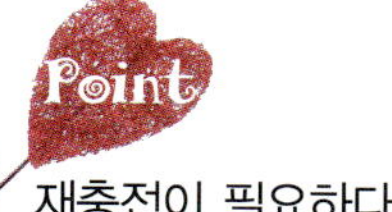

● 배란 후 일주일 (15~21일 차) 그동안의 성과를 유지하라

배란이 끝나면 체온은 높아지고, 황체 호르몬의 분비가 늘어나 감정 기복이 심해지며 식욕이 증가합니다. 지방 세포가 쌓이기 쉬운 이때는 자칫 그동안의 노력이 물거품이 될 수도 있으니 식이 요법에 신경 쓰고 운동의 강도를 높여 체중을 유지하고 관리하는 데 집중하도록 합니다.

신진대사가 원활하지 않아 몸이 붓고 체중이 증가하기 때문에 다이어트 효과가 없는 것으로 느껴질 수 있는데, 지방이 아닌 수분만 늘어나는 것이므로 낙담하지 않아도 됩니다.

● 생리 전 일주일 (22~28일 차) 스트레스를 긍정적으로 받아들여라

황체 호르몬의 왕성한 분비로 인해 특별히 많이 먹지 않아도 체중이 1~2kg 늘어납니다. 웬만큼 운동을 해서는 티도 잘 안 나는 시기인데, 체중에 너무 민감하게 신경 쓰면 스트레스로 오히려 폭식을 하게 되니 주의해야 합니다. 저칼로리 위주의 식단에 수분이나 염분이 많은 음식은 피하고 카페인이 든 음료를 마시는 것이 좋습니다. 또한 마사지, 요가, 산책, 스트레칭 등 심신을 가볍게 하는 운동으로 스트레스를 날려버리도록 합니다.

Bikini Point

에스트로겐은 난소 안에 있는 여포와 황체에서 주로 분비되지만, 태반에서도 분비가 되기 때문에 여성 호르몬으로 잘 알려져 있습니다. 에스트로겐은 식욕을 조절할 수 있게 하고, 신체 전반에 활력과 생기를 불어넣으나 슬금슬금 지방의 축적을 유도하는 호르몬입니다.

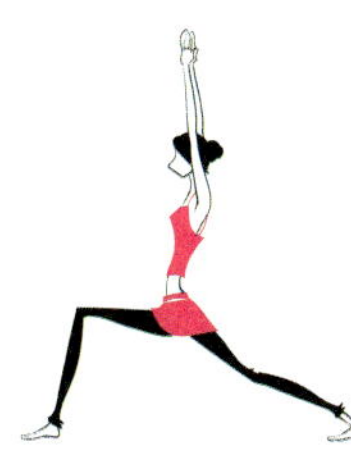

여성에게는 악몽과 같은 생리통

생리통에서 가장 빨리 벗어나는 방법은 진통제를 복용하는 것입니다. 몸에 좋고 나쁨은 둘째 치고 약국에서 처방 없이 살 수 있는 (NSAID-스테로이드가 들어 있지 않은) 아스피린, 이뷰프로펜 등의 소염 진통제는 고통을 빠르게 없애주죠. 그러나 진통제는 어디까지나 고통을 느끼지 못하게 하는 것일 뿐 근본적인 치료 방법이 아닙니다. 게다가 오랜 세월 복용하면 몸이 적응을 해서 효과가 약해지는 등 아무래도 몸에 좋을 리가 없습니다. 약 대신 다음의 영양분을 꾸준히 섭취하면 생리통의 고통에서 자유로울 수 있습니다.

● 칼슘

우리는 칼슘을 골다공증에 좋은 영양분으로만 알고 있습니다. 그러나 칼슘은 생리통과 생리 전 증후군에도 효과가 있으며, 일일 권장 섭취량은 약 1000mg입니다.

● 비타민 B_1과 B_6

종합 비타민, 각종 고기, 간 종류에 풍부하게 포함되어 있으며, 일일 권장 섭취량은 약 100mg입니다.

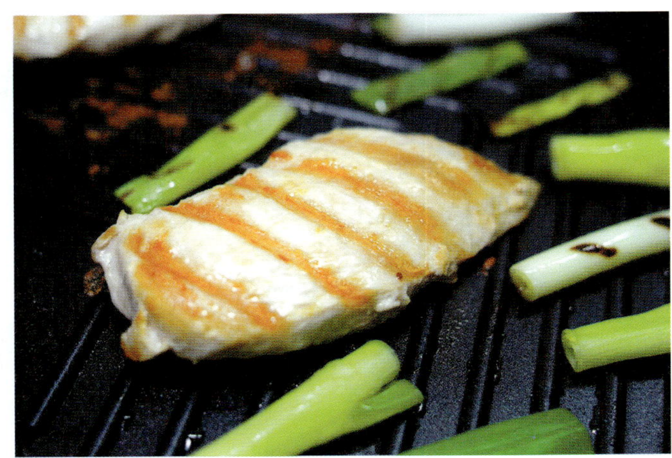

● 비타민 E

비타민 E는 생리통의 원인인 프로스타글란딘을 억제합니다. 브로콜리, 견과류 등에 많이 포함되어 있지만, 생리통을 줄이기 위한 일일 권장 섭취량은 약 400유닛이므로 음식으로 섭취하기보다 영양제를 통해 보충하는 것이 좋습니다.

● 마그네슘

마그네슘은 염증과 통증을 완화시키는 효과가 있습니다. 잡곡, 견과류, 생선 등에 많이 포함되어 있으며, 일일 권장 섭취량은 약 400mg입니다.

● 오메가3

머리를 좋게 하고 혈액 순환에 도움이 된다고 알려져 최근 많은 사람들이 영양제로 복용하는 오메가3 지방산은 생선에 많이 포함되어 있습니다.

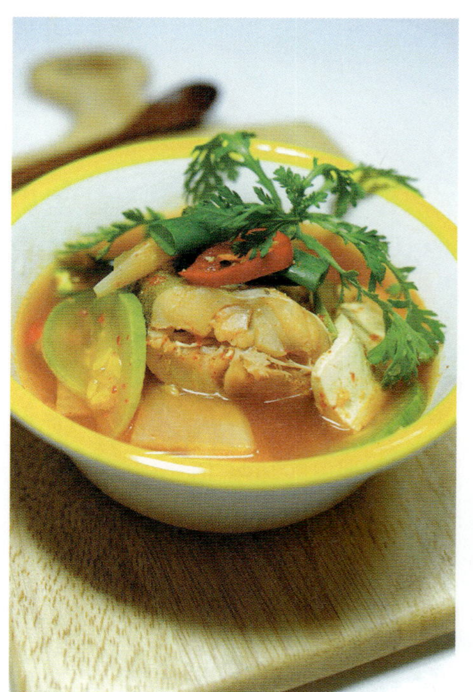

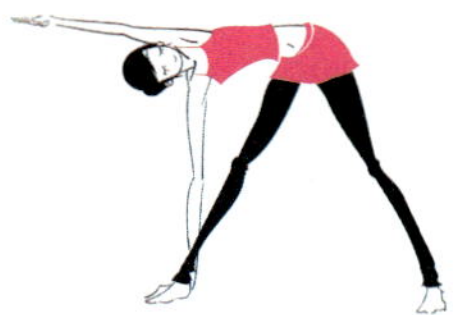

생리통을 완화하는 지압법

1 오른쪽 다리의 안쪽 복사뼈에서 손가락 4마디 위쪽(삼음교)을 엄지손가락으로 누릅니다.

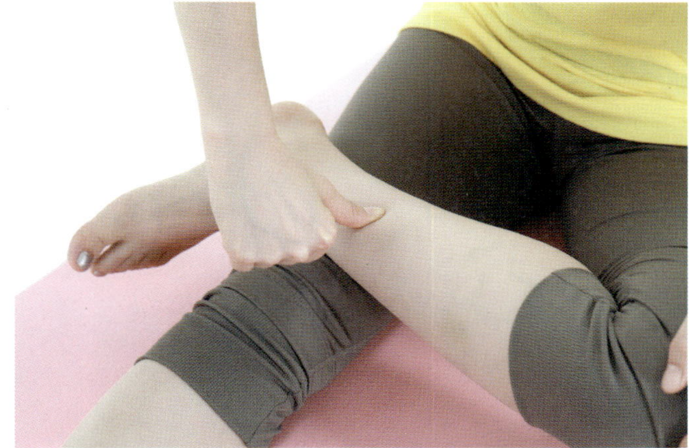

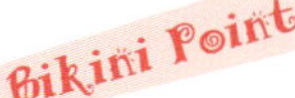

약간 아픈 느낌이 들 정도로 누르는 것이 좋은데, 이곳을 누르면 호르몬 분비가 조절되기 때문에 여성의 지압점으로 알려져 있습니다.

2 둘째 발가락과 셋째 발가락 사이를 눌러보면 아픈 부위가 있습니다. 이곳을 '내정혈'이라고 하는데, 여기를 엄지손가락으로 3초간 누릅니다.

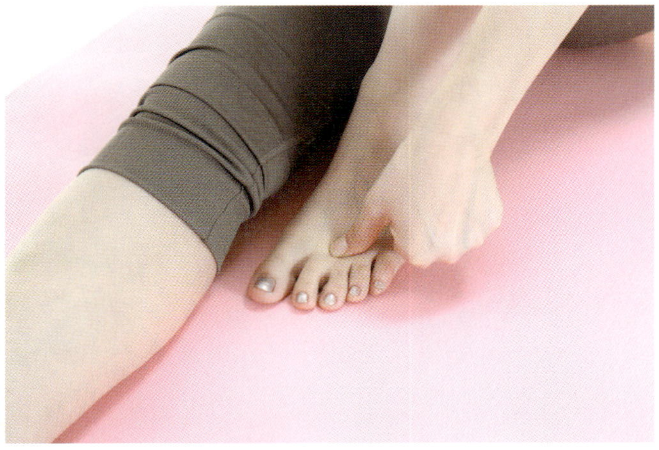

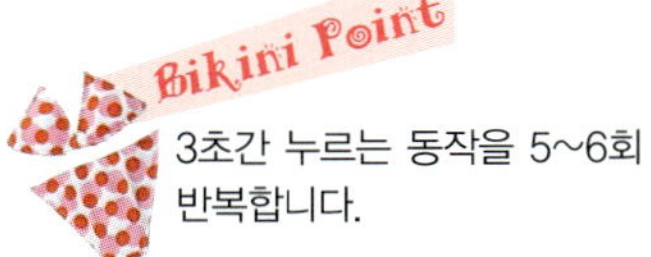

3초간 누르는 동작을 5~6회 반복합니다.

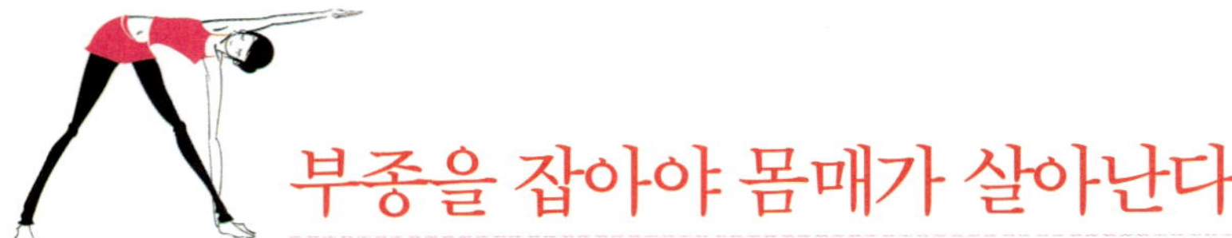

부종을 잡아야 몸매가 살아난다

부종은 흔히 몸이 붓는 증상을 말하는데, 같은 시간 운동을 하더라도 부종이 있는 여성은 그만큼 효과가 더딜 수밖에 없습니다. 부종은 신장, 심장, 갑상선 등에 문제가 있어 나타나기도 하지만, 보통 특발성 부종이라고 하여 특별한 원인을 밝힐 수 없는 경우가 대부분입니다. 특발성 부종은 스트레스 등의 정신적 요인에 의해 일어나며 질병과 무관하기 때문에 검사를 해도 이상을 발견할 수 없는 것이죠. 다만 부종이 여성에게서 흔한 이유는 여성 호르몬이 수분을 당기는 작용을 하기 때문이 아닌가라고 추정할 뿐입니다.

간혹 운동 후에 부종이 나타난다며 운동을 그만둬야 할지 묻는 여성 회원들이 있는데, 그것은 부종이 아니고 수분 체류 현상입니다. 운동을 하면 세포와 신경조직이 손상되는데 우리의 몸은 손상된 세포를 보호하기 위해 수분을 저장하게 되고, 이로 인해 몸이 약간 붓거나 두꺼워져요. 이것을 수분 체류 현상이라고 합니다. 이런 현상은 운동을 오랜 시간 하지 않다가 갑자기 했을 때, 혹은 몸 상태가 좋지 않은데 무리하게 운동을 했을 경우 나타납니다.

부종은 땀이 빠져나간 후 수분을 다시 회복하는 과정에서 나타나는 현상이므로 체중 감량을 위해 무조건 땀만 빼겠다는 생각은 바꾸어야 합니다. 요즘 트레이너들 사이에서는 20~40대 여성의 부종을 해결하지 못하면 완벽한 작품을 만들지 못한다고 이야기하곤 해요. 자, 그러면 부종을 어떻게 예방할 수 있는지 살펴볼까요.

✿ 오랜 시간 같은 자세를 유지할 때는 틈나는 대로 근육을 풀어주세요.

✿ 다리 뒤쪽이 풀어지는 스트레칭을 하세요(무릎을 쭉 펴고 허리를 숙이는 동작).

✿ 부종이 심한 날에는 스키니 진처럼 꽉 조이는 바지 착용은 피하세요.

✿ 부기를 빼는 데 도움이 되는 고탄력 스타킹을 신으세요.

✿ 앉을 때 다리를 꼬지 마세요.

✿ 소식을 습관화하세요.

✿ 짠 음식을 피하세요.

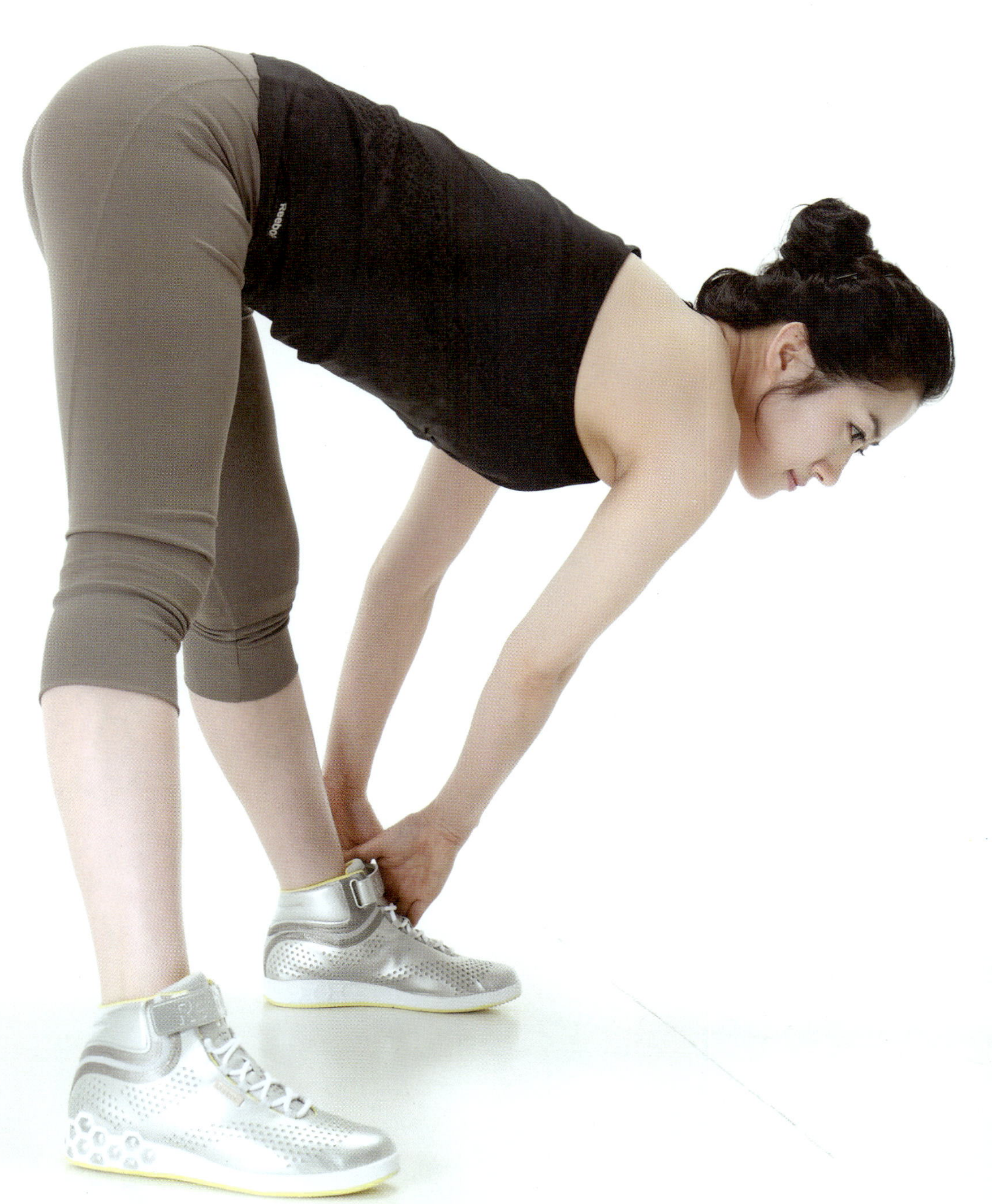

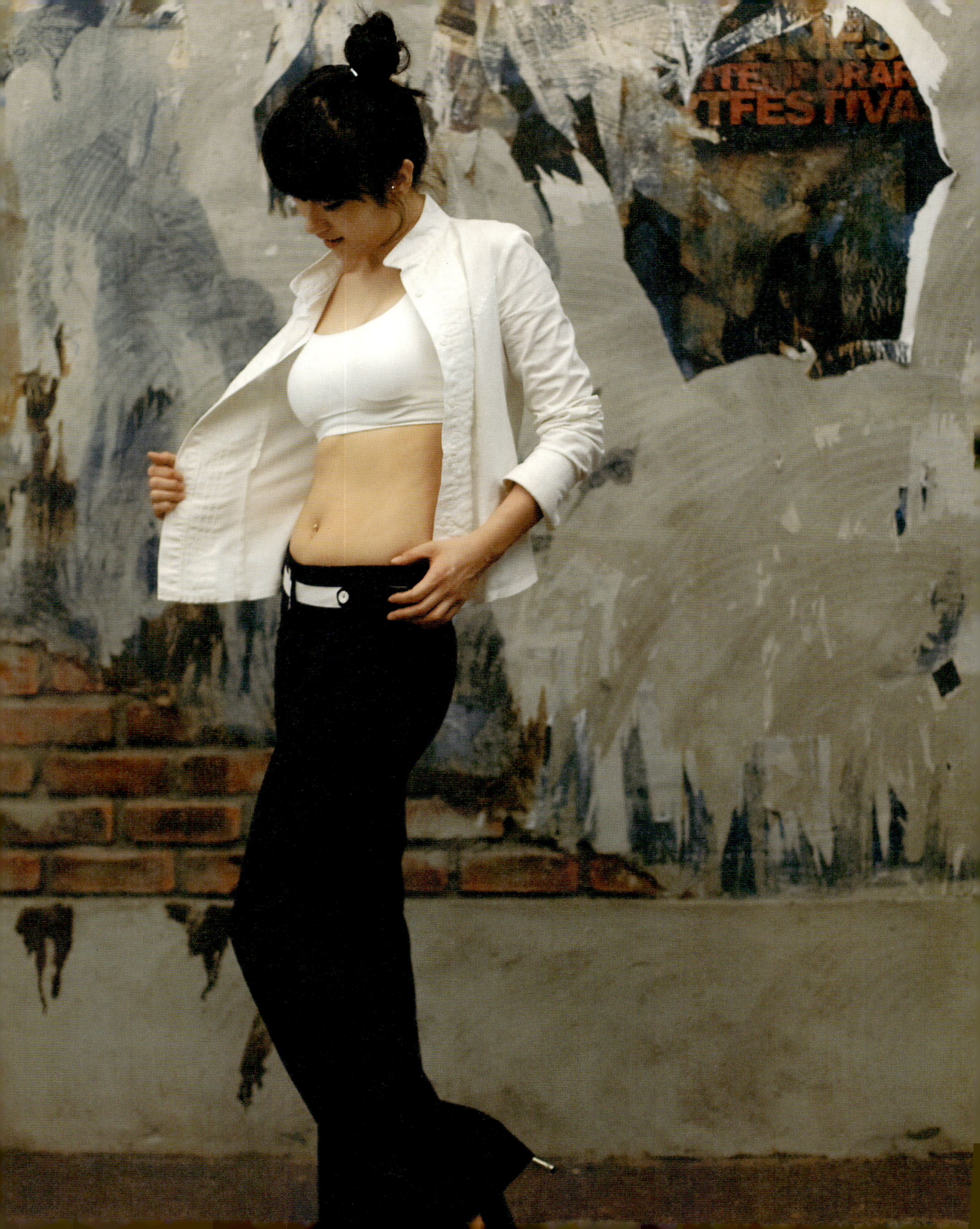
TE PORAR
TFESTIVAL

착한 몸매로 다시 태어나는 섹시 레시피

운동, 몸매, 식욕 이 세 가지는 서로 뗄 수 없는 관계로 맺어져 있습니다. 특히 인간에게 있어 식욕은 본능이기 때문에 조절하는 것이 쉽지 않지만, 먹는 것에서 자유로워져야 신체를 원하는 대로 다듬을 수 있습니다. 자신의 몸에 맞춰 식단만 잘 짜면 다이어트와 S라인 몸매를 만드는 데 50점은 먹고 들어간다고 해도 과언이 아닙니다. STORY 06에서는 마음껏 먹어도 괜찮은 다이어트 간식부터 맞춤형 식단, 그리고 여성에게 필요한 보충제까지 자세히 살펴보겠습니다.

간식에 대처하는 우리들의 자세

비가 주룩주룩 내리는 날이면 얼큰한 찌개 국물이 먹고 싶고, 날씨가 화창하면 상큼하고 시원한 아이스크림이 먹고 싶고……. 사람마다 조금씩 차이가 있긴 하지만 보통은 날씨와 기분에 따라 먹고 싶은 음식이 달라지죠. 가끔 먹고 싶은 음식을 맘껏 먹는 것은 좋지만, 아무런 생각 없이 내키는 대로 입 속으로 넣는 것은 곤란합니다. 평소 자신이 주로 먹는 음식이 어떤 것이냐에 따라 몸매의 퀄리티가 결정되는데, 같은 맛이라면 조금이라도 S라인에 도움이 되는 음식을 먹는 게 현명한 일일 것입니다.

✿ 부드럽고 달콤한 맛이 생각날 때 → 우울하고 불안함

✿ 맵고 짠 음식에 몸부림치고 싶을 때 → 스트레스가 가득함

✿ 무언가를 마구 씹고 싶을 때 → 부글부글 화가 남

✿ 눈에 보이는 건 모두 다 먹어 치우고 싶을 때 → 극도의 스트레스 & 화

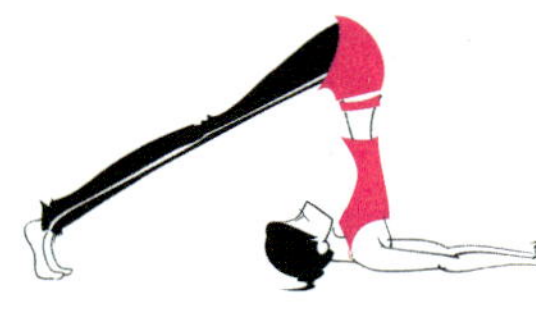

부드럽고 달콤한 맛이 생각날 때

단 음식이 다이어트에는 독약이라는 것은 누구나 알고 있습니다. 그러나 사람이 심리적으로 우울하고 불안할 때는 부드럽고 달콤한 맛을 찾게 됩니다. 단것을 먹으면 뇌에서 도파민이라는 성분이 분비되는데, 이 성분이 기분 전환에 도움을 주기 때문입니다. 그래서 여성들은 특히 월경 기간에 달콤한 음식을 자꾸 먹고 싶어 합니다.

● 31가지의 유혹 아이스크림

남녀노소 누구나 좋아하는 아이스크림에는 종류뿐만 아니라 뱃살이 늘어나는 이유도 31가지 이상 숨어 있습니다. '31'이 들어간 아이스크림을 안 먹으면 죽을 것 같다는 사람은 먹어야겠지만, 그렇지 않다면 저지방 플레인 요구르트 아이스크림으로 대신하세요. 또 집에서 플레인 요구르트를 얼려 먹는 것도 좋은 방법입니다.

● 달콤함의 대명사 초콜릿

초콜릿은 카카오 함량이 높을수록 다이어트에 도움이 됩니다. 요즘에는 겉 포장지에 함량을 크게 적은 제품들이 많은데, 그렇다고 카카오 함량 99% 초콜릿은 마치 크레용을 먹는 듯한 느낌이 드니 70% 정도 포함된 것을 고르는 게 좋습니다. 단, 초콜릿 50g에는 270kcal 정도의 열량이 포함되어 있으므로 자제하고 또 자제해야 합니다.

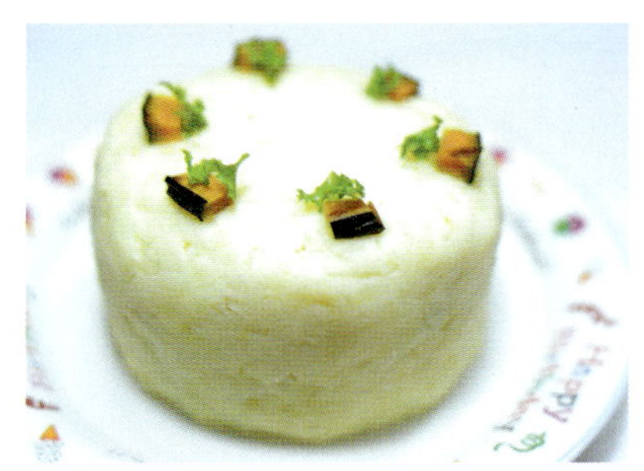

● 수다와 찰떡궁합 커피&케이크

친구들과 만나서 수다를 떨 때 커피와 케이크가 없으면 팥소 없는 찐빵과 같이 왠지 허전합니다. 그래서 꼭 커피와 케이크를 먹어야 한다면 커피는 아메리카노를, 케이크 대신 카카오 70% 이상의 초콜릿을 선택하는 센스를 발휘하세요.

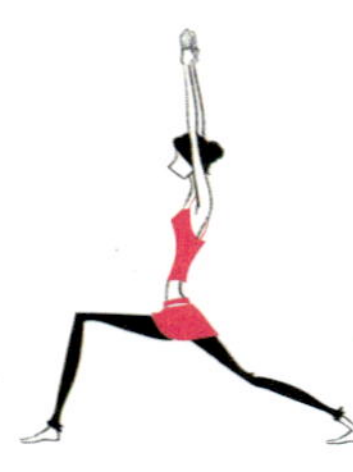

맵고 짠 음식에 몸부림치고 싶을 때

엄청나게 뜨겁고, 맵고, 짠 음식을 먹으면서 "아, 시원하다~!"라고 외칠 수 있는 여성은 아마 전 세계에서 대한민국 여성이 유일할 것입니다. 우리나라 사람들은 매운 음식을 특히 좋아하는데, 고추에 포함되어 있는 캡사이신 성분은 기초 대사를 높여 지방 분해와 혈액 순환을 촉진시키고, 식욕은 떨어뜨립니다. 즉, 매운 음식은 다이어트를 할 때 가까이 해야 할 음식인 것이죠. 단, 현명하게 먹는 것이 중요합니다. 볶음, 찌개, 탕 등 어떤 것이라도 매운 음식 요리를 하기 위해서는 달고 짠 소스가 동반된다는 점을 알아야 합니다. 또 매울수록 밥을 많이 먹게 되므로 탄수화물의 섭취가 늘어나는 것도 문제입니다.

짠 음식을 먹으면 물을 많이 먹을 수밖에 없고, 결국 몸이 퉁퉁 붓게 돼요. 다이어트를 할 때 샐러드처럼 특별한 양념 없이 심심한 음식만 먹으라는 이유는 나트륨 섭취를 줄여야 하기 때문입니다.

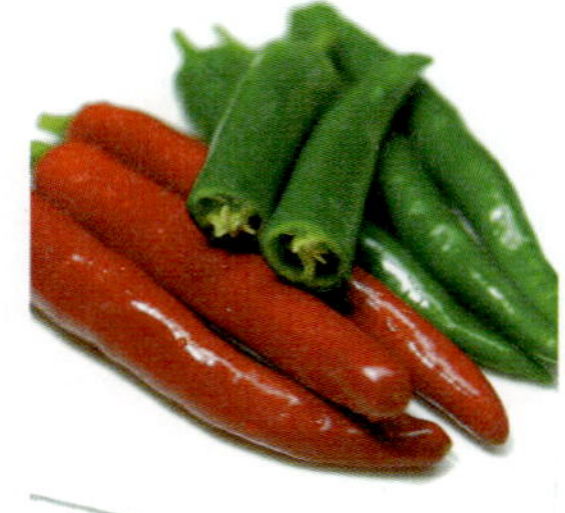

자연 그대로의 매운맛을 즐겨라

가장 좋은 방법은 식사할 때 일명 '청양고추'라 하는 매운 고추를 날것으로 먹는 것입니다. 생마늘을 살짝 구워서 곁들여도 좋고, 양파를 식초에 재거나 살짝 볶아 같이 먹으면 금상첨화입니다.

나트륨 섭취를 줄이는 방법

요리를 할 때 너무 뜨거운 상태에서 간을 하면 짠맛을 잘 느낄 수 없으니 약간 식은 후에 간을 맞춰 조금 싱겁게 먹는 습관을 가지도록 합니다. 또한 식당에서 파는 음식들은 자극적인 맛을 내기 위해 조미료를 어마어마하게 넣으므로 다이어트 기간에는 가능한 한 집에서 요리를 해 먹는 것이 좋습니다. 이 방법만 지켜도 나트륨 섭취를 크게 줄일 수 있습니다.

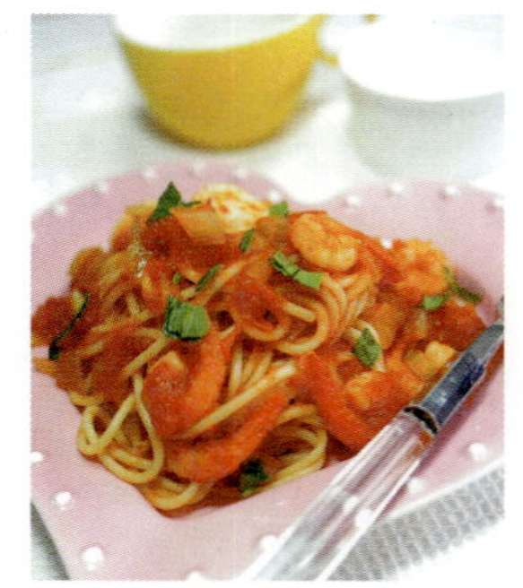

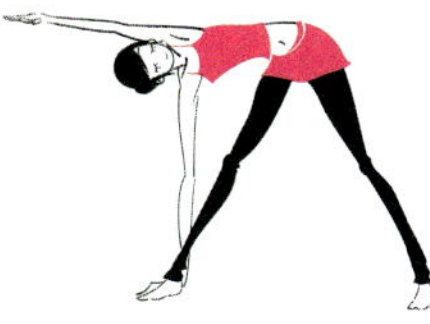

무언가를 마구 씹고 싶을 때

화가 났을 때는 원하는 대로 무언가를 마구 씹으세요. 단, 이가 상하지 않도록 너무 딱딱한 음식은 피하고 과자, 오징어 등의 주전부리는 제외하는 것이 좋습니다.

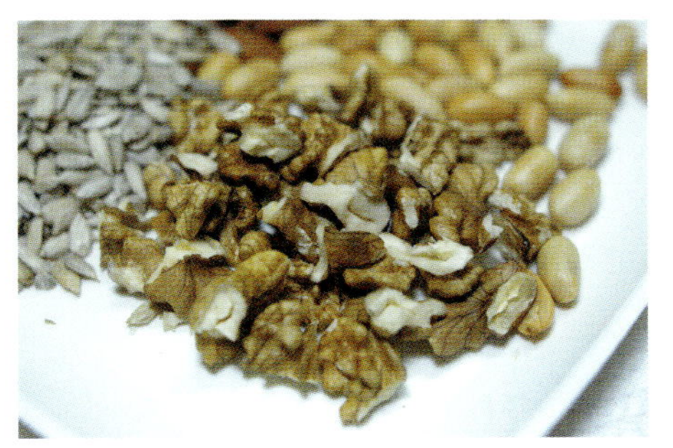

피부에 좋은 오이, 많이 먹지 않아도 포만감을 느낄 수 있는 생고구마 등은 칼로리 걱정 없으면서 맘껏 씹을 수 있는 음식입니다. 또한 몸에 좋은 불포화 지방이 많이 들어 있고, 뇌의 회전력도 높여 주는 견과류 역시 부담 없이 씹을 수 있는 음식입니다. 단, 견과류는 하루에 반 줌 이상 섭취하지 않는 것이 좋습니다.

눈에 보이는 건 모두 다 먹어 치우고 싶을 때

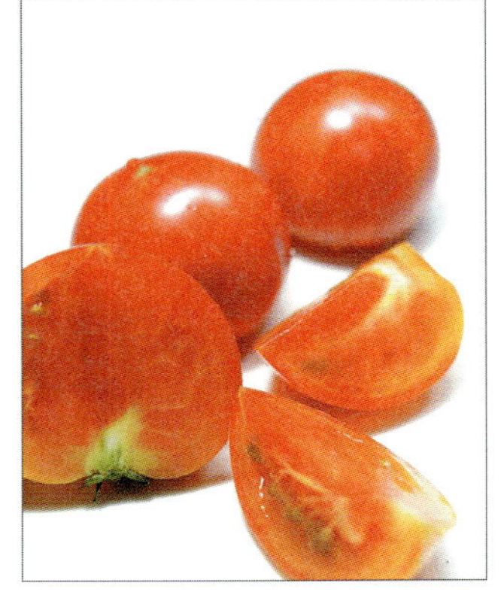

매우 심한 스트레스를 받았거나 극도로 화가 났을 때 음식을 산처럼 쌓아 놓고 닥치는 대로 먹는 경우가 있습니다. 그럴 때는 먹기 전에 일단 물 한 잔을 마시면서 안정부터 취하는 것이 좋아요. 하지만 그런 상황이라면 이성적인 판단을 하기 힘들 테죠. 무언가 마구 먹어야 할 때는 토마토를 산처럼 쌓아 놓고 원하는 만큼 먹도록 하세요. 토마토는 많이 먹지 않아도 배가 부르고, 기분을 전환시키는 데도 효과가 있습니다. 또한 피부에 탄력을 주고, 피로를 없애주어 트레이너들이 다이어트를 할 때 즐겨 먹는 음식이에요.

내게 맞는 칼로리 계산법과 똑똑한 미각 속이기

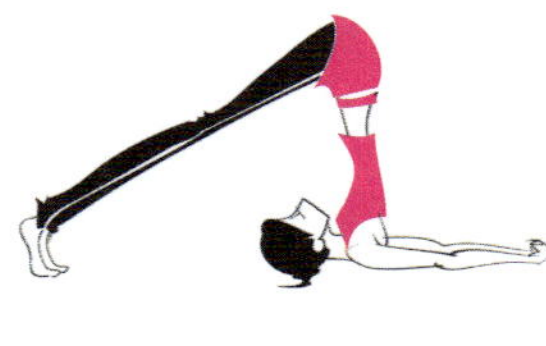

내게 맞는 하루 칼로리 계산법

살이 찔까 봐 무조건 저칼로리 음식만을 찾는 것은 바람직하지 않습니다. 자신의 키, 몸무게, 활동량 등을 감안해 하루에 필요한 칼로리를 따져보고 그만큼의 열량은 섭취를 하는 것이 좋아요. 키에 맞는 표준 체중 구하기와 일일 권장 칼로리 계산법은 다음과 같습니다.

키에 맞는 표준 체중 계산법

[자신의 키(cm) − 100] × 0.9 = 표준 체중

내게 맞는 일일 권장 칼로리 계산법

표준 체중 × 1kg당 필요 칼로리 = 일일 권장 칼로리(kcal)

여기에서 표준 체중의 1kg당 필요 칼로리는 하루 동안 가벼운 활동을 하는 사람의 경우 약 25~30kcal, 중간 정도 활동을 하는 사람의 경우 약 30~35kcal, 많은 활동을 하는 사람의 경우·약 35~40kcal로 계산하면 됩니다.

간단한 예를 들어 볼게요. 제 동료 트레이너 중 희경 씨는 키가 158cm이고, 아직 학교를 다니며 하루에 중간 정도 활동을 합니다. 그렇다면 희경 씨의 일일 권장 칼로리는 얼마나 될까요?

$$[(158 - 100) \times 0.9] \times 30 = 1{,}566\text{kcal}$$

즉, 희경 씨는 하루에 1,566kcal를 섭취해야 하는 것입니다.

내키는 대로 많이 먹는 건 당연히 나쁘지만, 무조건 칼로리를 줄이려고만 하는 것도 좋은 생각은 아니므로 이제부터라도 자신에게 알맞은 양의 칼로리를 섭취하도록 하세요.

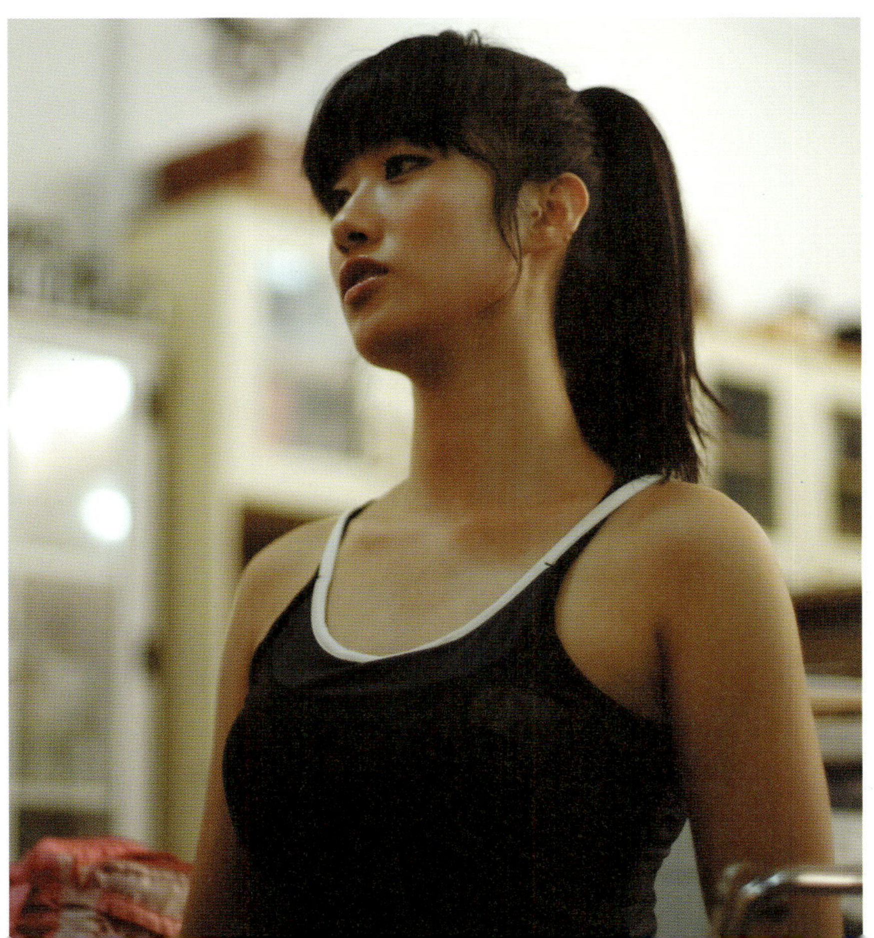

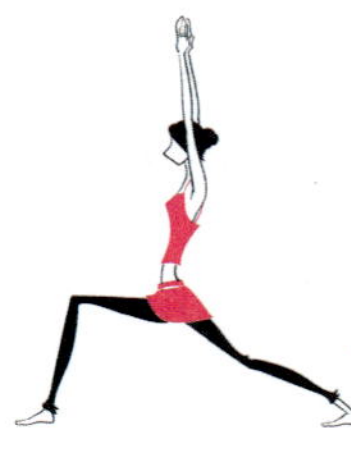

똑똑한 미각도 속이는 조미료 선택하기

세상에 수많은 종류의 음식 중 어떤 것들이 건강과 몸매에 좋은 음식일까요?

지극히 당연한 말이지만 절대적으로 좋은 음식이란 있을 수 없는 것이고, 여러 영양소를 균형 있게 섭취해야 합니다. 다만 기왕이면 요리를 할 때 조미료부터 좀 더 똑똑한 선택을 하는 것이 좋아요. 다이어트 중인 사람들은 요리를 할 때 대부분 재료의 품질과 칼로리에만 집착하는데, 사실 재료만큼이나 신경 써야 할 것이 조미료입니다. 짠 음식을 많이 먹으면 수분을 과다 섭취하게 되어 뇌와 심장으로 혈액이 순환될 때 과부하가 걸리고, 단 음식을 많이 먹으면 저혈당증이나 미네랄을 감소시켜 몸의 균형을 깨뜨리게 됩니다. 그렇다고 짜고 단 음식을 전혀 먹지 않는다는 것은 현실적으로 불가능하므로, 좀 더 좋은 것으로 대체할 수 있으면 그렇게 하는 것이 바람직합니다.

❀ 소금 → 팬솔트(염화나트륨의 함량을 줄임)

❀ 설탕 → 올리고당, 아세설팜

❀ 식용유 → 올리브유, 포도씨유

❀ 간장 → 죽염 간장

❀ 물엿 → 올리고당

❀ 참기름, 들기름 → 최대한 사용 자제

❀ 국간장 → 홍합 가루, 새우 가루 등

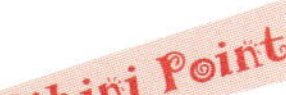

똑똑한 식이 요법 4가지!
1. 영양과 균형을 위해 다양한 식품을 섭취합니다.
2. 곡류는 정제되지 않은 통 곡류를 선택합니다.
3. 짜고, 달고, 자극적인 음식은 피하고 몸에 좋은 조미료를 사용합니다.
4. 절대로 굶지 않습니다.

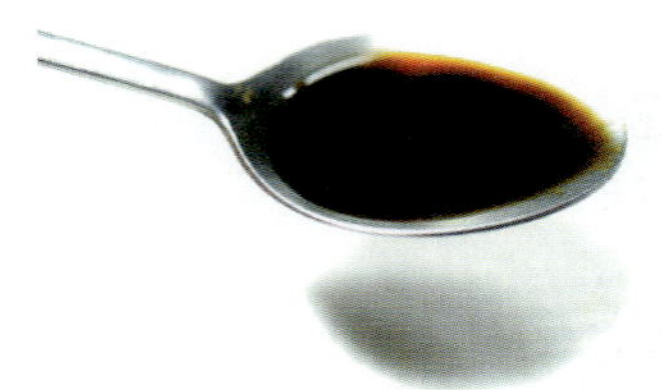
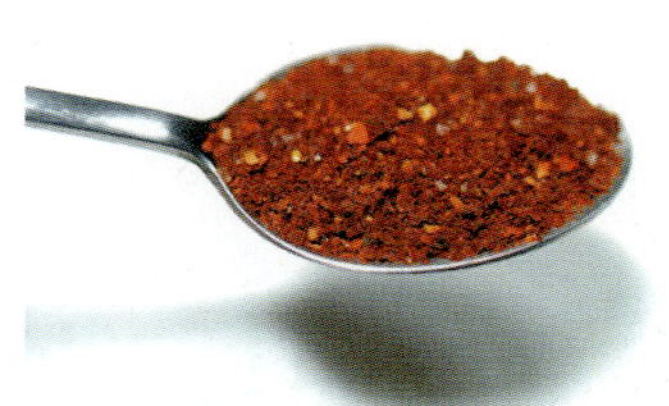
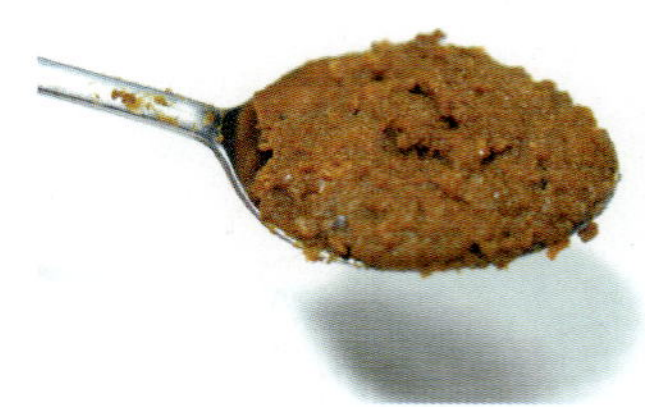

Shake! Shake! Shake!
균형 있는 3분 요리 BEST 5

누구나 다 자신의 외모를 가꾸기 위해 노력하지만 특히 여성은 남성에 비해 많은 시간을 투자해야 합니다. 요즘에는 체격뿐 아니라 피부나 헤어 관리 등 뷰티에도 신경 쓰는 남성들이 많아졌지만 여성들의 노력에 비하면 아무것도 아니죠. 옷, 가방, 화장품, 구두, 액세서리 등 여성이 남성보다 챙겨야 할 게 훨씬 많은데, 운동까지 하면서 영양을 균형 있게 맞춰 음식 섭취를 하고, 몸을 챙기는 다이어트를 한다는 것은 더욱 쉽지 않은 일입니다. 여기에서는 영양의 균형을 고려하여 식사 대신 간편하게 만들어 먹을 수 있는 5가지 Shake 요리를 살펴보겠습니다.

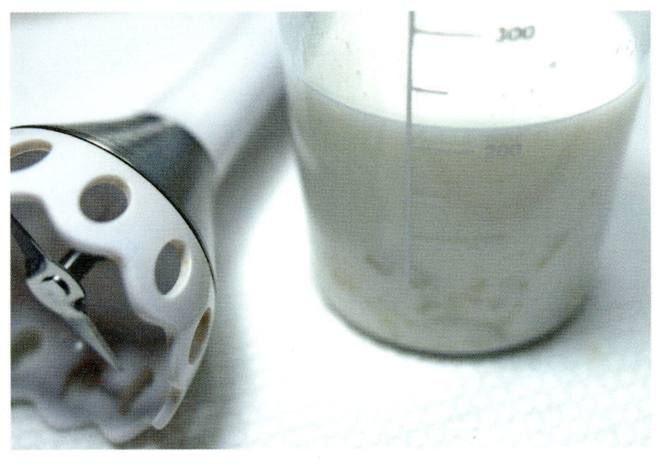

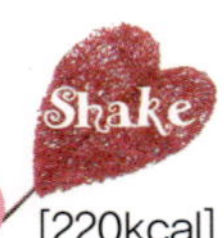

● 몸에 탄력을 더하고 싶을 때 '닭 가슴살+두유+브로콜리' [220kcal]

✿ **영양 구성** : 여성들에게 부족해지기 쉬운 단백질을 두유와 닭 가슴살로 충분히 보충하며, 브로콜리에 포함된 풍부한 칼슘, 철분 등은 골다공증과 빈혈을 예방합니다. 또한 주근깨, 기미를 없애줄 뿐만 아니라 노화 방지에까지 도움이 되는 Shake 요리입니다.

✿ **섭취 방법** : 아침, 점심, 저녁 식사 대신 또는 운동 후 먹어도 좋습니다.

✿ **만드는 방법** : 먼저 끓는 물에 브로콜리를 살짝 데쳐낸 다음 그 물에 닭 가슴살 반 덩어리를 넣고 삶아 비린내를 제거합니다. 믹서에 브로콜리, 닭 가슴살, 두유 200ml를 넣고 곱게 갑니다.

● 배가 항상 더부룩하다면 '곤약+토마토+파프리카' [53kcal]

✿ **영양 구성** : 칼로리는 낮지만 영양은 풍부한 다이어트 전용 Shake입니다. 특히 곤약은 0kcal에 가까울 정도로 칼로리가 낮으면서도 많은 영양분을 갖고 있어요. 또한 다이어트 중에 자주 찾아오는 변비에 곤약만큼 좋은 식품이 없을 정도입니다. 토마토 역시 칼로리는 낮지만 피부와 만성 질환 개선에 좋은 음식이고, 파프리카는 빈혈, 감기, 암 예방에 효과가 있는 영양 식품입니다.

✿ **섭취 방법** : 칼로리가 낮기 때문에 특히 저녁 식사 대신 먹으면 좋습니다.

✿ **만드는 방법** : 적당한 양의 곤약을 물에 넣고 삶습니다. 그런 다음 삶은 곤약, 토마토(중간 크기) 한 개, 파프리카 한 개를 믹서에 넣고 잘 갑니다. 이때 소량의 물을 함께 넣어 갈아 약간 묽게 만들어 먹거나 꿀을 타서 먹어도 좋습니다.

● 고소한 음식이 먹고 싶을 때 '불린 검은콩+두부+저지방 우유' [180kcal]

✿ **영양 구성** : 검은콩은 한방에서 약재로 쓸 만큼 좋은 식품인데, 신장의 활동을 활발하게 하여 수분과 지방이 축적되지 않는 몸으로 체질을 개선시킵니다. 또 단백질의 함량이 높아 다이어

트나 근력 증가에 매우 좋은 식품이에요. 콩으로 만드는 두부 역시 장과 혈액에 축적된 콜레스테롤과 지방산을 제거하며 영양 보충에 좋은 음식입니다.

✿ 섭취 방법 : 저녁 식사 대신 또는 운동 후 먹으면 좋습니다.

✿ 만드는 방법 : 검은콩을 물에 불려 삶은 후 연두부 반 모와 저지방 우유를 믹서에 함께 넣고 잘 갑니다.

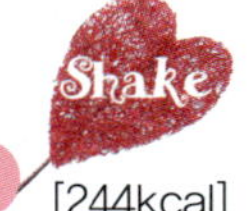

● 하루의 에너지를 위한 '오트밀 가루+호두+저지방 우유' [244kcal]

✿ 영양 구성 : 오트밀은 체내의 콜레스테롤 수치를 줄여 성인병을 예방하는 효능이 있습니다. 또한 단백질과 식이 섬유가 풍부하여 다이어트와 변비에 좋고, 포만감을 느낄 수 있는 식품이에요. 호두는 몸에 좋은 오메가3 지방산이 풍부하여 혈액 순환과 노화 방지에 탁월한 효과가 있습니다.

✿ 섭취 방법 : 아침 식사 대신 또는 운동 전 먹으면 좋습니다.

✿ 만드는 방법 : 따뜻하게 데운 우유와 오트밀 가루 반 컵, 호두 한 줌을 믹서에 넣고 잘 갑니다.

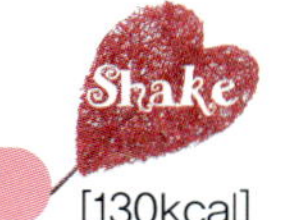

● 달콤한 맛이 당길 때 '단호박+호박씨+저지방 우유' [130kcal]

✿ 영양 구성 : 호박은 칼로리가 낮으면서 섬유질이 많고 골격 성장에 도움을 주는 식품입니다. 부기를 가라앉히는 작용을 하기 때문에 다이어트에도 효과적이에요. 또한 호박씨는 호박에서도 가장 영양가가 많은 부분으로 건강 증진에 좋습니다.

✿ 섭취 방법 : 저녁 식사 대신 먹으면 좋습니다.

✿ 만드는 방법 : 단호박을 껍질째 삶은 후 호박씨와 저지방 우유를 함께 믹서에 넣고 잘 갑니다. 만약 칼로리를 더 낮추고 싶다면 우유 대신 얼음이나 소량의 생수를 넣어도 됩니다.

음식마다 GI 수치 확인하기

GI 수치는 'Glycemic Index'의 약자로 혈당량을 의미합니다. 우리가 어떤 음식을 섭취하면 당 수치가 올라가고, 몸에서는 당을 낮추기 위해 인슐린이라는 호르몬을 분비하는데, 인슐린은 체내의 혈당을 조절하는 꼭 필요한 요소이지만 몸에 지방을 축적시키는 역할을 하기도 합니다. 즉, 체내의 혈당 수치가 높아 인슐린이 많이 분비될수록 지방도 늘어나는 것이죠. 그래서 음식을 먹을 때는 당 수치가 서서히 올라가는 것으로 선택하는 게 좋은데, 다음의 표에서 GI 수치가 60 이하인 것들이 비교적 괜찮은 음식입니다.

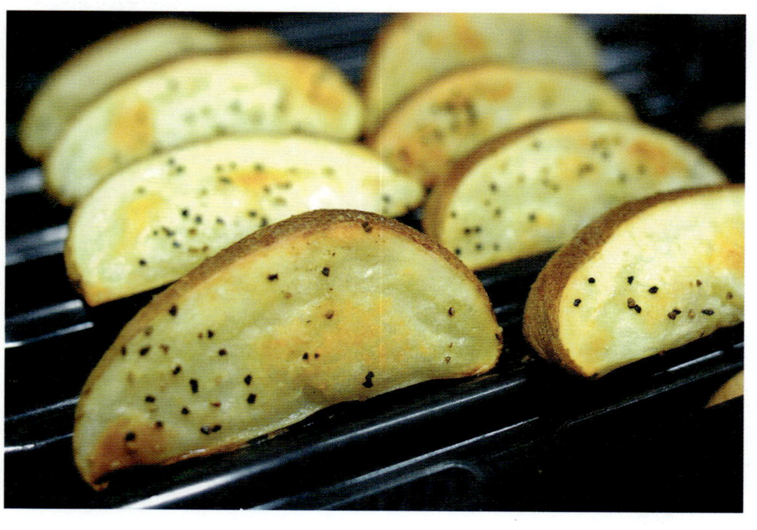

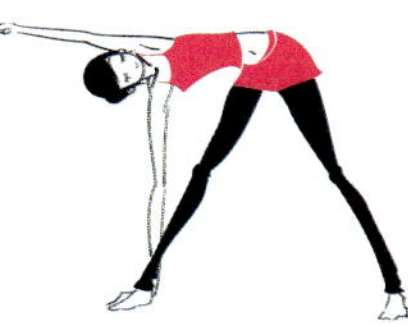

GI 수치가 높아 주의해야 할 음식

● 빵/면/곡류

음식	GI	음식	GI	음식	GI
식빵	91	베이글	75	롤빵	83
바게트 빵	93	팥빵	95	라면	73
크로와상	70	우동	85	마카로니	71
콘플레이크	75	정백미	84	팥 찰밥	77
소면	68	찹쌀	80	떡	85

● 채소/근채류

음식	GI	음식	GI	음식	GI
감자	90	당근	80	단호박	65
옥수수	75	참마	65	토란	64

● 우유/유제품

음식	GI	음식	GI
연유	82	아이스크림	62

● 과일

음식	GI	음식	GI	음식	GI
딸기 잼	82	파인애플	65	황도 통조림	63

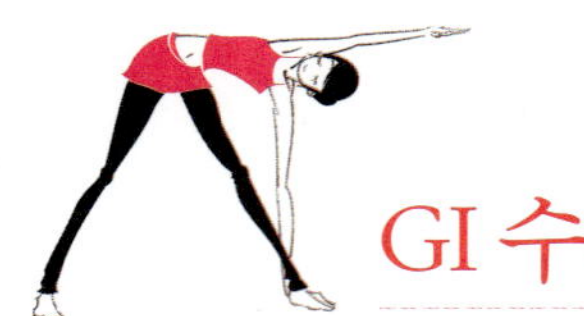

GI 수치가 낮은 음식

● 빵/면/곡류

호밀빵	55	중화면	61	메밀국수	54
통밀빵	50	현미죽	47	스파게티	50
현미	56	밀가루	55	올리브랜 시리얼	45
보리	50	흰죽	55	파스타(전립분)	50
오트밀	55	율무	49		

● 채소/근채류

고구마	55	오이	23	양상추	23
토마토	30	가지	25	강낭콩	26
아스파라거스	25	곤약	24	피망	26
연근	38	양배추	26	은행	58
양파	30	버섯	26	마늘	49

● 우유/유제품

생크림	39	마가린	31	달걀	30
크림치즈	33	버터	30	가공 치즈	31
드링크 요구르트	33	플레인 요구르트	25	저지방 우유	26

● 과일

바나나	55	포도	50	망고	49
멜론	41	복숭아	41	감	37
사과	36	키위	35	자두	34
귤	33	오렌지	31	자몽	31
살구	29	딸기	29	아보카도	27

이 밖에 육류, 어패류, 견과류 등은 모두 GI 수치가 낮지만, 과자류는 대부분 GI 수치가 높습니다.

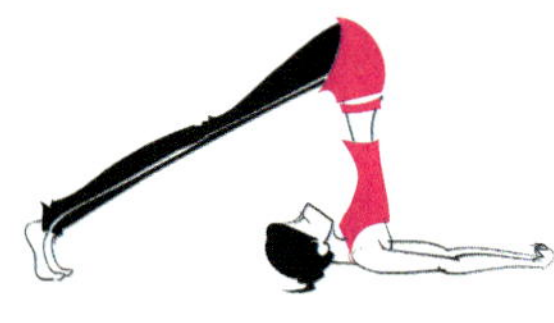

GI 수치와 칼로리 비교

앞서 우리는 일일 권장 칼로리 계산법을 배웠습니다. 사람마다 조금씩 다르지만 성인 여성의 하루 평균 권장 섭취 칼로리는 1,100~1,300kcal 정도입니다. 특히 GI 수치와 칼로리가 모두 낮다면 S라인을 위한 최상의 음식입니다. 자, 그럼 이제부터 이런 착한 음식들을 찾아보겠습니다.

● 빵/면/곡류

음식	GI	kcal	음식	GI	kcal	음식	GI	kcal
호밀빵	55	264	현미죽	47	70	메밀국수	54	342
통밀빵	50	277	흰죽	55	71	스파게티	50	331
현미	56	350	보리	50	349	오트밀	55	380

● 채소/근채류

음식	GI	kcal	음식	GI	kcal	음식	GI	kcal
오이	23	14	양상추	23	12	강낭콩	26	23
토마토	30	19	가지	25	22	피망	26	22
아스파라거스	25	22	곤약	24	5	양파	30	37
연근	38	66	양배추	26	23	표고버섯	28	18

● 우유/유제품

음식	GI	kcal	음식	GI	kcal	음식	GI	kcal
생크림	39	433	마가린	31	758	날달걀	30	151
크림치즈	33	346	버터	30	745	가공 치즈	31	339
드링크 요구르트	33	65	플레인 요구르트	25	62	저지방 우유	26	46

● 과일

음식	GI	kcal	음식	GI	kcal	음식	GI	kcal
포도	50	59	멜론	41	42	복숭아	41	40
감	37	60	사과	36	54	키위	35	53
자두	34	49	귤	33	46	오렌지	31	46
자몽	31	38	살구	29	36	딸기	29	34

● 콩류

음식	GI	kcal	음식	GI	kcal	음식	GI	kcal
두부	42	72	땅콩	28	562	순두부	42	56
아몬드	30	598	두유	23	46	호두	18	674
유부	386	43	비지	111	35	피스타치오	18	615

● 육류

음식	GI	kcal	음식	GI	kcal	음식	GI	kcal
닭 가슴살	45	105	비엔나소시지	46	321	돼지고기 사태	45	183
소간	49	132	오리고기	45	129	쇠고기 등심	45	186
로스 햄	46	196	양고기	45	236	쇠고기 사태	46	209

● 어패류

음식	GI	kcal	음식	GI	kcal	음식	GI	kcal
바지락	44	51	도미	40	194	굴	45	60
삼치	40	177	대합	43	38	복어	40	85
연어	40	10	대구	40	79	단새우	40	87
삶은 낙지	40	99	뱀장어(양념구이)	43	292	참치 통조림	40	288

피부, 영양, 다이어트를 모두 충족시키는 음식 BEST 10

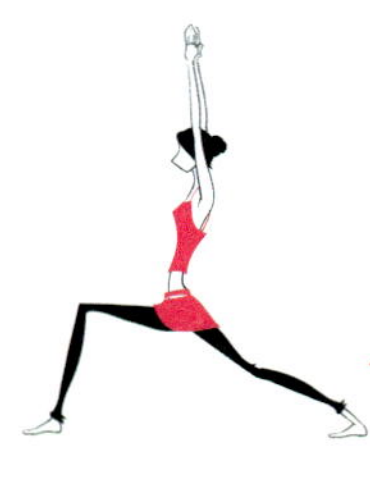

집에서 간단하게 챙겨 먹는 식품

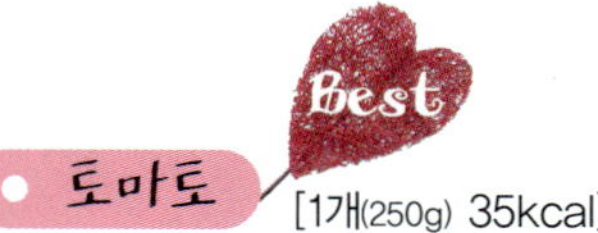

토마토 [1개(250g) 35kcal]

✿ **피부** : 토마토의 비타민과 미네랄은 신진대사를 원활하게 하여 거친 피부를 생기 있고 깨끗하게 만듭니다. 또한 피부와 모발을 매끄럽게 만드는 비타민 B, 피부 노화를 막아 탄력 있는 피부를 유지하도록 하는 비타민 E가 포함되어 있습니다.

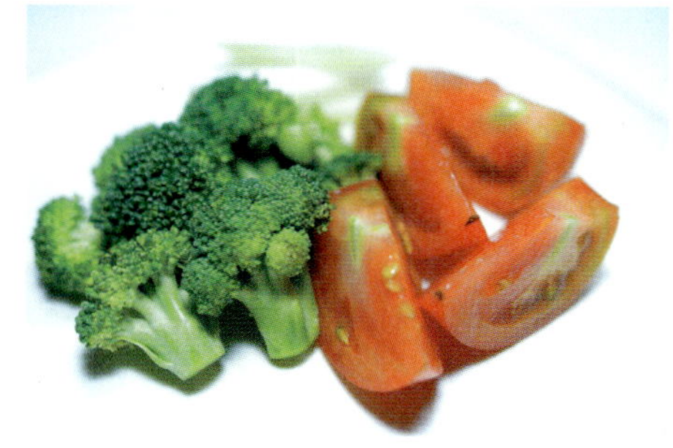

✿ **영양** : 항암 효과가 뛰어나며 혈압을 낮춰주어 고혈압에 좋습니다. 당뇨병, 골다공증, 치매, 불면증을 예방합니다.

✿ **다이어트** : 영양소는 풍부하면서도 당분과 칼로리가 낮기 때문에 콜레스테롤, 지방이 쌓이는 것을 막아줍니다. 또한 수분이 많아서 먹었을 때 포만감이 커 다이어트 식품으로 제격입니다.

● 브로콜리 [1소접시(100g) 43kcal]

✿ **피부** : 기미의 원인이 되는 멜라닌 색소를 억제하여 피부를 맑고 투명하게 만듭니다. 특히 노화를 예방하고 다크서클에 좋은 음식입니다.

✿ **영양** : 브로콜리에 포함된 베타카로틴 성분은 면역력과 저항력을 높여 암을 예방하고 피를 맑게 합니다. 또한 철분이 풍부하여 빈혈에 좋으며 고혈압과 심장병을 예방합니다.

✿ **다이어트** : 식이 섬유가 풍부하게 들어 있어 장 속의 유해 물질을 몸 밖으로 배출시키므로 비만 예방과 다이어트에 좋은 음식입니다.

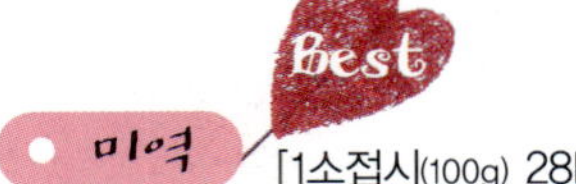
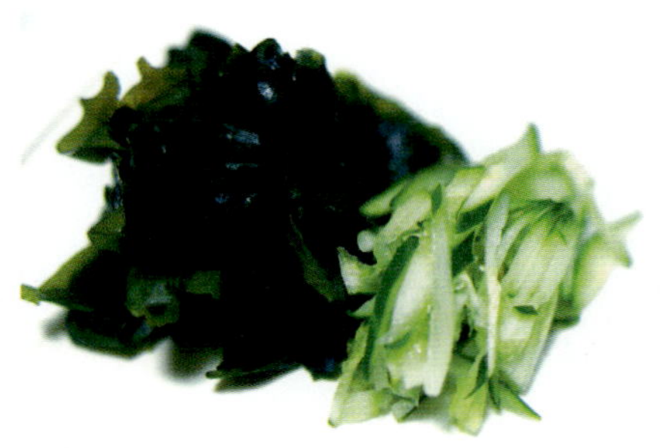
● 미역 [1소접시(100g) 28kcal]

✿ **피부** : 비타민 B₁, B₂가 함유되어 있어 피부의 노화를 예방합니다.

✿ **영양** : 혈압을 낮추고 장의 운동은 원활하게 하여 직장암을 예방할 뿐만 아니라 변비에도 좋은 식품입니다. 또한 체내에 쌓인 중금속, 농약 성분 등을 배설시킵니다.

✿ **다이어트** : 혈액 속의 지방을 깨끗이 청소하며 나쁜 콜레스테롤은 줄이고 좋은 콜레스테롤은 증가시킵니다. 부종을 가라앉히고 피를 맑게 하므로 하체 비만 체형의 여성에게 좋은 음식입니다.

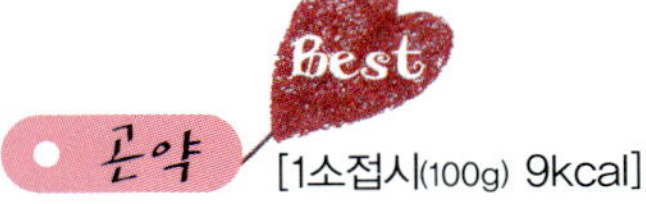

굴 [1접시(80g) 78kcal]

❀ **피부** : 우유보다 무려 200배나 많이 포함된 요오드 성분이 머리카락을 윤기 있게 합니다. 철분, 비타민 C, 비타민 E의 함유량이 쇠고기보다 두 배나 높아 피로를 줄여주며 촉촉하고 생기 있는 피부를 만듭니다.

❀ **영양** : 몸에 좋은 지방을 함유하고 있고, 혈중 콜레스테롤 수치를 낮춰 동맥 경화, 뇌출혈, 고혈압 등을 예방합니다. DHA가 풍부하여 머리를 좋게 하며, 다량 함유된 칼슘은 여성의 골다공증에 효과적입니다.

❀ **다이어트** : 저칼로리 음식임에도 단백질이 풍부하고, 글리코겐 성분이 체내의 혈당을 낮춥니다.

곤약 [1소접시(100g) 9kcal]

❀ **피부** : 곤약에 들어 있는 식물성 세라마이드 성분은 보습과 미백 효과가 있습니다.

❀ **영양** : 장과 위를 청소해 주며, 칼슘을 다량 함유하고 있습니다.

❀ **다이어트** : 곤약은 97%가 수분으로 이루어져 있어 칼로리가 전혀 없는 다이어트 식품

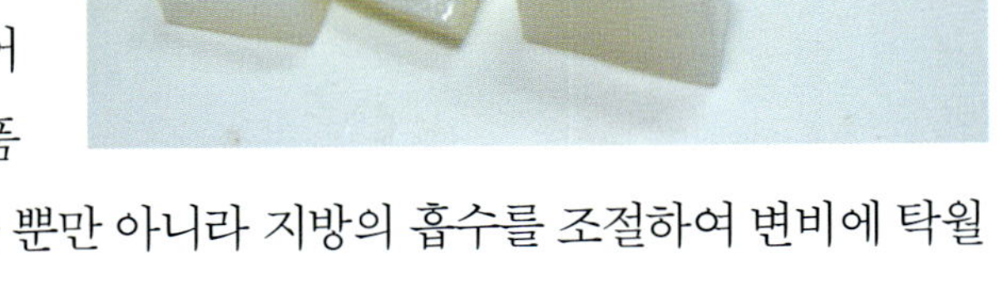

입니다. 섬유질이 풍부하고 포만감이 높을 뿐만 아니라 지방의 흡수를 조절하여 변비에 탁월한 효과가 있습니다.

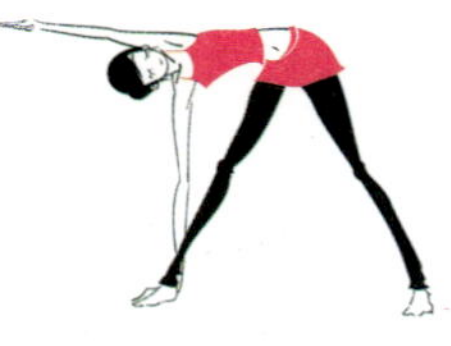

피할 수 없다면 외식을 즐겨라

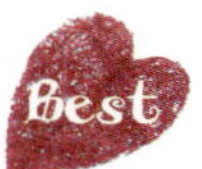

● 소 곱창   [1인분(200g) 360kcal]

소 곱창은 돼지 곱창과 달리 단백질이 대부분인 음식으로 소화가 잘되며 비타민과 무기질이 많이 포함되어 있습니다. 칼로리는 낮으면서 영양이 풍부하여 여성들에게 다이어트 식품으로 각광받고 있어요. 또한 『동의보감』에도 등장할 정도로 위와 오장 보호, 정력 증진, 해독과 살균, 피부 미용, 피로 해소 등 다양한 효능을 가진 영양 만점의 외식 메뉴입니다.

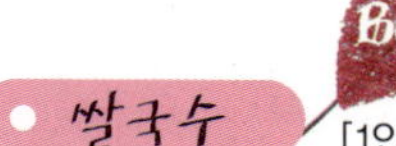

● 쌀국수   [1인분(300g) 320kcal]

쌀국수는 쌀가루로 만든 면을 이용하기 때문에 일반 밀가루 면으로 만든 국수에 비해 영양이 풍부하고 소화가 잘되는 식품입니다. 여기에 생 숙주, 고추, 양파 등의 채소와 양지, 차돌박이, 안심 등의 고기를 곁들이기에 맛도 좋습니다. 쌀국수는 고단백 저칼로리 음식으로 당뇨 예방, 숙취 해소, 다이어트, 산후 조리 등에 좋은 웰빙 요리입니다.

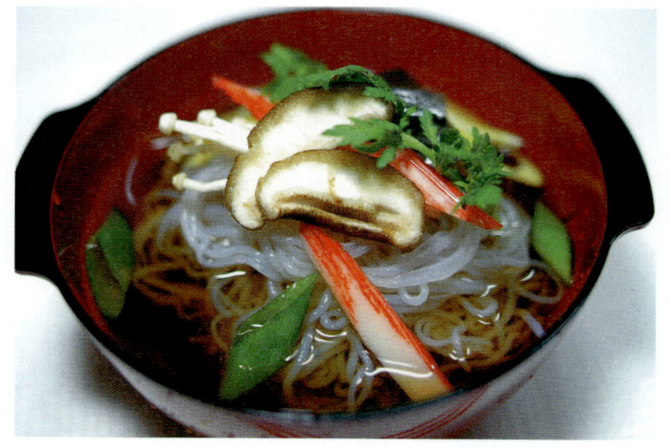

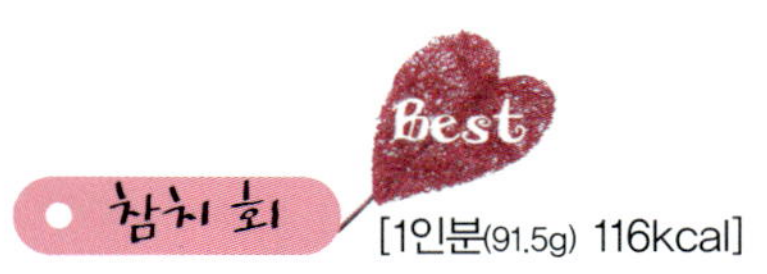

참치 회 [1인분(91.5g) 116kcal]

참치는 저칼로리, 저지방, 고단백 식품으로 근력 증가와 다이어트를 위한 최고의 메뉴라고 할 수 있습니다. 또한 풍부하게 포함된 DHC 성분은 뇌 활동을 도와 치매를 예방하는 데 도움을 주죠. 그 외에도 동맥 경화, 빈혈, 노화를 방지하는 등 건강식품으로 훌륭한 외식 아이템입니다.

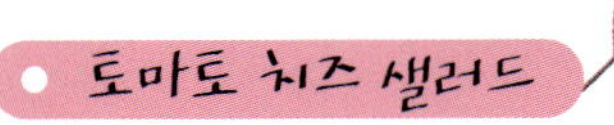
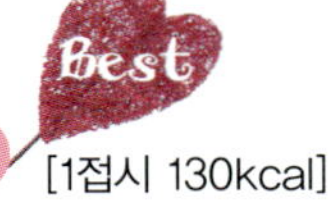

토마토 치즈 샐러드 [1접시 130kcal]

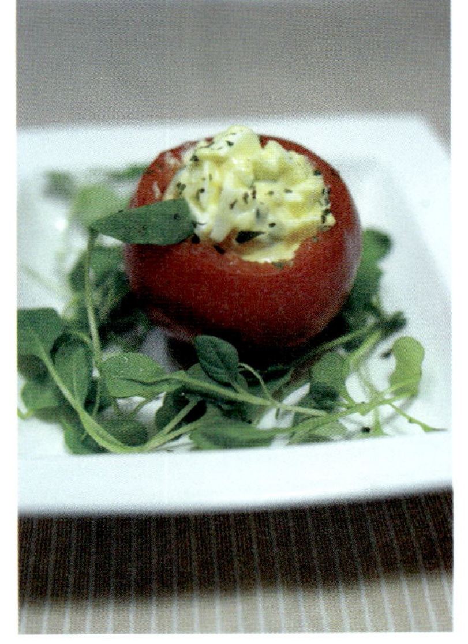

토마토는 다이어트와 피부에 좋은 음식이라고 여러 번 설명한 바 있습니다. 치즈는 완전식품으로 골다공증과 성인병을 예방해요. 칼로리는 낮고 영양은 높은 토마토 치즈 샐러드에 폴리페놀이 풍부한 레드 와인을 곁들이면 신진대사를 증가시켜 칼로리 소비를 높여주므로 더 큰 다이어트 효과를 얻을 수 있습니다.

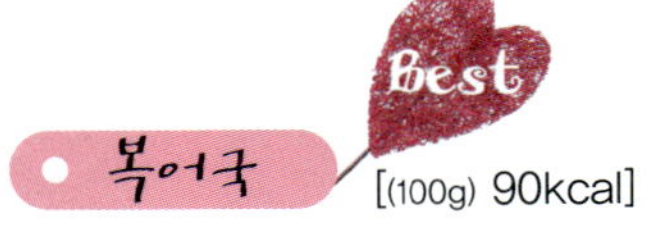

복어국 [(100g) 90kcal]

복어는 저지방, 저칼로리 식품으로 단백질, 각종 무기질, 비타민이 풍부하여 다이어트에 좋습니다. 예로부터 복어는 환자의 회복 및 고혈압, 당뇨, 성인병 예방에 좋으며 여성들의 노화 방지, 폐경 속도 늦추기, 암 예방, 두통, 신경통 등에도 좋은 음식으로 널리 알려져 왔어요. 또한 혈액을 맑게 하고, 피부와 숙취 해소에도 도움이 되는 음식입니다.

음식에서 뭔가 부족한 2%는 견과류로 채워라

견과류가 몸에 좋다는 얘기는 한 번쯤 들어본 적이 있을 것입니다. 견과류의 주성분은 지방이고, 칼로리도 높은데 대체 어디에 어떻게 좋은 걸까요? 지방에도 좋은 지방과 나쁜 지방이 있는데, 견과류에 포함되어 있는 지방은 좋은 지방이기 때문에 적당히 먹으면 괜찮습니다. 나쁜 지방을 많이 섭취하면 살이 찌면서 콜레스테롤 수치가 상승합니다. 이 콜레스테롤도 나쁜 것과 좋은 것이 있는데, 나쁜 콜레스테롤 농도가 높아지면 혈관이 막혀 동맥 경화와 각종 암을 유발시킵니다. 물론 좋은 지방이라고 해도 많은 양을 섭취하면 다이어트에 좋지 않지만, 적당한 양의 좋은 지방은 건강에 꼭 필요한 영양소입니다.

아몬드 Best

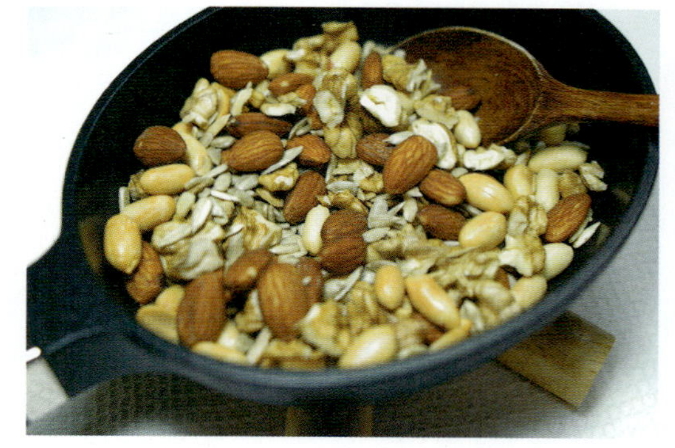

아몬드는 나쁜 지방과 나쁜 콜레스테롤 수치를 낮춰줍니다. 또한 견과류 중에서도 가장 많은 식이 섬유를 갖고 있어 지방이 체내에 흡수되는 것을 막고, 칼로리도 낮아 다이어트에 좋습니다.

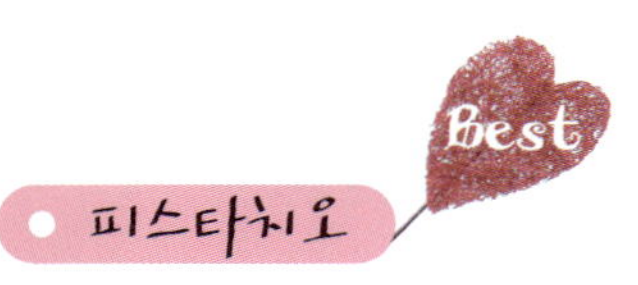

피스타치오는 체내의 좋은 콜레스테롤은 유지시키고, 나쁜 콜레스테롤은 감소시킵니다. 게다가 나쁜 지방은 거의 함유하고 있지 않으므로 안심하고 먹을 수 있어요. 또한 많은 섬유질을 포함하고 있어 최고의 주전부리거리라고 할 만합니다.

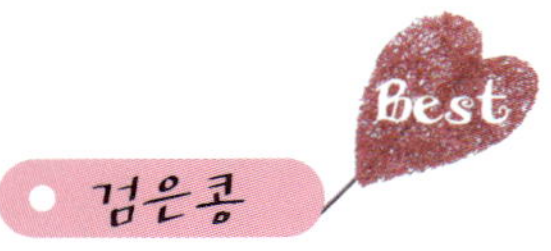

검은콩은 성인병 예방과 다이어트에 좋고, 노화 방지 성분이 많이 포함되어 있습니다. 그뿐만 아니라 비타민, 칼슘, 인 등의 영양소가 풍부해 지친 피부를 활력 있게 가꾸어주죠. 또한 몸 안의 노폐물을 배출시키는 해독 효능이 뛰어나며, 혈액 속의 나쁜 콜레스테롤 수치를 낮춰줍니다.

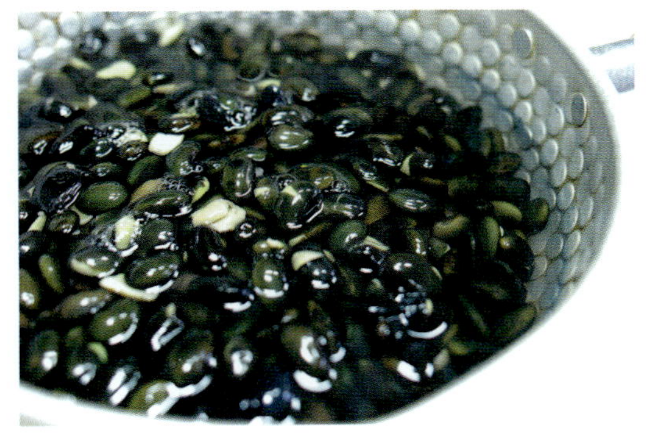

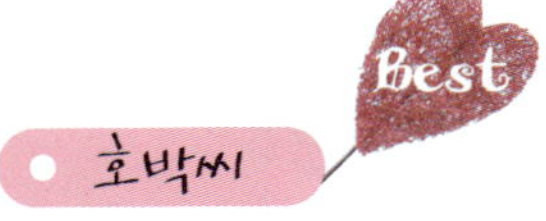

호박씨는 몸의 부기를 빼줄 뿐만 아니라 당뇨병, 고혈압, 저혈압, 감기, 동맥 경화 등에 좋습니다. 또한 칼슘, 철분 등이 풍부하게 포함되어 있으며, 여성의 성적 능력 및 임신 가능성 강화, 치매 예방에 탁월한 효능이 있습니다.

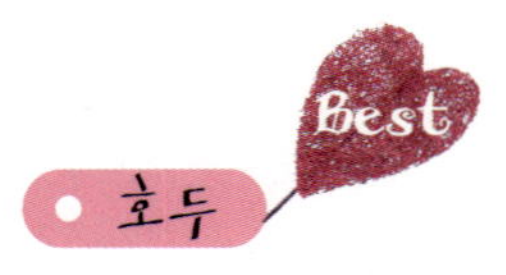

호두

호두를 구성하는 성분의 90%는 좋은 지방입니다. 호두에 함유된 오메가3 지방산은 연어에 비해 3배나 많으며, 노화 방지와 심장 질환에 탁월한 효능을 가진 건강식품입니다.

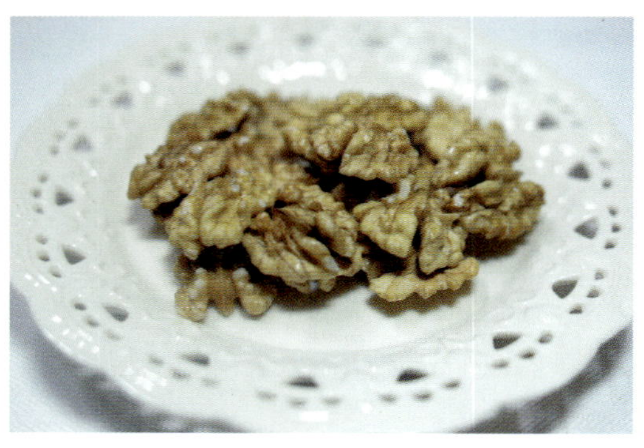

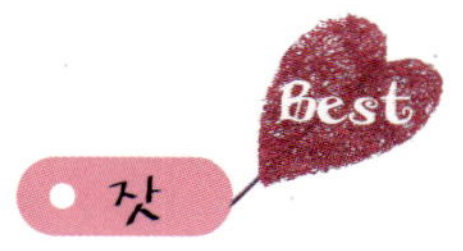

잣

잣은 피부 신진대사를 활발하게 하여 잔주름을 없애고, 피부를 젊어지게 하는 식품입니다. 또한 심신 강화 및 변비, 고혈압, 비만 예방에도 좋아요. 하지만 익혀서 먹으면 오히려 몸에 해로우므로 주의하세요.

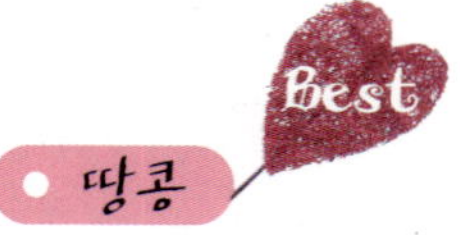

땅콩

땅콩은 간 기능 장애, 암·고지혈증·치매·고혈압·저혈압 예방, 변비, 정력 회복 등에 좋습니다. 나쁜 지방과 콜레스테롤을 낮추므로 비만 예방과 해소에 유용한 식품이기도 합니다.

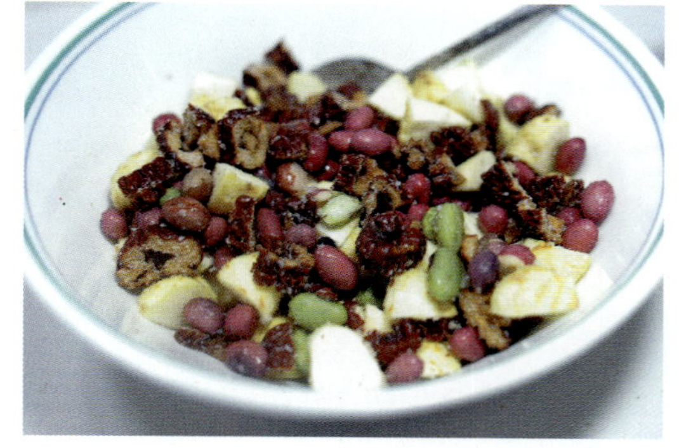

나에게 어울리는
맞춤형 식단 프로그램

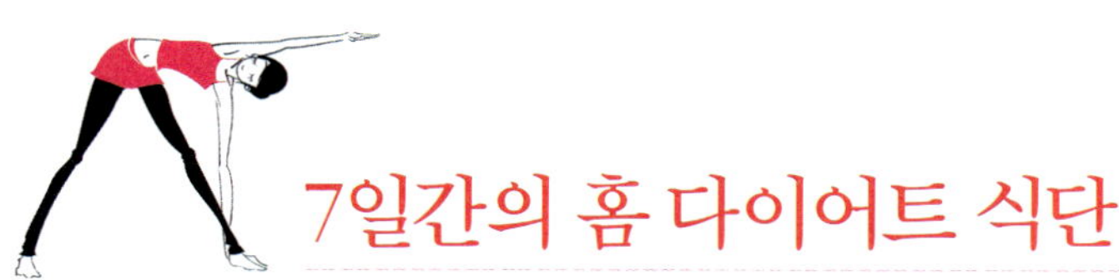

7일간의 홈 다이어트 식단

식사 \ 요일	월·화	수·목	금·토	일
공복	물 1컵	물 1컵	물 1컵	물 1컵
아침 (350kcal)	잡곡밥 1/2 두부구이 50g 시금치나물 80g 비타민	잡곡밥 1/2 닭볶음 100g 무장아찌 70g 오메가3	잡곡밥 1/2 미역국 80g 두부조림 1/3모	잡곡밥 1/2 오징어버섯볶음 100g 미역초무침 85g 오메가3
점심 (300kcal)	잡곡밥 1/2 북어달걀국 80g 잔멸치볶음 20g	잡곡밥 1/2 갈치조림 100g 상추겉절이 80g	잡곡밥 1/2 쇠고기채소볶음 70g 배추김치 60g	잡곡밥 1/2 연두부찜 100g 잔멸치볶음 25g
간식 (100kcal)	녹차 1잔 고구마 1개(소)	달걀흰자 3알 방울토마토 15알	땅콩 17알 & 호두 2알(대)	저지방 우유 1잔 달걀흰자 1알
저녁 (250kcal)	'닭 가슴살+두유+ 브로콜리' 셰이크	'단호박+호박씨+ 저지방 우유' 셰이크	'곤약+토마토+ 파프리카' 셰이크	'불린 검은콩+두부+ 저지방 우유' 셰이크

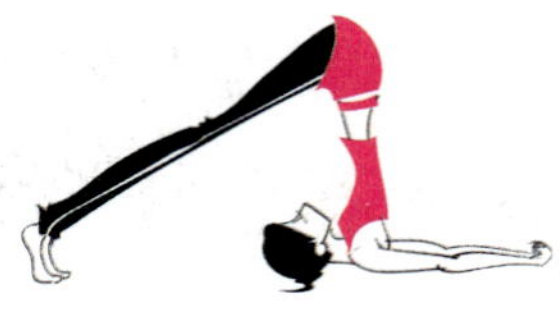

7일간의 홈 근력 증가 식단

식사 \ 요일	월·화	수·목	금·토	일
공복	'오트밀+호두+저지방 우유' 셰이크	'바나나+땅콩+저지방 우유' 셰이크	'오트밀+호두+저지방 우유' 셰이크	'단호박+호박씨+저지방 우유' 셰이크
아침 (400kcal)	잡곡밥 2/3 브로콜리버섯볶음 100g 참치달걀찜 80g 비타민	잡곡밥 2/3 두부달걀탕 150g 잔멸치볶음 30g 오메가3	현미식빵 50g 과일 파프리카 샐러드 100g 비타민	잡곡밥 2/3 삼치구이 70g 메추리알조림 70g 오메가3
점심 (350kcal)	잡곡밥 1/2 갈치구이 70g 시금치나물 80g	잡곡밥 1/2 닭살겨자무침 120g 호박나물 70g	잡곡밥 1/2 조개미역국 100g 알감자조림 130g	샤브샤브 (쇠고기 40g, 새우 2마리, 오징어 45g, 배추, 청경채, 양파)
간식 (150kcal)	고구마 1개(중) 두유 200g	달걀흰자 2개 저지방 우유 200g	치즈 2장 플레인 요구르트 100g	삶은 감자 150g 클로렐라주스 80g
저녁 (350kcal)	닭 가슴살스테이크 채소샐러드 120g 저지방 우유 150g	잡곡밥 1/2 연두부찌개 120g 곤약조림 200g	잡곡밥 1/2 소불고기 80g 모둠 쌈	잡곡밥 1/2 닭 가슴살채소볶음 160g 가지호박볶음 80g
자기 전 (110kcal)	'불린 검은콩+두부+저지방 우유' 셰이크	'닭 가슴살+두유+브로콜리' 셰이크	'불린 검은콩+두부+저지방 우유' 셰이크	'닭 가슴살+두유+브로콜리' 셰이크

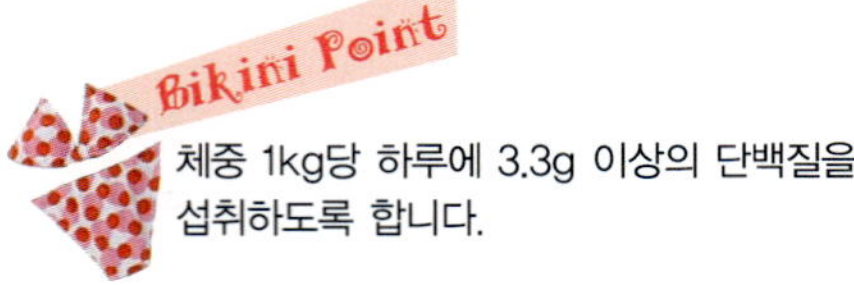

체중 1kg당 하루에 3.3g 이상의 단백질을 섭취하도록 합니다.

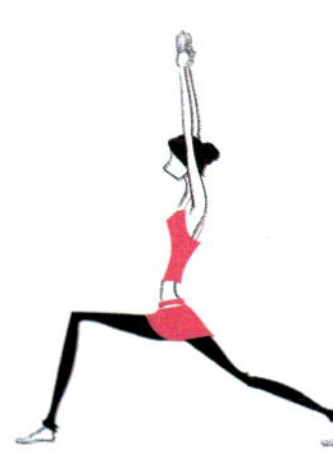

7일간의 외식 다이어트 식단

식사 \ 요일	월·화	수·목	금·토	일
공복	물 1컵	물 1컵	물 1컵	물 1컵
아침 (300kcal)	선지국 밥 1/3 비타민	채소죽 250g 불가리스 150g 오메가3	미역국 밥 1/3 과일주스 비타민	참치죽 250g 저지방 우유 200g 오메가3
점심 (350kcal)	청국장 150g 밥 1/2	삼계탕 200g 밥 1/3	복어국 150g 밥 1/2	고등어조림 150g 밥 1/3
간식 (100kcal)	치즈 2장 요구르트 1개	플레인 요구르트 100g	저지방 우유 200g	게맛살 1개 요구르트 1개
저녁 (250kcal)	소곱창 1/2인분 밥 1/3	쌀국수 (국물 소량)	닭 가슴살스테이크 80g 토마토치즈샐러드 120g	새싹참치회덮밥 1/2

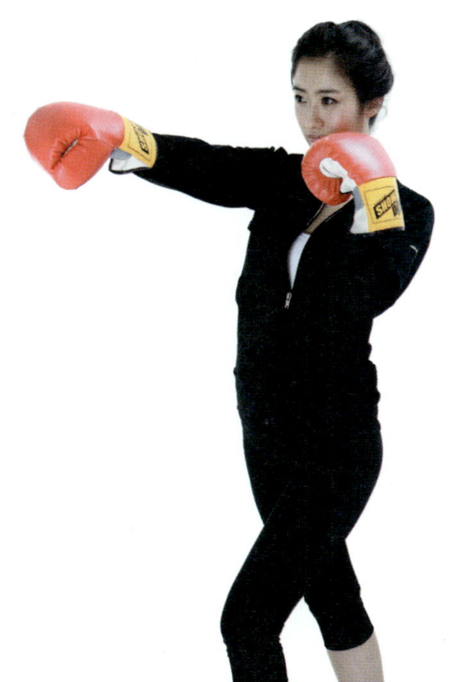

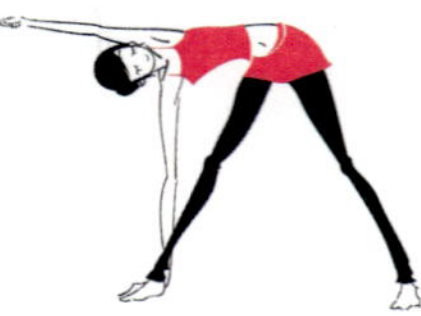

7일간의 외식 근력 증가 식단

식사 \ 요일	월·화	수·목	금·토	일
공복	물 1컵 바나나 1개	물 1컵 바나나 1개	물 1컵 바나나 1개	물 1컵 바나나 1개
아침 (400kcal)	선지국 밥 1/3 달걀흰자 2개 두유요거트 150g 비타민	채소죽 290g 달걀흰자 2개 불가리스 150g 오메가3	미역국 밥 1/3 달걀흰자 2개 과일주스 비타민	참치죽 290g 달걀흰자 2개 저지방 우유 200g 오메가3
점심 (350kcal)	청국장 150g 밥 1/2	삼계탕 200g 밥 1/3	포두부보쌈 60g 밥 1/3	고등어조림 150g 밥 1/3
간식 (150kcal)	치즈 2장 요구르트 1개 땅콩 8알	플레인 요구르트 100g 아몬드 10g	저지방 우유 200g 아몬드 10g	게맛살 1개 요구르트 1개 땅콩 8알
저녁 (350kcal)	소곱창 2/3인분 밥 1/3 달걀흰자 2개	복어국150g 밥 1/2 달걀흰자 2개	닭 가슴살스테이크 90g 달걀흰자 2개	토마토치즈샐러드 150g 새싹참치회덮밥 2/3 달걀흰자 2개
자기 전 (110kcal)	'닭 가슴살+두유+ 브로콜리' 셰이크	'불린 검은콩+두부+ 저지방 우유' 셰이크	'닭 가슴살+두유+ 브로콜리' 셰이크	'불린 검은콩+두부+ 저지방 우유' 셰이크

반드시 이해하고 먹어야 하는
다이어트 보조제

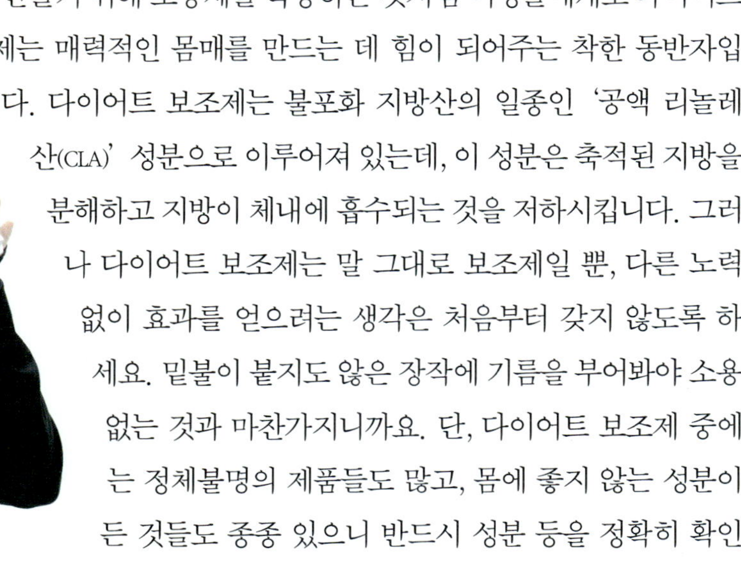

아무리 열심히 운동을 하고, 죽음의 공포를 느낄 정도로 식이 요법을 실천해도 '통나무 몸매'에서 벗어나지 못한다면 다이어트 보조제의 도움을 받는 것도 괜찮은 방법입니다. 남성들이 멋진 근육을 만들기 위해 보충제를 복용하는 것처럼 여성들에게도 다이어트 보조제는 매력적인 몸매를 만드는 데 힘이 되어주는 착한 동반자입니다. 다이어트 보조제는 불포화 지방산의 일종인 '공액 리놀레산(CLA)' 성분으로 이루어져 있는데, 이 성분은 축적된 지방을 분해하고 지방이 체내에 흡수되는 것을 저하시킵니다. 그러나 다이어트 보조제는 말 그대로 보조제일 뿐, 다른 노력 없이 효과를 얻으려는 생각은 처음부터 갖지 않도록 하세요. 밑불이 붙지도 않은 장작에 기름을 부어봐야 소용 없는 것과 마찬가지니까요. 단, 다이어트 보조제 중에는 정체불명의 제품들도 많고, 몸에 좋지 않은 성분이 든 것들도 종종 있으니 반드시 성분 등을 정확히 확인하고 복용해야 합니다. 여기에서는 백화점, 인터넷 등에서 판매되고 있는 다이어트 보조제 중 비교적 안정적이며 부작용이 거의 없는 제품 몇 가지를 살펴보겠습니다.

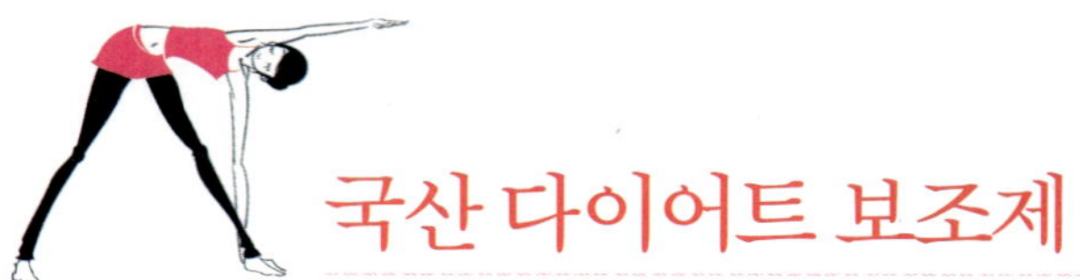

국산 다이어트 보조제

● DHC BS

경구용 약이 아닌 몸에 바르는 슬리밍 제품으로 운동 후 입욕제로 사용하는 '바스 솔트', 종아리를 미끈하게 만들어 주는 '풋 미스트', 몸 전체의 라인을 잡아주는 '보디 젤', 목욕할 때 피부를 매끈하게 정돈해주는 '보디 솝'이 한 세트로 구성되어 있습니다.

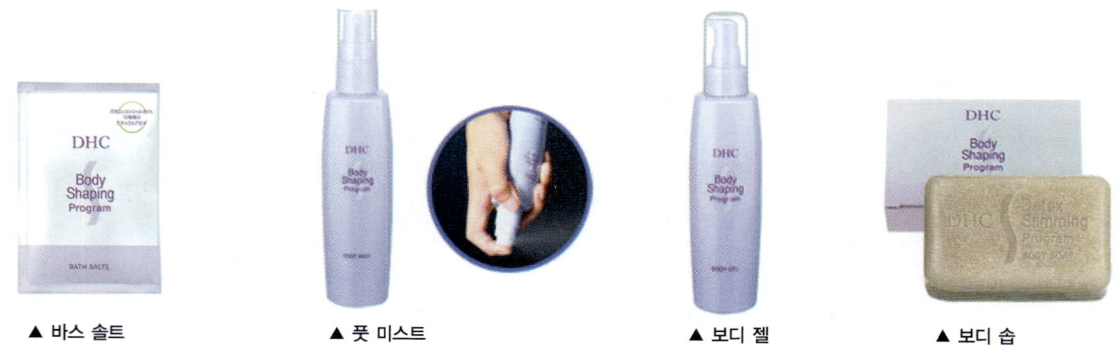

▲ 바스 솔트　　　　　▲ 풋 미스트　　　　　▲ 보디 젤　　　　　▲ 보디 솝

● Fat Down Power6

이 제품은 체지방 분해, 지방 흡수 저하, 지방 합성 저해에 도움을 주어 체중 감량 효과를 얻을 수 있는 다이어트 보조제입니다. 국민체육진흥공단 체육과학연구원과 공동으로 임상 실험을 하여 몸속에 축적된 체지방을 분해하는 데 효과적이라는 것을 입증했으며, 아직까지 부작용의 사례도 없습니다. 이 제품을 먹는 것만으로 체지방이 감소되는 것은 아니고, 반드시 운동과 병행해야 효과를 얻을 수 있습니다. 운동 시작 20~30분 전, 1일 1회 복용합니다.

에스라이트 슬리머 DX

체지방 분해 대사를 활발하게 하도록 도와주는 제품으로 식품의약품안전청에서 기능을 인정했습니다. 1일 1회 식사 전후, 운동 전후에 섭취하는데 자기 전에 먹어도 무관합니다.

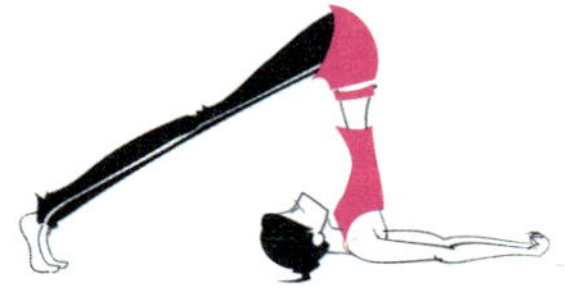

수입 다이어트 보조제

Cytodyne 사의 제나드린(Xenadrine)

제나드린은 정식 수입 제품이지만 가격 차이 때문에 직수입으로도 종종 구매합니다. 이 제품은 제나드린 하드코어, 제나드린 NRG, 제나드린 EFX 등 여러 가지 시리즈가 있습니다.

Nutrex 사의 리포6(LIPO6)

리포6은 우리나라에서 일반 식품에 첨가를 금지하고 있는 '요힘빈' 등의 성분이 포함되어 있어 직수입으로 구입하기 어렵습니다. 이 제품은 미주 지역에서 꾸준한 인기를 얻고 있으며 액상 타입의 캡슐로 흡수가 빠른 장점이 있어요. 그러나 카페인 성분으로 인해 저체중인 사람, 여성이 복용할 경우 잠을 잘 못 자거나 심박 수가 빨라지는 현상이 나타나기도 합니다.

CLA

체중 감량 효과뿐만 아니라 근육을 만드는 데도 도움이 되는 공액 리놀레산(CLA : Conjugated Linoleic Acid)은 미국 전역의 건강식품 판매점에서 큰 인기를 모으며 '기적의 알약'으로 불립니다. 이 제품은 무려 20년 전에 개발되었기 때문에 지방을 분해하는 데 실제 도움을 준다는 임상 경험 보고서들이 많이 나와 있습니다. 그러나 C 반응성 단백질, 리포 단백질, 렙틴의 혈액 레벨을 상승시켜 심장병을 유발할 수 있으며, 매일 복용하면 인슐린에 대한 저항이 높아져 타입2 당뇨를 유발하는 부작용이 있을 수 있다는 보고도 있습니다.

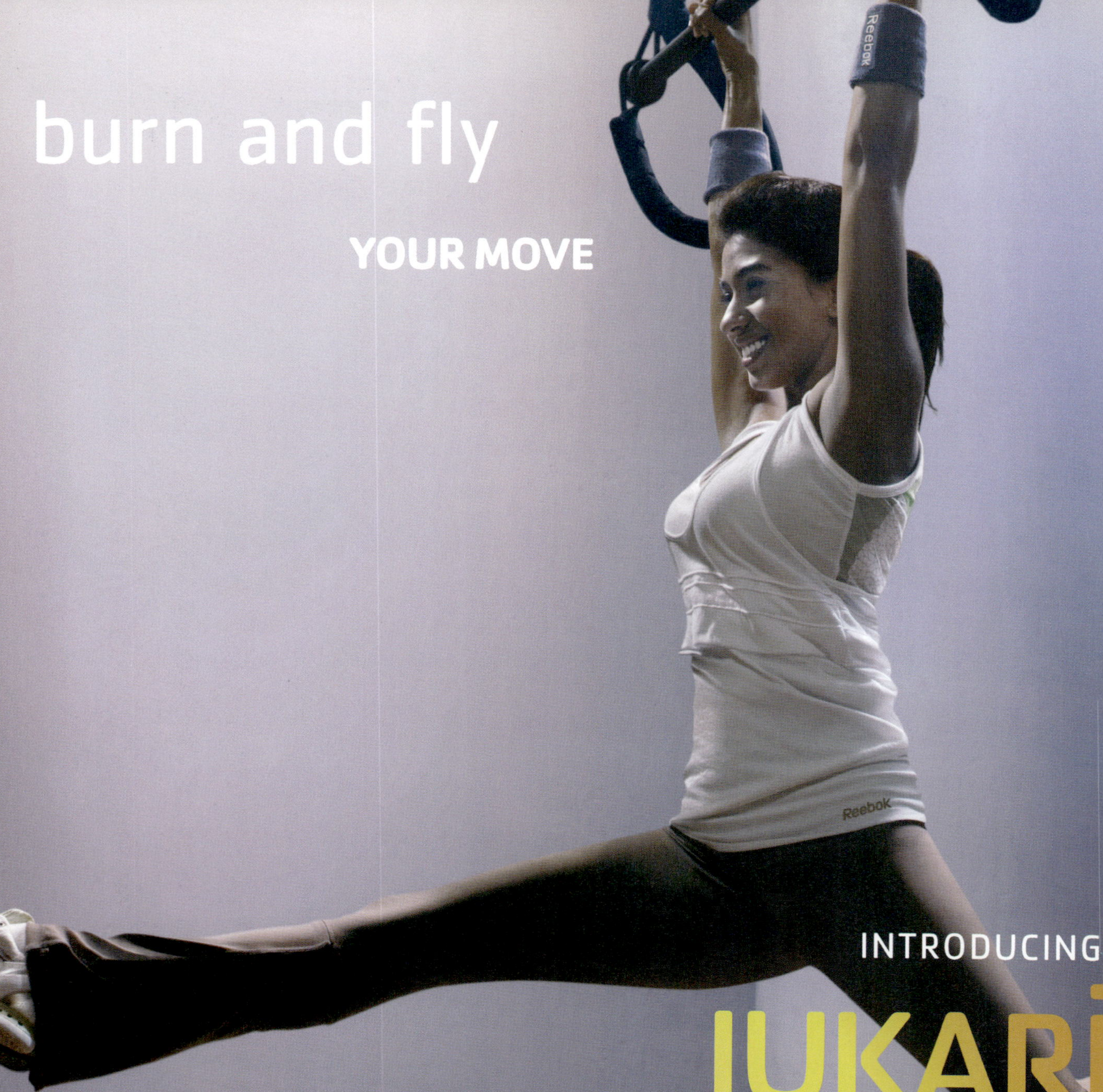

burn and fly
YOUR MOVE
INTRODUCING
JUKARI
FIT TO FLY™
A new gym experience from
Reebok & Cirque du Soleil
Let the fun begin at
reebok.com/women
Reebok

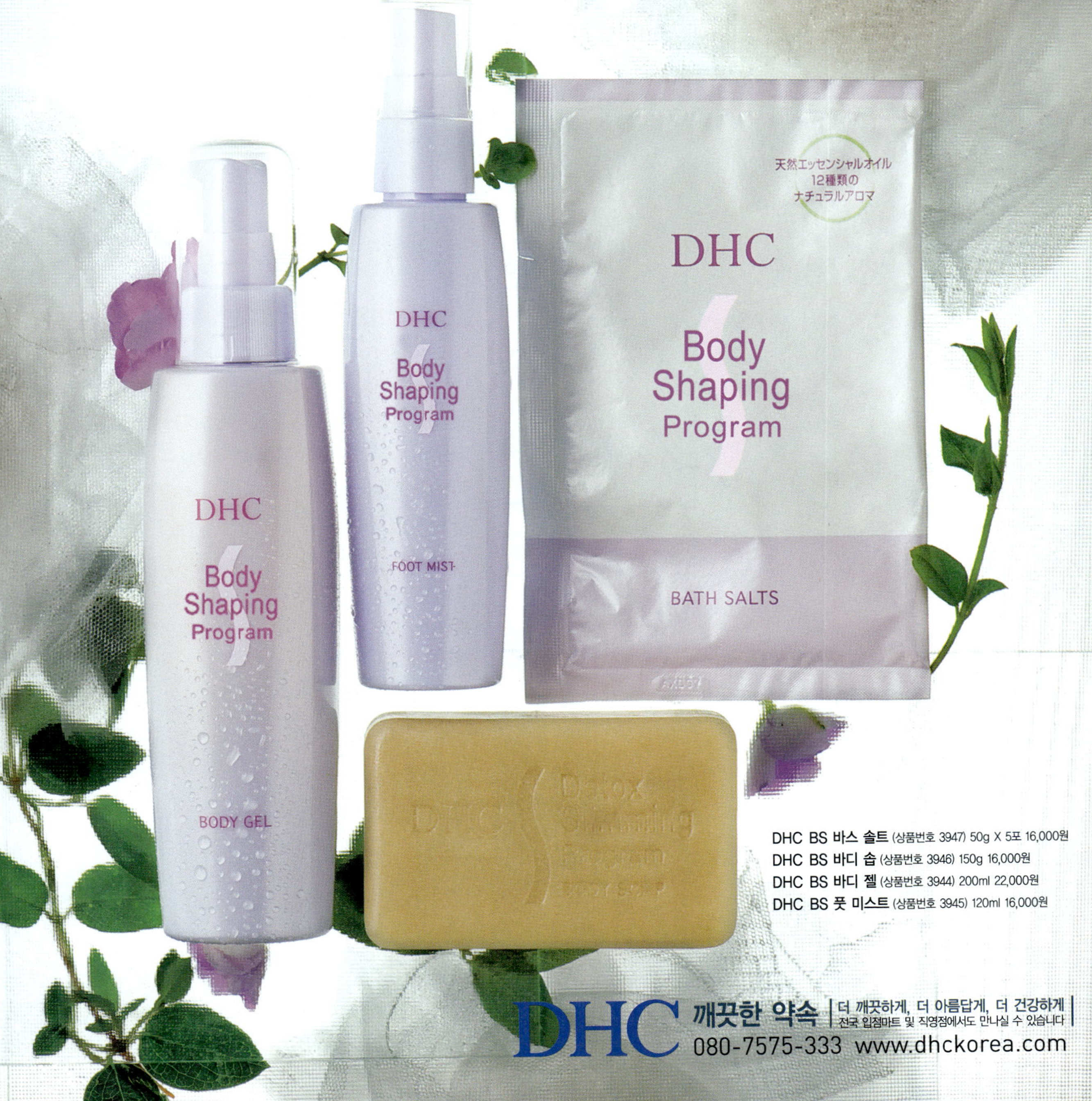
BODY SHAPING PROGRAM

예쁜 얼굴보다 스타일이 중요해진 시대. 아름다운 바디라인이 가장 필수적이다.
내 몸에 맞는 다이어트와 적절한 운동,
여기에 DHC BS프로그램 시리즈가 더해진다면 이보다 더 좋을 순 없다.

DHC
Body
Shaping
Program
BODY GEL

DHC
Body
Shaping
Program
FOOT MIST

天然エッセンシャルオイル
12種類の
ナチュラルアロマ

DHC
Body
Shaping
Program
BATH SALTS

DHC BS 바스 솔트 (상품번호 3947) 50g X 5포 16,000원
DHC BS 바디 솝 (상품번호 3946) 150g 16,000원
DHC BS 바디 젤 (상품번호 3944) 200ml 22,000원
DHC BS 풋 미스트 (상품번호 3945) 120ml 16,000원

DHC 깨끗한 약속
더 깨끗하게, 더 아름답게, 더 건강하게
전국 입점마트 및 직영점에서도 만나실 수 있습니다
080-7575-333 www.dhckorea.com

CLARINS

셀룰라이트를 관리하는 확실한 방법!
HD 바디 리프트, 약간의 의지 그리고
가벼운 사이클링

클라란스의 현명한 슬리밍 코치, 신제품 HD 바디 리프트.
크림-젤 타입의 감각적인 텍스쳐가 바르는 즉시
피부에 스며들어 가볍고 시원한
쿨링 효과를 선사합니다.
클라란스만의 특허 성분인
블루 버튼 플라워, 운카리아
토멘토사, 마리 타임 파인 식물
추출물이 매끄럽고 탄력 있는
몸매로 가꿔줍니다. 삶이 더욱
아름다운 이유, 클라란스

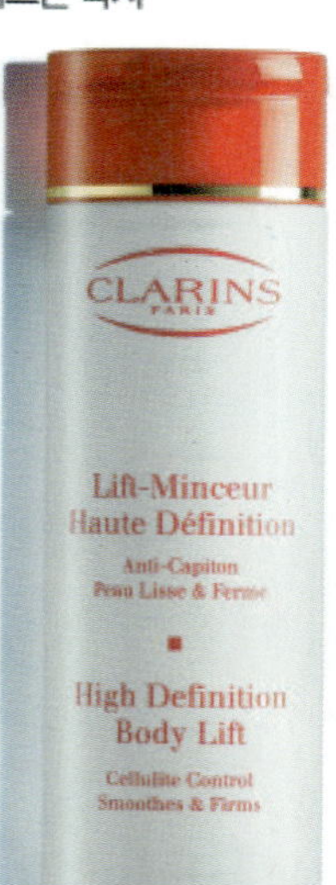

NEW
HD 바디 리프트

www.clarins.co.kr   the European leader in luxury skin care